附赠人体经络彩色挂图 **3** 张

针灸对穴
自学百日通

颜正华　张湖德○主审

张　勋○主编

中国科学技术出版社

·北 京·

图书在版编目（CIP）数据

针灸对穴自学百日通 / 张勋主编 . — 北京：中国科学技术出版社，2021.1
（2024.6 重印）

ISBN 978-7-5046-8268-0

Ⅰ . ①针… Ⅱ . ①张… Ⅲ . ①针灸疗法－选穴 Ⅳ . ① R224.2

中国版本图书馆 CIP 数据核字 (2019) 第 058043 号

策划编辑	焦健姿　韩　翔
责任编辑	焦健姿
装帧设计	佳木水轩
责任印制	徐　飞

出　　版	中国科学技术出版社
发　　行	中国科学技术出版社有限公司
地　　址	北京市海淀区中关村南大街 16 号
邮　　编	100081
发行电话	010-62173865
传　　真	010-62179168
网　　址	http://www.cspbooks.com.cn

开　　本	710mm×1000mm　1/16
字　　数	447 千字
印　　张	23.5
版　　次	2021 年 1 月第 1 版
印　　次	2024 年 6 月第 3 次印刷
印　　刷	河北环京美印刷有限公司
书　　号	ISBN 978-7-5046-8268-0 / R・2533
定　　价	89.00 元

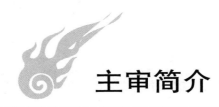

主审简介

颜正华，北京中医药大学终身教授，中医学家，中药学家。国医大师，全国老中医药专家学术经验继承工作指导老师，"首都国医名师"，国家级非物质文化遗产传统医药项目代表性传承人。出版著作丰富，其代表著作有《药性赋、药性歌括四百味白话解》《颜正华中药学讲稿》《中药歌诀400首》《临床实用中药学》及高等中医药院校教学参考丛书《中药学》等。

张湖德，毕业于北京中医药大学，医学科普作家。现任中央人民广播电台医学顾问、中国民间中医研究会副会长等职，曾在北京中医药大学从事教育与科研工作40年。已出版著作200余部，其代表著作有《中华养生宝典》《实用美容大全》《〈黄帝内经〉饮食养生宝典》《〈黄帝内经〉抗衰老秘诀》《〈黄帝内经＞补法治疗宝典》《〈黄帝内经〉通释》等。

主编简介

　　张勋，毕业于北京中医药大学，中医药学家，中西医结合养生学者。中华中医药学会养生分会理事，中华中医药学会李时珍分会副秘书长，中华中医药学会医古文分会副主任委员。一直从事中医药文化的推广及中药现代化的研究工作，深得当代国医大师王绵之、颜正华赏识，在中医药学文化推广工作中贡献卓越，曾先后出版《汉方食疗养生智慧》等著作 10 余部。

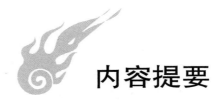

内容提要

　　对穴是中医临床针刺治疗的一种配伍形式，对于针灸医师，能够熟练掌握和运用有关对穴的理论、原则是取得临床疗效的关键。编者从事中医药文化推广工作多年，对针灸治疗的研究颇多，此次将穴位基础及针灸治疗的相关内容汇集成书，以供广大中医人参阅。全书分上、下两篇，上篇主要对常用腧穴的定位及功用进行了介绍，图文对照，易查易学；下篇则针对各种常见疾病，详细介绍了针灸对穴治疗的相关内容；随书还附赠3张人体经络彩色挂图，方便读者对照查阅。本书内容系统翔实，既丰富了针灸穴位处方学的内容，又对中医针灸临床疗效的提高有所裨益，实为中医针灸专业人员及中医药爱好者研习针灸对穴的上佳之作。

序

　　针灸学是以中医理论为指导，研究经络、腧穴及刺灸方法，探讨运用针灸防治疾病规律的一门学科。针灸学是祖国医学的重要组成部分，其内容包括经络、腧穴、针灸方法、临床治疗、针灸医经医籍、实验针灸等部分。针灸穴法流派是宋元以来兴起的一个重要针灸临床学派。所谓穴法，并非单指取穴法，而是以穴位为纲，针对某病在取穴、配穴处方及针刺技法三个方面的方法，亦是一种针灸临床思维方法。针灸治病，与中医临床各科治病所依据的脏腑、经络、阴阳、四诊、八纲等中医学理论完全一致，但治疗手段各异，中医临床各科治病选用的是药物，针灸治疗选用的是穴位，所以选穴如选药，穴若药效。临证时应明确腧穴的功能，用好穴位，做到用穴精少功专。用好穴位，做好腧穴的配伍是针灸临床取得较好疗效的关键。

　　针灸学是学习中医必修的基础课程之一，也是中医科研工作的重要课题。要继承和发展中医学，必须重视针灸学的学习。本书是众多专家及学者不辞辛苦、努力钻研的劳动成果，感谢张勋教授为广大中医爱好者奉上这部最新力作《针灸对穴自学百日通》，这使得我们继承与发扬中医药学的工作又进了一大步。

　　作为老一辈中医人，我感到非常欣慰。如果从事中医工作的同志们都能如张勋教授这样热爱中医、发愤图强，相信不久的将来，中医一定会走向世界，为全世界人民的健康服务。希望大家再接再厉，为中医药事业发展做出更大的贡献。

国医大师
北京中医药大学教授　颜正华

目　录

上篇　腧穴基础 /1

下 篇　针灸对穴疗百病 / 085

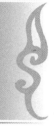

上　篇

腧穴基础

第1章 常用腧穴及功用

一、肺经

1. 中府

【定义】 属手太阴肺经，肺之募穴，又名膺中府、膺俞、府中俞。手、足太阴之会。

【定位】 胸前壁的外上方，云门穴下1寸，前正中线旁开6寸，平第1肋间隙处（图1）。

【解剖】 穴位下皮肤→皮下组织→胸大肌→胸小肌→胸腔。浅层有头静脉和锁骨上神经中间支与第1肋间神经外侧皮支。深层有胸前神经内侧支、外侧支和胸肩峰动脉与胸外侧动脉分布。

【功用】 肃降肺气，和胃利水，止咳平喘，清泻肺热，健脾补气。

【主治】 ①肺系病证：咳嗽，气喘，胸满痛，支气管炎，肺炎，哮喘，肺结核，支气管扩张。②脾肺两脏之病：少气，腹胀，消化不良，水肿。③肩背痛。

【操作】 向外斜刺或平刺0.5～0.8寸，不可向内深刺，以免伤及肺脏、引起气胸。

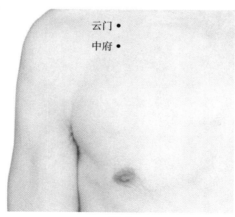

云门 •
中府 •

图1

2. 尺泽

【定义】 属手太阴肺经腧穴，为肺经之合穴。本穴又名鬼受、鬼堂。

【定位】 在肘横纹中，肱二头肌肌腱桡侧凹陷处（图2）。

【解剖】 穴位下皮肤→皮下组织→肱桡肌→桡神经。浅层有前臂外侧皮神经、头静脉等。深层有桡神经，桡侧副动、静脉前支，桡侧返动、静脉等。

【功用】 清泻肺热，疏风活络，降逆止咳，缓急止痛，舒筋活络。

【主治】 ①肺系病证：咳血，咳嗽，气喘，气逆，肺痨，百日咳，胸胁满痛，咽痛，鼻渊，酒糟鼻。②急性腹痛吐泻。③痿证，肘臂挛痛。④丹毒，小儿惊风，遗尿，闭经，乳痈，无脉证。

【操作】 直刺 0.5～1 寸，或点刺出血。

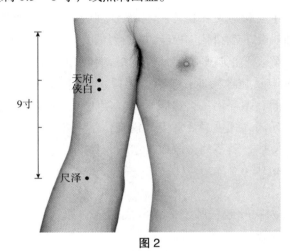

图 2

3. 孔最

【定义】 本穴属手太阴肺经，是肺经之郄穴，为肺经气血深聚之处。

【定位】 前臂掌面桡侧，在尺泽与太渊连线上，腕横纹上 7 寸（图 3）。

【解剖】 穴位下皮肤→皮下组织→肱桡肌→桡侧腕屈肌→旋前圆肌→指浅屈肌→拇长屈肌。浅层分布有前臂外侧皮神经、桡神经浅支和头静脉等，深层有桡动脉、桡静脉、桡神经浅支等。

【功用】 清热解表，宣肺平喘，降气止血。

【主治】 ①咳血，鼻衄，吐血，咳嗽，气喘，咽喉肿痛，音嘶声哑。②热病，头痛，无汗。③痔疮下血。④肘臂痛，手关节痛。

【操作】 直刺 0.5～1.2 寸。

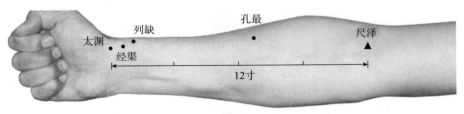

图 3

4. 列缺

【定义】 手太阴经肺经之腧穴，肺经络穴，八脉交会穴（通任脉），也是四总穴之一。本穴别名童玄、腕劳。

【定位】 前臂桡侧缘，桡骨茎突上方，腕横纹上 1.5 寸处，当肱桡肌与拇长展肌肌腱之间（图 3）。

【解剖】 穴位下皮肤→皮下组织→拇长展肌肌腱→肱桡肌肌腱→旋前方肌→桡骨。浅层分布有头静脉、前臂外侧皮神经和桡神经的浅支。深层有桡动、静脉的分支。

【功用】 疏风解表，止咳平喘，通经活络，利水通淋。

【主治】 ①肺卫及肺经病证：咳嗽，感冒，气喘，咽痛，鼻渊，慢性鼻炎，水肿，瘾疹。②头面、颈项疾病：口眼㖞斜，偏正头痛，面神经麻痹，面神经痉挛，三叉神经痛，牙痛，颈项痛。③上肢病变：掌中热，腕痛，手腕无力，半身不遂。④其他：小便热，阴茎痛，尿血，遗精，惊痫，健忘。

【操作】 斜刺 0.3～0.5 寸。

5. 太渊

【定义】 属手太阴肺经。肺经五输穴之输穴、原穴，也是八会穴（脉会），又名大泉、太泉、鬼心。

【定位】 在腕掌侧横纹桡侧，桡动脉搏动处（图 3）。

【解剖】 穴位下皮肤→皮下组织→桡侧腕屈肌肌腱和拇长展肌肌腱之间。浅层有前臂外侧皮神经、桡神经浅支和桡动脉掌浅支。深层有桡动脉和桡静脉通过。

【功用】 止咳化痰，扶正祛邪，通调血脉。

【主治】 ①咳嗽，气喘，咯血，咽痛，胸痹，扁桃体炎，肺炎。②心动过速，无脉症，脉管炎。③手臂腕痛。④肋间神经痛，膈肌痉挛。

【操作】 直刺 0.3～0.5 寸，避开动脉。

6. 鱼际

【定义】 手太阴肺经之荥穴。本穴又名太泉、鬼心。

【定位】 在第 1 掌指关节后凹陷处，约第 1 掌骨中点桡侧，赤白肉际处（图 4）。

【解剖】 穴位下皮肤→皮下组织→拇短展肌→拇对掌肌→拇短屈肌。浅层有桡神经浅支、正中神经掌皮支。深层有正中神经肌支和尺神经肌支等。

【功用】 宣肺止咳，清热泻火，消肿止痛，泻热开窍，利咽镇痉。

【主治】 ①高热，汗不出，头痛，中暑，中风昏迷，癫痫。②咳嗽，哮喘，咯血，失音不语，咽喉肿痛。③肘挛，指肿，掌心热。④呕吐，小儿惊风。

【操作】 直刺 0.5～0.8 寸。

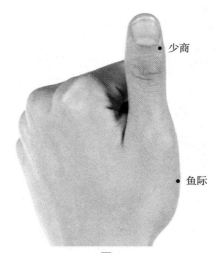

● 少商

● 鱼际

图 4

7. 少商

【定义】 是手太阴肺经的井穴，又名鬼信。

【定位】 在手拇指末节桡侧，距指甲角 0.1 寸（指寸）处（图 4）。

【解剖】 穴位下皮肤→皮下组织→指甲根。布有前臂外侧皮神经和桡神经浅支混合支，正中神经的掌侧固有神经的末梢神经网。

【功用】 解表清热，利咽消肿，清肺泻热，通窍活血，苏厥开窍。

【主治】 ①肺经主病：咽喉肿痛，咳嗽，气喘，鼻衄，失音。②神志疾病：中风昏仆，牙关紧闭，癫狂，脏躁，小儿惊风，晕厥。③热性病证：发热，中暑呕吐，心下逆满，痄腮，暴发火眼。④指肿，麻木。

【操作】 浅刺 0.1 寸，或点刺出血。

二、大肠经

1. 商阳

【定义】 为手阳明大肠经的井穴。本穴又名绝阳。

【定位】 位于人体的手示指末节桡侧，距指甲角 0.1 寸（图 5）。

【解剖】 穴位下皮肤→皮下组织→指甲根。布有来自正中神经的指掌侧固有神经，桡神经的指背侧神经。

【功用】 通经活络，行气活血，醒神开窍，解表退热，开郁散结。

【主治】 ①中风，中暑，热病汗不出，昏迷，胸满喘咳，呕吐，泄泻。②耳鸣，耳聋，齿痛，咽喉肿痛，颌肿，青盲。③指肿，指麻。

【操作】 浅刺 0.1 寸，或点刺出血。

第
2
日

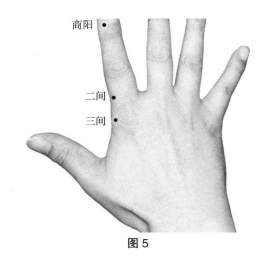

商阳

二间

三间

图 5

2. 二间

【定义】 为手阳明大肠经的荥穴。本穴又名间谷、闻谷、周谷。

【定位】 在手示指本节（第 2 掌指关节）前，桡侧凹陷处（图 5）。

【解剖】 穴位下有皮肤→皮下组织→第 1 蚓状肌肌腱→示指近节指骨基底部。布有桡神经的指背侧固有神经，正中神经的指掌侧固有神经。

【功用】 清泻阳明，消肿止痛，祛风通络，行气活血，舒筋利节。

【主治】 ①身热头痛，咽喉肿痛，齿痛腮肿，目痛鼻衄，口眼㖞斜。②手指肿痛，麻木，屈伸不利，肩周炎。③咽炎，喉炎，扁桃体炎，牙痛，鼻出血，睑腺炎。

【操作】 直刺 0.2～0.4 寸。

3. 合谷

【定义】 属手阳明大肠经原穴，又是四总穴之一。本穴又名虎口、合骨、含口。

【定位】 在手背第 1、2 掌骨间，当第 2 掌骨桡侧的中点处（图 6）。

【解剖】 穴位下为皮肤→皮下组织→第 1 骨间背侧肌→拇收肌。浅层布有桡神经浅支、有手背静脉网桡侧部和第 1 掌背动、静脉的分支或属支。深层布有尺神经深支的分支等。

【功用】 通经活络，行气开窍，疏风解表，清热退热，清泻肺气，通降肠胃，镇惊安神。

【主治】 ①头面五官诸疾：身热，头痛，眩晕，目赤肿痛，鼻衄鼻渊，咽喉肿痛，齿痛面肿，耳聋，失音，牙关紧闭，口眼㖞斜，痄腮。②外感病证：发热，恶寒，咳嗽，无汗或多汗，疟疾。③脾胃类病证：脘腹疼痛，呕吐，便秘，痢疾。④神志失常疾病：小儿惊风，抽搐，癫狂，癫痫。⑤妇产科病证：痛经，闭经，滞产。⑥皮肤类疾病：瘾疹，皮肤瘙痒，疔疮，丹毒。⑦肩臂疼痛，手指肿痛，麻木，半身不遂。⑧气虚诸证。

【操作】 直刺 0.5～1 寸，孕妇不宜针。

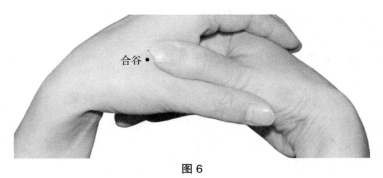

图 6

4. 手三里

【定义】 又名上三里、鬼邪。为手阳明大肠经腧穴。

【定位】 在前臂背面桡侧，当阳溪与曲池连线上，肘横纹下 2 寸（图 7）。

【解剖】 穴下为皮肤→皮下组织→前臂筋膜→桡侧腕长伸肌和桡侧腕短伸肌→旋后肌。浅层布有前臂外侧皮神经、前臂后皮神经。深层有桡侧返动、静脉的分支或属支及桡神经深支。

【功用】 通经活络，祛风散邪，清热明目，消肿止痛，清肠利腑。

【主治】 ①肢体类疾病：腰痛，肩臂痛，上肢麻痹，半身不遂，落枕，坐骨神经痛。②肠腑病证：腹痛，泄泻，呕吐。③头面疾病：齿痛，颊肿，面瘫。④其他：颈淋巴结结核，感冒，乳腺炎。

【操作】 直刺 0.8～1.2 寸。

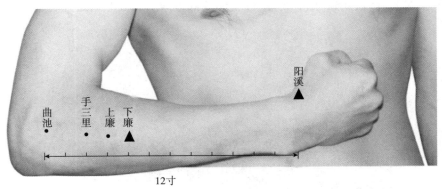

12寸

图 7

5. 曲池

【定义】 手阳明经合穴，又为十三鬼穴之一。本穴别名鬼臣、洪池、阳泽。

【定位】 位于肘横纹外侧端，屈肘，当尺泽穴与肱骨外上髁连线中点（图7）。

【解剖】 穴位下皮肤→皮下组织→桡侧腕长伸肌和桡侧腕短伸肌→肱桡肌。浅层有前臂后皮神经分布；深层有桡神经干经过，并有桡神经肌支、肌皮神经肌支、桡侧副动脉（肱深动脉分支）和桡侧返动脉分布。

【功用】 疏风解表，清热和营，降逆活络，清热凉血，活血化瘀，祛风除湿，滑利关节。

【主治】 ①肢体病症：痹证，痉证，手臂痹痛，上肢不遂等。②肠胃病症：腹痛，呕吐，泄泻，痢疾等。③五官病症：目赤肿痛，咽喉肿痛，齿痛，青光眼，耳鸣，面瘫等。④皮科病症：瘾疹，湿疹，瘰疬，老人斑，皮肤粗糙，丹毒，湿疹，疔疮等。⑤其他：热病，高血压，水肿，癫狂，中暑，月经不调。

【操作】 直刺1～1.5寸。

6. 臂臑

【定义】 别名头冲、颈冲、背臑、臂脑、别阳。凡肉不着骨之处，可由肉上下通透者，即称"臑"。本穴正当上膊肉不着之处，故名之。臂臑为手阳明经络之会。

【定位】 臂臑在臂外侧，三角肌止点处，当曲池与肩髃连线上，曲池上7寸（图8）。

【解剖】 穴位下皮肤→皮下组织→三角肌。浅层有臂外侧皮神经和臂后皮神经分布；深层有腋神经肌支和胸肩峰动脉分布。

【功用】 清热明目，通经通络。

【主治】 ①颈项拘急，颈背肩臂痛，颈淋巴结核，瘿气，瘰疬，肩周炎。②目疾，目赤肿痛，迎风流泪，头痛。

【操作】 直刺0.5～1.0寸，或针尖向肩部方向斜刺0.8～1.2寸。

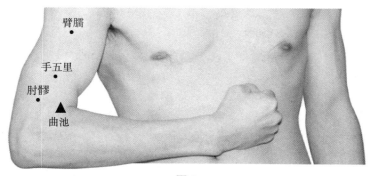

图8

7. 肩髃

【定义】　属于手阳明大肠经，手阳明、阳跷脉之交会穴。本穴又名中肩井、扁骨、肩井、肩尖、尚骨。

【定位】　此腧穴在肩部三角肌上，臂外展或向前平伸时，当肩峰前下方凹陷处；将上臂外展平举，肩关节部即可呈现出两个凹窝，前面一个凹窝中即为此穴（图9）。

【解剖】　穴下为皮肤→皮下组织→三角肌→三角肌下囊→冈上肌肌腱。浅层布有锁骨上外侧神经、臂外侧上皮神经。深层有旋肱后动、静脉和腋神经的分支。

【功用】　疏经通络，通利关节，理气化痰，祛风通络，清热止痒。

【主治】　①肩臂挛痛，上肢不遂，筋骨酸痛，手臂挛急，头不能回顾等。②风热瘾疹，瘿气，瘰疬，乳痈等。

【操作】　直刺或向下斜刺0.8～1.5寸。

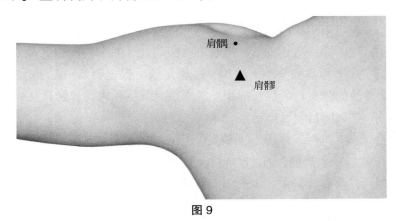
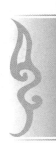

图9

8. 迎香

【定义】　属于手阳明大肠经的终止穴，手、足阳明之会穴。本穴又名冲阳。

【定位】　在鼻翼外缘中点旁，当鼻唇沟中（图10）。

【解剖】　穴位下为皮肤→皮下组织→提上唇肌。浅层有上颌神经的眶下神经分支。深层有面动、静脉的分支或属支，面神经颊支。

【功用】　疏散风热，通利鼻窍，清肺泻火。

【主治】　①慢性鼻炎，过敏性鼻炎，鼻渊，鼻窦炎，鼻塞，鼻衄，鼻息肉，酒糟鼻，多涕。②目赤肿痛，齿痛，面瘫，三叉神经痛，面痛，唇肿，面肌痉挛。③胆道蛔虫病，丹毒，荨麻疹。

【操作】　斜刺或平刺，0.3～0.5寸。

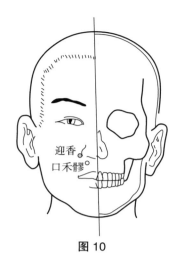

图 10

三、胃经

1. 四白

【定义】 属足阳明胃经腧穴。

【定位】 在面部，瞳孔直下，当眶下孔凹陷处（图 11）。

【解剖】 穴下为皮肤→皮下组织→眼轮匝肌、提上唇肌→眶下孔或上颌骨。浅层有眶下神经的分支，面神经的颧支。深层有眶下孔内动、静脉及神经穿出。

【功用】 祛风明目，通经活络。

【主治】 ①目赤痛痒，目翳，角膜炎，近视，青光眼，夜盲，结膜瘙痒，角膜白斑，鼻窦炎。②三叉神经痛，面神经麻痹，面肌痉挛。③胆道蛔虫症，头痛，眩晕。

【操作】 直刺或斜刺 0.3～0.5 寸，不可深刺。

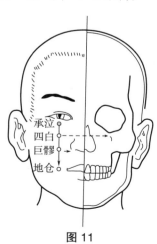

图 11

2. 地仓

【定义】 属足阳明胃经，为阳跷脉、手足阳明脉之会。别名会维、胃维。

【定位】 在面部，口角外侧，上直对瞳孔（图11）。

【解剖】 穴位下皮肤→皮下组织→口轮匝肌→降口角肌。布有三叉神经的颊支和眶下支，面动、静脉的分支或属支。

【功用】 祛风止痛，舒筋活络。

【主治】 ①口眼㖞斜，流涎，眼睑瞤动，齿痛，颊肿。②面神经麻痹，三叉神经痛。

【操作】 斜刺或平刺0.5～0.8寸，或向迎香、颊车方向透刺1.0～2.0寸。

3. 颊车

【定义】 本穴又名曲牙、机关、鬼床、牙车，为十三鬼穴之一，足阳明胃经腧穴。

【定位】 在下颌角前上方约1横指，按之凹陷处，当咀嚼时咬肌隆起最高点处（图12）。

【解剖】 穴位下皮肤→皮下组织→咬肌。布有耳大神经的分支、面神经下颌缘支的分支。

【功用】 祛风清热，开关通络。

【主治】 ①牙痛，颊肿，疟腮，下颌关节紊乱，甲状腺肿。②面神经麻痹，咬肌痉挛，三叉神经痛。

【操作】 直刺0.3～0.5寸，或横刺透向地仓穴方向1.5～2.0寸。

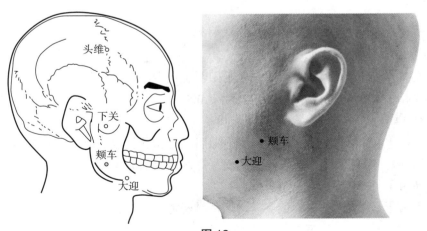

图12

4. 下关

【定义】 属足阳明胃经的面部经穴，为足阳明、少阳之会。

【定位】 在面部耳前方，当颧弓与下颌切迹所形成的凹陷中，张口时隆起；正坐或仰卧，闭口取穴（图13）。

【解剖】 穴位下皮肤→皮下组织→腮腺→咬肌与颞骨颧突之间→翼外肌。浅层有耳颞神经的分支，面神经的颧支，面横动、静脉等。深层有上颌动、静脉，舌神经，下牙槽神经等。

【功用】 消肿止痛、益气聪耳、通关利窍，疏风清热，解痉止痛。

【主治】 ①耳聋，耳鸣，耳痛，聤耳。②牙痛，口噤，口眼㖞斜，下颌疼痛，牙关紧闭，张嘴困难，颞颌关节炎。③面神经麻痹，三叉神经痛，咬肌痉挛。④眩晕，颈肿。

【操作】 直刺或斜刺0.5～1.0寸。

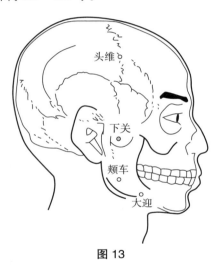

图13

5. 头维

【定义】 属足阳明胃经腧穴，为足阳明、足少阳、阳维脉交会穴。

【定位】 位于头侧部，当额角发际上0.5寸，头正中线旁4.5寸（距神庭4.5寸）（图14）。

【解剖】 穴位下皮肤→皮下组织→颞肌上缘帽状腱膜→腱膜下疏松结缔组织→颅骨外膜。布有颞浅动、静脉的额支，耳颞神经的分支及面神经颞支。

【功用】 祛风泻火，止痛明目。

【主治】 ①寒热头痛，偏头痛，前额神经痛，血管性头痛，眩晕。②眼睑瞤动，迎风泪出，目视物不明，结膜炎，视力减退。③面神经麻痹，中风后遗症，高血压。④精神分裂症。

【操作】 向后平刺0.5～1寸或透刺率谷。

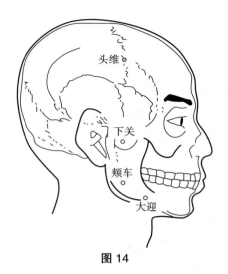

图 14

6. 屋翳

【定义】 属足阳明胃经腧穴。

【定位】 在胸部，位于第 2 肋间隙，前正中线旁开 4 寸（图 15）。

【解剖】 穴位下皮肤→皮下组织→胸大肌→胸小肌。浅层布有第 2 肋间神经外侧皮支。深层有胸肩峰动、静脉分支，胸前神经分支。

【功用】 疏风止痒，活络止痛，下气平喘。

【主治】 ①咳逆上气，胸胁支满，唾浊沫脓血。②乳中疼痛，乳痈。③遍身风痒疼痛，皮肤不可近衣，身重，小儿喘胀。

【操作】 斜刺或平刺 0.5～0.8 寸。

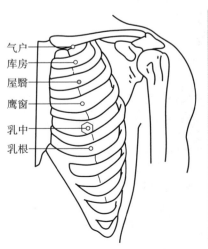
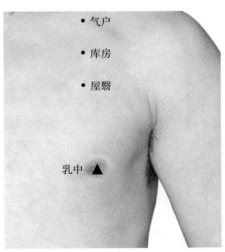

图 15

7. 天枢

【定义】 属足阳明胃经，为大肠之募穴。又名长溪穴、谷门穴、长谷穴、谷明穴、补元穴。

【定位】 位于中腹部，脐中旁开 2 寸（图 16）。

【解剖】 穴位下皮肤→皮下组织→腹直肌鞘前壁→腹直肌。浅层布有第 9、10、11 胸神经前支的外侧皮支及脐周静脉网。深层布有腹壁上动、静脉和腹壁下动、静脉的吻合支。

【功用】 调中和胃，健脾理气，疏调大肠，扶土化湿。

【主治】 ①胃肠疾病：腹痛，腹胀，便秘，腹泻，痢疾，呕吐，食不下，绕脐痛，肠鸣。②妇科疾病：月经不调，痛经，闭经，子宫内膜炎，功能性子宫出血，产后腹痛。③水肿，高血压，小儿消化不良，荨麻疹。

【操作】 直刺 1～1.5 寸。

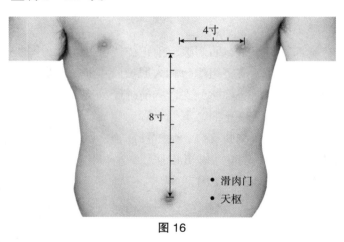

图 16

8. 水道

【定义】 属足阳明胃经腧穴。

【定位】 位于人体的下腹部，当脐中下 3 寸，距前正中线 2 寸（图 17）。

【解剖】 穴位下皮肤→皮下组织→腹直肌外缘。浅层布有第 11、12 胸神经前支，腹壁浅动、静脉的分支。深层布有腹壁下动、静脉的分支和第 11、12 胸神经前支的肌支。

【功用】 利水消肿，调经止痛，清湿热，利膀胱。

【主治】 ①小便不利，遗尿，小腹胀满，便秘，腹痛，疝气。②闭经，月经不调，痛经，阴挺，带下。

【操作】 直刺 1～1.5 寸。

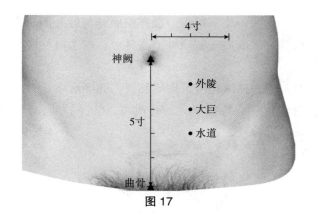

图 17

9. 归来

【定义】 别名溪谷、溪穴，属足阳明胃经腧穴。

【定位】 在下腹部，当脐下 4 寸，前正中线旁开 2 寸（图 18）。

【解剖】 穴位下皮肤→皮下组织→腹直肌外缘。浅层布有第 11、12 胸神经前支，腹壁浅动、静脉的分支。深层布有腹壁下动、静脉的分支和第 11、12 胸神经前支的肌支。

【功用】 行气止痛，升阳举陷，温经祛寒，益气固脱。

【主治】 ①小腹痛，少腹痛，阴冷肿痛，奔豚，疝气。②妇科疾病：经闭，痛经，子宫下垂，月经不调，带下，阴挺。③男子阴丸上缩，茎中痛，小便不利。

【操作】 直刺 1～1.5 寸。

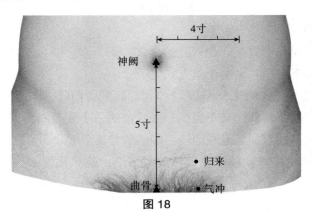

图 18

10. 梁丘

【定义】 属足阳明胃经，为胃经的郄穴。别名跨骨、鹤顶。

【定位】 屈膝，梁丘在大腿前面，当髂前上棘与髌底外侧端的连线上，髌底上 2 寸（图 19）。

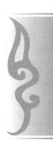

【解剖】 穴位下皮肤→皮下组织→股直肌肌腱与股外侧肌之间→股中间肌的外侧。浅层布有股神经的前皮支和股外侧皮神经。深层有旋股外侧动、静脉的降支和股神经的肌支。

【功用】 调胃降逆，祛风化湿，理气和胃，通经活络。

【主治】 ①急性胃痛，胃痉挛，肠鸣泄泻。②膝肿痛，鹤膝风，屈伸不利，下肢不遂。③乳痈，乳腺炎，痛经，尿血。

【操作】 直刺 1.0～1.5 寸。

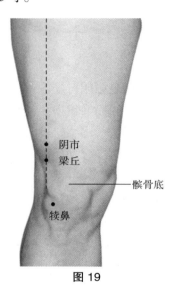

图 19

11. 足三里

【定义】 属足阳明胃经，为胃经的合穴，下合穴。别名三里穴、下陵穴、胃管穴、鬼邪穴、下三里穴，为十三鬼穴之一。

【定位】 在小腿前外侧，当犊鼻下 3 寸，距胫骨前缘一横指（中指）（图 20）。

【解剖】 穴位下皮肤→皮下组织→胫骨前肌→小腿骨间膜→胫骨后肌。浅层布有腓肠外侧皮神经。深层有胫前动、静脉的分支。

【功用】 调理脾胃，补中益气，通经活络，疏风化湿，扶正祛邪，健脾利湿，利水消肿。

【主治】 ①胃痛，恶心，呕吐，呃逆，噎膈，纳呆，消化不良，腹痛，腹胀，肠鸣，泄泻，痢疾，便秘，肠痈，乳痈，急、慢性胃肠炎，黄疸，溃疡病，胰腺炎，胆囊炎，阑尾炎，小儿单纯性消化不良。②虚劳羸弱，失眠，心悸，怔忡，气喘，癫狂，头痛，眩晕。③下肢痹痛，下肢瘫痪或麻痹，脚气，水肿。

【操作】 直刺 1.0～2.0 寸。

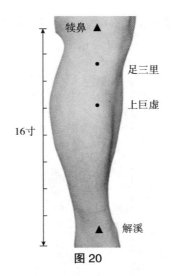

图 20

12. 上巨虚

【定义】　属足阳明胃经腧穴，大肠之下合穴。又名上林、足上廉、巨灵上廉。

【定位】　在小腿前外侧，当犊鼻下 6 寸，距胫骨前缘一横指（中指）（图 20）。

【解剖】　穴下为皮肤→皮下组织→胫骨前肌→小腿间膜→胫骨后肌。浅层布有腓肠外侧皮神经及隐神经的皮支，深层布有胫前动、静脉和腓深神经。

【功用】　调和肠胃，通经活络。

【主治】　①胃热，腹痛，泄泻，痢疾，小腹痛，阑尾炎，胃肠炎，疝气，便秘，消化不良。②下肢痹症，下肢挛痛，膝关节肿痛，转筋，胫重，足跗不收，跟痛。

【操作】　直刺 1～1.5 寸。

13. 条口

【定义】　属足阳明胃经。条即长条，口即空隙，此穴位于胫腓骨间的长条空隙之中，故名条口。

【定位】　条口在小腿前外侧，当犊鼻下 8 寸，距胫骨前缘一横指（中指）（图 21）。

【解剖】　穴位下皮肤→皮下组织→胫骨前肌→小腿骨间膜→胫骨后肌。浅层有腓肠外侧皮神经分布，深层有腓深神经肌支和胫前动脉分布；小腿骨间膜深面有胫神经和胫后动脉经过并分布。

【功用】　理气和血，舒筋活络，疏风活血，祛寒化湿。

【主治】　①膝胫酸痛，下肢麻木，脚气，转筋，跗肿，足缓不收，足底热等。②肩臂不得举，下肢冷痛，脘腹疼痛。③膝关节炎，多发性神经炎，下肢瘫痪，肩关节周围炎，膝关节炎。④胃痉挛，肠炎，扁桃体炎。

【操作】 直刺1～1.5寸，深刺可透承山。

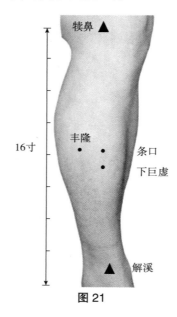

图 21

14. 下巨虚

【定义】 属足阳明胃经，为小肠之下合穴。别名下廉、巨虚下廉。

【定位】 在小腿前外侧，当犊鼻下9寸，距胫骨前缘一横指（中指）（图21）。

【解剖】 穴位下皮肤→皮下组织→胫骨前肌→小腿骨间膜→胫骨后肌。浅层有腓肠外侧皮神经分布，深层有腓深神经肌支和胫前动脉分布。

【功用】 调肠胃，通经络，安神志，清湿热，化积滞。

【主治】 ①便秘，泄泻，痢疾，肠鸣，小腹痛，大便脓血，细菌性痢疾，急慢性肠炎。②膝痛，下肢痿痹，足不履地。③乳痈，胸胁痛，腰脊痛引睾丸。④暴惊狂言，癫痫。

【操作】 直刺1～1.5寸。

15. 丰隆

【定义】 属于足阳明胃经的腧穴，是胃经的络穴。又名丰霳穴。

【定位】 在小腿前外侧，在外踝尖上8寸，条口穴外侧，距胫骨前缘二横指（中指）（图21）。

【解剖】 穴位下皮肤→皮下组织→趾长伸肌→长伸肌→小腿骨间膜→胫骨后肌。浅层有腓肠外侧皮神经。深层有胫前动、静脉的分支或属支和腓深神经的分支。

【功用】 沉降胃浊，化痰利湿，开窍安神。

【主治】 ①痰饮，咳嗽，胸痛，便秘，呕吐，水肿。②头痛，眩晕，失眠，高血压。③癫狂，痫症，神经衰弱、精神分裂症。④下肢痿痹，腓肠肌痉挛，肥胖症，腿膝酸痛，肩周炎，尿潴留，烟癖。

【操作】 直刺 1.0～1.5 寸。

16. 陷谷

【定义】 属足阳明胃经腧穴，为胃经之输穴。别名陷骨。

【定位】 在足背，当第 2、3 跖骨结合部前方凹陷处（图 22）。

【解剖】 穴位下为皮肤→皮下组织→趾长伸肌肌腱→趾短伸肌肌腱的内侧→第 2 骨间背侧肌→踇收肌斜头。浅层布有足背内侧皮神经及足背静脉网。深层有第 2 跖背动、静脉。

【功用】 清热渗湿，泻火明目，和胃行水，通络止痛。

【主治】 ①腹痛胀满，肠鸣泄痢，面目浮肿，目赤痛，疝气。②足背肿痛，足痿无力，足扭伤。③肾炎，结膜炎，胸膜炎。

【操作】 直刺 0.3～0.5 寸。

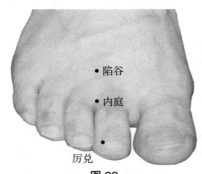

图 22

17. 内庭

【定义】 属足阳明胃经腧穴，为胃经之荥穴。

【定位】 位于足背第 2、3 跖趾关节间前方凹陷中，趾蹼缘后方赤白肉际处，即陷谷穴下 2 寸处（图 22）。

【解剖】 穴位下皮肤→皮下组织→在第 2、3 趾长、短伸肌肌腱之间→第 2、3 跖骨头之间。浅层有趾背神经（腓深神经分支）分布；深层有腓深神经和足背动脉分布。

【功用】 清热泻火，降逆止呕，理气止痛，和胃化滞，通调腑气。

【主治】 ①热性病证：齿痛，咽喉肿痛，发热，鼻衄，口喎，面肿，喉痹，皮肤紫斑，丹毒等。②肠胃病证：胃痛，呕吐吞酸，痢疾，便秘，腹痛，腹胀，泄泻等。③足背肿痛，跖趾关节痛。

【操作】 直刺或向上斜刺 0.5～1.0 寸。

18. 厉兑

【定义】 属足阳明胃经腧穴，为胃经之井穴。

【定位】 位于足第 2 趾末节外侧，距趾甲角 0.1 寸（图 22）。

【解剖】 穴位下皮肤→皮下组织→甲根。布有足背内侧皮神经和趾背动、静脉形成的动、静脉网。

【功用】 清胃泻火，醒神开窍，通经活络，回阳救逆。

【主治】 ①鼻衄，齿痛，咽喉肿痛，喉痹，颈肿，热病。②热厥，多梦，癫狂。③腹胀，心腹胀满，消谷善饥，黄疸，水肿，便秘，便血等。

【操作】 浅刺 0.1～0.2 寸，或用三棱针点刺出血。

四、脾经

1. 隐白

【定义】 属足太阴脾经腧穴，为脾经之井穴。又名鬼垒穴、鬼眼穴、阴白穴，十三鬼穴之一。

【定位】 足大趾内侧，趾甲角旁开 0.1 寸（图 23）。

【解剖】 穴位下皮肤→皮下组织→甲根。有趾背动脉，布有腓浅神经的足背支及足底内侧神经。

【功用】 健脾和胃，宁神定志，调经摄血。

【主治】 ①月经过多，崩漏，吐血，衄血，尿血，便血。②腹胀，暴泄，呕吐。③癫痫，多梦，梦魇，惊风，昏厥。④胸痛，心痛，喘息，胸满。

【操作】 直刺 0.1～0.2 寸或点刺出血，可灸。

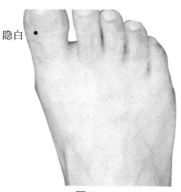

隐白

图23

2. 大都

【定义】 属足太阴脾经荥穴。

【定位】 位于足内侧缘，当足大趾本节（第1跖趾关节）前下方赤白肉际凹陷处（图24）。

【解剖】 穴位下皮肤→皮下组织→第1跖骨基底部。有足底内侧神经皮支和足底内侧动脉分布。

【功用】 泄热止痛，健脾理气，化湿止泻。

【主治】 ①胃痛，呕吐，腹痛，腹胀，泄泻，便秘。②体重肢肿，足部肿痛，身重骨痛，腰痛不可俯仰，手足厥冷。③热病无汗，小儿惊风，心烦，心痛。

【操作】 直刺0.3～0.5寸。

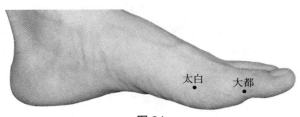

图24

3. 公孙

【定义】 属足太阴脾经，为脾经的络穴，亦是八脉交会穴（通冲脉）。

【定位】 位于足内侧缘，当第1跖骨基底部的前下方，赤白肉际处（图25）。

【解剖】 穴位下皮肤→皮下组织→跛展肌→跛短屈肌。浅层有足背内侧皮神经、隐神经分布；深层有足底内侧神经和足底内侧动脉分支分布。

【功用】 健脾益胃，通调冲脉，理气消痞。

【主治】 ①胃痛，呕吐，腹胀，腹痛，泄泻，痢疾，肠风下血。②胸闷，心痛，失眠，心烦，嗜卧，发狂，癫痫，奔豚气。③痛经，月经不调，带下。④足痛，足肿，脚气，足下垂，足内翻。⑤水肿，霍乱。

【操作】 直刺0.5～1.0寸。

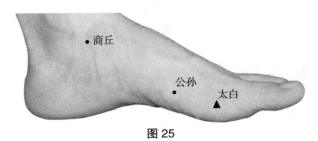

图25

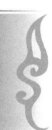

4. 三阴交

【定义】 属足太阴脾经，为足太阴脾经、足少阴肾经、足厥阴肝经三经的交会穴。又名承命、下之三里、太阴。

【定位】 在小腿内侧，内踝尖上 3 寸，胫骨内侧缘后际（图 26）。

【解剖】 穴位下皮肤→皮下组织→趾长屈肌→胫骨后肌→踇长屈肌。浅层有隐神经和大隐静脉分布；深层有胫神经和胫后动脉的分支分布。

【功用】 健脾和胃，调补肝肾，行气活血，疏经通络。

【主治】 ①呃逆，呕吐，纳呆，食饮不化，胸腹胀满，腹痛，肠鸣，痢疾，泄泻，黄疸，水肿。②月经不调，崩漏，带下，阴挺，经闭，难产，产后血晕，恶露不尽，癥瘕，不孕，绝经前后诸证。③遗精，阳痿，早泄，阴茎痛，小便不利，遗尿，癃闭，淋证，白浊，疝气。④癫狂，痫证，痴呆，脏躁，失眠，心悸，眩晕，高血压。⑤下肢痿痹，脚气。⑥湿疹，荨麻疹。⑦阴虚诸证。

【操作】 直刺 1.0～1.5 寸，孕妇禁刺。

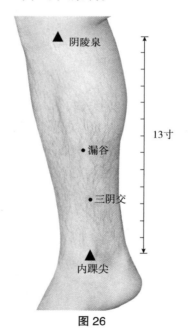

▲ 阴陵泉

13寸

• 漏谷

• 三阴交

▲ 内踝尖

图 26

5. 地机

【定义】 属足太阴脾经，为脾经的郄穴。别名脾舍、太阴郄、地箕。

【定位】 地机在小腿内侧，当内踝尖与阴陵泉的连线上，阴陵泉下 3 寸（图 27）。

【解剖】 穴位下皮肤→皮下组织→腓肠肌→比目鱼肌。浅层有隐神经和大隐静脉分布；深层有胫神经和胫后动脉分支分布。

【功用】　健脾渗湿，调经止痛。

【主治】　①腹胀，急性腹痛，泄泻，痢疾，水肿，胃痉挛，急性胰腺炎。②月经不调，痛经，崩漏，遗精，阳痿，功能性子宫出血，阴道炎。③小便不利。④腰痛，下肢痿痹。

【操作】　直刺 1.0～1.5 寸。

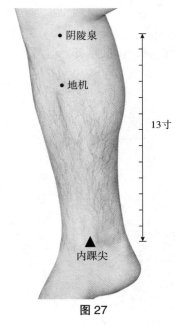

图 27

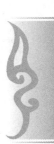

6. 阴陵泉

【定义】　属足太阴脾经腧穴，为脾经之合穴。别名阴之陵泉。

【定位】　阴陵泉在小腿内侧，当胫骨内侧髁后下方凹陷处（图 27）。

【解剖】　穴位下皮肤→皮下组织→半腱肌肌腱→腓肠肌内侧头。浅层有隐神经和大隐静脉分布；深层有膝下内动脉分支和胫神经肌支分布；再深层有胫神经本干和腘动脉本干经过。

【功用】　健脾渗湿，行气消肿，清利湿热，益肾调经，通经活络。

【主治】　①腹痛，腹胀，泄泻，痢疾，便秘，水肿，黄疸。②小便不利，遗尿，尿潴留，尿失禁，尿路感染，肾炎，遗精，阳痿，阴茎痛。③月经不调，妇人阴痛，带下。④头痛，眩晕，心悸，多寐。⑤膝痛，下肢麻痹，中风，腰痛。⑥下肢湿疹，阴囊湿疹，荨麻疹，丹毒，神经性皮炎。

【操作】　直刺 1.0～1.5 寸。

7. 血海

【定义】 属足太阴脾经腧穴。别名百虫窠、血郄。

【定位】 屈膝，在大腿内侧，髌底内侧端上2寸，当股四头肌内侧头的隆起处（图28）。

【解剖】 穴位下皮肤→皮下组织→股内侧肌。浅层有股神经前皮支和大隐静脉属支分布；深层有股神经肌支和膝上内侧动脉分布。

【功用】 调经统血，健脾化湿，调血祛风，清泻血热。

【主治】 ①月经不调，痛经，经闭，崩漏，带下。②湿疹，瘾疹，皮肤瘙痒，丹毒，银屑病，神经性皮炎，皮肤瘙痒。③膝痛，下肢痿痹，足跟痛，坐骨神经痛。④头痛，青盲，眼睑下垂。

【操作】 直刺0.5～1.5寸。

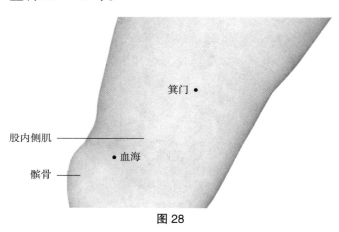

箕门

股内侧肌

血海

髌骨

图28

8. 大横

【定义】 属足太阴脾经腧穴，是足太阴脾经、阴维脉的交会穴。别名肾气。

【定位】 在腹部，脐中旁开4寸，仰卧取穴（图29）。

【解剖】 穴位下皮肤→皮下组织→腹外斜肌→腹内斜肌→腹横肌。浅层有第10肋间神经外侧皮支分布；深层有第10肋间神经、动脉。

【功用】 温中散寒，通调肠胃。

【主治】 ①腹痛，腹泻，腹胀，泄泻，便秘，肠麻痹，肠寄生虫病，痢疾。②四肢痉挛或无力，惊悸怔忡，流行性感冒。

【操作】 直刺1.0～1.5寸。

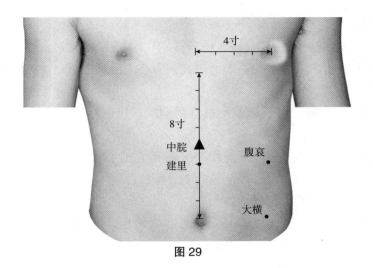

图 29

五、心经

1. 通里

【定义】 为手少阴心经的络穴。通即通往，里指邻里，手少阴心经络脉由此穴别出与毗邻之手太阳小肠经联络，故名通里。别名通理。

【定位】 通里在前臂掌侧，当尺侧腕屈肌肌腱的桡侧缘，腕横纹上1寸（图30）。

【解剖】 穴位下皮肤→皮下组织→尺侧腕屈肌与指浅屈肌之间→指深屈肌→旋前方肌。浅层有前臂内侧皮神经分布，深层有尺神经、尺动脉的分支分布，并有尺神经、尺动脉的本干经过。

【功用】 通利喉舌，清热安神，通经活络。

【主治】 ①心悸，怔忡，悲恐畏人，狂证，失眠。②面赤，头痛，目眩，目痛，暴喑，喉痹，舌强不语。③臑肘臂内后侧痛，指挛。④倦言嗜卧，崩漏，遗尿。

【操作】 一般直刺0.3～0.5寸。

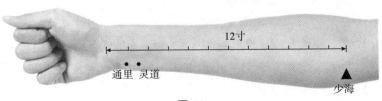

图 30

2. 神门

【定义】 为手少阴心经五输穴之输穴，手少阴心经的原穴。神指心神，门即门户，心藏神，此穴为手少阴心经的腧穴，为心气出入之门户，故名神门。别名兑骨、兑冲、中都、锐中。

【定位】 神门在腕部，腕掌侧横纹尺侧端，尺侧腕屈肌肌腱的桡侧凹陷处（图31）。

【解剖】 穴位下皮肤→皮下组织→尺侧腕屈肌肌腱桡侧缘。浅层有前臂内侧皮神经分布；深层有尺神经、尺动脉的本干经过。

【功用】 益心安神，通经活络。

【主治】 ①心痛，心悸，惊悸，怔忡。②健忘，失眠，痴呆，癫狂，痫证，头痛，眩晕。③胃痛，呕血，吐血，便脓血。④咽干，目黄。⑤腕痛，指麻。

【操作】 直刺0.1～0.3寸。

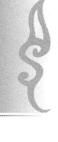

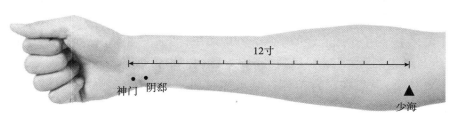

图31

3. 少府

【定义】 为手少阴心经五输穴之荥穴。少即幼小，指手少阴经，府指聚集处，此穴为心经荥穴，脉气渐聚，故名少府。别名兑骨。

【定位】 少府在手掌面，第4、5掌骨之间，握拳时，当小指尖处（图32）。

【解剖】 穴位下皮肤→皮下组织→掌腱膜→环指的浅、深屈肌肌腱与小指的浅、深屈肌肌腱之间→第4蚓状肌→第4骨间背侧肌。浅层有尺神经掌侧皮支分布；深层有掌侧总神经、指掌侧总动脉和掌心动脉经过。

【功用】 宁心安神，清热泻火，理气活络。

【主治】 ①心痛，心悸，烦满少气，善笑，悲恐善惊。②小便不利，遗尿，阴痒，阴痛，阴挺。③肘腋挛急，小指挛痛，掌中热。④痈疡，疟疾。

【操作】 直刺0.2～0.5寸。

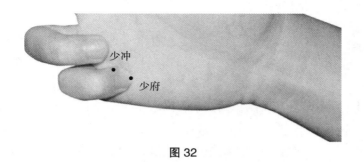

图 32

六、小肠经

1. 少泽

【定义】 为手太阳小肠经五输穴之井穴。别名小吉、少吉。少即幼小，泽指沼泽，此穴为手太阳经井穴，脉气初生，位处小指外侧陷中，犹如小泽，故名少泽。

【定位】 少泽在手小指末节尺侧，距指甲角 0.1 寸（图 33）。

【解剖】 穴位下皮肤→皮下组织→指甲根。有指掌侧固有神经和动脉的分支分布。

【功用】 清心泻热，开窍通络，清热利咽，通乳。

【主治】 ①中风昏迷，癫疾，头痛。②目翳，角膜炎，结膜炎，白内障，咽喉肿痛，舌强不语，耳聋，耳鸣，鼻衄。③心痛，心烦，气短，胸膈闷痛。④妇人产后乳汁不足，乳痈。⑤项强不可顾，臂内廉痛，小指不用。⑥疟疾，黄疸，热病。

【操作】 浅刺 0.1～0.2 寸，或三棱针点刺出血。

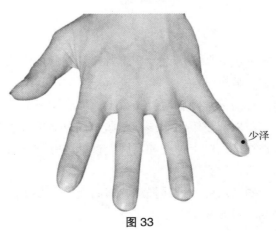

图 33

2. 后溪

【定义】 为手太阳小肠经五输穴之输穴。八脉交会穴，通于督脉。后为前之对，溪指沟溪，第 5 掌骨高突如山，后缘凹陷如溪，穴在其间，故名后溪。

【定位】 后溪在手掌尺侧，微握拳，当小指本节（第 5 掌指关节）后的远侧掌横纹头赤白肉际处（图 34）。

【解剖】 穴位下皮肤→皮下组织→小指展肌→小指短屈肌。有尺神经手背支和掌背动脉分布；深层有尺神经的深支和小指尺掌侧动脉的分支分布。

【功用】 散风清热，清心安神，通经活络。

【主治】 ①癫狂，痫证，癔症，失眠，中风，小儿惊厥。②耳聋，耳鸣，目赤，目眩，鼻衄，喉痹，麦粒肿。③头项强痛，面肌痉挛，小指痛，身体不遂，肩臂疼痛，腰背痛。④疟疾，热病，黄疸，荨麻疹。

【操作】 直刺 0.5～1.0 寸，深刺可透合谷穴。

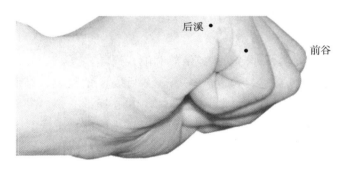

图 34

3. 臑俞

【定义】 臑俞穴为手太阳小肠经、阳维脉、阳跷脉的交会穴。臑即上臂，俞即腧穴，此穴在臑部，故名臑俞。

【定位】 臑俞穴在肩部，当腋后纹头直上，肩胛冈下缘凹陷中（图 35）。

【解剖】 穴位下皮肤→皮下组织→三角肌→冈下肌。浅层有锁骨上神经外侧支分布；深层有腋神经、肩胛上神经和肩胛上动脉的分支分布。

【功用】 舒筋活络，化痰消肿。

【主治】 ①肩背痛，肩肿，颈项强痛，肩周炎，上肢瘫痪。②颈项瘰疬。

【操作】 直刺 0.5～1.0 寸。

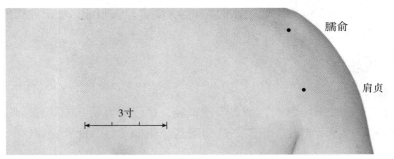

图 35

4. 颧髎

【定义】 颧髎穴为手少阳三焦经、手太阳小肠经之交会穴。别名兑骨、权髎、兑端。颧即颧部，髎即骨隙，此穴在颧部骨隙中，故名颧髎。

【定位】 颧髎穴在面部，当目外眦直下，颧骨下缘凹陷处（图 36）。

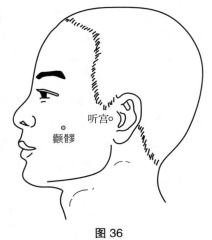

图 36

【解剖】 穴位下皮肤→皮下组织→颧肌→咬肌→颞肌。浅层有眶下神经分布；深层有面神经颧支和下颌神经的肌支分布。

【功用】 通经活络，散风止痛，祛风镇痉。

【主治】 ①口眼㖞斜，眼睑动，目赤，目黄，齿痛，颊肿，唇肿。②面神经麻痹，面肌痉挛，三叉神经痛。③鼻炎，鼻窦炎。

【操作】 直刺 0.3～0.5 寸。

5. 听宫

【定义】 听宫穴为手少阳三焦经、足少阳胆经、手太阳小肠经的交会穴。别名听多闻，多所闻，窗笼。听指听闻，宫即宫室，此指耳窍，此穴在耳部，有通耳窍之功，故名听宫。

【定位】 听宫穴在面部，耳屏前，下颌骨髁状突的后方，张口时呈凹陷状（图 36）。

【解剖】 穴位下皮肤→皮下组织→外耳道软骨。浅层有耳颞神经和颞浅动脉的分支分布；深层有面神经的分支分布。

【功用】 聪耳开窍，清利头目，宁心安神。

【主治】 ①耳鸣，耳聋，聤耳，耳痛，外耳道炎，耳源性眩晕，神经性耳聋，

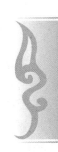

中耳炎。②齿痛，下颌关节炎，面神经麻痹，失音。③癫证，狂证，痫证，聋哑。

【操作】 张口，直刺 0.5～0.8 寸。

七、膀胱经

1. 睛明

【定义】 手太阳小肠经、足太阳膀胱经、足阳明胃经、阳跷脉、阴跷脉的交会穴。别名目内眦、泪孔、泪空。睛即眼睛，明即明亮，此穴在眼区，有明目之功，故名睛明。

【定位】 睛明穴位于面部，目内眦内上方眶内侧壁凹陷中。正坐或仰靠取穴（图 37）。

【解剖】 穴位下皮肤→皮下组织→眼轮匝肌→上泪小管上方→内直肌与筛骨眶板之间。浅层有滑车上神经和内眦动脉的分支分布；深层有面神经颞支和动眼神经分布，并有滑车上、下神经和动脉经过。

【功用】 泄热明目，祛风通络。

【主治】 ①目赤肿痛，迎风流泪，胬肉攀睛，目视不明，近视，夜盲，色盲，目翳。②面神经麻痹。③腰痛。

【操作】 嘱患者闭目，左手将眼球推向外侧固定，针沿眼眶边缘缓缓刺入 0.1～0.3 寸，不宜作大幅度提插、捻转，出针时注意用棉球按压针孔片刻，避免造成内出血。禁灸。

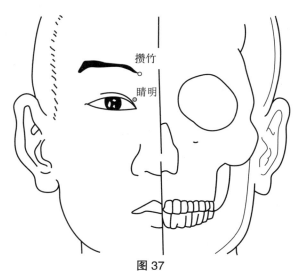

图 37

2. 攒竹

【定义】 属足太阳膀胱经。别名始光、夜光、明光、眉本、眉头、元柱。攒指簇聚，竹指竹子，该穴在眉头，眉如竹叶簇聚，故名攒竹。

【定位】 攒竹穴在面部，当眉头陷中，眶上切迹处（图37）。

【解剖】 穴位下皮肤→皮下组织→眼轮匝肌。浅层有滑车上神经和动脉的分支分布；深层有面神经颞支和额动脉分支分布。

【功用】 清热明目，祛风通络。

【主治】 ①头痛，眉棱骨痛，眶上神经痛。②目眩，目翳，目赤肿痛，迎风流泪，目视不明。③面瘫，面痛。④呃逆，膈肌痉挛。⑤腰痛。

【操作】 斜刺或平刺0.3～0.5寸。不宜灸。

3. 天柱

【定义】 属足太阳膀胱经。天即天空，柱即支柱，古称颈椎为"天柱骨"，此穴在其旁，故名天柱。

【定位】 天柱穴在项部，大筋（斜方肌）外缘之后发际凹陷中，约当后发际正中旁开1.3寸（图38）。

【解剖】 穴位下皮肤→皮下组织→斜方肌→头夹肌的内侧→头半棘肌。浅层有第3颈神经后支和枕动脉的分支分布；深层有枕大神经和枕动脉本干经过。

【功用】 祛风解表，舒筋活络，清头明目，强筋健骨。

【主治】 ①头痛，项强，眩晕，项背痛，落枕，腰扭伤。癔症，癫狂，惊痫，神经衰弱，失眠。②目赤肿痛，目视不明，迎风流泪，咽肿。③慢性鼻炎，鼻出血。④感冒。

【操作】 直刺或斜刺0.5～0.8寸。

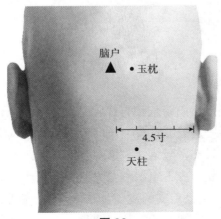

脑户
▲ •玉枕

|←— 4.5寸 —→|

•天柱

图38

4. 大杼

【定义】 督脉别络、足太阳膀胱经、手太阳小肠经的交会穴；又为八会穴之骨会穴。别名背俞、本神、百旁。大为小之对，杼即筘，古称椎骨为"杼骨"，此穴在较大的第1胸椎之旁，故名大杼。

【定位】 大杼穴在背部，当第1胸椎棘突下，旁开1.5寸（图39）。

【解剖】 穴位下皮肤→皮下组织→斜方肌→菱形肌→上后锯肌→颈夹肌→竖脊肌。浅层有第1、2胸神经后支的皮支及其伴行动、静脉分布；深层有副神经，肩胛背神经和肩胛背动脉分支分布。

【功用】 祛风解表，宣肃肺气，清热泻火，疏调筋骨。

【主治】 ①感冒，发热，头痛，咳嗽，喘息，支气管炎，支气管哮喘，肺炎。②头痛，眩晕，癫痫。③颈项拘急，项强，肩背痛，腰脊强痛。

【操作】 斜刺0.3～0.5寸。

注意 本经背部诸穴不宜深刺，以免伤及内部重要脏器。

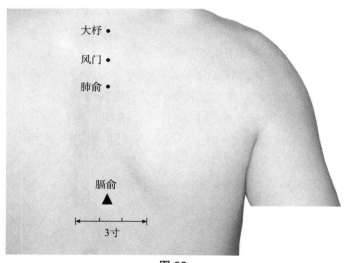

图39

5. 风门

【定义】 风门穴是足太阳膀胱经与督脉之交会穴。别名热府。风即风邪，门即门户，此穴居风邪易侵之处，且善治风邪为病，故名风门。

【定位】 风门穴在背部，当第2胸椎棘突下，旁开1.5寸（图39）。

【解剖】 穴位下皮肤→皮下组织→斜方肌→菱形肌→上后锯肌→颈夹肌→竖脊肌。浅层有第2、3胸神经后支的皮支及其伴行动、静脉分布；深层有副神经、肩胛背神经、第2和第3胸神经后支及肩胛背动脉分支分布。

【功用】 宣肺解表，益气固表。

【主治】 ①伤风咳嗽，发热头痛，目眩，鼻塞多涕，哮喘，咳嗽气喘，支气管炎，肺炎，哮喘，百日咳。②呕吐，黄疸，水肿，胸背彻痛，痈疽发背。③荨麻疹，肩背软组织疾病，遗尿。

【操作】 斜刺 0.3～0.5 寸。本穴不能向前或向内直刺或深刺，以免刺伤肺脏，引起气胸。

6. 肺俞

【定义】 别名肩中外俞。肺即肺脏，俞乃输注，本穴是肺气转输的部位，故名肺俞。肺俞穴为肺的背俞穴。

【定位】 肺俞穴在背部，当第 3 胸椎棘突下，旁开 1.5 寸（图 39）。

【解剖】 穴位下皮肤→皮下组织→斜方肌→菱形肌→上后锯肌→竖脊肌。浅层有第 3、4 胸神经后支的皮支及其伴行动、静脉分布；深层有副神经、肩胛背神经、第 3 和第 4 胸神经后支的肌支及肩胛背动脉分支分布。

【功用】 解表宣肺，清热理气，调肺和营，补劳清热。

【主治】 ①咳嗽，气喘，咯血，胸满，鼻塞流涕，感冒，发热。②皮肤瘙痒，瘾疹，荨麻疹。③骨蒸，潮热，盗汗，颈淋巴结结核，肺结核。④风湿性关节炎，腰背痛。

【操作】 斜刺 0.3～0.5 寸。本穴不可直刺或深刺，以防伤及胸膜及肺脏，引起气胸。

7. 心俞

【定义】 别名心念。心即心脏，俞即输注，本穴是心气转输于后背体表的部位，故名心俞。心俞是心的背俞穴。

【定位】 心俞穴在背部，当第 5 胸椎棘突下，旁开 1.5 寸（图 40）。

【解剖】 穴位下皮肤→皮下组织→斜方肌→菱形肌下缘→竖脊肌。浅层有第 5、6 胸神经后支的皮支及其伴行动脉、静脉分布；深层有副神经、肩胛背神经、第 5 和第 6 胸神经后支的肌支及肩胛背动脉分支分布。

【功用】 宽胸理气，通络安神，宁心安神，理气调血。

【主治】 ①心痛，心悸，心烦，胸闷，惊悸，冠心病，心绞痛，风湿性心脏病，心房纤颤，心动过速。②癫痫，癫狂，失眠，多梦，神经衰弱，肋间神经痛，精神分裂症，癫痫，癔症。③手足心热，盗汗，梦遗。④咳嗽唾血，咯血，便血，胃出血，食管狭窄。⑤肩背痛，痈疽发背，背部软组织损伤。

【操作】 斜刺 0.3～0.5 寸。因本穴内应脏腑，故不能深刺，以免伤及内脏。

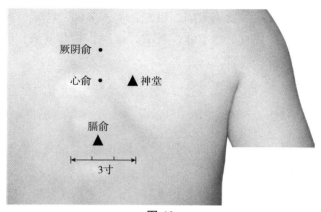

图 40

8. 膈俞

【定义】 属足太阳膀胱经，膈俞穴为八会穴之一，血会膈俞。膈指横膈，俞即输注，本穴是横膈之气转输的部位，故名膈俞。

【定位】 膈俞穴在背部，当第 7 胸椎棘突下，旁开 1.5 寸（图 41）。

【解剖】 穴位下皮肤→皮下组织→斜方肌→背阔肌→竖脊肌。浅层有第 7、8 胸神经后支的皮支及其伴行动、静脉分布；深层有副神经、胸背神经、第 7 和第 8 胸神经后支的肌支及肩胛背动脉的分支分布。

【功用】 活血化瘀，宽胸利膈，理气宽胸，活血通脉。

【主治】 ①心痛，心悸，胸痛，胸闷，吐血，衄血，呕血，便血，贫血。②胃痛，呕吐，呃逆，腹痛积聚，饮食不下，噎膈，朝食暮吐。③咳逆，气喘，胸满，哮喘。④骨蒸，潮热，自汗，盗汗。⑤瘾疹，皮肤瘙痒。⑥膈肌痉挛。

【操作】 斜刺 0.3～0.5 寸。膈俞穴不可深刺，以防造成气胸。

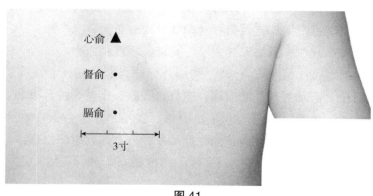

图 41

9. 肝俞

【定义】　别名肝念。肝即肝脏，俞即输注，本穴是肝气输注的部位，故名肝俞。肝俞穴为肝之背俞穴。

【定位】　肝俞穴在背部，当第9胸椎棘突下，旁开1.5寸（图42）。

【解剖】　穴位下皮肤→皮下组织→斜方肌→背阔肌→下后锯肌→竖脊肌。浅层有第9、10胸神经后支的皮支及其伴行动、静脉分布，深层有副神经、胸背神经、第9和第10胸神经后支的肌支及相应肋间后动脉背侧支分支分布。

【功用】　疏肝利胆，理气明目，补血消瘀。

【主治】　①黄疸，胁痛，胸胁支满，吞酸吐食，肝炎，胆囊炎。②目赤，目痛，目视不明，雀目，夜盲，青光眼，视网膜炎。③头昏头痛，眩晕，健忘，失眠，癫狂痫，精神分裂症。④吐血，衄血。⑤脊背痛。

【操作】　斜刺0.3～0.5寸。肝俞穴右侧穴下深部为肝脏，故不可深刺，以防刺伤肝脏。

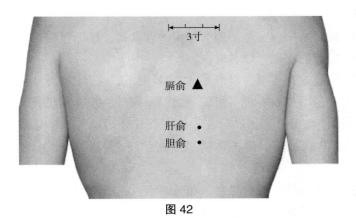

图 42

10. 脾俞

【定义】　属足太阳膀胱经。脾俞是脾的背俞穴。脾即脾脏，俞即输注，本穴是脾气转输于后背的部位，故名脾俞。

【定位】　脾俞穴在背部，当第11胸椎棘突下，旁开1.5寸（图43）。

【解剖】　皮肤→皮下组织→背阔肌→下后锯肌→竖脊肌。浅层有第11、12胸神经后支的皮支及其伴行动、静脉分布，深层有胸背神经、第11和第12胸神经后支的肌支及相应肋间后动脉背侧支分支分布。

【功用】　健脾和胃，化湿升清，益气统血。

【主治】　①呕吐，纳呆，食不化，腹胀，脘腹胀痛，泄泻，痢疾。②胸胁支满，噎膈，黄疸，臌胀，水肿。③吐血，便血，贫血，慢性出血性疾病。④崩漏，月经不调，带下阴挺。⑤腰背痛。⑥荨麻疹。

【操作】 斜刺 0.3～0.5 寸。脾俞穴不可深刺，以防气胸。

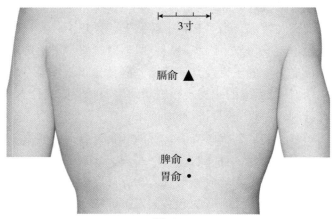

图 43

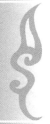

11. 胃俞

【定义】 属足太阳膀胱经。胃俞是胃的背俞穴。胃即胃腑，俞即输注，本穴是胃气转输于后背的部位，故名胃俞。

【定位】 胃俞穴在背部，当第 12 胸椎棘突下，旁开 1.5 寸（图 43）。

【解剖】 穴位下皮肤→皮下组织→胸腰筋膜浅层和背阔肌腱膜→竖脊肌。浅层有第 12 胸神经和第 1 腰神经后支的皮支及其伴行动、静脉分布；深层有胸背神经分支、第 12 胸神经和第 1 腰神经后支的肌支及相应肋下动脉背侧支分支分布。

【功用】 和胃健脾，理中降逆，和胃调中，祛湿消积。

【主治】 ①胃脘痛，腹胀，呕吐，呃逆，食不化，肠鸣，泄泻，痢疾，胸胁痛，疳积。②失眠，眩晕，神经衰弱。③腰脊挛痛，痃疟。④虚劳，经闭。

【操作】 斜刺 0.3～0.5 寸。胃俞穴针刺时注意方向、角度和深度，以免造成气胸或损伤肾脏。

12. 肾俞

【定义】 属足太阳膀胱经。肾俞是肾的背俞穴。肾即肾脏，俞即输注，本穴是肾气转输于后背体表的部位，故名肾俞。别名少阴俞、肾念、高盖。

【定位】 肾俞穴在腰部，当第 2 腰椎棘突下，旁开 1.5 寸（图 44）。

【解剖】 穴位下皮肤→皮下组织→背阔肌腱膜和胸腰筋膜浅层→竖脊肌。浅层有第 2、3 腰神经后支的内侧皮支及其伴行动、静脉分布；深层有第 2、3 腰神经后支的肌支和相应腰动脉背侧支分支分布。

【功用】　益肾助阳，强腰利水，聪耳明目，行气通经。

【主治】　①遗精，阳痿，早泄，遗尿，小便淋沥，尿频尿闭，阴中疼痛，溺血。②月经不调，痛经，崩漏，赤白带下，不孕。③耳鸣，耳聋，虚喘，哮喘。④头昏，目眩，失眠，健忘，癫疾。⑤水肿，消渴，虚劳。⑥腰膝痛，手足不遂，骶部疼痛，脚膝拘急。

【操作】　斜刺 0.5～0.8 寸。肾俞穴不能深刺，以防刺伤肾脏。

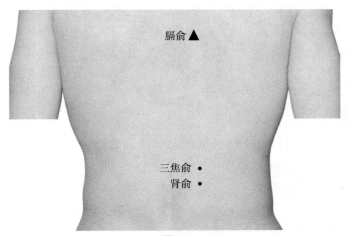

膈俞▲

三焦俞 ●
肾俞 ●

图 44

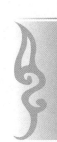

13. 大肠俞

【定义】　属足太阳膀胱经。大肠俞是大肠的背俞穴。大肠为六腑之一，俞即输注，本穴是大肠之气转输于后背的部位，故名大肠俞。别名裂结俞。

【定位】　大肠俞在腰部，当第 4 腰椎棘突下，旁开 1.5 寸（图 45）。

【解剖】　穴位下皮肤→皮下组织→背阔肌腱膜和胸腰筋膜浅层→竖脊肌。浅层有第 4、5 腰神经后支的内侧皮支及其伴行动、静脉分布；深层有第 4、5 腰神经后支的肌支和相应腰动脉背侧支分支分布。

【功用】　理气降逆，调和肠胃，疏调肠腑，理气化滞。

【主治】　①腹痛，腹胀，肠鸣，泄痢，便秘，痔疾，脱肛，急慢性肠炎，阑尾炎。②腰脊骶髂疼痛，脊强不得俯仰，骶髂关节炎，坐骨神经痛，骶棘肌痉挛。③遗尿，癃闭，淋证。

【操作】　直刺 0.5～1.0 寸。大肠俞深部近于肾脏，故不能深刺。

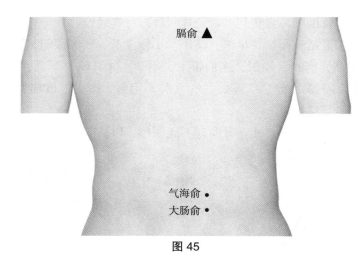

图 45

14. 次髎

【定义】 属足太阳膀胱经。次即第二，髎即骨隙，四对骶后孔为八髎所在，本穴位居第二，故名次髎。别名中空。

【定位】 次髎穴在骶部，当髂后上棘内下方，适对第 2 骶后孔处（图 46）。

【解剖】 穴位下皮肤→皮下组织→竖脊肌→第 2 骶后孔。浅层有臀中皮神经分布；深层有骶外侧动脉分支和第 2 骶神经后支的肌支分布。

【功用】 补益下焦，强腰利湿，活血调经，健脾补肾，暖胞宫。

【主治】 ①月经不调，痛经，带下阴挺，阴痒，不孕。②阳痿，遗精。③小便不利，癃闭，淋证。④腰痛，下肢痿痹。⑤疝气。

【操作】 直刺或斜刺 1～1.5 寸。

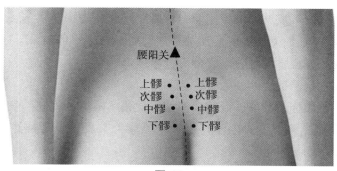

图 46

15. 委中

【定义】 属足太阳膀胱经。委中是足太阳膀胱经的合穴，膀胱的下合穴。四总穴之一。委即弯曲，中即中间，此穴在腘窝横纹中点，故名委中。别名委中央，郄中，血郄，腘中，腿凹，中郄。

【定位】 委中穴在腘横纹中点，当股二头肌肌腱与半腱肌肌腱的中间（图47）。

【解剖】 穴位下皮肤→皮下组织→腓肠肌内、外侧头之间。浅层有股后皮神经分布；深层有腓肠内侧皮神经起始端、胫神经干和腘动、静脉经过。

【功用】 舒筋活络，泻热清暑，凉血解毒，祛风除湿。

【主治】 ①腰脊背痛，髀枢痛，风寒湿痹，膝肿痛，半身不遂，腘筋挛急，风湿性膝关节炎，腓肠肌痉挛，坐骨神经痛。②腹痛，呕吐，腹泻，急性胃肠炎。③小便不利，遗尿，尿潴留。④皮肤瘙痒，湿疹，风疹，荨麻疹，银屑病，疖疮，脚气，丹毒。⑤中暑，疟疾，衄血，中风昏迷，脑血管病后遗症，癫痫。

【操作】 直刺0.5～1.0寸，或用三棱针点刺出血。

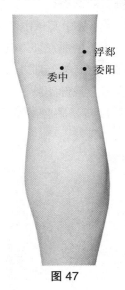

浮郄
委阳
委中

图 47

16. 秩边

【定义】 属足太阳膀胱经。秩即秩序，边即边缘，足太阳脉的背部诸穴，依次排列，井然有序，此穴居其最下边，故名秩边。

【定位】 秩边穴在臀部，平第4骶后孔，骶正中嵴旁开3寸（图48）。

【解剖】 穴位下皮肤→皮下组织→臀大肌→臀中肌→臀小肌。浅层有臀中皮神经分布；深层有臀下神经和动脉分支分布，并有股后皮神经和坐骨神经经过。

【功用】 舒筋活络，行气活血，强壮腰膝，调理下焦。

【主治】 ①腰骶疼痛，下肢痿痹，坐骨神经痛，腰腿痛。②遗精白浊，阳痿，痛经，阴肿疼痛。③小便不利，癃闭，便秘，痔疮，脱肛。

【操作】 直刺1.5～2寸。

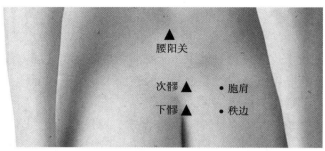

图 48

17. 合阳

【定义】 属足太阳膀胱经。合即汇合，阳为阴之对，本经自项而下分成两支，行至委中与本穴则合而下行，故名合阳。

【定位】 合阳穴在小腿后面，当委中与承山的连线上，委中下 2 寸（图 49）。

【解剖】 穴位下皮肤→皮下组织→腓肠肌→比目鱼肌。浅层有腓肠内侧皮神经分布，并有小隐静脉经过；深层有胫神经肌支和腘动脉分支分布。

【功用】 舒筋通络，调经止带，强健腰膝。

【主治】 ①腰脊强痛，下肢痿痹，膝胫酸重，腿筋挛急，足跗痛。②崩漏，带下，痛经，月经不调。③痔疾，疝气。

【操作】 直刺 1.0～1.5 寸。

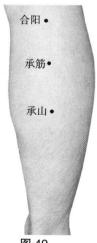

图 49

18. 承山

【定义】 属足太阳膀胱经。承即承受，山即山岭，腓肠肌肌腹高突如山，此穴在其下，有承受之势，故名承山。别名鱼腹、肉柱、肠山、伤山、鱼腹、玉柱、鱼阳、鱼肠。

【定位】　承山穴在小腿后面正中，委中与昆仑之间，当伸直小腿或足跟上提时腓肠肌肌腹下出现角形凹陷处（图49）。

【解剖】　穴位下皮肤→皮下组织→腓肠肌→比目鱼肌。浅层有腓肠内侧皮神经分支分布；深层有胫神经和胫后动脉分支分布，并有腓肠内侧神经本干、小隐静脉、胫神经干和胫后动脉本干经过。

【功用】　理气止痛，舒筋活络，通畅理气，消痔。

【主治】　①痔疾，便秘，脱肛，便血。②小腿痛，腰背痛，霍乱转筋，腰腿拘急疼痛，腿肚转筋。③腹痛，腹胀，大便难，泄泻。

【操作】　直刺1.0～1.5寸。

19. 飞扬

【定义】　属足太阳膀胱经。飞扬是足太阳膀胱经的络穴。飞即飞翔，扬通阳，为阴之对，外为阳，此穴在小腿外侧，本经络脉从此处飞离而络入足少阴经，故名飞扬。别名厥阳、飞阳。

【定位】　飞扬穴在小腿后面，当外踝后，昆仑穴直上7寸，承山外下方1寸处（图50）。

【解剖】　穴位下皮肤→皮下组织→腓肠肌→比目鱼肌。浅层有腓肠外侧皮神经分支和小隐静脉属支分布；深层有胫神经和腓动脉分支分布。

【功用】　清热安神，舒筋活络。

【主治】　①头痛，眩晕，鼻塞，鼻衄，癫狂，痫证。②颈项强，腰腿痛，下肢痿痹。③寒疟，痔疾。

【操作】　直刺1～1.5寸。

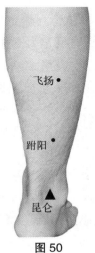

图 50

20. 昆仑

【定义】 属足太阳膀胱经。昆仑是足太阳膀胱经五输穴的经穴。昆仑为山名，外踝高突如山，穴在其后，故名昆仑。别名下昆仑。

【定位】 昆仑穴在足部外踝后方，当外踝尖与跟腱之间的凹陷处（图51）。

【解剖】 穴位下皮肤→皮下组织→跟腱前方的疏松结缔组织。浅层有腓肠神经分支和小隐静脉属支分布，并有腓肠神经本干和小隐静脉本干经过；深层有外踝后动脉（发自腓动脉）分支分布。

【功用】 安神清热，舒筋活络，疏风通络，活血止痛。

【主治】 ①头痛，目眩，目赤肿痛，鼻塞，鼻衄，齿痛，颊肿，癫狂，痫证。②项背强痛，腰痛如折，腿股疼痛，腘筋挛急，踹跟痛，下肢痿痹。③浮肿，喘逆，腹满，大便难，疟疾，脚气。④女子难产，胎盘滞留。

【操作】 直刺 0.5～0.8 寸，可深刺透太溪。

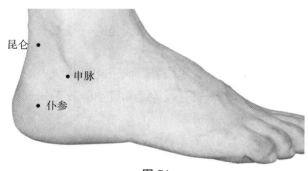

图 51

21. 申脉

【定义】 属足太阳膀胱经。申脉为八脉交会穴之一，通阳跷脉。申通"伸"字，是伸展的意思，脉即经脉，此穴属足太阳脉，又是阳跷脉的始发点，由此向阳跷脉伸展，故名申脉。别名阳跷、鬼路。

【定位】 申脉穴在足外侧部，外踝直下方凹陷中（图51）。

【解剖】 穴位下皮肤→皮下组织→腓骨长肌肌腱→距跟外侧韧带。浅层有足背外侧皮神经分支和小隐静脉属支分布；深层有腓深神经肌支和腓动脉跟外侧支分布。

【功用】 清热安神，强健腰膝，舒筋活络。

【主治】 ①头痛，眩晕，目赤痛，眼睑下垂。②癫狂痫，失眠，嗜卧。③腰痛，项强，下肢痿痹，跟骨痛，足痿不收，霍乱转筋。

【操作】 直刺或向下斜刺 0.3～0.5 寸。

22. 束骨

【定义】 属足太阳膀胱经。束骨是足太阳膀胱经的输穴。束骨为第 5 跖骨小头之古称,此穴在其处,故名束骨。别名刺骨。

【定位】 束骨穴在足外侧,足小趾本节(第 5 跖趾关节)的后方,赤白肉际处(图 52)。

【解剖】 穴位下皮肤→皮下组织→小趾展肌。浅层有足背外侧皮神经分支和小隐静脉属支分布;深层有足底外侧神经和动脉的分支分布。

【功用】 通经活络,清头明目,安神定志,清热利湿。

【主治】 ①身热,头痛,目赤,耳聋,眩晕,癫狂,惊痫。②项强,落枕,腰痛,髀枢痛,下肢疼痛。③泄痢,疟疾,痈疽,疔疮。

【操作】 直刺 0.2～0.5 寸。

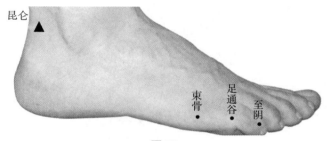

图 52

23. 至阴

【定义】 属足太阳膀胱经。至阴是足太阳膀胱经的井穴。至即到达,阴为阳之对,此指阴经,足太阳经至此处交足少阴肾经,故名至阴。别名独阴。

【定位】 至阴穴在足小趾末节外侧,距趾甲角 0.1 寸(图 52)。

【解剖】 穴位下皮肤→皮下组织→甲根。有趾背神经和动脉的分支分布。

【功用】 正胎催产,理气活血,醒神开窍,清头明目。

【主治】 ①胎位不正,难产,胞衣不下。②头痛,昏厥,目痛,目翳,鼻塞,鼻衄。③热病汗不出,烦心,疟疾,皮肤瘙痒。④项背疼痛,腰痛,膝肿转筋,寒湿脚气,两足生疮。⑤小便不利,疝气,遗精。

【操作】 针刺 0.1～0.2 寸,或点刺出血。

八、足少阴肾经

1. 涌泉

【定义】 是足少阴肾经位于足底部的腧穴,本经井穴、回阳九针之一。涌,外涌而出也;泉,泉水也。肾经的经水由此外涌而出体表,故名涌泉。又名地

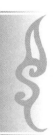

冲、厥心、地衢。

【定位】 足趾跖屈时，当足底（去趾）前 1/3 凹陷处（图 53）。

【解剖】 有趾短屈肌肌腱、趾长屈肌肌腱、第 2 蚓状肌，深层为骨间肌；有来自胫前动脉的足底弓；布有足底内侧神经支。

【功用】 通关开窍，回阳救逆，镇静安神，清热降火，平肝息风。

【主治】 ①急症及神志病证：如昏厥，中暑，小儿惊风，癫狂痫等。②头痛，头晕，目眩，失眠。③肺系病证：咯血，咽喉肿痛，鼻衄，喉痹等。④大便难，小便不利。⑤奔豚气。⑥足心热。

【操作】 仰卧，五趾跖屈，于足跖心前部正中凹陷处取穴，约当足底（足趾除外）的前、中 1/3 的焦点处取穴，直刺 0.5～0.8 寸。

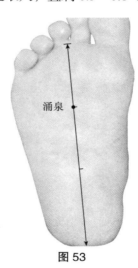

涌泉

图 53

2. 太溪

【定义】 为足少阴肾经位于足踝内侧的腧穴，为本经输穴、原穴，回阳九针之一。太，大也；溪，溪流也。肾经水液在此形成较大的溪水，故名太溪。又名吕细、内昆仑。

【定位】 内踝高点与跟腱后缘连线的中点凹陷处（图 54）。

【解剖】 有胫后动、静脉；布有小腿内侧皮神经，当胫神经经过处。

【功用】 滋阴清热，补火助阳，清利三焦，补益肝肾，强健腰膝。

【主治】 ①肾虚证：头痛，目眩，失眠，健忘，遗精，阳痿等。②阴虚性五官病证：咽喉肿痛，齿痛，耳鸣，耳聋等。③肺部病证：咳嗽，气喘，咯血，胸痛等。④消渴，小便频数，便秘。⑤月经不调。⑥腰脊痛，下肢厥冷。

【操作】 正坐或仰卧，于内踝后缘与跟腱前缘的中间，与内踝尖平齐处取穴。直刺 0.3～0.5 寸。

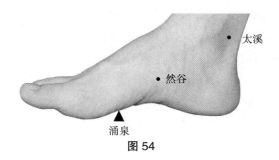

图 54

3. 水泉

【定义】 为足少阴肾经位于内踝后下方的腧穴，本经郄穴，为肾经气血深聚之处。泉，水源也。足少阴脉由太溪经大钟而折下，穴似深处之水源，针刺此穴可使月水复行，故名水泉。又名冰原。

【定位】 太溪穴直下 1 寸，当跟骨结节内侧上缘（图 55）。

【解剖】 有胫后动脉根内侧支；布有小腿内侧皮神经及胫神经的跟骨内侧神经。

【功用】 疏泄下焦，利水消肿，滋阴清热，调和经血。

【主治】 ①妇科病证：月经不调，痛经，闭经，阴挺等。②小便不利。③目昏花不可远视。

【操作】 正坐或仰卧，先取太溪，于其直下 1 寸之跟骨上取穴。直刺 0.3～0.5 寸。

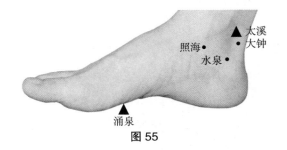

图 55

4. 照海

【定义】 为足少阴肾经位于足内侧的腧穴，八脉交会穴之一，通于阴跷脉。照，照射也；海，大水也。肾经的经水在此形成一个比较大的水域，能够较多的接受天部照射的能量而大量蒸发，故名照海。又名阴跷、漏阴。

【定位】 内踝高点正下缘凹陷处（图 55）。

【解剖】 在足大趾外展肌的止点处；后方有胫后动、静脉；布有小腿内侧皮神经，深部为胫神经干。

【功用】 通经活络，滋阴降火，清热利咽，养心安神。

【主治】 ①精神、神志疾病：失眠，癫痫等。②五官热性疾病：咽喉干痛，目赤肿痛等。③妇科病证：月经不调，带下，阴挺等。④小便频数，癃闭。⑤四肢倦怠，下肢不遂。

【操作】 正坐，两足心跖心对合，当内踝下缘之凹陷处，上与踝尖相直。或于内踝尖垂线与内踝下缘水平线之交点略向下方之凹陷处取穴。直刺0.5～0.8寸。

5. 复溜

【定义】 为足少阴肾经位于小腿内侧的腧穴，本经经穴。复，再也；溜，悄悄地散失也。肾经的水湿之气在此再次吸热蒸发上行，气血的散失如溜走一般，故名复溜。又名昌阳、伏白、外命。

【定位】 太溪穴上2寸，当跟腱的前缘（图56）。

【解剖】 在比目鱼肌下端移行于跟腱处的内侧；前方有胫后动、静脉；布有腓肠肌内侧皮神经、小腿内侧皮神经，深层为胫神经。

【功用】 滋肾润燥，温肾化气，回阳救逆，利水消肿。

【主治】 ①津液输布失调疾病：水肿，汗证（多汗或无汗、盗汗）等。②胃肠疾病：腹胀，腹泻，肠鸣等。③腰脊强痛，下肢痿痹。④消渴。⑤遗精。⑥善怒多言、舌卷难言。

【操作】 正坐或仰卧，先取太溪穴，于其直上2寸，当跟腱前缘处取穴。直刺0.5～1寸。

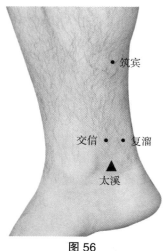

图56

6. 交信

【定义】　是足少阴肾经位于小腿内侧部的腧穴，阴跷脉的郄穴。交，交流，交换也；信，信息也。肾经经水再次交于三阴交穴，脾属土，在五德中主信，故名交信。又名内筋。

【定位】　太溪穴直上2寸，胫骨内侧面后缘，约当复溜穴前0.5寸（图56）。

【解剖】　在趾长屈肌中；深层为胫骨后动、静脉；布有小腿内侧皮神经，后方为胫神经本干。

【功用】　疏调下焦，调经止崩，通淋止泻，消肿止痛。

【主治】　①妇科病证：月经不调，崩漏，阴挺，阴痒等。②疝气。③五淋，癃闭。④胃肠病证：腹泻，便秘，痢疾等。⑤睾丸肿痛。

【操作】　正坐或仰卧，先取复溜，于其前方0.5寸处取穴，或以复溜与胫骨内侧缘之间的中点取穴。从内向外直刺0.5～1寸。

7. 横骨

【定义】　是足少阴肾经位于下腹部的腧穴，是足少阴肾经与冲脉的交会穴。横，指穴内物质为横向移动的风气也；骨，指穴内物质中富含骨所主的水液。肾经的水湿云气在此横向外传，故名横骨。又名下极、屈骨、屈骨端、曲骨。

【定位】　脐下5寸，耻骨联合上际前正中线旁开0.5寸（图57）。

【解剖】　有腹内、外斜肌腱膜，腹横肌腱膜和腹直肌；有腹壁下动、静脉及阴部外动脉；布有髂腹下神经分支。

【功用】　疏调下焦，缓急止痛，固精缩尿，利水消肿。

【主治】　①少腹胀痛。②泌尿生殖系统疾病：小便不利，遗尿，阳痿，前阴疼痛等。③疝气。④五脏虚竭。

【操作】　仰卧，先取腹白线与耻骨联合上缘的交点，再于其旁0.5寸处取穴。直刺0.3～0.8寸。扎针前嘱患者排空尿液，以免进针刺伤膀胱。孕妇禁用。

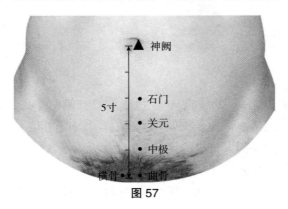

图57

九、手厥阴心包经

1. 曲泽

【定义】 手厥阴心包经位于肘横纹处的腧穴，本经合穴，五行属水。曲，隐秘也。泽，沼泽也。其名意指心包经气血在此汇合。本穴为心包经之穴，所处为南方之地，虽然心经上、下两部经脉的经气在此汇合并散热冷降，表现出水的润下特征，但天泉穴下传的经水仍大量气化水湿，本穴如同沼泽一般生发气血，故名曲泽。

【定位】 肘微屈，肘横纹中，肱二头肌肌腱尺侧缘（图58）。

【解剖】 在肱二头肌肌腱的尺侧；当肱动、静脉处；布有正中神经的主干。

【功用】 散热降浊，清暑泻热，和胃降逆，清热解毒，通络止痛，调和阴阳，回阳救逆。

【主治】 ①心系病证：心痛，心悸，善惊等。②热性胃疾：胃痛，呕血，呕吐等。③暑热病。④肘臂挛痛。⑤头痛目眩，风疹，霍乱，小儿舞蹈病，口干，逆气等。

【操作】 仰掌，微屈肘，于肱二头肌肌腱的尺侧，当肘弯横纹上取穴。直刺1～1.5寸，或三棱针点刺放血。

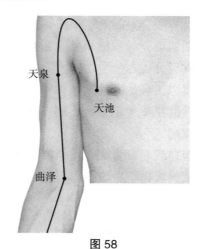

天泉

天池

曲泽

图58

2. 间使

【定义】 又名鬼路，手厥阴心包经位于前臂掌侧的腧穴，乃本经脉气所行，为本经经穴。间，间接也。使，指使、派遣也。其名意指心包经经水在此蒸发凉性水气。本穴物质为郄门穴传来的地部经水，行至本穴后，经水逐步降温，生发出心火所克的肺金，故名间使。

【定位】 腕横纹上3寸，掌长肌肌腱与桡侧腕屈肌肌腱之间（图59）。

【解剖】 在桡侧腕屈肌肌腱与掌长肌肌腱之间，布有前臂内、外侧皮神经，正中神经掌皮支，前臂掌侧骨间神经，及前臂正中动、静脉和前臂掌侧骨间动、静脉。

【功用】 宁心安神，通经活络，理气宽胸，利膈化痰，疏散邪气。

【主治】 ①心疾：心痛，心悸等。②热性胃病：胃痛，呕吐等。③热病，疟疾。④癫狂痫。⑤中风，小儿惊风，风疹块。⑥腋肿，肘挛，臂痛。

【操作】方法：伸臂仰掌，手掌后第1横纹正中（大陵）直上3寸，当掌长肌肌腱与桡侧腕屈肌肌腱之间取穴。直刺0.5～1寸。

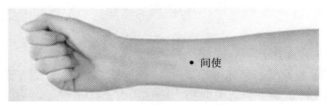

图 59

3. 内关

【定义】 又名阴维穴，是手厥阴心包经位于前臂掌侧的腧穴、本经络穴，八脉交会穴之一（通于阴维脉）。内，内部也。关，关卡也。其名意指心包经的体表经水由此注入体内。心包经体内经脉经水的气化之气无法从本穴的地部孔隙外出体表，如同被关卡阻挡一般，故名内关。

【定位】 腕横纹上2寸，掌长肌肌腱与桡侧腕屈肌肌腱之间（图60）。

【解剖】 在桡侧腕屈肌肌腱与掌长肌肌腱之间，布有前臂内、外侧皮神经，正中神经掌皮支，前臂掌侧骨间神经，及前臂正中动、静脉和前臂掌侧骨间动、静脉。

【功用】 清泄包络，疏利三焦，宽胸理气，和胃降逆，镇静止痛，宁心安神。

【主治】 ①心疾：心痛，胸闷，心动过速或过缓等。②胃腑病证：胃痛，呕吐，呃逆等。③中风。④神志病证：失眠，郁证，癫狂痫等。⑤眩晕症：晕车，晕船，耳源性眩晕。⑥肘臂挛痛。

【操作】 伸臂仰掌，于掌后第1横纹正中（大陵）直上2寸，当掌长肌肌腱与桡侧腕屈肌肌腱之间取穴。直刺0.5～1寸。

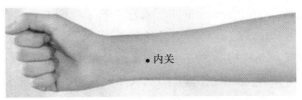

图 60

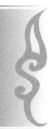

4. 大陵

【定义】 又名鬼心、心手主，是手厥阴心包经位于腕掌横纹处的腧穴，本经原穴、输穴。属孙真人十三鬼穴之一。治疗精神神志疾病疗效显著。大，与小相对，大也。陵，丘陵也。其名意指随心包经经水冲刷下行的脾土物质在此堆积，如陵丘一般，故名大陵。

【定位】 腕横纹中央，掌长肌肌腱与桡侧腕屈肌肌腱之间（图61）。

【解剖】 在掌长肌肌腱与桡侧腕屈肌肌腱之间，有拇长屈肌肌和指深屈肌肌腱；有腕掌侧动、静脉网；布有前臂内侧皮神经，正中神经掌皮支，深层为正中神经本干。

【功用】 清营凉血，宁心安神，和胃宽胸。

【主治】 ①心胸病证：心痛，心悸，胸胁满痛等。②胃腑病证：胃痛，呕吐，口臭等。③神志病证：喜笑悲恐：癫狂痫等。④手臂挛痛：足后跟痛。⑤妇人脏躁，乳痈。

【操作】 伸臂仰掌，于掌后第1横纹，掌长肌肌腱与桡侧腕屈肌肌腱之间处取穴。直刺 0.3～0.5 寸。

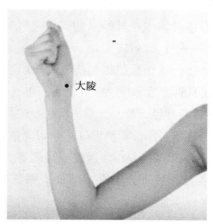

图61

5. 劳宫

【定义】 又名掌中、五里、鬼路、营宫，是手厥阴心包经位于掌心的腧穴，本经荥穴。劳，劳作也。宫，宫殿也。其名意指心包经的高热之气在此带动脾土中的水湿气化为气。本穴物质为中冲穴传来的高温干燥之气，行至本穴后，此高温之气传热于脾土使脾土中的水湿亦随之气化，穴内的地部脾土未受其气血之生反而付出其湿，如人之劳作付出一般，故名劳宫。

【定位】 掌心横纹中，第2、3掌骨中间（图62）。

【解剖】　在第2、3掌骨间，下为掌腱膜，第2蚓状肌及指浅、深屈肌肌腱，深层为拇指内收肌横头的起点，有骨间肌；有指掌侧动脉；布有正中神经的第2指掌侧总神经。

【功用】　清心安神，清热祛湿，消瘀散结，降逆和胃，凉血息风。

【主治】　①急证：中风昏迷，中暑等。②神志疾病：心痛，烦闷，癫狂痫等。③口疮，口臭，呕吐。④鹅掌风。⑤胁肋痛，饮食不下，衄血，便血，黄疸，烦渴，热病汗不出等。

【操作】　屈指握拳，以中指、环指尖切压在掌心横纹，当第2、3掌骨之间，紧靠第3掌骨桡侧缘处取穴。直刺0.3～0.5寸。

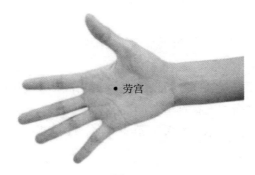

图 62

6. 中冲

【定义】　手厥阴心包经位于中指尖端的腧穴、本经井穴。中，与外相对，指中冲穴内物质来自体内心包经。冲，冲射之状也。其名意指体内心包经的高热之气由此冲出体表。本穴物质为体内心包经的高热之气，在由体内外出体表时是冲射之状，故名中冲。

【定位】　中指尖端的中央（图63）。

【解剖】　有指掌侧固有动、静脉网；为正中神经的指掌侧固有神经分布处。

【功用】　清心泻热，开窍醒神，回阳救逆。

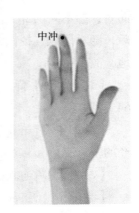

图 63

【主治】　①急证：中风昏迷，舌强不语，中暑，昏厥，小儿惊风等。②心痛。③咽喉肿痛，头痛如裂，身热如火。

【操作】　仰掌，于中指尖的中点，距指甲游离缘约0.1寸处取穴。针尖微向上斜刺0.1寸，或用三棱针点刺出血。

十、手少阳三焦经

1. 液门

【定义】 又名掖门、腋门，手少阳三焦经位于手背部的腧穴，本经荥穴。液，液体液。门，出入的门户。因三焦经经气在此散热冷降化为地部经水，故名液门。

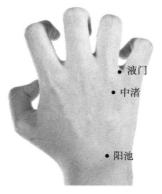

· 液门
· 中渚

· 阳池

图 64

【定位】 第4、5掌指关节之间的前缘凹陷中（图64）。

【解剖】 有来自尺动脉的趾背动脉；布有来自尺神经的手背支。

【功用】 疏理气机，清泻郁热，清热解毒，消肿止痛。

【主治】 ①头面五官热性病证：头痛，目赤，耳鸣，耳聋，上牙痛，喉痹等。②疟疾。③手臂痛，五指拘挛，腕部无力等。

【操作】 侧掌，微握拳，腕关节稍向下屈，于第1掌骨中点之掌侧赤白肉际处取穴。直刺0.3～0.5寸。

2. 中渚

【定义】 又名下都，是手少阳三焦经位于手背部腧穴，本经输穴。中，与外向对，指本穴内部。渚，水中的小块陆地或水边之意。因三焦经水湿之气至本穴后，随水湿风气扬散的脾土尘埃在此冷降归地并形成了经脉水道穴旁边的小块陆地，故名中渚。

【定位】 手背，第4、5掌骨小头后缘之间凹陷中，当液门穴后1寸（图64）。

【解剖】 有第4骨间肌；皮下有手背静脉网及第4掌背动脉；布有来自尺神经的手背支。

【功用】 疏通气机，泻三焦热，活络止痛，开窍益聪。

【主治】 ①头面五官病证：头痛，目赤，耳鸣，耳聋，喉痹等。②热病，疟疾。③肩背肘臂酸痛，手指不能屈伸。

【操作】 俯掌，液门穴直上1寸，当第4、5掌指关节后方凹陷中取穴。直刺0.3～0.5寸。

3. 外关

【定义】 手少阳三焦经位于前臂的腧穴，本经络穴，八脉交会穴之一（通于阳维脉）。外，与内行对，外部也。关，关卡也。因三焦经气血在此胀散外行，外部气血被关卡不得入于三焦经，故名外关。

【定位】　腕背横纹上 2 寸，尺骨与桡骨正中间（图 65）。

【解剖】　在尺骨与桡骨之间，深部有小指伸肌、指伸肌、拇长伸肌和示指伸肌；布有头静脉和贵要静脉的属支，骨间后动、静脉；有前臂后皮神经和骨间后神经分布。

【功用】　清热解毒，解痉止痛，通经活络。

【主治】　①热病：伤风感冒，实行感冒。②头面五官病证：头痛，目赤肿痛，耳鸣，耳聋等。③瘰疬。④胁肋痛。⑤上肢痿痹不遂。⑥疟腮，咳嗽，暑病，霍乱，急惊风，腹痛，便秘等。

【操作】　伸臂俯掌，于腕背横纹中点直上 2 寸，尺、桡两骨之间与内关穴相对处取穴。直刺 0.5～1 寸。亦可向内关方向透刺。

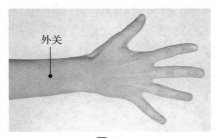

图 65

4. 支沟

【定义】　又名飞虎，手少阳三焦经位于前臂的腧穴，本经经穴。支，树枝的分叉也。沟，沟渠也。因三焦经气在此吸收扩散，犹如水之注入沟中，故名支沟。

【定位】　腕背横纹上 3 寸，尺骨与桡骨正中间（图 66）。

【解剖】　在尺骨与桡骨之间，深部有小指伸肌、指伸肌、拇长伸肌和示指伸肌；布有头静脉和贵要静脉的属支，骨间后动、静脉；有前臂后皮神经和骨间后神经分布。

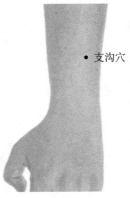

图 66

【功用】　调理脏腑，通关开窍，活络散瘀，行气止痛，清利三焦，通调腑气，降逆泻火。

【主治】　①便秘。②耳鸣，耳聋。③暴喑，口噤不开。④瘰疬。⑤胁肋痛，肋间神经痛。⑥热病：咳嗽面赤，呕吐。⑦霍乱。⑧小便不利，大便秘结。⑨妇人经闭，产后血晕。

【操作】 伸臂俯掌，于腕背横纹中点直上 3 寸，尺、桡两骨之间与间使穴相对处取穴。直刺 0.5～1 寸。

5. 翳风

【定义】 足少阳胆经位于耳后部的腧穴，手、足少阳经交会穴。翳，用羽毛做的华盖穴也，为遮蔽之物，此指穴内物质为天部的卫外阳气。风，穴内之气为风行之状也。因经脉中的热胀风气行至本穴后势弱缓行而化为天部的卫外阳气，卫外阳气由本穴以风气的形式输向头之各部，故名翳风。

【定位】 乳突前下方与下颌角之间凹陷中（图 67）。

【解剖】 有耳后动、静脉，颈外浅静脉；布有耳大神经，深层为面神经干从茎乳突穿出处。

【功用】 疏调三焦，疏风通络，清热泻火，开窍益聪，镇静止痛。

【主治】 ①耳疾：耳鸣，耳聋等。②面、口病证：口眼㖞斜，面风，牙关紧闭，颊肿等。③瘰疬。④视物不明。

【操作】 正坐或侧伏，耳垂微向内折，于乳突前方凹陷处取穴。从外后向内前斜刺，0.5～1 寸。

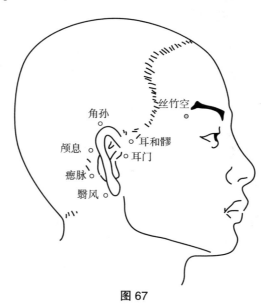

图 67

6. 丝竹空

【定义】 又名巨髎、目髎、月髎，手少阳三焦经位于面部腧穴。丝竹，古指管、弦乐器，此指气血的运行有如声音飘然而至。空，空虚也。因本穴为三焦经终点之穴，传至本穴的气血极为虚少，穴内气血为空虚之状，穴外天部的寒湿之气因而汇入穴内，穴外的寒水水气如同天空中的声音飘然而至，故名丝竹空。

【定位】　眉梢的凹陷处（图 68）。

【解剖】　有眼轮匝肌；有颞浅动、静脉额支；布有面神经颧眶支及耳颞神经分支。

【功用】　疏调三焦、清热泻火、平肝息风、明目止痛。

【主治】　①癫痫。②头目病证，如头痛、目眩、目赤肿痛、眼睑瞤动等。③齿痛。

【操作】方法：正坐或侧伏，于额骨颧突外缘，眉梢外侧凹陷处取穴。从外向内沿皮刺 0.3～0.5 寸。

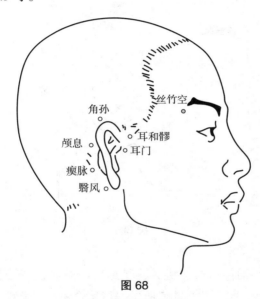

图 68

十一、足少阳胆经

1. 瞳子髎

【定义】　又名太阳、前关、后曲，是足少阳胆经位于面部的腧穴。瞳子，指眼珠中的黑色部分，此指穴内物质为肾水特征性的寒湿之气。髎，孔隙也。因该穴汇集头面部的寒湿之气，而后从天部降至地部，冷降的水滴细小如从孔隙中散落一般，故名瞳子髎。是手、足少阳与手太阳的交会穴。

【定位】　目外眦外侧约 0.5 寸，眶骨外缘凹陷中（图 69）。

【解剖】　有眼轮匝肌，深层为颞肌；当颧动、静脉分布处；布有颧面神经和颧颞神经，面神经的额颞支。

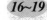

【功用】 明目退翳，降浊祛湿，疏风明目，平肝息风。

【主治】 ①头痛，眩晕，面神经麻痹，三叉神经痛。②目疾：目赤肿痛，羞明流泪，白内障，远视不明，视神经萎缩，结膜炎，泪囊炎，目翳等。③鱼尾纹。

【操作】 仰靠坐或仰卧，令患者闭目，在目外眦外侧，眶骨外侧缘凹陷中取穴。向后斜刺0.3～0.5寸，或用三棱针点刺出血。

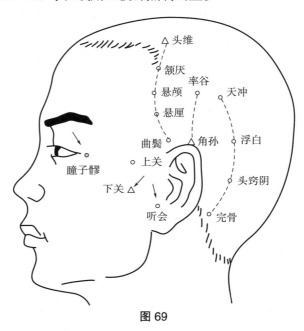

图 69

2. 听会

【定义】 又名听呵、后关、机关，是足少阳胆经位于面部的腧穴。听，闻也。会，汇聚、聚会。此穴针之能使听觉得以聚会，故名听会。

【定位】 耳屏间切迹前，下颌骨髁状突后缘，张口凹陷处（图69）。

【解剖】 有颞浅动脉耳前支，深部为颈外动脉及面后静脉；布有耳大神经，皮下为面神经。

【功用】 疏通气机，清肝利胆，清利湿热，祛风聪耳。

【主治】 ①耳疾：耳鸣，耳聋，聤耳等。②齿痛，腮肿，口眼㖞斜。③下颌关节脱位。

【操作】 正坐仰靠或侧伏，于屏间切迹前方，下颌骨髁状突后缘，张口时呈凹陷处取穴。直刺0.5～1寸。

3. 率谷

【定义】 又名耳尖,是足少阳胆经位于颞骨部的腧穴。率,古指捕鸟的网或带领,用网捕鸟时网是从上罩下,此指胆经的气血在此开始由阳变阴。谷,两山所夹孔隙也。此指胆经的水湿之气在此吸热后化为阳气而上行天之上部,此时水湿开始吸湿并发生冷降的彼岸花犹如捕鸟之网从高处落下一般,故名率谷。是足少阳与足太阳之交会穴。

【定位】 耳尖直上,入发际 1.5 寸(图 69)。

【解剖】 在颞肌中;有颞眶动、静脉;布有耳颞神经和枕大神经会合支。

【功用】 疏风活络,镇惊止痛,收降湿浊。

【主治】 ①头痛,眩晕。②小儿急、慢惊风。③耳鸣,耳聋。④呕吐。⑤面神经麻痹。⑥胃炎。

【操作】 正坐或侧伏,在耳尖上方,角孙穴之上如发际 1.5 寸处取穴。

4. 完骨

【定义】 足少阳胆经位于耳后部的腧穴。完,完全、全部也。骨,肾主水也。该穴名意为胆经气血在此完全冷降为地部水液。本穴物质为头窍阴穴传来的寒湿之气,至本穴后天部的寒湿之气全部冷降为地部水液,故名完骨。

【定位】 耳后,乳突后下方凹陷处(图 69)。

【解剖】 在胸锁乳突肌附着部上方;有耳后动、静脉分支;布有枕小神经本干。

【功用】 祛风止痛,疏导水液,清热宁神。

【主治】 ①癫痫。②五官病证:头痛,三叉神经痛,腮腺炎,面神经麻痹,颈项强痛,喉痹,颊肿,齿痛,口㖞等。③失眠。

【操作】方法: 正坐或俯卧,触摸耳垂后面的乳突,沿乳突下方后缘,向上触摸,有一凹陷处取穴。平刺 0.5～0.8 寸。

5. 本神

【定义】 足少阳胆经位于头部的腧穴,足少阳胆经与阳维脉的交会穴。本,人之根本,气也,此指穴内物质为天部之气。神,在天为风也,指穴内物质的运行为风气的横向运动。由于胆经无循经传来的气血交于本穴,穴内气血处于空虚之状,穴外天部的冷凝水湿因而汇入穴内,穴内气血纯为天部之气,且其运行为横向下传阳白穴,故名本神。

【定位】 入前发际 0.5 寸,督脉(神庭穴)旁开 3 寸(图 70)。

【解剖】 在额肌中;有颞浅动、静脉额支和额动、静脉外侧支;布有额神经外侧支。

【功用】 疏调元神，平肝息风，活络止痛，镇痫止痉。

【主治】 ①癫痫，小儿惊风，中风。②头痛，目眩。③颈项强急，胸胁疼痛。④口吐涎沫。

【操作】 正坐仰靠，于前正中线旁开 3 寸，入发际 0.5 寸处取穴。斜刺 0.3～0.5 寸。

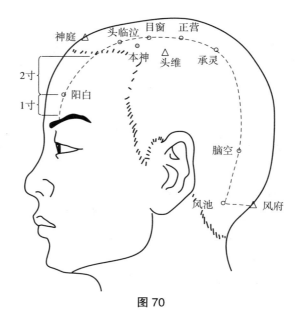

图 70

6. 风池

【定义】 又名热府，是足少阳胆经位于颈部的腧穴，足少阳胆经与手少阳三焦经、阳维脉、阳跷脉的交会穴。是风邪汇集，入脑的要冲，故名风池。

【定位】 胸锁乳突肌与斜方肌上端之间的凹陷中，平风府穴（图 71）。

【解剖】 在胸锁乳突肌与斜方肌上端之间的凹陷中，深部为头夹肌；有枕动、静脉分支；布有枕小神经分支。

【功用】 通经活络，调和气血，祛风解表，疏风清热，醒脑开窍，明目益聪。

【主治】 ①内风所致的病证：中风，癫痫，眩晕等。②外风所致病证：感冒，

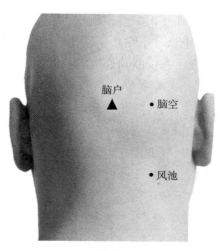

图 71

鼻塞，鼻衄，目赤肿痛，口眼歪斜等。③头病：头痛，头晕，耳聋，耳鸣。

【操作】 正坐或俯伏，于项后枕骨下两侧凹陷处，当斜方肌上部与胸锁乳突肌上端之间取穴。针尖微下，向鼻尖斜刺1～1.2寸，或平次透风府穴。深部中间为延髓，必须严格掌握针刺角度与方向。

7. 肩井

【定义】 又名肩解、膊井，是足少阳胆经位于肩部的腧穴，手少阳与小肠经阳维脉之交会穴。肩，指穴在肩部。井，地部孔隙也。因胆经的地部水液由此流入地之地部，故名肩井。

【定位】 肩上，大椎穴与肩峰连线的中点（图72）。

【解剖】 有斜方肌，深部为肩胛提肌与冈上肌；有颈动、静脉分支；布有腋神经分支，深部上方为桡神经。

【功用】 疏导水液，活血止痛，散寒祛湿，祛风清热，活络消肿。

【主治】 ①颈项强痛，肩背疼痛，上肢不遂。②妇产科及乳房病证：难产，乳痈，乳汁不下，乳癖等。③瘰疬。

【操作】 正坐、俯伏或者俯卧的姿势，肩井穴位于肩上，前直乳中，当大椎与肩峰端连线的中点，即乳头正上方与肩线交接处，直刺0.5～0.8寸。内有肺尖，不可深刺。孕妇禁用。

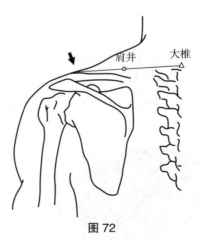

图72

8. 带脉

【定义】 足少阳胆经位于侧腹部的腧穴，因其为带脉经气所过处，主治妇女经带疾病，故名带脉。

【定位】 侧腹部，第11肋骨游离端直下平脐处（图73）。

【解剖】 有腹内、外斜肌及腹横肌；有第12肋间动、静脉；布有第12

肋间神经。

【功用】 温补肝肾，通调气血，排毒养颜。

【主治】 ①妇科经带病证：月经不调，闭经，赤白带下等。②疝气。③腰痛，胁痛。

【操作】 侧腹部，第 11 肋骨游离端直下平脐处取穴。直刺 1～1.5 寸。

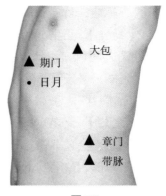

图 73

9. 环跳

【定义】 又名环谷、髋骨、髀枢、分中、髌骨、髀压、枢合中、枢中，是足少阳胆经位于大腿外侧的腧穴，足少阳与足太阳经的交会穴。环，圆环、环曲。跳，跳跃也。因该穴处于髀枢，髀枢之骨如环，人之下肢屈伸跳跃全依仗此骨为之枢纽，该穴主治腿股风痹等症，使其功能复常，故名环跳。

【定位】 侧卧屈股，当股骨大转子高点与骶管裂孔连线的外 1/3 与内 2/3 交点处（图 74）。

【解剖】 在臀大梨状肌下缘；内侧为臀下动、静脉；布有臀下皮神经、臀下神经，深部正当坐骨神经。

【功用】 通经活络，祛风除湿，宣利腰髀，强健腰腿。

【主治】 ①腰腿疾病：腰胯疼痛，下肢麻痹，半身不遂等。②风疹。③脚气。

【操作】 侧卧，伸下腿，屈上腿（成 90°）以拇指关节横纹按在大转子上头，拇指指向脊柱，当拇指尖止处是穴；或侧卧，于股骨大转子后方凹陷处，约当股骨大转子与骶管裂孔连线的中外 1/3 交点处取穴。直刺 2～3 寸。孕妇禁用。

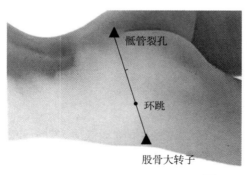

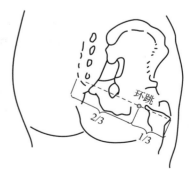

图 74

10. 风市

【定义】 足少阳胆经位于大腿外侧部的腧穴，是常用的治风要穴。风，风气也。市，集市也。因胆经经气在此散热冷缩后化为水湿风气，并由此向外横向传输，有如风气的集散之地，故名风市。

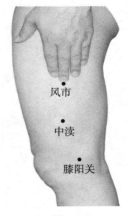

图 75

【定位】 大腿外侧正中，腘横纹上 7 寸（图 75）。

【解剖】 在阔筋膜下，股外侧肌中；有旋股外侧动、静脉肌支；布有股外侧皮神经，股神经肌支。

【功用】 祛风化湿，疏通经络，活血止痛。

【主治】 ①下肢疾病：下肢痿痹，麻木及半身不遂、脚气等。②遍身瘙痒。

【操作】 仰卧取穴，在大腿外侧部，腘横纹上 7 寸，大腿外侧中点；又当直立垂手时，中指端止点处。直刺 1～1.5 寸。

11. 阳陵泉

【定义】 又名阳陵、阳之陵泉，是足少阳胆经位于小腿部腧穴，本经合穴、胆的下合穴、八会穴之筋会。阳，阳气也。陵，土堆也。泉，源源不断也。本穴意指胆经的地部经水在此大量气化，带动脾土并使之吸湿沉降于穴周，脾土中的水湿则大量气化，本穴如同脾土尘埃的堆积之场和脾气的生发之地，故名阳陵泉。是人体常用保健穴之一。

【定位】 腓骨小头前下方凹陷处（图 76）。

【解剖】 在腓骨长、短肌中；有膝下外侧动、静脉；当腓总神经分为腓浅神经和腓深神经处。

【功用】 和解少阳，疏泄肝胆，清泻湿热，祛除风邪，舒筋活络，缓急止痛。

【主治】 ①肝胆犯胃病证：黄疸，胁痛，口苦，呕吐等。②下肢、膝关节疾病：膝肿痛，下肢痿痹及麻木等。③小儿惊风，癫痫，失眠等。

【操作】 正坐屈膝垂足，于腓骨小头前下方凹陷处取穴。直刺 1～1.5 寸，亦可向阴陵泉方向透刺。

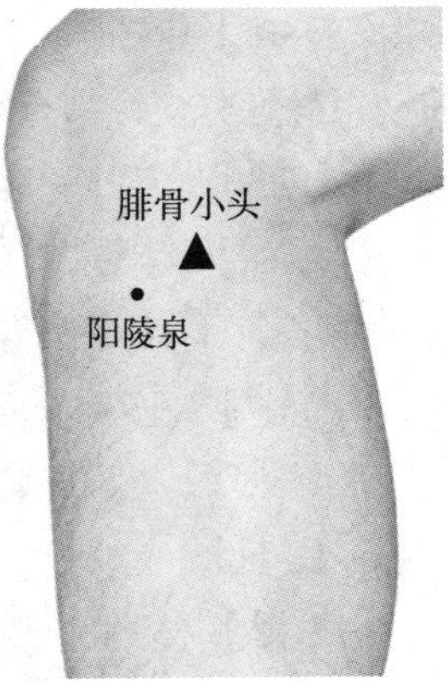

图 76

12. 光明

【定义】 足少阳胆经位于小腿部的腧穴，本经络穴，别走足厥阴肝经。光明，光彻明亮也。本穴物质为阳辅穴传来的湿热风气，上至本穴后，此气吸热而变为纯阳之气，天部的水湿尽散并变得光彻明亮，故名光明。

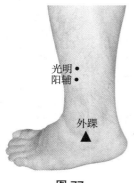

图 77

【定位】 当外踝高点上 5 寸，腓骨前缘（图 77）。

【解剖】 在趾长伸肌和腓骨短肌之间；有胫前动、静脉分支；布有腓浅神经。

【功用】 疏调肝胆，祛风明目，清利湿热，通络止痛。

【主治】 ①目疾：目痛，夜盲，近视，目花等。②胸乳胀痛。③膝痛，下肢痿痹，小腿肚转筋等。④热病汗不出。

【操作】 正坐或侧卧，于小腿外侧，外踝尖上 5 寸，腓骨前缘处取穴。从外向内直刺 0.5～0.8 寸。

13. 悬钟

【定义】 又名绝骨、髓会，是足少阳胆经位于小腿外侧的腧穴，八会穴之髓会。悬，吊挂也，指空中。钟，古指编钟，为一种乐器，其声浑厚响亮。其名意指胆经上部经脉的下行经水在此飞落而下。本穴物质为胆经上部经脉下行而至的地部经水，至本穴后经水由上飞落而下，如同瀑布发出巨响一般，故名悬钟。

【定位】 外踝高点上 3 寸，腓骨前缘（图 78）。

【解剖】 在腓骨短肌与趾长伸肌分歧处；有胫前动、静脉分支；布有腓浅神经。

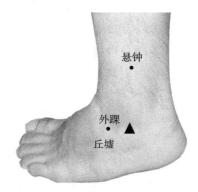

图 78

【功用】 疏肝利胆，清热泻火，疏经通络，祛风除湿，充髓强骨。

【主治】 ①髓海不足病证：痴呆，中风等。②颈项强痛，落枕，胸胁满痛，筋骨挛急，下肢痿痹等。③胃热，不思饮食。④脚气。

【操作】 正坐垂足或卧位，外踝尖上 3 寸，当腓骨后缘与腓骨长、短肌肌腱之间凹陷处取穴。直刺 0.5～0.8 寸。

14. 丘墟

【定义】 又名丘墟，是足少阳胆经位于足踝部的腧穴，本经原穴。丘，土堆或土坡也。墟，古城遗址或废墟。本经意指在胆经的风气作用下，地部的脾土为空虚之状，故名丘墟。

【定位】 外踝前下方，趾长伸肌肌腱的外侧凹陷中（图 78）。

【解剖】 在趾短伸肌腱起点；有外踝前动、静脉分支；布有足背外侧皮神经分支及腓浅神经分支。

【功用】 疏肝利胆，消肿止痛，通经活络。

【主治】 ①目疾：目赤肿痛，目翳等。②痛证：颈项痛，腋下肿，胸胁痛，外踝肿痛等。③足内翻，足下垂。④头痛，眩晕，耳鸣，耳聋等。⑤鼻渊。

【操作】 仰卧，外踝前下方，趾长伸肌肌腱的外侧凹陷中取穴。直刺0.5～0.8寸。

15. 足临泣

【定义】 足少阳胆经位于足背部的腧穴，本经输穴、八脉交会穴之一（通于带脉）。足，指穴在足部。临，居高临下之意。泣，泪也。经气传至本穴后水湿风气化雨冷降，气血的运行变化如泪滴从上滴落一般，故名足临泣。

【定位】 第4跖趾关节的后方，足小趾伸肌肌腱的外侧（图79）。

【解剖】 有足背静脉网，第4跖背动、静脉；布有足背中间皮神经。

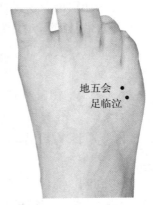

图 79

【功用】 平肝息风，聪耳明目，疏肝利胆，清热化痰，宣通经脉，调和气血，散瘀止痛。

【主治】 ①痛证：头痛，目赤肿痛，眼干眼涩，游风头痛，胁痛，足跗肿痛等。②胸闷气短，小腹坠胀，恶寒发热。③月经不调，乳痛。④瘰疬，疟疾。

【操作】 正坐垂足着地，于第4、5跖骨底前方，伸小指肌肌腱外侧凹陷处取穴。直刺0.5～0.8寸。

16. 足窍阴

【定义】 足窍阴原名窍阴。属足少阳胆经。足窍阴是足少阳胆经的井穴，五行属金。足即足部，窍即孔窍，阴为阳之对，开窍于耳目的肾和肝均属阴脏，此穴在足部，善治耳目诸疾，故名足窍阴。

【定位】 足窍阴穴在足第4趾末节外侧，距趾甲角0.1寸（图80）。

【解剖】 足窍阴穴下皮肤、皮下组织、趾背腱膜、趾骨骨膜。皮肤由足背中间皮神经的外侧支和腓肠外侧皮神经分布。

【功用】 疏肝解郁，通经活络，清肝利胆，息风清热。

【主治】 ①头痛，目赤肿痛，咽喉肿

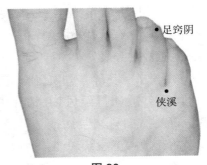

图 80

痛。②胁痛，足跗肿痛。③耳鸣，耳聋。④失眠，多梦。⑤热病，痫疾。

【操作】 一般直刺 0.1～0.2 寸，或用三棱针点刺出血。

十二、足厥阴肝经

1. 大敦

【定义】 又名水泉、大训、大顺。是位于足厥阴肝经的足部腧穴，为本经井穴，常用作镇静及恢复神智的要穴。大敦，大树敦也。本穴物质为体内肝经外输的温热水液，而本穴又为肝经之穴，时值为春，水液由本穴的地部孔隙外出体表后蒸升扩散，表现出春天气息的生发特性，如大树敦在春天生发新枝一般，故名大敦。

【定位】 蹈趾外侧趾甲根角旁约 0.1 寸（图 81）。

【解剖】 有趾背动、静脉；布有腓深神经的趾背神经。

【功用】 通经活络，醒神开窍，回阳救逆，疏理下焦，调经止血。

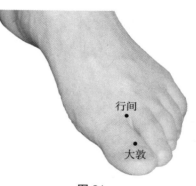

行间

大敦

图 81

【主治】 ①疝气，少腹痛，大便不通。②泌尿系病证：遗尿，癃闭，五淋，尿血等。③月经及前阴病：月经不调，崩漏，阴缩，阴中痛，阴挺等。④癫痫，善寐。⑤卒心痛。

【操作】 伸足，从大趾爪甲外侧缘与基底部各作一条线，于交点处取穴。直刺 0.1～0.2 寸。

2. 行间

【定义】 位于足厥阴肝经的足部腧穴，本经荥穴。行，行走，流动、离开也。间，二者当中也。因肝经气血循其而上，遵循其应有的道路而行，故名行间。

【定位】 足背第 1、2 趾间的趾蹼缘上方纹头处（图 81）。

【解剖】 有足背静脉网；第 1 趾背动、静脉；正中腓深神经的跖背神经分支为趾背神经的分歧处。

【功用】 清肝泻热，凉血安神，息风活络。

【主治】 ①肝经风热病证：中风，癫痫，头痛，目眩，目赤肿痛，青盲，口歪等。②妇科经带病证：月经不调，痛经，闭经，崩漏，带下等。③阴中痛，疝气。④泌尿系病证：遗尿，癃闭，五淋等。⑤胸胁满痛。⑥运动系统病证：急慢性腰腿痛，膝部扭伤及慢性劳损等。⑦呼吸系统病证：咳嗽，气喘，喉痹等。

【操作】　在足背第1、2趾间的趾蹼缘上方纹头处。直刺0.5～0.8寸。

3. 太冲

【定义】　又名大冲，是位于足厥阴肝经的足背部腧穴，本经输穴、原穴。太，大；冲，充盛。肝藏血，冲为血海，肝与冲脉、气脉相应而盛大，故名太冲。

【定位】　足背第1、2跖骨结合部之前凹陷中（图82）。

【解剖】　在蹈长伸肌肌腱外缘；有足背静脉网，第1跖背侧动脉；布有腓深神经的跖背侧神经，深层为胫神经足底内侧神经。

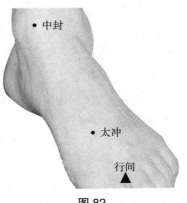

图82

【功用】　疏肝理气，活血通络，清降肝阳，镇肝息风，清热利湿，清利下焦。

【主治】　①肝经风热病证：中风，癫狂痫，小儿惊风，头痛，眩晕，耳鸣，目赤肿痛，口歪，咽痛等。②妇科经带病证：月经不调，痛经，闭经，崩漏，带下等。③肝胃病证：黄疸，胁痛，腹胀，呕逆等。④癃闭，遗尿。⑤下肢痿痹，足跗肿痛。

【操作】　正坐垂足，于足背第1、2跖骨之间，跖骨底结合部前方凹陷处取穴。直刺0.5～1寸。

4. 章门

【定义】　又名肘尖、长平、肋髎、脾募、季肋、季胁、胁髎，是位于足厥阴肝经的侧腹部腧穴，为脾之募穴、八会穴之脏会穴。章，大木材也；门，出入的门户也。传至本穴的强劲风气在此风停气息，风气如同由此进入门户一般，故名章门。

【定位】　第11肋游离端下际（图83）。

【解剖】　有腹内、外斜肌及腹横肌；有第10肋间动脉末支；布有第10、11肋间神经；右侧当肝脏下缘，左侧当脾脏下缘。

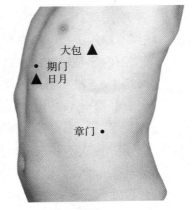

图83

【功用】　疏肝理气，活血化瘀，消痞散结。

【主治】　①胃肠病证，如腹痛，腹胀，肠鸣，腹泻，呕吐等。②肝脾病证：胁痛，黄疸，痞块（肝脾肿大）等。

【操作】 侧卧，在腋中线上肢合腋屈肘时，当肘尖所止处是穴，直刺0.3～0.5寸。

5. 期门

【定义】 又名肝募，是位于足厥阴肝经的胸部腧穴，足厥阴肝经的募穴，又是其与足太阴脾经、阴维脉的交会穴。乃十二经穴之终，又是人之气血归入的门户，故名期门。

【定位】 乳头之下，第6肋间隙，前正中线旁开4寸（图83）。

【解剖】 在腹内外斜肌腱膜中，有肋间肌；有肋间动、静脉；布有第6、7肋间神经。

【功用】 疏泄肝胆，调和表里，清热散邪，疏肝理气，活血化瘀，消痞散结。

【主治】 ①肝胃病证：胸胁胀痛，呕吐，吞酸，呃逆，腹胀，腹泻，食欲缺乏等。②奔豚气。③乳痈。④肝脾肿大。⑤疟疾，伤寒。

【操作】 仰卧，先定第4肋间隙的乳中穴，并于其直下2肋（第6肋间）处取穴。如妇女则应以锁骨中线的第6肋间隙定取。斜刺0.3～0.5寸。

十三、任脉

1. 中极

【定义】 又名气原、玉泉、气鱼。为任脉位于小腹部的腧穴，是足三阴经和任脉的交会穴，膀胱募穴。中，与外相对，指穴内；极，屋之顶部横梁也。任脉气血在此达到了天部中的最高点，故名中极。

【定位】 位于下腹部，脐中下4寸，前正中线上（图84）。

【解剖】 穴下为皮肤，皮下组织，腹白线，腹横筋膜，腹膜外脂肪，壁腹膜。浅层有髂腹下神经皮支和腹壁浅动脉分支；深层有髂腹下神经和腹壁下动脉分布。穴下内部是膀胱和乙状结肠。

【功用】 益肾兴阳，通经止带，化气行水，通利小便，清利湿热。

【主治】 ①泌尿系病症，如遗尿，小便不利，癃闭，尿血，淋证等。②男科病症：遗精，阳痿，不育等。③妇科病症：月经不调，崩漏，阴挺，阴痒，不孕，产后恶露不止，胞衣不下等。④肠腑病症：腹痛，积聚，疝气等。⑤水肿。

【操作】 仰卧，排空尿液。于脐中与耻骨联合上缘中点连线的下1/5与上4/5的交点处取穴。直刺1～1.2寸。尿潴留者慎用，孕妇忌用。

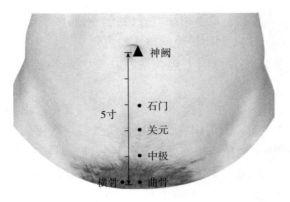

图 84

2. 关元

【定义】 又名三结交、下纪、次门、丹田、大中极。为任脉位于小腹部的腧穴，是足三阴经与任脉的交会穴，小肠募穴，又是三焦之气所生之处，是常用的保健穴。关，关卡也；元，元首也。任脉气血中的滞重水湿在此穴处，大部分被冷降于地，本穴如同天部水湿的关卡一般，故名关元。

【定位】 位于下腹部，脐中下三寸，前正中线上（图84）。

【解剖】 穴下为皮肤、皮下组织、腹白线、腹横筋膜、腹膜外脂肪、壁腹膜。浅层主要有十二胸神经前支的前皮支和腹壁浅动、静脉的分支或属支。深层有十二胸神经前支的分支。

【功用】 培肾固本，补益元气，温中散寒，回阳固脱，暖宫固精，止血止带，泌别清浊，散寒除湿，强体保健。

【主治】 ①元气虚损病证：中风脱证，虚劳冷惫，羸瘦无力等。②肠腑病证：腹泻，痢疾，脱肛，便血，小腹痛，疝气等。③泌尿系病证：五淋，尿血，尿闭，尿频，遗尿等。④男科病证：遗精，阳痿，早泄等。⑤妇科病证：月经不调，痛经，经闭，崩漏，带下，阴挺，恶露不尽，产后腹痛等。⑥局部病证：腰痛等。⑦常用保健穴。

【操作】 仰卧，于脐中与耻骨联合上缘中点连线的下 2/5 与上 3/5 的交点处取穴。直刺 1～1.5 寸。孕妇忌用。

3. 气海

【定义】 又名脖胦穴、下肓穴、下气海穴，为肓之原。为任脉位于小腹部的腧穴。气，气态物也；海，大也。任脉水气在此吸热后气化胀散，如同气之海洋，故名气海。

【定位】 在下腹部，脐中下 1.5 寸，前正中线上（图85）。

【解剖】 穴下为皮肤、皮下组织、腹白线。有腹壁浅动、静脉分支，腹壁下动、静脉分支；布有第 11 肋间神经前皮支的内侧支。

【功用】 大补元气，总调下焦，散寒祛湿，调和营血，调经止带，纳气平喘。

【主治】 ①气虚病证：虚脱，形体羸瘦，脏气衰惫，乏力等。②肠腑病证，如水谷不化，绕脐疼痛，泄泻痢疾，便秘，疝气等。③泌尿系病证：小便不利，遗尿等。④男科病证：遗精，阳痿等。⑤妇科病证：月经不调，痛经，经闭，崩漏，带下，阴挺，产后恶露不止，胞衣不下等。⑥常用保健穴。

【操作】 仰卧先取关元，当脐中与关元穴连线中点处是穴。直刺 0.8～1.2 寸。孕妇忌用。

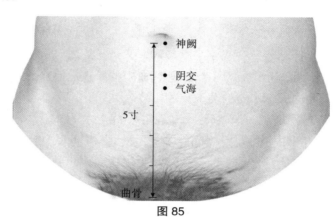

图 85

4. 水分

【定义】 又名分水、中管、中守，为任脉位于上腹部的腧穴。水，地部水液也；分，分开也。任脉经气传至本穴后，循地部分流而散，内故名水分。

【定位】 在上腹部，脐中上 1 寸，前正中线上（图 86）。

【解剖】 穴下为皮肤、皮下组织、腹白线、腹横筋膜；穴区内有肋间神经前皮支，深层有肋间神经与腹壁上动脉分布，再深层可及腹腔。

【功用】 健运脾土，利水消肿，行气消胀。

【主治】 ①肠腑病证：腹泻，腹痛，腹胀，肠鸣，泄泻，反胃吐食等。②水肿病证：头面浮肿，水肿，腹水等。③小便不通，小儿陷囟，腰脊强急。

【操作】 仰卧，于岐骨至脐中连线的下 1/8 与上 7/8 的交点处取穴。直刺 1～1.2 寸。

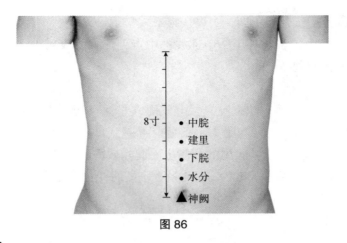

图86

5. 建里

【定义】　建里属任脉。建为建立，里为表之对，此穴在中、下脘之间，有建立中焦里气之功，故名建里。

【定位】　建里穴在上腹部，前正中线上，当脐中上3寸（图86）。

【解剖】　建里穴下为皮肤，皮下组织，腹白线，腹横筋膜，腹膜外脂肪，壁腹膜。浅层主要布有第8胸神经前支的前皮支和腹壁浅静脉的属支。深层主要有第8胸神经前支的分支。

【功用】　健脾理气，和胃消积，通降腑气。

【主治】　①胃脘疼痛，呕吐，食欲缺乏，腹胀，腹中彻痛，肠鸣。②胸闷，水肿，支满。

【操作】　直刺0.5～1寸，局部酸胀。

6. 中脘

【定义】　又名胃脘、太仓、上纪、中管，又为任脉的上腹部腧穴，是任脉与手太阳小肠、手少阳三焦、足阳明胃交会穴，胃之募穴，八会穴之腑会，回阳九针穴之一。中，指本穴相对于上脘穴、下脘穴二穴而为中也；脘，空腔也。任脉经气行至本穴后，继续向下而行，如流入任脉下部的巨大空腔，故名中脘。

【定位】　在上腹部，脐中上4寸，前正中线上（图86）。

【解剖】　穴下为皮肤、皮下组织、腹白线，深部为胃幽门部；有腹壁上动、静脉；布有第7、8肋间神经前皮支的内侧支。

【功用】　和胃健脾，益气建中，降逆利水。

【主治】　①脾胃病证：胃痛，腹胀，肠鸣，纳呆，呕吐，吞酸，呃逆，小儿疳积，食欲缺乏，便秘，腹泻，痢疾等。②黄疸。③慢性咽炎，齿痛，慢性结膜炎。④神志病证：癫狂痫，脏躁，失眠等。⑤哮喘。⑥痰饮。⑦食管癌。⑧霍乱，伤寒。⑨经闭，月经不调，头痛，眩晕。

【操作】 仰卧，于岐骨至脐中连线的中点处取穴。直刺 1～1.2 寸，亦可沿皮向下，向两旁斜刺 2～3 寸。

7. 膻中

【定义】 又名元儿穴、胸膛穴、上气海穴、元见穴，为任脉位于胸部的腧穴，是心包络之募穴，任脉与足太阴、足少阴、手太阳、手少阳的交会穴，八会穴之气会。膻，羊臊气或羊腹内的膏脂也，此指穴内气血为吸暖后的暖燥之气；中，与外相对，指穴内。任脉之气在此吸暖胀散而变化为暖燥之气，如羊肉带有腥臊气味，故名膻中。

【定位】 在胸部，横平第 4 肋间隙，前正中线上（图 87）。

【解剖】 在胸骨体上；有胸廓（乳房）内动、静脉的前穿支；布有第 4 肋间神经前皮支的内侧支。

【功用】 调气降逆，清肺化痰，止咳平喘，宽胸利膈。

【主治】 ①胸中气集不畅病证：咳嗽，气喘，胸闷，心痛，噎膈，呃逆等。②肺痈，唾脓，咯血，心胸疼痛，冠心病心绞痛。③胸乳病证：产后乳少，乳痛，乳癖，胸痹，胁痛等。

【操作】 仰卧，男性于胸骨中线与两乳头连线交点处取穴；女性则于胸骨中线平第 4 肋间隙处取穴。斜刺 0.3～0.5 寸。

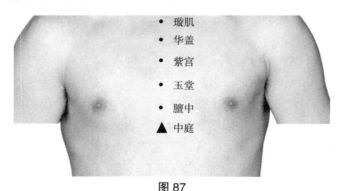

- 璇玑
- 华盖
- 紫宫
- 玉堂
- 膻中
- ▲ 中庭

图 87

8. 璇玑

【定义】 璇玑又名旋机。属任脉。璇同旋，玑同机，璇玑有旋转枢机之意，此穴对气管，为气管与肺气转运之枢机，故名璇玑。

【定位】 璇玑穴在胸部，当前正中线上，天突下 1 寸（图 88）。

【解剖】 璇玑穴下为皮肤、皮下组织、胸大肌起始腱、胸骨柄。浅层有第 1 肋间神经前皮支分布；深层有第 1 肋间神经和胸廓内动脉前穿支分布。

【功用】 宽胸利肺，止咳平喘，清咽利喉。

【主治】 ①咳嗽，气喘，胸胁支满，胸痛。②喉痹，水浆不下，小儿喉中鸣。③胃中有积，呕吐，泄泻。

【操作】 一般沿皮刺0.3～0.5寸。平刺0.3～0.5寸，局部沉胀。

9. 天突

【定义】 又名玉户、天瞿，为任脉位于颈前部的腧穴，任脉与督脉之交会穴。天，头面天部也；突，强行冲撞也。任脉气血在此吸热后突行上天，故名天突。

【定位】 在颈部，当前正中线上，胸骨上窝中央（图88）。

【解剖】 在左右胸锁乳突肌之间，深层左右为胸骨舌骨肌和胸骨甲状肌；皮下有颈静脉弓、甲状腺下动脉分支；深部为气管，再向下，在胸骨柄后方为无名静脉及主动脉弓；布有锁骨上神经前支。

【功用】 宣肺化痰，下气平喘，利咽开音。

【主治】 ①肺部病证：咳嗽，百日咳，喘证，胸痛，哮证，咳逆上气，肺痈等。②喉中水鸣声，暴喑，咽喉肿痛，呕吐，噎膈，黄疸，梅核气，瘿瘤（甲状腺肿大）。③食管病证；食管癌，食管炎，食管痉挛等。

【操作】 正坐仰靠，于璇玑上1寸，胸骨上窝正中处取穴。针尖沿胸骨柄后缘，气管前缘向下方斜刺1～1.2寸。

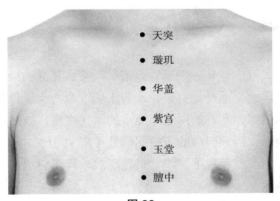

- 天突
- 璇玑
- 华盖
- 紫宫
- 玉堂
- 膻中

图88

10. 廉泉

【定义】 又名舌本、本池，为任脉的颈前部腧穴，任脉与阴维脉之交会穴。廉，廉洁、收廉之意；泉，水也。任脉气血在此冷缩而降，如同天部水湿的收廉之处，故名廉泉。

【定位】 在颈前部，当前正中线上，喉结上方，舌骨上缘凹陷处（图89）。

【解剖】 在甲状软骨和舌骨之间，深部为会厌，下方为喉门，有甲状舌骨肌、舌肌；有颈前浅静脉，甲状腺上动、静脉；布有颈皮神经，深层有舌下神经分支。

【功用】 利喉舒舌，消肿止痛，生津止渴，化痰平喘。

【主治】 ①咽喉口舌病证：中风失语，暴喑，吞咽困难，舌缓流涎，舌下肿痛，口舌生疮，喉痹，咽炎，声门肌痉挛，木舌，重舌等。②癔症：梅核气。③乳蛾，痄腮，口疮。

【操作】 正坐仰靠，于喉结上方，当舌骨体下缘与甲状软骨切迹之间处取穴。

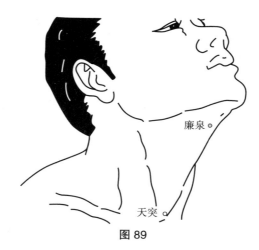

廉泉

天突

图 89

11. 承浆

【定义】 又名天池、悬浆、垂浆、鬼市、重浆，任脉的面部腧穴，任脉与足阳明胃经的交会穴。承，承受也；浆，水与土的混合物也。任脉的冷降水湿及胃经的地部经水在此聚集，本穴如同地部经水的承托之地，故名承浆。

【定位】 在面部，当颏唇沟的正中凹陷处（图 90）。

【解剖】 穴下为皮肤、皮下组织、口轮匝肌、降下唇肌。布有下牙槽神经的终支神经和动、静脉。

【功用】 疏散风邪，调畅气机，生津敛液，舒筋活络。

【主治】 ①口面部病证：口眼歪斜，唇紧，面肿，齿龈肿痛，流涎，口舌生疮等。②暴喑。③癫痫。④消渴嗜饮。⑤小便不禁。

【操作】 正坐仰靠或仰卧，于颏唇沟正中凹陷处取穴。直刺 0.2～0.3 寸。

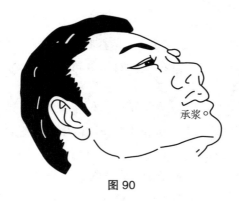

承浆。

图 90

十四、督脉

1. 长强

【定义】 又名龟尾、尾闾、气之阴郄，是督脉位于肛门部的腧穴，本经络穴，督脉与足少阴经的交会穴。长，长久也；强，强盛也。胞宫中的高温高压水湿之气由此向外输出时既强劲又饱满且源源不断，故名长强。

【定位】 跪伏或胸膝位，当尾骨尖端与肛门连线的中点处（图 91）。

【解剖】 在肛门韧带中，有肛门动、静脉分支；棘突间静脉丛的延续部；布有尾神经后支及肛门神经。

【功用】 疏调经气，清热除湿，消肿止痛，固肠止血。

【主治】 ①肠腑病证：腹泻，痢疾，便血，便秘，痔疮，脱肛，肛门裂等。②癫狂病。③脉络病证：项背强急，脊柱强痛等。

【操作】 跪伏或胸膝位，按取尾骨下端与肛门之间的凹陷处取穴。从后下方向前上方斜刺 0.5～1 寸。不宜直刺，以免损伤直肠，孕妇忌用。

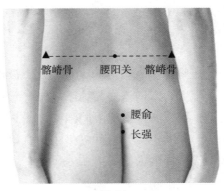

髂嵴骨　腰阳关　髂嵴骨

腰俞

长强

图 91

2. 命门

【定义】 又名属累、竹杖、精宫，是督脉位于腰部的腧穴，本经经穴。命，人之根本也；门，出入的门户。脊骨内的高温高压阴性水液由此外输督脉，流行不息，为人体生命之本，故名命门。

【定位】 后正中线上，第2腰椎棘突下凹陷中（图92）。

【解剖】 在腰背筋膜、棘上韧带及棘间韧带中；有腰动脉后支、棘间皮下静脉丛；布有腰神经后支的内侧支。

【功用】 培元补肾，壮阳固精，止带止泻，舒筋活络，强健腰膝。

【主治】 ①腰骶疼痛，下肢痿痹，脊柱强直，角弓反张等。②妇科病证：月经不调，赤白带下，痛经，闭经，不孕等。③男性肾阳不足病证：遗精，阳痿，精冷不育，小便频数等。④小腹冷痛，腹泻等。

【操作】 俯卧或正坐，先取后正中线约与髂嵴平齐的腰阳关穴，在腰阳关向上摸取两个棘突，其上方的凹陷处是穴。直刺0.5～1寸。

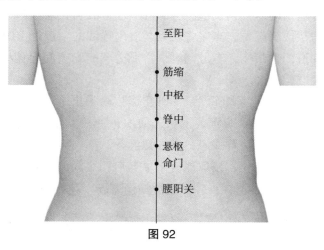

至阳
筋缩
中枢
脊中
悬枢
命门
腰阳关

图92

3. 至阳

【定义】 又名肺底，是督脉位于背部的腧穴。至，极也；阳，阳气也。督脉气血在此吸热后化为天部阳气，穴内气血为纯阳之性，故名至阳。

【定位】 后正中线上，第7胸椎棘突下凹陷中（图92）。

【解剖】 在腰背筋膜、棘上韧带及棘间韧带中；有第7肋间动脉后支、棘间皮下静脉丛；布第7胸神经后支的内侧支。

【功用】 理气宽胸，下气平喘，利胆退黄。

【主治】 ①肝胆病证：黄疸，胸胁胀满等。②咳嗽，气喘。③脊强，腰背痛。

【操作】俯伏或俯卧，于后正中线与两肩胛下角连线的交点处，当第 7 胸椎棘突下凹陷中。针尖向上斜刺 0.5～1 寸。针感应向心窝处放散。

4. 神道

【定义】 别名脏俞、藏俞、藏输、冲道。属督脉穴位。神即心神，道即通道，心藏神，穴在心俞旁，如同心神之通道，故名神道。

【定位】 神道穴在背部，当后正中线上，第 5 胸椎棘突下凹陷中（图 93）。

【解剖】 神道穴下为皮肤，皮下组织，棘上韧带，棘间韧带。浅层有胸神经后支的皮支分布；深层有胸神经后支和肋间后动脉背侧支分布。

【功用】 宁心安神，清热息风，化痰平喘。

【主治】 ①心痛，心悸，健忘，怔忡。②咳嗽，气喘。③失眠，癫痫。④目痛，视物不明，头痛。⑤腰脊强痛，肩背痛。⑥发热，疟疾，中风不语。

【操作】 一般针尖微向上斜刺 0.5～1.0 寸。

注意 神道穴不宜深刺，以防损伤脊髓。

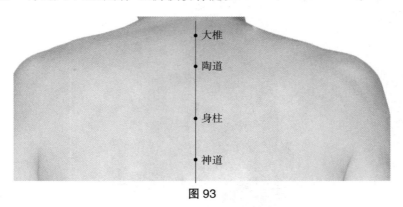

大椎
陶道
身柱
神道

图 93

5. 大椎

【定义】 又名百劳穴，是督脉位于项部的腧穴，督脉与手、足三阳经的交会穴，亦称诸阳之会。大，高大也；椎，脊椎骨也。穴在第 7 颈椎棘突突起最高处，故名大椎。

【定位】 后正中线上，第 7 颈椎棘突下凹陷中（图 93）。

【解剖】 在腰背筋膜、棘上韧带及棘间韧带中；有颈横动脉分支、棘间皮下静脉丛；布有第 8 颈神经后支的内侧支。

【功用】 宣阳解表，祛风散寒，理气降逆，肃肺调气，清心定志，镇静安神。

【主治】 ①外感病证：热病，疟疾，恶寒发热，咳嗽，气喘等。②骨蒸劳热，潮热盗汗，表虚自汗等。③神志病证：癫狂痫证，小儿惊风等。④项强，脊痛。⑤风疹，痤疮。

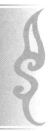

【操作】 俯卧或正坐低头，于项后隆起最高者为第7颈椎棘突，于其下凹陷处定穴。从后略向上针刺1～1.2寸。针感应沿督脉或沿上肢放散。

6. 哑门

【定义】 又称舌根、喑门、舌厌、厌舌等，是督脉位于枕后部的腧穴，督脉与阳维脉的交会穴，回阳九针穴之一。哑，发不出声也，此指阳气在此开始衰败；门，出入的门户也。阳气在本穴散热冷缩，使人发不出声音，故名哑门。

【定位】 第1颈椎下，后发际正中直上0.5寸（图94）。

【解剖】 在项韧带和项肌中，深部为弓间韧带和脊髓；有枕动、静脉分支及棘间静脉丛；布有第3颈神经和枕大神经支。

【功用】 疏通经络，醒脑开窍，利咽开音，收引阳气。

【主治】 ①暴喑，声音嘶哑，中风，舌缓不语。②神志病证：癫狂痫，癔症等。③头痛，头重，经项强痛。④衄血，舌重，呕吐。

【操作】 正坐，头稍前倾，于后正中线入发际0.5寸取穴。直刺0.3～0.8寸。不可深刺。

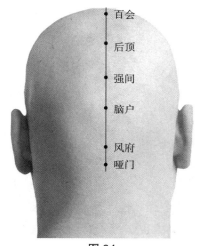

百会

后顶

强间

脑户

风府
哑门

图 94

7. 风府

【定义】 又名舌本、鬼枕、鬼穴、鬼林、曹溪、惺惺，是督脉位于枕部的腧穴，督脉与阳维脉的交会穴。风，指穴内气血为风气也；府，府宅也。督脉之气在此吸湿化风，本穴为天部风气的重要生发之源，故名风府。

【定位】 当后发际正中直上1寸，枕外隆凸之下，两侧斜方肌之间的凹陷中（图94）。

【解剖】 在项韧带和项肌中，深部为环枕后膜和小脑延髓池；有枕动、静脉分支及棘间静脉丛；布有第 3 颈神经和枕大神经分支。

【功用】　祛风散邪，醒脑开窍，清热泻火，镇静安神。

【主治】　①神志病证：中风，癫狂痫，癔症等。②内、外风为患病证：头痛，眩晕，颈项强痛，咽喉肿痛，失音，目痛，鼻衄等。

【操作】　正坐，头稍前倾，于后发际正中线上 1 寸，枕外隆凸之下凹陷处取穴。直刺 1 寸。不可深刺，更不可向上斜刺。

8. 百会

【定义】　又名三阳、五会、岭上、天满、维会、巅上、泥九宫，是督脉位于头部的腧穴，督脉与手、足三阳经的交会穴。百，数量词，多之意；会，交会也。本穴处于头顶，在人的最高处，因此人体各经上传的阳气都交会于此，故名百会。

【定位】　后发际正中直上 7 寸，或当头部正中线与两耳垂连线的交点（图 94）。

【解剖】　在帽状腱膜中；有左右颞浅动、静脉及左右枕动、静脉吻合网；布有枕大神经及额神经分支。

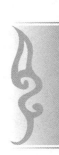

【功用】　清热开窍，健脑宁神，回阳固脱，平肝息风，升阳举陷。

【主治】　①神志病证：痴呆，中风，失语，癫疾，失眠，健忘，癫狂痫证，癔症等。②头面病证：头风，头痛，眩晕，耳鸣，耳聋，鼻塞等。③气失固摄所致的下陷病证：脱肛，阴挺，胃下垂等。

【操作】　正坐，于头部正中线与两耳垂连线的交点处取穴。沿皮刺 0.2～0.3 寸。

9. 上星

【定义】　又名鬼堂、明堂、神堂，是督脉位于头部的腧穴。上，上行也；星，指穴内的上行气血如星点般细小也。督脉气血在此吸热后缓慢上蒸，上行气血如星点般细小，故名上星。

【定位】　囟会穴前 1 寸或前发际正中直上 1 寸（图 95）。

【解剖】　在左右额肌交界处；有额动、静脉分支，颞浅动、静脉分支；布有额神经分支。

功效　熄风止痉，清热截疟，宁神通鼻。

【主治】　①头面部病证：头痛，眩晕，目痛，迎风流泪，鼻渊，鼻衄面赤肿，鼻痔，鼻痈等。②热病，疟疾。③癫狂，小儿惊风。

【操作】　正坐或仰靠，在头部中线入前发际 1 寸处取穴。平刺 0.5～0.8 寸。

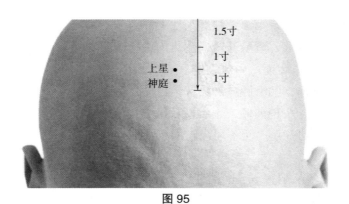

图 95

10. 神庭

【定义】 又名天庭、发际,是督脉位于前额部的腧穴,督脉与足太阳、足阳明的交会穴。神,天部之气也;庭,庭院也,聚散之所也。督脉的上行之气在此聚集,本穴如同督脉天部气血的汇聚之地,故名神庭。

【定位】 前发际正中直上 0.5 寸(图 95)。

【解剖】 在左右额肌交界处;有额动、静脉分支;布有额神经分支。

【功用】 凝神醒脑,降逆平喘,宣通鼻窍。

【主治】 ①神志病证:癫狂痫,失眠,惊悸,神经官能症,记忆力减退等。②头痛,目眩,目赤,目翳,泪囊炎,鼻渊,鼻衄等。

【操作】 正坐或仰靠,在头部中线入前发际 0.5 寸处取穴。平刺 0.5~0.8 寸。

11. 素髎

【定义】 又名面王、面正、正面、面土,是督脉位于面部的腧穴。素,古指白色的生绢,此指穴内气血为肺金之性的凉湿水气;髎,孔隙也。督脉气血在此液化而归降于地,降地之液如同从细小的孔隙中漏落一般,故名素髎,是常用的急救要穴之一。

【定位】 位于面部,鼻尖正中(图 96)。

【解剖】 在鼻尖软骨中;有面动、静脉鼻背支;布有筛前神经鼻外支(眼神经分支)。

【功用】 除湿降浊,宣通鼻窍,救逆醒神。

【主治】 ①急危重症:昏迷,惊厥,新生儿窒息,休克,呼吸衰竭等。②鼻部病证,如鼻渊,鼻衄,鼻塞,鼻出血,鼻流清涕等。

【操作】 正坐或仰卧,于鼻正中处取穴。向上斜刺 0.3~0.5 寸;或点刺出血。

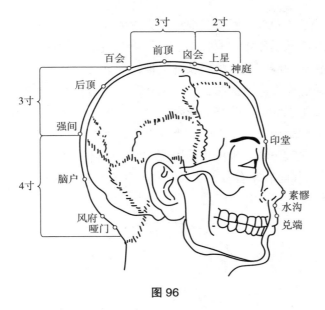

图 96

12. 水沟

【定义】 又名人中、鼻人中、鬼宫、鬼市、鬼客厅，是督脉位于面部的腧穴。水，指穴内物质为地部经水也；沟，水液的渠道也。督脉的冷降水液在此循地部沟渠下行，故称水沟。为急救要穴之一。

【定位】 在人中沟的上 1/3 与下 2/3 交点处（图 96）。

【解剖】 在口轮匝肌中；有上唇动、静脉；布有眶下神经的分支及面神经颊支。

【功用】 祛风清热，调和阴阳，醒脑开窍，回阳救逆，镇静安神，活络止痛。

【主治】 ①急危重症，如昏迷，晕厥，中风，中暑，休克，呼吸衰竭等。②神志病证，如癔症，癫狂痫，急慢惊风等。③面口鼻部病证，如鼻塞，鼻衄，咽喉肿痛，呕吐不止，面肿，口歪，齿痛，牙关紧闭等。④闪挫腰痛，感冒风寒，头痛，项强。

【操作】 正坐仰靠或仰卧，于人中沟中线的上、中 1/3 交点处取穴。从下向上斜刺 0.5～1 寸，针刺强度以双眼眶充满泪水为度。

十五、经外奇穴

（一）头颈部奇穴

1. 四神聪

【定义】 又名神聪，是位于头顶部的经外奇穴，因其像四路大神各自镇守一方，故名四神聪。

【定位】 位于头顶部，百会穴前后左右各旁开1寸处（图97）。

【解剖】 在帽状腱膜中，有枕动、静脉，颞浅动、静脉顶支和眶上动、静脉的吻合网，有枕大神经、耳颞神经及眶上神经的分支。

【功用】 镇静安神，清头明目，醒脑开窍，疏通经络，平肝息风。

【主治】 ①神志病证：头痛，眩晕，失眠，健忘，癫痫，脑积水，大脑发育不全，各种脑炎后遗症等。②中风，半身不遂，神经性头痛等。③目疾。

【操作】 取穴时患者取坐位或仰卧位，先取头部前后正中线与耳尖连线的中点（百会穴），在其前后左右各1寸处取穴。平刺0.3～0.5寸，针尖朝向百会穴，退针后应按压针孔片刻，防止出血。

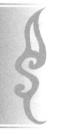

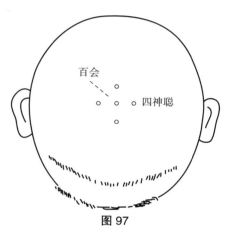

图 97

2. 印堂

【定义】 又名曲眉，位于面部的经外奇穴。印，泛指图章；堂，庭堂。古代指额部两眉头之间为"阙"，星相家称印堂，因穴位于此处，故名印堂。

【定位】 在额部，两眉头的中间（图98）。

【解剖】 在降眉间肌中布有额神经的分支滑车上神经，眼动脉的分支额动脉及伴行的静脉。

【功用】 清利头目，通鼻开窍。

【主治】 ①神志病证：痴呆，痫症，失眠，健忘等。②头痛，眩晕。③鼻衄，鼻渊。④小儿惊风，产后血晕，子痫。

【操作】 仰靠或仰卧位取穴。取穴时，可以采用正坐或仰靠、仰卧姿势，印堂穴位于面部，两眉头连线中点即是。提捏局部皮肤，平刺0.3～0.5寸，进针方向朝向鼻尖，或用三棱针点刺出血。

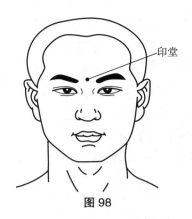

图 98

3. 太阳

【定义】 又名前关、当阳，位于颞部的经外奇穴。

【定位】 在颞部，当眉梢与目外眦之间，向后约一横指的凹陷中（图99）。

【解剖】 在颞筋膜及颞肌中。浅层有上颌神经颧颞支和颞浅动脉分布，深层有下颌神经肌支和颞浅动脉肌肉支。

【功用】 清肝明目，通络止痛，强筋健骨。

【主治】 ①头痛，齿痛，三叉神经痛。②急性结膜炎，赤脉传睛，眼睑炎，胞睑肿胀，青光眼等。③面瘫，面肌痉挛，面神经麻痹等。

【操作】 正坐或仰卧、仰靠，位于头部侧面，眉梢和外眼角中间向后一横指凹陷处。直刺或斜刺0.3～0.5寸，或点刺出血。

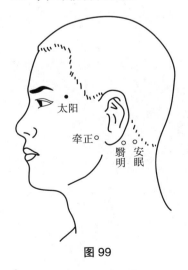

图 99

4. 牵正

【定义】 是位于头面部的经外奇穴。

【定位】 在面颊部，耳垂前 0.5～1 寸处（图 99）。

【解剖】 穴下有皮肤、皮下组织、腮腺和咬肌。皮肤由下颌神经的颊神经分布。皮下组织内有咬肌动静脉支分布。咬肌由下颌神经的咬肌支支配。

【功用】 祛风清热，通经活络。

【主治】 ①面神经麻痹，面瘫等。②口疮，下牙痛，腮腺炎等。

【操作】 正坐位或侧伏位，在耳垂前 0.5 寸，与耳中点相平处取穴。向前斜刺 0.5～0.8 寸，局部有酸胀感向面部扩散。

（二）背部奇穴

1. 定喘

【定义】 又名喘息、治喘，是位于脊柱区的经外奇穴。定，指安定或平喘；喘，指咳喘、哮喘。因其具有止咳平喘之功效，故名定喘。

【定位】 在背上部，当第 7 颈椎棘突下，旁开 0.5 寸（图 100）。

【解剖】 在斜方肌、菱形肌、上后锯肌、头夹肌、头半棘肌中。浅层布有颈神经后支的皮支分布；深层有颈神经后支的肌支、副神经和颈横动脉、颈深动脉分布。

【功用】 止咳平喘，通宣理肺，舒筋活络。

【主治】 ①哮喘，咳嗽，支气管炎。②肩背痛，上肢疼痛不举，瘫痪及落枕等。

【操作】 患者俯卧位或正坐低头，穴位于后正中线上，第 7 颈椎棘突下定大椎穴，旁开 0.5 寸处是穴。直刺 0.5～0.8 寸，不可向外下方深刺，以免刺伤肺脏，引起气胸。

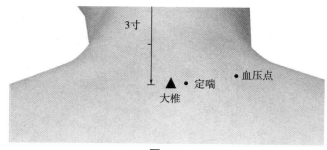

图 100

2. 夹脊

【定义】 又名华佗夹脊穴，是位于背腰部的经外奇穴。夹，相对的方向固定不动；脊，指脊柱。夹脊穴位于脊柱两旁，从第 1 胸椎至第 5 腰椎，就好像将脊柱固定，故名夹脊。

【定位】 在背腰部，当第1胸椎至第5腰椎棘突下两侧，后正中线旁开0.5寸，一侧17穴，左右共34穴（图101）。

【解剖】 在背肌浅层（斜方肌、菱形肌、胸腰筋膜、后锯肌）及背肌深层（竖脊肌）中。穴区浅层有胸或腰神经后支的皮支分布；深层有胸或腰神经后支和肋间后动脉、腰动脉分布。

【功用】 调节脏腑，舒筋活络，通络止痛。

【主治】 ①心肺、上肢疾病：咳嗽，喘息，头晕，高血压呃逆，手掌胀痛等。②胃肠疾病：胃痛，胃痉挛，消化不良，胃溃疡，胃下垂等。③腰腹及下肢疾病：腰痛，坐骨神经痛，强直性脊柱炎等。

【操作】 俯卧位，于第1胸椎至第5腰椎棘突下两侧，后正中线旁开0.5寸是穴。直刺0.3～0.5寸，或用梅花针叩刺。严格控制进针深度和角度，以免引起气胸，孕妇忌用。

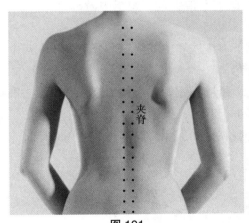

夹脊

图 101

3. 十七椎

【定义】 又名十七椎下、腰孔、上仙，是位于腰骶部的经外奇穴。

【定位】 在腰部，当后正中线上，第5腰椎棘突下（图102）。

【解剖】 在棘上韧带、棘间韧带中。穴区浅层有第5腰神经后支的皮支分布；深层有第5腰神经后支的肌支和腰动脉分布。

【功用】 强健腰膝，通络止痛，调经止带，通利小便，固崩止遗。

【主治】 ①腰骶痛，腿痛，下肢瘫痪，坐骨神经痛等。②转胞，痛经，崩漏，带下，月经不调等。③遗尿，小便不利等。

【操作】 俯卧位，先取与髂嵴相平的腰阳关，再向下一个腰椎棘突下的凹陷处取穴。直刺0.5～1寸。孕妇忌用。

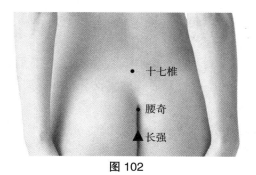

图 102

（三）上肢奇穴

十宣

【定义】 又名鬼城，十宣为经外奇穴。在手十指尖端，距指甲游离缘 0.1 寸，左右共十穴。

【定位】 十宣穴在手十指尖端，距指甲游离缘 0.1 寸（指寸），左右共十穴（图 103）。

【解剖】 十宣穴下有皮肤和皮下组织。分别分布有正中神经和尺神经。

【功用】 清热开窍。

【主治】 ①昏迷，晕厥，癫痫，小儿惊厥。②中暑，高热，咽喉肿痛，急性扁桃体炎，乳蛾。③手指麻木，指端麻木。

【操作】 一般直刺 0.1～0.2 寸，局部胀痛，用三棱针点刺出血。十宣穴多用于三棱针点刺疗法。

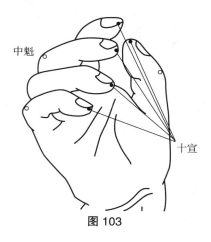

图 103

下 篇
针灸对穴疗百病

第2章　心肺系统疾病的对穴治疗

一、感冒

感冒相当于西医的急性上呼吸道感染，是人体感受触冒风邪所致的常见外感疾病。临床主要表现为鼻塞、流涕、喷嚏、咳嗽、咽痛、头痛、恶寒发热、全身不适等，是呼吸道最常见的一种传染病。急性上呼吸道感染中有 70%～80% 是由病毒所致，少数由细菌引起。本病具有一定的传染性，发病率高，预后良好，有自限性，一般 5～7 天痊愈，但如果治疗不当可引起严重并发症。目前，西医对细菌性上呼吸道感染应用抗生素治疗及对症处理疗效较好，而对于占绝大多数的病毒性上呼吸道感染尚无特效药物，一般采用支持对症治疗，中医药防治感冒从古就有论述，并且经过近年的众多临床研究积累了丰富的经验，具有一定的优势。

1. 风池 - 风府

【穴解】中医学认为感冒多因感受六淫、时行之邪，侵袭肺卫，卫表不合，肺失宣肃所致。其中风邪为治病的主因。"风为百病之长""风者百病之始也"。风为六气之首，流动于四时之中。风池、风府为祛风之要穴。风池，在颈部，当枕骨之下，为足少阳胆经腧穴，又为足少阳胆经、阳维脉的交会穴，阳维主一身之表，故有祛风解表、疏调肺卫的作用。风府为督脉经腧穴，有祛风散邪、醒脑开窍、清热泻火、镇静安神之效。按"风从上受"之理，风池与风府又位居脑后，乃是风邪汇集、入脑的要冲。张仲景《伤寒论》说："太阳病，……先刺风池、风府，却与桂枝汤则愈。"《席弘赋》曰："风池风府寻得到，伤寒百病一时消。"二穴相配，共奏疏风散邪、解表清热、通经活络之功。

【适应证】感冒属于风邪袭表。症见恶寒重，发热轻，无汗，鼻塞声重，喷嚏，流鼻涕，咽痒，咳嗽，痰白清稀，头痛，肢节酸重，口不渴或渴喜热饮。舌苔薄白，脉浮紧。

【操作方法】

风府　正坐，头微前倾取 1 寸，毫针直刺 0.5～1 寸，得气为度，留针 10 分钟。针刺不可过深，更不可向上斜刺，以免刺伤中枢，发生意外。

风池　正坐或俯伏，于项后枕骨下两侧凹陷处，当斜方肌上部与胸锁乳突肌上端之间取穴。选用 1 寸毫针，针尖刺向咽喉方向，得气为度。留针 10 分钟。

【临床应用】李某，女，19 岁，2016 年 4 月 22 日初诊。患者发热恶寒，头痛，咳嗽，鼻塞，流涕，乏力，纳差，起病已3天。查体：体温38.5℃，心率106次/分，咽充血，肺部未闻及干湿啰音。舌尖红，苔薄黄，脉浮数。诊断：感冒。辨证为风热感冒。治法：辛凉解表，清肺透邪。选穴：风池配曲池（双侧），用1.5寸毫针，浅刺得气后行泻法，留针30分钟，隔5分钟泻法捻针一次。出针后患者自觉头部清爽，呼吸顺畅，第2日热退，诸症减轻，连续针刺3次，诸症悉除。（北京中医药大学东直门医院针灸科门诊）

2. 合谷-曲池

【穴解】合谷为手阳明大肠经腧穴、原穴，有调气活血，清热退热，疏风解表，振奋整体功能之功。曲池为手阳明大肠经腧穴、合穴，按"合治内腑"之理，它有通腑气、疏风解表、调和气血、消肿止痒之效。曲池走而不守，合谷升而能散，二穴相合，清热散风，为清理上焦之妙法。头者，诸阳之会，耳、目、口、鼻、咽喉者，清窍也，故禀清阳之气者，皆能上走头面诸窍也，以合谷之轻，载曲池之走，上行于头面诸窍，而行其清散作用。

【适应证】感冒辨证属于风热感冒。症见发热较重，微恶寒，汗出不畅，头痛，鼻塞流浊涕，咽喉红肿疼痛，咳嗽，痰黏或黄，口干欲饮。舌苔薄微黄，舌边尖红，脉浮数。

【操作方法】

合谷　微握拳，当虎口与第1、2掌骨接合连线的中点。以1寸毫针直刺。得气为度。

曲池　曲肘成直角，当肘弯横纹尽头处。选用1.5寸毫针，直刺向下。得气为度。留针20～30分钟。

【临床应用】刘某，女，45岁。因起居不慎，以致感受风寒，袭于肺卫，正邪相争，恶寒发热，体温39℃，头痛、身痛并见，舌苔薄黄，脉浮稍数。脉症合参，此系素有蕴热，复感风寒。治宜疏风解表，清热退热。处方：曲池、合谷。针刺用泻法，留针半小时，每10分钟行针1次。治疗经过当起针之后，患者自觉周身轻快，再测体温，已降至38℃。翌日二诊，热已退清，并无不适之感，此时，仅取双侧足三里穴，调理肠胃，以善其后。（吕玉娥，吕运权．吕景山穴对应用经验辑要）

3. 大椎-束骨

【穴解】大椎，为督脉腧穴，是手、足三阳经与督脉之交会穴，为诸阳之会穴。本穴具有宣通一身阳气之功，故可宣阳解表、祛风散寒、理气降逆、肃肺调气、清心定志、镇静安神。束骨，为足太阳膀胱经腧穴，乃本经脉气所注，为输穴，该穴具有宣通太阳经气，疏风散寒、发汗解表之效。大椎穴功用突出一个

"清"字，束骨穴功用侧重一个"解"字。大椎穴以宣散为主，束骨以疏通为要。二穴相合，宣通上下，调和营卫，解表退热，发汗解肌之功益彰。

【适应证】感冒属于外邪袭表。症见恶寒，发热，无汗或汗出不畅，头痛，鼻塞流浊涕，咽痒或咽喉红肿疼痛，咳嗽，痰白或黄，舌苔薄白或微黄，脉浮紧或数。

【操作方法】

大椎 俯卧或正坐低头，于项后隆起最高者为第 7 颈椎，于其下凹陷处定取。选用 1.5 寸毫针，从后略向上针刺。若针感沿督脉，或沿上肢放散时，即是恰到好处。

束骨 正坐垂足着地，或仰卧，于足外侧缘赤白肉际，当第 5 趾骨小头缘处取穴。选用 1.5 寸毫针，直刺。得气为度。

【临床应用】吕景山吕老曾治一中年男性患者，起病 2 天，因沐浴之际感受风寒，以致恶寒发热，鼻塞流涕，头身疼痛，四肢酸困不适，无汗，饮食如故，二便自调，舌淡，苔薄白，脉浮紧。体温 38.5℃。证属风寒感冒。治宜疏风散寒，解表退热。处方：大椎、束骨。针刺用泻法，针后加拔火罐。治疗经过：针下得气之后，自觉周身燥热，额上汗出，此时谨守病机，持续行针，持续捻转，约 1 分钟后，前胸、后背均有汗出，之后疼痛缓解，起针之后，寒热顿除，体温降至正常，嘱患者回家静养，谨防重感风寒。（吕玉娥.吕景山对穴临床应用经验举隅）

4. 迎香-印堂

【穴解】迎香穴属于手阳明大肠经腧穴，位于鼻孔两旁，为手足阳明之会，手阳明经上挟鼻孔，足阳明之脉起于鼻，两脉相接于本穴。主治闭塞不通，不闻香臭。现代医学研究刺激迎香穴，能抑制和降低毛细血管和细胞膜的通透性，减少炎症渗出，抑制组织形成和释放。印堂穴属于督脉，可调神开窍，其近鼻根部，可宣通鼻窍，清热泻热。二穴相合，共奏宣通肺气，通调气血，通鼻窍之功。

【适应证】感冒以鼻塞症状为主，或感冒后期表邪已解，仍有鼻塞症状不解者。

【操作方法】

印堂穴 提捏局部皮肤，取 1 寸毫针，向下平刺 0.3～0.5 寸。

迎香穴 取 1 寸毫针，向内上方斜刺或平刺 0.3～0.5 寸。

【临床应用】刘某，男，27 岁，教师，初诊日期 2012 年 3 月 20 日。主诉：感冒后期鼻塞 2 周，伴有流涕，流有黏液性分泌物，经常性发作。曾用过鼻炎康，千柏鼻炎片等药物，治疗后疗效不佳，舌红苔薄，脉稍细。治疗方法：晚上睡觉前，对患者印堂穴、迎香穴三处穴位处皮肤及所使用颗粒式皮内针常规消毒。医者提捏印堂处局部皮肤，镊子夹取颗粒式皮内针将其向下平刺刺入0.5～1厘米，胶布固定，镊子夹取颗粒式皮内针向内上方平刺入迎香穴0.5～1厘米，胶布固定。患者醒后需进行日常活动时，医者常规取出皮内针。治疗7天为1个疗程，1个疗程后鼻塞、流涕症状消失，鼻黏膜恢复正常，为了巩固疗效，又治疗1个疗程，随访1年未见复发。（范子文.印堂迎香穴皮内针法缓解鼻塞）

5. 孔最-合谷

【穴解】孔最属手太阴肺经腧穴，《针灸大成》曰：孔最"主热病汗不出"。蔡洪光先生编著的《实用经络点穴疗法》记载，孔最是肺经的郄穴，有解表清热、调理肺气之功效。临床常用以治疗深重、急骤的病症。古人认为该穴为治"热病汗不出之第一要穴"。孔最之"孔"，通也，"最"，极也，第一的意思，为通之极，其功用最能开瘀通窍，高热汗不出是人体内外不通，用"孔最"为宜，效果好。合谷属手阳明大肠经之穴，与手太阴肺经相表里。肺主卫外合皮毛，风邪侵袭，肺卫首当其冲，风寒外袭，卫阳被寒郁阻，腠理闭合不开，故无汗，合谷穴可治疗热病汗不出。《针灸摘英集》云："伤寒在表，发热恶寒，头顶痛，腰脊强，无汗，脉浮，刺合谷"，又云："此穴能表发汗大妙"；《针灸大成》记载，合谷主"无汗，热病汗不出"。二穴相合，可加强对津液的调节，使腠理闭合有度。

【适应证】感冒由于外感风邪、卫气郁闭所致汗不出或汗出不畅。

【操作方法】

合谷　取1寸毫针直刺0.3～0.5寸，采取泻法，得气为度，留针20分钟。

孔最　取2寸毫针直刺0.3～0.5寸，采取平补平泻法，得气为度，留针20分钟。

【临床应用】刘某，女，35岁。2015年11月4日初诊，主诉恶寒身痛2天。患者2天前，受凉后出现恶寒头痛无汗，周身酸痛，颈肩部僵直，打喷嚏，鼻塞流鼻涕，自行服用感冒冲剂、布洛芬，症状稍有缓解，为求进一步治疗，来我科就诊。刻下症：恶寒，无汗，头痛身痛，鼻塞，不欲饮食，舌淡红苔白，脉浮紧。体温37.6℃。证属寒邪束表，腠理闭合，经络痹阻。故应疏风散寒，发汗解表，通经活络。取穴：合谷、孔最、大椎、风池、外关、迎香。诸穴均用泻法，大椎先刺不留针。每日针1次，留针20分钟，治疗1次后，症状明显改善，后加强治疗2次，愈。（北京中医药大学东直门针灸科门诊）

二、咳嗽

咳嗽是指由外感、内伤等原因导致的肺失宣降，肺气上逆，咳吐痰液的一种病证，是肺系疾病的主要症状之一。分而言之，有声无痰为咳，有痰无声为之嗽；但一般多痰声并见，难以截然分开，故常咳嗽并称。咳嗽通常按时间分为3类：急性咳嗽、亚急性咳嗽和慢性咳嗽。急性咳嗽时间＜3周，亚急性咳嗽3～8周，慢性咳嗽＞8周。

1. 风门 - 肺俞

【穴解】风门是足太阳膀胱经背部腧穴，又是督脉与足太阳膀胱经交会穴，为风邪侵袭之门户，故名"风门"。是肺气出入的必经之处，内应肺脏。因此，不管是风邪外感还是上气咳逆，治风治气皆宜取之。根据腧穴的近治作用，该穴还能宽胸理气，止咳平喘，用于治疗咳嗽、气喘、胸背疼痛。《针灸大成》云："风门，主上气喘气。"肺俞为足太阳膀胱经腧穴，又是肺脏精气输布于背部的特定腧穴，为肺之精气输注的处所，具有调肺气、止咳喘之功效。按"风从上受""肺合皮毛"之理，风门、肺俞均位于人体上部，故为风邪入侵之门户。风门轻清升散，肺俞肃降下行。二穴相合，一升一降，一清一补，宣肺止咳，肃降平喘。

【适应证】咳嗽由于外邪所致，症见咳嗽频剧，咽痒，鼻塞，恶风，苔薄，脉浮。

【操作方法】

风门　微向脊柱方向斜刺0.5～1寸，得气为度；亦可自上而下沿肌层透刺，进针1～1.5寸。但应注意，此穴不可直刺深刺，以免引起气胸。

肺俞　俯伏，斜刺0.5～1寸。以得气为度。

【临床应用】王某，女，54岁，2个月前感冒后咳嗽，入夜加重。开始咳痰量多，色白黏稠，服用抗菌药物及化痰止咳药治疗，1周后痰液逐渐减少，现干咳少痰，咳声响亮有力。心脏及肺部听诊无异常，血常规检查白细胞总数正常，胸部X线检查示肺纹理增粗。选穴：风门（双侧）、肺俞（双侧）、膈俞、天突。刺法：风门、肺俞、膈俞，向脊柱方向斜刺1寸，局部酸麻胀感；天突穴先直刺0.2～0.3寸再将针尖朝下，沿胸骨柄后缘刺入约1.5寸。留针20分钟。起针后，在风门穴处闪罐至皮肤潮红，留罐5～10分钟。隔日1次，治疗5次后痊愈。（侯中伟.反复咳嗽久不愈，风门闪罐治无忧）

2. 肺俞 - 天突

【穴解】咳嗽是由于肺失宣肃，肺气上逆所致。其发病部位在肺。肺俞为足太阳膀胱经腧穴，又是肺脏精气输布于背部的特定腧穴，为肺之精气输注的处所，有调肺气、止咳喘、清虚热、补劳损、和营卫、实腠理之功。天突位于结喉下、胸骨上窝正中，为任脉之经穴。穴位居至高，其气以通为顺，尚有宣肺化痰、下气平喘、利咽开音之功。其穴以"通气"为用。《针灸大成》指出，该穴主治"主面皮热，上气喘逆，气暴喘……"。《灵光赋》曰："天突宛中治喘痰。"《针灸甲乙经》载："本穴具有调节气机，疏通气血之功，为呼吸之要道。""肺俞居于背，天突位于胸；肺俞调肺气，天突宣肺气。"《百症赋》曰："咳嗽连声，肺俞须迎天突穴。"二穴合用天突治其标，肺俞治其本，标本兼顾，一前一后，一阴一阳，前后呼应，直达病所，止咳平喘之功益彰。

【适应证】咳嗽属于外邪伤及肺气所致，或兼痰湿蕴肺所致的肺失宣降。

【操作方法】

肺俞　斜刺 0.5～1 寸。以得气为度。

天突　正坐仰靠，针尖沿胸骨柄后缘与气管前缘向下方斜刺 1～1.5 寸。

【临床应用】患者樊某，男，59 岁，2015 年 10 月 18 日就诊。主诉：咳嗽咯痰 2 个月，加重半月余。现病史：患者 2 个月前无明显诱因出现咳嗽、咽痒、咳白痰，时有干咳，多次测体温均正常范围，未予重视，自行服用甘草合剂、蓝芩口服液、沐舒坦等，但症状未见明显改善。半月前起自觉咳嗽加重，刺激性干咳阵作，夜间尤甚，少量咳白痰，无畏寒、寒战，无腹痛腹泻，无尿频尿急，无四肢关节疼痛。舌质红苔薄白，脉沉小紧，尺弱。证属：肺气不足，风燥伤肺而致咳嗽。取穴：肺俞（双侧）、天突，得气后留针 30 分钟。针后患者自感心胸舒畅，呼吸均匀。嘱患者回家用艾灸灸双侧肺俞穴，每天 1 次，每次灸 10 分钟。2015 年 10 月 21 日二诊：患者咳嗽减轻，发作频率降低，继用上述方法治疗。2015 年 10 月 24 日三诊：咳嗽现基本已不发作，按同法巩固治疗 1 次。（北京中医药大学东直门医院针灸科门诊）

3. 肺俞 - 丰隆

【穴解】肺俞为肺脏气血输布、聚集于背部的处所，又是虚邪贼风易于侵入的部位。所以，凡是阳气不足、风寒侵袭，经络凝滞，从阳行阴，由表入里的病症，均可取肺俞为治，正如李东垣云："……故以治风寒之邪，治其各脏之俞。"故肺俞穴可调肺气、止咳喘，清虚热、补劳损，和营卫、实腠理。丰隆为足阳明胃经腧穴，又为络穴，别走足太阴，能沟通脾胃两经。脾胃生痰之源，痰是水液代谢障碍所产生的病理产物，又是致病因素之一。由于痰侵犯的部位不同，分别可引起恶心呕吐、胀满纳呆、肢体麻木、半身不遂、眩晕、胸痹、梅核气等症。痰浊阻肺能引起咳嗽、哮喘。故本穴可达止咳平喘之效。《玉龙赋》中记载："肺俞、丰隆，痰咳嗽称奇。"二穴伍用，可达宣肺祛痰、降逆止咳平喘之功。临床可应用于痰浊阻肺、肺失宣降和清肃引起的咳嗽。

【适应证】咳嗽属痰湿蕴肺。症见反复咳嗽，咳声重浊，痰多色白黏腻，每于晨间咳嗽尤甚，痰出则咳缓，胸闷，脘痞腹胀，呕恶食少，大便时溏。舌苔白腻，脉濡滑。

【操作方法】

肺俞 斜刺 0.5～1 寸。以得气为度。

丰隆 直刺 1～1.5 寸。以得气为度。

【临床应用】患者，林某，女，35 岁。以"反复咳嗽 1 年"为主诉就诊。1 年前因受凉感冒后出现打喷嚏、鼻塞、流涕、咳嗽，少量白色黏痰，在社区医院给予双黄连口服液、新康泰克、罗红霉素治疗，打喷嚏、鼻塞、流涕症状消失，仍有干咳，白天咳嗽严重，伴少量白色黏痰，夜间较轻，遇冷空气咳嗽加重，在当地诊所诊断为"支气管炎"给予"5% 葡萄糖注射液 250 毫升 + 头孢噻肟钠 3 克，静脉滴注，共应用 10 天"效果不明显，拍胸部正位片示，双肺未见异常。后间断应用头孢类、左氧氟沙星、甘草片等药物口服治疗，效果欠佳。为进一步诊治来我院针灸科门诊就诊。刻下症：咳嗽，咳痰，稍感乏力，舌红苔白略腻，脉浮滑。取穴：肺俞、丰隆均取双侧，气海，关元。得气后留针 25 分钟。隔 2 日后复诊，自诉咳嗽频率减轻，咳痰量减少。后每隔 2 日复诊，经过 3 次治疗后痊愈。（北京中医药大学东直门医院针灸科门诊）

4. 丰隆－列缺

【穴解】丰隆为足阳明胃经腧穴、络穴，别走太阴，能沟通脾、胃两经，以健脾胃、化痰浊，和胃气、降浊逆，清神志、安心神。列缺为手太阴肺腧穴，为肺经脉气所集，属本经络穴，别走阳明，能沟通肺、大肠两经，以疏风解表，宣肺平喘，通经活络。丰隆以化痰降浊为主；列缺以宣肺止咳为要。丰隆突出一个"降"字；列缺侧重一个"宣"字。二穴伍用，宣降合法，理气和中，燥湿化痰，下气平喘之功益彰。

【适应证】咳嗽属风痰袭肺。症见咳嗽频剧，咽痒，痰白稀薄，舌苔薄白，脉浮或浮紧。

【操作方法】

丰隆 直刺 1～1.5 寸。得气为度。

列缺 向肘部斜刺 0.5～0.8 寸。

【临床应用】患者，女，52 岁，患慢性喘息性支气管炎 3 年余，每于秋冬季节感受风寒咳喘诱发，近来又因感冒受冷引发，恶寒咳嗽，痰白而黏，喘不得卧，舌质淡苔薄腻，脉沉细而弦。肺失宣肃，气机升降失司，治当宣肺平喘，取太渊（原穴）、列缺（络穴）、肺俞，针后丰隆（络穴）拔罐，针后喘息较平。以后隔日 1 次，并结合抗生素治疗。针 5 次后，夜能平卧，痰少易咳，但动则气短，舌质淡苔薄白，脉沉细，系肺气宣肃无权，肾气失于摄纳。宗原法辅以调益肺肾，标本同治。取太渊（原穴）、列缺（络穴）、肺俞、足三里，其中肺俞、足三里加艾温针灸，续针10次，诸症均消，是年未再复发。（田秉星．原络配穴法临床应用）

5. 膻中 - 气海

【穴解】膻中又名上气海，为任脉经腧穴，乃本经脉气所发，为宗气之海，功专宣调胸中大气，有理气散瘀，宽胸利膈气，降气平喘，清肺化痰之功；气海又名下气海，为任脉经腧穴，功擅调补下焦气机，有益肾气，补元气，温下焦，祛寒湿，和营血，理经带，纳肾气，平喘逆之效。膻中以行气开郁为主，气海以纳气归元为要。膻中以散为主，气海以收为要。用于治疗咳嗽、气喘，证属肾不纳气者。盖肺主呼气，肾主纳气。肺为气之主，肾为气之根。肺、肾康泰，一呼一吸，呼吸为之正常。若肺气壅滞，肾虚不能纳气，均可导致咳嗽，气喘诸证。今以膻中宣肺去壅，行气以开其道，以气海调补元气之海，振阳摄纳。二穴相合，一开一纳，一补一得，一开一合，一散一收，止咳平喘之力益彰。

【适应证】肺气不足，虚性咳嗽。症见干咳，咳声短促，倦怠无力；平时神疲体倦，乏力。舌质淡苔薄白，脉细弱。

【操作方法】

膻中　仰卧，针尖沿皮下向下斜刺0.3～0.5寸。

气海　仰卧，直刺1～1.5寸。以得气为度。

【临床应用】高某，男，7岁，主因咳喘3日。3日前因感受风热，发热，咳喘，经中西药治疗体温略降，咳喘不减，故前来要求针灸治疗。既往咳喘反复发作两年余，素体虚弱。现症：咳频，喘促，气不得续，不能平卧，胸中痰鸣，自汗，低热。查体：形体消瘦，少神语怯，咽红，听诊两肺可闻湿啰音（满布），心率132次/分，呼吸40次/分，体温37.6℃，舌红苔黄腻，脉细数。取穴：膻中、气海、尺泽、大陵。治疗经过：针治1次，咳喘缓解，肺部干湿啰音减轻，心率102次/分，呼吸28次/分，夜可平卧安睡，症已为轻度咳喘仍伴有咯白痰，黄腻苔已始变薄。肺热清泻过半，痰热未彻，宜清肺化痰，止咳平喘之法，选手太阴肺经，足阳明胃经、足太阳膀胱经、任脉、督脉为治疗经脉。选配以下穴位：膻中，气海，尺泽，列缺，中脘，丰隆。针治2次，诸证悉平，停针服药以巩固疗效。（北京中医药大学东直门医院针灸科门诊）

三、哮喘

哮喘以突然发作的呼吸急促，喉间哮鸣，甚则张口抬肩，不能平卧为主要表现的反复发作性疾病。哮是以呼吸气急，喉间哮鸣为特征；喘则以呼吸气促，张口抬肩，鼻翼扇动，甚至不能平卧为特征，因二者在临床上每同时举发，有时在症候上不易截然区分，故合称哮喘。现代医学认为，本病是由于嗜酸性粒细胞、淋巴细胞、肥大细胞、中性粒细胞和气道上皮细胞等多种细胞发生炎症引起的一种气道慢性炎症性疾病。这样的慢性炎症会提高气道内的反应，会引起气道狭窄，导致一系列症状发生。哮喘是一种常见的反复发作性病证，四季均可发作，尤以寒冷季节或气候急剧变化时发病较多。哮喘初病多为实证，如反复发作，则转为虚证。

1. 太渊－列缺

【穴解】哮喘的发病部位为太阴肺，太渊可祛风化痰，理肺止咳，为肺经原穴，原穴是脏腑原气经过和留止的腧穴。如《灵枢·九针十二原》云："十二原者，五脏之所以禀三百六十五节气味也。五脏有疾也，应出十二原，而原各有所出，明知其原，睹其应，而知五脏之害矣。"故原穴反映脏腑及十二经脉的变化。而原穴也是治疗脏腑病症的主要穴位之一。列缺为肺经络穴，络穴是十五络脉分出处的穴位，为虚邪贼风易于传注的地方，也是调和经气重要之所。《灵枢·经脉》载："凡此十五络者，实则必见，虚则必下，视之不见，求之上下，入经不同，络脉异所别也。"故络脉具有渗灌气血津液，满溢灌注和双向流动的特性。二穴相合，有协同作用，《针灸玉龙经》记载，"痰嗽喘急及寒痰，须从列缺用针看，太渊亦泻肺家疾"。《针灸大成》记载，"寒痰咳嗽更兼风，列缺二穴最可攻，先把太渊一穴泻"。二穴相合属原络配穴，一表一里，一浅一深，共奏宣肺平喘，化痰止咳之功。使气喘得以平息。

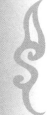

【适应证】咳嗽咳痰，由痰浊阻肺引发的哮喘；肺肾两虚为主的虚喘。

【操作方法】

太渊　避开桡动脉，直刺 0.3～0.5 寸。

列缺　向肘部斜刺 0.5～0.8 寸。

【临床应用】俞某，女，52 岁，1986 年 12 月 28 日初诊。患慢性喘息性支气管炎 3 年余，每于秋冬季节感受风寒咳喘诱发，近来又因感冒受冷引发，恶寒咳嗽，痰白而黏，喘不得卧，舌质淡苔薄腻，脉沉细带弦。肺失宣肃，气机升降失司，治当宣肺平喘，取太渊、列缺、肺俞，针后丰隆拔罐，针后喘息较平。以后隔日 1 次，并结合抗生素治疗。针 5 次后，夜能平卧，痰少易咳，但动则气短，舌质淡苔薄白，脉沉细，系肺气宣肃无权，肾气失于摄纳，宗原法辅以调益肺肾，标本同治。取太渊、列缺、肺俞、足三里，其中肺俞、足三里加温针，续针 10 次，诸症均消，是年未再复发。（田秉星.原络配穴法临床应用）

2. 膻中－气海

【穴解】膻中位于两乳之间，乃宗气会聚之所，属八会穴之气会，为任脉、手足少阴、手足太阴经的交会穴，又为心包经的募穴，是心包络经气聚集之所。有宽胸利膈、理气通络，补益宗气的作用。《灵枢·海论》云："膻中者，为气之海。"《甲乙经》云："咳逆上气，唾喘短气不得息，不能言，膻中主之。"膻中为气之会，善治肺、膈、乳气机不利之证，即如《行针指要》云："或针气，膻中一穴分明记。"主治一切气机失调疾病。气海穴位于脐下 1.5 寸，为诸气之海，为先天元气聚会之所，有大补元气和总调下焦的作用，主治脏器虚惫诸证。《类经图翼》云："凡脏虚气惫，及一切真气不足，久疾不瘥，皆宜灸之。"可用于咳逆、哮证，喘证属下元虚衰、摄纳失职、气不下潜所致者。取气海培元固本、敛气止咳、纳气平喘之功。膻中、气海二穴均为任脉经的腧穴，膻中位于上焦，气海位于下焦，二穴相合，可产生协同作用，上宣下纳，标本兼顾，达到补虚平喘的目的。

【适应证】由肺虚失宣，肾虚失纳而致的虚喘，可见气短息促，动则为甚，声低，哮喘可反复发作。

【操作方法】

膻中　沿胸骨向下平刺 1.5 寸，留针 30 分钟。

气海　直刺 1～1.5 寸，得气为度，留针 30 分钟；艾条灸 20～30 分钟。

【临床应用】王某，男，53 岁，退休教师，1989 年 1 月 24 日来诊，喘咳 7 年余，每遇感冒或逢冬季发作，逐年加重，发时呼吸困难，张口抬肩，难以平卧，服麻黄碱、氨茶碱，注射青霉素后缓解。近因寒又发，改用针灸治疗。查：面色淡白，形瘦神疲，呼吸急促，手足欠温，舌淡黄薄白、脉细数。证属虚喘，取膻中平刺 0.5 寸，用泻法，气海直刺 1 寸，施补加重艾灸，每日 1 次，针灸一个半月诸症移除。2 年后随访，喘未再发。（李光周.针灸对穴疗疾举隅）

3. 肺俞-太渊

【穴解】太渊穴是手太阴肺经的腧穴，为肺经原穴，《灵枢·九针十二原》云："五脏有疾也，应出十二原，而原各有所出，明知其原，睹其应，而知五脏之害矣。"原穴是脏腑原气经过和留止的部位，是人体生命活动的原动力，有调肺止咳平喘、疏理肺气的功效。肺俞为足太阳膀胱经的背俞穴，为治疗肺系疾病的重要腧穴。《针灸甲乙经》曰："……呼吸不得卧，上气呕沫，喘气相追逐，胸满胁肩急，息难……，肺俞主之。"二穴相合属俞原配穴，达到宣肺理气，止咳平喘之功效，协同改善哮喘症状。

【适应证】以风盛痰阻，气道挛急为主的实喘；以肺肾两虚为主的虚喘。

【操作方法】

肺俞　向脊柱方向斜刺 0.5～1 寸。以得气为度。

太渊 避开桡动脉，直刺 0.3～0.5 寸。

【临床应用】严某，男，41 岁，干部，1986 年 11 月 11 日入院。患哮喘 17 年，每遇寒冷季节即复发，近期由于气温骤降，哮喘加重，伴头痛，恶寒发热，身痛酸楚，咳嗽痰薄，胸痛、喘不得卧，夜不入寐。今由门诊收入住院。查体：神志清楚，面色晦暗，形体消瘦，胸如桶状，呼吸迫促，口唇发绀，咽部红赤，颈脉怒张。两肺布满哮鸣音，心音钝，律整，心率 98 次 / 分。舌质淡苔薄白，脉浮数。X 线胸透：双肺纹理增强，化验室查无特殊异常。诊断：支气管哮喘。治疗：以肺俞、太渊为主穴，辅以天突穴，手法用捻转泻法，每日 1 次，留针 30 分钟。针 2 次后自觉症状明显减轻，已能平卧入寐。共针 10 次，患者上述症状、体征完全消失，痊愈出院。出院时曾给予蛤蚧定喘丸 2 盒口服，以固疗效，随访 2 年未见复发。（王富春 . 俞原配穴法的临床应用）

4. 肺俞 - 中府

【穴解】肺俞，足太阳膀胱经的背俞穴，是肺气转输、输注之处，为治疗肺系疾病的重要腧穴。《针灸甲乙经》曰："……呼吸不得卧，上气呕沫，喘气相追逐，胸满胁膺急，息难……，肺俞主之。"肺俞能调补肺气，补虚清热，在治疗喘症，可用于风寒束肺，痰浊壅肺，肺失宣降的实喘，并且可用于肺气不足，肺肾两虚，肺脾俱虚的虚喘。《灵枢·五邪第二十》曰："邪在肺，则病皮肤痛，寒热，上气喘，汗出，咳动肩背。取之膺中外腧，背三节五脏之傍，以手疾按之，快然，乃刺之，取之缺盆中以越之"。故肺俞穴不仅可帮助诊断肺有关的疾病，还可治疗肺有关的疾病及病变。中府，手太阴肺经的募穴。人体五脏各有所主，而肺主气，即人体吸入的自然清气和脾胃生化的水谷之气在肺中交汇，中府穴正是肺气收藏的地方，位近肺脏，内通于肺气，取之可肃降肺气，止咳平喘，清泻肺热。《针灸聚英》记载，肺俞、中府配穴可治疗喘症。肺俞、中府相配属俞募配穴，二穴经气前后接续呼应，一阴一阳相同，使脏腑之气能相互协调贯通，共奏宣肺理气、止咳平喘之效。

【适应证】以风盛痰阻，气道挛急为表现的实喘；以肺肾两虚为主的虚喘。

【操作方法】

肺俞 俯卧位，向脊柱方向斜刺 0.5～0.8 寸。得气后，施予捻转补法 30 秒，留针 15 分钟。

中府 仰卧位，向外斜刺 0.5～0.8 寸。得气后，施予平补平泻手法 30 秒。留针 15 分钟。

【临床应用】孔素平等以 30 例慢性支气管炎、支气管哮喘患者为研究对象，分别观察肺俞、中府、肺俞配中府 3 种不同的穴位针刺方法对肺功能的影响。结果发现，肺俞配中府对肺功能的改善最为明显，也表明俞募配穴法能产生协同作用。（孔素平，单秋华，董安梅．肺俞募配穴对肺功能的协同或拮抗作用的观察）

四、心悸

心悸是指患者自觉心跳异常，心中悸动、惊惕不安、甚则不能自主的一种病证。常伴有气短、胸闷，甚则眩晕、喘促，脉象或迟或数，或脉律不齐。是由外感或内伤所致痰饮瘀血阻滞，气血阴阳亏虚，心失所养，心脉不畅。病位在心，常与感染、烟酒刺激、浓茶刺激、劳累、情志有关。临床呈多发性，每因情志波动或劳累过度而发作。现代医学中各种原因引起的心律失常，如心动过速、心动过缓、心房颤动或扑动、房室传导阻滞、病态窦房结综合征、预激综合征，及心功能不全、一部分神经官能症等，均属中医心悸病范畴。现代医学认为，心脏激动的起源部位或传导途径、传导速度发生异常时将引起心律失常，而心律不齐是心律失常的一种表现形式。心律不齐在临床上往往没有临床表现症状，或仅出现在各种病证的临床体征中，在心电图可见相应表现，主要有房性期前收缩、室性期前收缩、房室传导阻滞、房颤等。如果不给予治疗和处理，又往往导致较为严重的心脏后果。因此，首先建议去医院进行检查与治疗。针灸可以起到辅助治疗和缓解作用。

1. 大陵 - 内关

【穴解】大陵、内关属手厥阴心包经，大陵为心包经之原穴，内关为络穴，二者相配属原络配穴，可加强协同治疗的作用。心包是心之外膜，络是膜外气血通行的道路，心包络是心脏所主的经脉，取该经之原穴大陵，可调畅心络，安心神；内关在治疗心经的病变方面有重要作用，《针灸甲乙经》记载，"手心主之别名曰内关，实则心痛，虚则烦心"。取络穴内关既可宁心安神，又可理气散滞，加强通畅心络的作用。两穴相配，共奏活血通络、宁心安神之效。

【适应证】气血阴阳不足，心神失养所致的心悸。

【操作方法】

内关　选用 1.5 寸毫针，直刺 0.5～1 寸，得气为度。

大陵　选用 1.5 寸毫针，透刺内关穴。

【临床应用】刘某，女，62 岁，1993 年 10 月 9 日初诊。病史：平素体虚，因情绪激动突感心悸、胸闷、气短、汗出、乏力。刻下症：心率 180 次 / 分，律齐，面色苍白，手足冰冷，舌淡红苔白，脉细数。西医诊断：阵发性心动过速。中医诊断：心悸。辨证：心血不足。治则：养血安神。取大陵透内关，用补法进针 2 分钟后，患者诉心悸、胸闷好转。5 分钟后，心率 90 次 / 分。留针 20 分钟，

诸症均除。(李其英.原穴配伍在急症中的应用)

2. 巨阙 - 心俞

【穴解】巨阙为任脉腧穴，为心经之募穴，有消胸膈痰凝，化中焦湿滞、清心安神、理气畅中之功；心俞为心气转输、输注的处所，有疏通心络，调理气血、养心安神、宁心定志之力。二穴相配属俞募配穴，二者相合有协同作用，与其在人体的分布特点具有密切的联系，俞募穴分布不是以各自经脉循行的位置排列，而是根据其脏腑所在的解剖位置排列，与脏腑之气直接相通，犹如脏腑开设于胸背部的窗口，起到司外揣内，治外调内的作用。《针灸资生经》载："巨阙、心俞，疗心烦。"二穴伍用，一前一后，一阴一阳，前后呼应，直达君主之宅，共奏扶心阳、益心气、养心阴、安心神、强心止痛之功。

【适应证】①气血双亏，心脾两虚，心失所养所致心悸，还可伴见心烦、失眠、多梦等症。 ②痰饮凌心所致的心悸，可见心悸眩晕，胸闷痞满，渴不欲饮，恶心、呕吐痰涎。

【操作方法】

巨阙 仰卧，直刺 0.3～0.5 寸。

心俞 斜向脊柱方向刺 0.5～1 寸。

【临床应用】吕老于 1976 年在喀麦隆工作期间曾遇一中年男子。近两年来心悸，心胸憋闷，气短，呈阵发性，时轻时重；近 1 个月以来，发作频繁。伴有头昏、乏力、失眠，寐而不实，纳谷不香，舌淡苔白，脉细数，每分钟心搏 120 次。脉症合参，证属心脾两虚，气血双亏，心失所养。治宜补益心脾，疏调心气。处方：①针灸心俞、巨阙、三阴交；②中药天王补心丹、人参归脾丸各 10 粒，早晚各服 1 粒。治疗经过：针刺以单手快速进针，在得气的基础上，双手同步行针 1 分钟，当留针 10 分钟后，患者自云："心胸憋闷减轻，心慌、心悸已除。"再诊察时，心搏每分钟已恢复到 80 次，前后留针 30 分钟，症征平稳，嘱其依法服药，不必多虑。5 天后二诊，患者十分高兴，告曰："几天来未曾发病，睡眠良好，体力倍增，食纳如常人。"效不更方，前后治疗月余，症除病愈。(吕玉娥.吕景山对穴)

3. 内关 - 公孙

【穴解】内关穴是手厥阴心包经的络穴，别走手少阳三焦经，其又通于阴维脉，为八脉交会之一，而阴维脉"起于诸阴交也"(《难经·二十八难》)，诸阴交于胸腹，且阴维脉主联络阴经以通于"阴脉之海"——任脉。《难经·二十九难》曰："阴维为病，苦心痛。"故心脏疾病取通于阴维脉的内关穴治疗，通过阴维脉来调节心脏气血的盛衰而达到养心活血，宁心镇痛的作用；公孙穴是脾经络穴，别走足阳明胃经，亦是八脉交会穴之一，通于冲脉。《灵枢·动输》曰："冲脉者十二经脉之海也。"《素问·骨空论》曰："冲脉者起气街，并少阴之经夹脐上行，至胸中而散也。"冲脉为十二经之海，分布最广，上部"渗诸阳，灌诸经"，下部"渗三阴，注诸络"，其渗灌气血作用四通八达，遍及全身，心脏疾病选用公孙穴，既能健脾生血，又能发挥冲脉调节气血盛衰的作用；况且足太阴脾经"复从胃，别上膈，注心中"，故能使心脏的气血充足，运行正常而达到镇静镇痛、宁心安神的作用。内关、公孙二穴合用能使以上作用更加明显。

【适应证】心脾两虚，心血不足，或兼有瘀血内阻引起的心悸，不论虚实，均宜选用。

【操作方法】

内关 直刺 0.5～1 寸。得气为度。

公孙 直刺 0.6～1.2 寸。得气为度。

【临床应用】患者女，16 岁，学生，1998 年 6 月 14 日就诊。主诉：胸闷心悸近 2 年，2 年前某日因高热不退伴心动过速，室性早搏，诊断为病毒性心肌炎而住院治疗，经用中西药治疗后热退。心动过速控制，室早减少而出院，出院后感胸闷心慌。长时站立后易晕厥，两耳听力亦明显减退而来就诊。观患者，精神差，面色苍白。查心率 108 次 / 分，期前收缩 6 次 / 分，苔薄白舌质嫩，舌尖红，脉细数伴结代。辨证为心血不足，心失所养，久病及肾，心肾两虚，治拟养血宁心、益肾通窍，针制取双侧内关、神门、三阴交、足三里、太溪，听宫、翳风。诸穴均施补法，得气后留针 20 分钟，每星期针刺 3 次。两星期后诉胸闷心慌稍减，余症同前，查见面色苍白，苔薄白，舌质嫩红，脉细数，结代脉较前好转，4 次 / 分。针刺原穴加公孙（双），隔日 1 次。手法同前，先后治疗 2 月余，患者自诉胸闷、心慌已基本消失，昏厥亦未再发生，面容已华，脉率已整，唯右耳听力仍较差。（胡忠纯 . 八脉交会穴应用心得举隅）

4. 内关 - 心俞

【穴解】心为阳脏，心阳不得温煦，心气亏虚，心阳不振，鼓动无力，致心脉瘀阻，血脉不畅。心俞属足太阳膀胱经腧穴，是背俞穴，为心脏之经气输注于背部的腧穴。《外台秘要》载有："心俞，主心痛，与背相引而痛"，为心气转输、输注之处所，有疏通心络、调理气血、养心安神、宁心定志之功，因心阳不振、气血不足所致"脉结代，心动悸"，针刺或灸之，可振奋心的运血功能。内关穴为手厥阴心包经之络穴，为八脉交会穴，通于阴维脉，"阴维为病苦心痛"，可治胸部疾病，通心络，安心神，定心悸。心俞作用在心，内关作用于心包络。二穴相合，君臣合治，协同为力，理气止痛，养心强心之力增强。

【适应证】心阳不足，心气亏虚，心脉瘀阻所致的心悸，虚实皆宜用。

【操作方法】

心俞 斜向脊柱方向刺 0.5～1 寸。

内关 直刺 0.5～1 寸，得气为度。

【临床应用】徐连登等将患者随机分为观察组、对照组，每组 30 例。观察组给予吴茱萸内关、心俞贴敷，每日 1 次；对照组给予口服心宝丸，每次 3 丸，每日 3 次。两组均治疗 4 周后，观察患者疗效、24 小时动态心电图改善情况。观察组临床疗效总有效率为 86.7%，对照组总有效率为 81.3%，两组疗效相当。结论吴茱萸心俞、内关穴位贴敷治疗缓慢性心律失常能显著提高患者 24 小时平均心率水平，其改善患者症状与心率水平的程度与心宝丸相仿。（徐连登，张宇霞，郑艳华 . 内关、心俞贴敷治疗缓慢性心律失常疗效观察）

五、胸痹心痛

胸痹心痛主要表现为胸闷，时有刺痛，甚至绞痛，常伴有汗出、肢冷、面白、唇紫、手足青至节等症状，多见于中年以上的人群。晋朝葛洪在《肘后备急方》中首次详尽细致地描述了其发病情况："胸痹之病，令人心中坚痞忽痛，肌中苦搏。绞急如刺，不得俯仰，其胸前皮皆痛，不得手犯，胸满短气，咳嗽引痛，烦闷自汗出，或彻引背膂，不即治之。数日害人，治之方。"胸痹心痛与西医之冠心病名对等。冠心病全称冠状动脉粥样硬化性心脏病，指因脂质代谢异常引起的血液内脂质堆积，在动脉内膜上形成白色斑块，堵塞血管，导致心脏缺血，产生心绞痛，临床表现有不同程度的胸闷气短、心悸、胸部疼痛，活动后症状加重一系列症状，同时伴见心烦不寐、头晕目眩、汗出乏力等其他症状，安静状态下心电图示 ST–T 缺血性改变，或陈旧性心肌梗死、心律失常等。心功能检查显示，左心射血功能异常。我国冠心病患病率及病死率仍处于上升阶段，2015 年的中国心血管病流行病学报告中，提出 1990 年至 2010 年这 20 年间全球冠心病死亡人数增加 34.9%，中国增加 120.3%，中国冠心病死亡率占全球的 13%。

对于患冠心病的患者，在积极治疗的同时应即时监测自身的检验与检查结果，如心电图、各项生化指标等，以免病情发生变化而延误治疗。冠心病患者还应有效控制血压，积极治疗糖尿病，接受有效的健康教育，了解有关冠心病的知识，使患者及家属可以及时意识到疾病的发生，从而避免延误就诊。

1. 膻中 – 厥阴俞

【穴解】膻中为任脉的腧穴，心包络的经气聚集之处，为心包之募穴，心包络为心之外卫，替心受邪，代君行令。《内经》记载，"邪之客于心者，皆在于心包络，包络者心主之脉"，说明心包络不仅有保护心脏的作用，而且在治疗上取其穴亦可治疗心疾。且膻中为八会穴之气会，是宗气聚会之处，能温通胸阳，宽胸理气，治胸痹之胸痛彻背，胸中如塞，气短不得息疗效尤著。厥阴俞为背俞穴，《备急千金要方》云："胸中膈气，聚痛好吐，灸厥阴俞，随年壮。"有活血理气，疏通经脉之功。《难经本义》云："阴阳经络，气相交贯，脏腑腹背，气相通应，所以阴病有时而行阳，阳病有时而行阴也。"说明在生理上俞、募穴是五脏六腑之气转输和会聚的处所，经气可以由阴行阳，由阳行阴，阴阳互通；病理上俞募穴是内脏和体表病气出入的部位，可以阴病及阳，阳病及阴。膻中位于前胸正中，厥阴俞位于上背部，二穴相配，前后呼应，理气散滞通络。

【适应证】胸痹心痛辨证属于气滞心胸或寒凝心脉者。气滞心胸者，症见心胸满闷，疼痛阵发，痛有定处，时欲太息，遇情志不遂时容易诱发或加重，或兼胃脘胀闷，得嗳气则舒。苔薄或薄腻，脉细弦。寒凝心脉型，症见突然心痛如绞，形寒肢冷，面色苍白，甚至冷汗自出，苔薄白，脉沉紧或促。

【操作方法】

厥阴俞　斜向脊柱方向进针 0.5～0.8 寸，留针 20 分钟。

膻中　仰卧，平刺 0.3～0.5 寸，予以泻法，留针 20 分钟。

【临床应用】李时珍治疗胸痛，患者杨某，男，30 岁，胸痛 2 个月，痛窜两胁，遇怒、咳嗽、深呼吸加重，咽部梗阻，口干欲饮，短气乏力，舌质绛，舌苔黄腻，脉象滑数。针刺膻中，直刺针感沿任脉上行至璇玑，下行至巨阙，厥阴俞正常针刺，二诊后胸部已不痛，呼吸顺畅，四诊治愈。（孙学全．针灸临证集验）

2. 内关－郄门

【穴解】内关穴属于手厥阴心包经腧穴，其经脉循行：心主手厥阴心包络之脉，起于胸中，出属心包络，下膈，历络三焦。故根据经脉所过主治所及的理论，其对于心系疾病有治疗作用。《针灸甲乙经》曰："实则心暴痛，虚则烦心，心惕惕不能动，失智，内关主之。"内关为八脉交会穴，通于阴维脉，《难经》有云，"阳维为病，苦寒热；阴维为病，苦心痛"。故与阴维脉相通，禀阴维脉之气的内关穴在心系疾病的治疗中有独到之处，具有益气养心、疏通心脉、镇静止痛的功效，擅治心脏血脉诸疾。郄门为心包经的郄穴，郄穴是十二经脉和奇经八脉中的阴维脉、阳维脉、阴跷脉、阳跷脉精气深聚的部位，有条畅心之气机宽胸理气止痛之效。二穴相合可起到温通心脉、振奋胸阳、活血止痛的作用。

【适应证】心脉瘀阻型，症见心胸刺痛，部位固定，入夜尤甚，或心痛彻背，背痛彻心，舌质紫黯，或有瘀斑，脉沉涩或弦涩；也可用于心阳不振型，症见胸闷气短心悸而痛，动则更甚，自汗神倦，畏寒蜷卧，四肢欠温，唇甲淡白或青紫。

【操作方法】 内关、郄门采取 1 寸毫针直刺，得气后，进行持续捻转，直至患者出现疼痛有缓解，每隔 5 分钟进行 1 次行针，留针 25 分钟。

【临床应用】 患者，张某，女，57 岁。平时心悸已 3 年多，但不影响工作及正常生活，近因劳累突然心悸加重，有时伴有心前区疼痛，几秒钟后缓解。但心前区疼痛频频发作，开始 10 分钟发作 1 次，继而 3～5 分钟发作 1 次，患者自觉心跳过速，动则尤甚，不敢移动，心电图 ST 波改变，电轴左倾，心肌供血不足，心动过速、心率每分钟 113 次。来诊时主诉：心前区疼痛，伴心慌、心悸、胸闷气短，面色无华而微青，唇微紫，舌质暗紫，舌有黄斑，脉沉涩而疾。一息 6～8 次。诊断：冠心病，心绞痛。治宜补气养血，化瘀通络。处方：主穴为内关、郄门、关元、三阴交，配穴为膈俞、极泉、足三里。手法：平补平泻，5 分钟后运针 1 次，极泉穴进针时避开腋动脉，进针 1～1.5 寸，用补法（烧山火），后用艾条灸及穴位，以左侧为主。患者自觉左足、胸有温热感，心胸豁达，疼痛减轻，心悸缓解，心率 80 / 分钟，灸 10 分钟后，基本恢复正常，连针 10 次，症状如常人，但活动过多或劳累时偶发 1～2 次心悸，每次 3～5 秒钟，连针 20 次痊愈，5 年后随访未复发。（盛伟，石玉环.针灸治疗心悸心绞痛 256 例疗效观察）

3. 大陵 - 神门

【穴解】 大陵、神门，分别为手厥阴心包经、手少阴心经的原穴，"五脏有疾，当取之十二原，十二原者，五脏之所以禀三百六十五节气味也。……十二原者，主治五脏六腑之有疾者也"。所以针刺原穴，可以通达一身之元气，调节脏腑的各种功能，促使阴阳平衡，治疗脏腑的病变。经穴与脏腑的联系是通过经络实现的，一条经络可联系多个脏腑，不同的经络可联系同一脏腑。大陵、神门所归属经脉不同，主治作用也各有所长。从经脉循行来看，大陵、神门二穴所属的手厥阴心包经和手少阴心经和心有直接的联系。二穴相配，协同为用，调心络、安心神、止疼痛之力益彰。

【适应证】 气血不足型，症见心胸隐痛，时发时止，心悸气短，动则益甚，伴倦怠乏力，平素体虚，声音低微，易汗出。

【操作方法】 大陵、神门选用 1 寸毫针直刺，得气为度，留针 25 分钟。

【临床应用】 孙某，女，52 岁，2017 年 5 月 10 日初诊。主诉：间断性胸痛 6 个多月。现病史：平素体虚，6 个月前因情绪过于激动遂感胸痛、胸闷、心悸、气短、汗出乏力等症。嗣后，每遇事不遂心，过于激动均可发病，时轻时重，久久不愈，近又发病，故来就诊。查体：面色苍白，手足冰冷，舌淡红、苔薄白，脉细数，心率每分钟 180 次。诊断：冠心病。治则：舒调气机，养心安神。处方：双侧大陵、神门。操作：用 2 寸毫针直刺大陵，在得气基础上，在斜向内关方向刺入 1.5 寸，令针尖深达内关穴，神门用 1 寸毫针直刺，得气为度。约 3 分钟后，患者自诉胸痛胸闷好转，10 分钟后，诸症悉除。嗣后，每遇发病，均以此法为治。（北京中医药大学东直门医院针灸科门诊）

4. 中脘－大陵

【穴解】中脘为任脉腧穴，胃之募穴，腑之会穴，有调升降、和胃气、化湿滞、理中焦、消胀满之功；大陵为手厥阴心包经腧穴、原穴，乃本经脉气所注，亦有心之原穴之说，可见大陵是心脏原气输注出入之门户。本穴具有清营凉血、宁心安神、和胃宽胸之功。二穴伍用，出自《卧岩凌先生得效应穴针法赋》："抑又闻心胸疼求掌后之大陵应在中脘。"中脘以理气机、调升降为主；大陵以调心气、止疼痛为要。二穴伍用，升降协合，气行血畅，强心止痛之功益彰。

【适应证】痰浊闭阻型，症见心胸窒闷疼痛，闷重痛轻，多形体肥胖，肢体沉重，痰多气短，伴倦怠乏力，纳呆便溏，口黏，恶心，咯吐痰涎。苔白腻或白滑，脉滑。

【操作方法】

大陵　取 1 寸毫针，直刺 0.3～0.5 寸，得气为度，留针 25 分钟。

中脘　取 1.5 寸毫针，直刺 0.8～1 寸，得气为度，留针 25 分钟。

【临床应用】吕景山吕老于 1964 年冬月，曾遇一年过六旬的男性老人，自诉：15 年前于体检时发现血压较高（160/110mmHg），近 2 年来，心前区不断发生憋闷、疼痛现象，经某医院检查，诊为冠心病心绞痛，以西药治疗多日，有所改善，但仍然不时发作，为了早日康复，故就诊于中医。患者形高体胖，舌质淡黯，苔白腻，脉弦涩。脉症合参，证属痰湿中阻，气血不和。治宜宽胸理气，和中化湿，强心止痛。处方：中脘、大陵、三阴交。治疗经过：隔日针治 1 次，连针 10 次为 1 个疗程，前后治疗月余，未见病症发作，血压 130/98mmHg。1 年后随访，患者安然无恙。（吕玉娥．吕景山对穴）

第3章 消化系统疾病的对穴治疗

一、胃痛

胃痛，又称胃脘痛，是指以上腹部经常反复发作性疼痛为主的疾病。是由于胃气阻滞，胃络瘀阻，胃失所养，不通则痛导致的以上腹胃脘部发生疼痛为主症的一种脾胃肠病证。对本病的论述始见于《内经》。如《素问·六元正纪大论篇》谓："木郁之发，……民病胃脘当心而痛，上支两胁，膈咽不痛，食饮不下。"本病证以胃脘部疼痛为主症，西医学中的急性胃炎、慢性胃炎、消化性溃疡、胃痉挛、胃下垂、胃黏膜脱垂症、胃神经官能症等疾病，当其以上腹部胃脘疼痛为主要临床表现时，均可参照本节辨证论治。

1. 内关－公孙

【穴解】公孙是足太阴脾经络穴，八脉交会穴通冲脉，别走足阳明胃，脾胃同居中焦，为后天之本，气血生化之源，也是气机升降的枢纽，该穴有调理脾胃、疏通腑气、健脾和胃之作用；内关是手厥阴心包经络穴，《灵枢·经脉》言："心主手厥阴心包络之脉……下膈，历络三焦"，通于阴维。阴维又在胸腹部与多条阴经交会，故能治疗胸腹部诸症，《针灸大成》云："中满心胸痞胀，肠鸣泄泻脱肛，食难下膈酒来伤，积块坚横胁抢。妇女胁疼心痛，结胸里急难当，伤寒不解结胸膛，疟疾内关独当。"有调理三焦、宣上导下、理气止痛、和胃降逆的作用。两穴合用治疗心胸胃之疾病，通过阴维和冲脉加强对气血的调节，达到健脾和胃、理气止痛之功效。

【适应证】①脾气虚弱证。多因劳倦太过、久病不愈，或素体虚弱、中气下陷所致。症见胃脘部隐痛，喜暖喜按，神疲乏力，面色不华，舌淡胖，脉沉细无力。②肝胃气滞证。多因情志所伤，气机不畅所致。症见胃脘胀痛，每因情志不遂而加重，不思饮食，善太息，舌苔薄白，脉弦滑。

【操作方法】选用1寸毫针针刺二穴，先以泻法针公孙，再取内关，平补平泻，留针30分钟。

【临床应用】李某，女，56岁。1988年5月27日初诊。主诉：食欲缺乏，腹胀下坠感于食后尤甚，脘腹痛，肠鸣，便秘。伴头晕乏力，心悸气短。查：身高159厘米，体重41千克，形体消瘦。心电图示：窦性心动过缓。上消化道钡透并摄片示：胃下极在髂嵴连线下11厘米，胃角在髂嵴连线下5厘米。诊断：胃下垂Ⅰ度，心律失常。行针刺治疗，取穴公孙、内关。1个疗程后，腹胀、下坠感明显减轻，心慌气短消失。经治 30 次后，X 线钡透：胃角在髂嵴连线下 1 厘米，胃下极在髂嵴连线下 7 厘米。复查心电图正常。针治 4 个疗程，自觉症状消失，体重增至 49 千克。X 线钡透复查：胃已恢复正常位置。（何玉信 . 针刺八脉交会穴治疗胃下垂 36 例临床观察）

2. 中脘 - 胃俞

【穴解】中脘为任脉经穴，腑之会穴，胃之募穴，可用治一切腑病。在腑为腑会，是脾胃生化输布的枢纽、营卫气血之源，且痰湿生于脾、腑以通为顺，故刺中脘，可使三焦气化，散布精微于五脏六腑，能开胃止痛、行气化痰湿。《甲乙经》曰："胃胀者，腹满胃脘痛，鼻闻焦臭，妨于食，大便难。"有调升降，和胃气，化湿滞，理中焦，消胀满，健脾安胃之功。胃俞位于膀胱经，为背俞穴，是胃气转输、输注的处所，治疗胃病的要穴。有润中和胃，化湿消滞，扶中补虚，消胀除满，健脾和胃，理中降逆之功。寒邪客胃阳气被遏，气机受阻，故胃痛暴作，二穴合用俞募相配，补胃气，增强胃腑功能，疏畅胃腑气机，和胃散滞。

【适应证】胃气壅滞证。多有饮食不节，损伤胃气之伤食病史。症见胃脘胀痛，食后加重，嗳气，纳呆，舌质淡，苔白厚腻，或薄白，或薄黄，脉滑。亦可用于慢性胃炎及慢性胃腑疾病。

【操作方法】中脘位于上腹部，脐中上 4 寸，前正中线上。胃俞位于脊柱区，第 12 胸椎棘突下，后正中线旁开 1.5 寸。针刺二穴选用 1.5 寸毫针，中脘直刺 1～1.5 寸，胃俞向脊柱斜刺 0.5～0.8 寸，平补平泻。

【临床应用】王某，男，54 岁。胃脘部胀痛 7 日余，因饮食所伤，开始胃痛腹胀，便后或矢气减轻，腹痛即泻，泻后则舒，下午腹胀，不思饮食，大便泄泻，舌红苔滑腻，脉滑实。针刺胃俞、中脘四次后胃胀痛减轻。[李艳荣，马铁明 . 俞募配穴在临床中的应用（六腑篇）]

3. 内关 - 太冲

【穴解】内关为手厥阴心包经络穴，别走手少阳三焦，又为八脉交会穴之一，与阴维脉相通，"手厥阴心包之脉，出属心包络，下膈，历络三焦"，能调节上、中、下三焦气机，主治心、胸、胃病，是治疗胃痛、恶心呕吐、呃逆、郁证等病症的常用穴。应用于本病具有宽胸降逆、理气和胃、降逆止痛、理气散滞、和胃止呕之功。太冲为足厥阴肝经原穴，为肝经脉气所注，具有调畅气机、平肝泻热、疏肝解郁、泻热理血之功。主治因气郁、风动所致的肝胆脾胃病、神志病及头面五官病等。两穴相配具有镇痛、镇静、镇痉的作用，对于肝郁气滞所致的胃痛、呕吐等证有疏肝解郁理气、宽胸和胃降逆之功效。

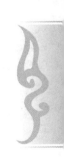

【适应证】适用于肝气郁滞、横逆犯胃所致之胃脘痛。症见胃脘部胀痛不舒，善太息，或有吞酸，舌苔薄白，脉弦，发病常与情志因素相关。

【操作方法】取双侧内关、太冲穴，选用1寸毫针针刺二穴，施以泻法行针3分钟后留针20～30分钟。

【临床应用】王某，女，30岁，职员，2004年8月30日诊。由于工作压力，心情不舒致胃脘部胀痛近月余。症见胃脘胀痛拒按，伴有胸胁胀满，善叹息，纳少，时有吞酸，大便不畅，舌苔薄白，脉弦。此为肝气横逆犯胃之胃痛。治以疏肝理气，和胃止痛之法。取双侧太冲和内关，施以泻法，每次行针3分钟，留针30分钟。针1次后胀痛即减，3次而愈。（胡津丽.盛灿若主任经验——对穴治痛）

4. 血海－梁丘

【穴解】血海属足太阴脾经，脾胃为后天之本，气血化生之源。能健脾益气统血、养血行血、凉血息风、调经止血、通经活络、祛瘀止痛，善治血证。梁丘属足阳明胃经之郄穴，足阳明为多气多血之经，其郄穴为本经气血深聚之处，可用于治疗胃痛、腹泻、寒证等病症，功效为调理患者病情症状、痛证，同时还可补充患者胃经气血不足现象，从而使胃络重新得到恢复、滋养。脾胃两者之间的关系为"属脾经胃""属胃经脾"，在脏腑关系上又是表里关系，胃为表，脾为里。在阴阳属性上，脾为阴、胃为阳。如此一阴、一阳、一脏、一腑，调气理血相互配合，而起到互补相辅的作用。"血海""梁丘"穴组合成方亦是因为它们之间有着互补、相辅的关系，它们所属的经络互为表里关系。故针此二穴能起到补养气血，活络通经的作用。

【适应证】肝胃郁热证。症见胃脘灼痛，痛势急迫，嘈杂泛酸，渴喜凉饮，烦躁易怒，舌红，苔黄，脉弦滑数。

【操作方法】血海在股前区，髌底内侧端上2寸，股内侧肌隆起处。梁丘在股前区，髌底上2寸，股外侧肌与股直肌肌腱之间。两穴针刺取1.5寸毫针直刺1～1.2寸，平补平泻。

【临床应用】温某，男，38岁，干部。1995年3月初诊。因上腹部不适，阵发性疼痛来我院求治。主诉：不欲饮食已3月余，全身无力，上腹部胀满，嗳气，恶心呕吐，上腹部疼痛、反酸、嗳气频作、食不下。在西医院就诊，服用西药及中成药，未见好转。查：形体消瘦，剑突下有压痛，舌质淡红、舌苔薄微腻，脉细微弦。胃镜显示，胃窦部、胃体下部充血水肿，呈红白相间花斑样改变，诊为浅表性胃炎。辨证为肝胃不和，胃气失降，胃纳受损，久则伤脾，脾气运化失司，故上腹部胀满，嗳气频发。治疗上拟以调和脾胃、理气止痛。取穴：血海、梁丘、中脘，配以三阴交、足三里等穴。毫针刺，以中等刺激手法，每日

1 次，10 次为 1 个疗程。针刺 1 个疗程后，胃纳渐多，疼痛减轻。后又针 3 个疗程，饮食如故，疼痛未见。随访未复发。（王连顺 . 对穴 "血海、梁丘" 在治疗学上的作用）

5. 中脘 - 足三里

【穴解】中脘为胃之募，腑之会，"募" 为募集、招募之意，引申为结聚，是指五脏六腑之气汇聚于胸腹部的募穴，又称 "腹募穴"，可用治一切腑病，尤以胃病为先，有疏利中焦气机、补中气之功。胃之募穴，在腑为腑会，是脾胃生化输布的枢纽、营卫气血之源，能开胃止痛、行气化痰湿。概而言之，中脘穴具有补中气、理中焦、化滞和中之功。"太仓，一名中脘。" 意为胃纳水谷的仓库，故为调理中焦的要穴，为治疗胃病的必用穴。足三里为胃经的合穴，"合治腑病" 为胃病患者远道循经取穴之一。是足阳明之脉所入为合的合土穴，土经中之土穴，又为回阳九针穴之一、四总穴之一。出自《灵枢・本输》，原名三里，别名下陵、下三里、三里、鬼邪等。足三里是强壮要穴、急救要穴和肚腹疾病的常用穴，可谓人体第一要穴，尤其擅于治疗胃病。《灵枢・邪气脏腑病形》云："胃下合于三里，……胃病者，腹䐜胀，胃脘当心而痛，上肢两胁，膈咽不通，食饮不下，取之三里也。" 总之，足三里以治肚腹，治虚证，治痰湿，理气活血，舒筋通络为主治要点。两穴相配，一升一降，升降相合，调畅中气，专理胃腑，兼治腑中一切疾病，具有升清降浊，健脾和胃，温胃暖脾，消积导滞，行气止痛的功效。

【适应证】脾胃虚寒证。症见胃脘隐痛，遇寒或饥时痛剧，喜暖喜按，神疲乏力，面色不华，四末不温，食少便溏，舌质淡胖，苔薄白，脉沉细无力。

【操作方法】中脘位于上腹部，脐中上 4 寸，前正中线上；足三里位于小腿外侧犊鼻下 3 寸，犊鼻与解溪连线上。两穴选用 1.5 寸毫针直刺 1～1.2 寸。

【临床应用】张家如对 38 例胃、十二指肠溃疡的患者行电针治疗，并观察其疗效。电针双侧足三里、中脘、天枢、梁门等穴，结果 38 例患者治疗成功 35 例（92.1%）、治疗失败 3 例（7.9%）。足三里、天枢、梁门为足阳明胃经之穴，中脘为胃的募穴，四穴合用可起到调节胃肠功能，促使脾胃气血正常运行的作用。（张家如 . 针刺为主治疗胃、十二指肠溃疡急性穿孔 38 例）

二、呕吐

呕吐是指胃内容物反入食管，经口吐出的一种反射动作。可分为 3 个阶段，即恶心、干呕和呕吐。中医学认为是胃失和降，气逆于上，胃内容物经食管、口腔吐出的一种病症，《素问・举痛论》曰："寒气客于肠胃，厥逆上出，故痛而呕也。"《素问。至真要大论》曰："诸呕吐酸,暴注下迫,皆属于热""厥阴司天,风淫所胜一食则呕""澡淫所胜一民病喜呕,呕有苦""太阴之复,湿变乃举,体重中满,食饮不化,阴气上厥一呕而密默,唾吐清液"。认为呕吐是由寒气、火热、湿浊等引起,还指出与饮食停滞有关。多见于西医学急慢性胃炎、贲门痉挛、幽门痉挛、胰腺炎、胃神经官能症等。

1. 劳宫 - 章门

【穴解】劳宫为手厥阴心包经腧穴,为心包经气所溜,为荥火穴,《内经·病机十九条》云："诸逆冲上,皆属于火""诸痿喘呕,皆属于上""诸呕吐酸,暴注下迫,皆属于热"可知呕吐酸腐,病在上焦,与火热之邪有很大的关系。而劳宫穴处心包火经,且为荥穴属火,取之可泻火热之邪,故可选劳宫穴清热以治呕吐。章门为足厥阴肝经腧穴、脾之募穴,又是八会穴之脏会,为五脏之气输注的处所,具有疏肝理气、活血化瘀之效。《卧岩凌先生得效应穴针法赋》云:"劳宫退翻胃心疼亦何疑,应在章门。"章门为肝之腧穴、脾之募穴、脏之会穴,肝胆之交会穴,与肝、胆、脾、胃相关,能舒肝和胃;劳宫为心包腧穴,与肝气相通。主取章门,为病所取穴,辅以劳宫,为循经远道配穴,二穴相合,能清泄心肝之火,舒肝和胃,降逆止呕。

【适应证】肝气犯胃之呕吐。症见呕吐吞酸、嗳气频作,烦闷不舒,胸胁胀满,舌边红,苔薄腻,脉弦。

【操作方法】劳宫直刺 0.5 寸,章门斜刺 1 寸,留针 25 分钟。

【临床应用】胡某,女性,54 岁,3 个月前与家人争吵后出现心烦喜呕,吞酸嗳气,胸胁胀闷,胸闷头痛,纳少不欲食,食后胀满不舒,眠差,自行服用胃药效果不显,舌边尖红,苔薄黄,脉弦。与针刺治疗,选双侧劳宫、章门,劳宫选用 1 寸毫针直刺 0.5 寸,章门选 1.5 寸毫针向后斜刺 1 寸,留针 25 分钟,每周 3 次,治疗 2 周后呕吐、胁胀症状较前好转,再行针刺治疗 4 次后再无呕吐。(北京中医药大学东直门医院针灸科门诊)

2. 中脘 - 足三里

【穴解】中脘为任脉经输穴,腑之会穴,胃之募穴,有调升降,和胃气,化湿滞,理中焦,消胀满之功。足三里为足阳明胃经输穴,乃本经脉气所入,既是合土穴,又是下合穴,足三里是强壮要穴、急救要穴和肚腹疾病的常用穴,可谓人体第一要穴,尤其擅于治疗胃病,有调理肠胃、理气消胀、行气止痛、健脾和胃、消积导滞、利水消肿、化痰止咳、降气平喘、调和气血、和胃安眠、强壮健身之效。中脘、足三里伍用,出自《肘后歌》,即"内伤食积针三里,腹满中脘三里揣"《行针指要歌》曰:"或针痰,先针中脘、三里间。"中脘穴居胃腑之上，为病所取穴；足三里为本经循经远道配穴。中脘以升清为主，足三里以降浊为要。二穴伍用，一上一下，一近一远，一升一降，相互促进，相互为用，健脾胃，促运化，理气机，和气血，消胀除满，行气止痛之功益彰。

【适应证】脾胃气虚呕吐。多有饮食不节史，症见饮食不慎，即易呕吐，胃纳不佳，食入难化，大便溏薄，倦怠乏力。

【操作方法】

中脘、足三里 直刺 1 寸，施以针刺补法，留针 30 分钟。

【临床应用】李某，男，50 岁，无明显诱因出现呕吐时作时止，病程持续 1 年，现每因饮食不慎后，即易呕吐，呕吐为胃内容物，胃纳不佳，食入难化，脘腹痞闷，倦怠乏力，口淡不渴，面色无华，大便不畅，舌质淡，苔白滑，脉弱。以 1.5 寸毫针针刺中脘、双侧足三里，施以针刺补法，得气后留针 30 分钟，每周 3 次，连续治疗 4 周后纳食较前增多，再无呕吐。（北京中医药大学东直门医院针灸科门诊）

3. 内关 - 足三里

【穴解】胃经之穴位，"其支者，起于胃口，下循腹里，下至气街，中而合。"而内关、足三里为治疗呕吐要穴。针刺内关可激发中焦之气，使上逆之胃气平降，达到和胃止呕的目的。针刺足三里可健脾理气助运化，促进胃肠排空，胃中无停滞食物，从而减少呕吐。因此，针刺刺激这两个穴位，可通过激发循经感传，来调整胃肠功能。二穴伍用可加强理气和胃降逆止呕之效。足三里可补中气、健脾胃。主治消化系统脾胃、肝胆、肠病，及同脾胃有关的虚证、虚脱证及痰湿证。

【适应证】因情志失和，气机阻滞，升降失调，胃气上逆引起的恶心呕吐。

【操作方法】内关、足三里用 30 号 1.5～2 寸不锈钢毫针针刺诸穴，进针得气后提插捻转，施以平补平泻法，留针 30 分钟，每 10 分钟行针 1 次，每日 1 次，5 天为 1 个疗程。

【临床应用】黄智芬等针刺内关、足三里穴防治顺铂等化疗所致消化道反应疗效观察，纳入 80 例患者均为应用含以顺铂为主方案化疗治疗的恶性肿瘤住院患者，化疗前 24 小时无恶心、呕吐及未使用其他止吐药物，按数字表法随机分成治疗组（40 例）和对照组（40 例）。治疗组 40 例，男 29 例，女 11 例；年龄 31—67 岁，平均 52 岁；病程 4 天～6 个月，平均 2.9 个月。对照组 40 例，男 31 例，女 9 例；年龄 32—66 岁，平均 51 岁；病程 10 天～5 个月，平均 3.1 个月。治疗组加用针刺疗法，取穴：内关（双）、足三里（双）。用 30 号 1.5～2 寸不锈钢毫针针刺诸穴，进针得气后提插捻转，施以平补平泻法，留针 30 分钟，每 10

分钟行针 1 次，每日 1 次，5 天为 1 个疗程评价疗效。结果示：治疗组完全有效患者 21 例（52.5%），部分有效 11 例（27.5%），总有效 32 例（80.0%）。（黄智芬，施智严，黎汉忠，等．针刺内关足三里穴防治顺铂等化疗所致消化道反应疗效观察）

4. 合谷－太冲

【穴解】合谷乃手阳明大肠经之原穴，原穴与三焦关系密切，源于脐下肾间动气，与机体气化功能相关，能增强整体功能的要穴，具有通经活络、行气开窍、清泄肺热、通降肠胃之功；太冲为足厥阴肝经之腧穴，乃本经脉气所注，既是本经原穴，又为俞土穴，具有疏肝理气、平肝息风、疏肝解郁、泄热理血之功，因气郁、风动所致的肝胆脾胃病、神志病及头面五官病均能选用本穴施治。"四关"一词首见于《内经》，在《灵枢·九针十二原》记载，"五脏有六腑，六腑有十二原，十二原出于四关。四关治五脏，五脏有疾当取十二原"。故调畅气机为治疗关键，开四关调原气，《灵枢·九针十二原》指出："五脏六腑之有疾者，皆取其原也。"合谷属阳主气，太冲属阴主血，气血相合，阴阳调和，两穴合用可疏肝理气、开关宣窍、上疏下导。四关穴是脏腑经络中原气驻留的部位，两穴合用可开关宣窍，上疏下导，达到调和肝胃，理气通降之目的，在本病治疗中起到疏肝理气，降逆和胃止吐之效。

【适应证】肝气犯胃证。症见呕吐吞酸，嗳气频频，胸胁胀满，症状与情志因素相关，舌边红，苔薄腻，脉弦。

【操作方法】太冲、合谷为主穴，行捻转泻法，留针 30 分钟，每天 1 次。

【临床应用】王某，女，45 岁。2016 年 4 月 10 日初诊。患者 5 年前无明显诱因出现头目昏沉，以为受凉感冒，自服感冒药后未缓解，后昏沉感加重，并逐渐出现呕吐，无反酸胃灼热，无恶寒发热等外感症状，自诉将胃内容物全部吐出方可停止。5 年来间断发病，头目昏沉为初起症状，随后必然出现呕吐，以春季发病次数频繁、症状严重，辗转就诊于各大医院，均排除颅脑、胃肠及其他器质性病变。今昏沉感再次出现，为预防呕吐，于我院针灸科求治，刻下：神清，精神弱，头目昏沉，遇寒遇热不加重，寐欠安，二便调；舌红苔白，脉弦。西医诊断：呕吐原因待查。中医诊断：呕吐（肝气犯胃证）。治则：疏肝理气，和胃降逆。取穴：太冲、合谷为主穴，行捻转泻法，留针 30 分钟，每天 1 次。按此方法治疗 10 天，期间未发呕吐，夜寐渐安，头目昏沉感消失，自行出院。后巩固治疗 1 次，随访 3 个月未复发。（程思，李静．"异病同治"针刺验案二则）

三、痞满

痞满，最早见于《黄帝内经》，称之为"痞""痞塞""痞隔"等；"饮食不节，起居不适，阴受之，阴受之则入五脏，入五脏则膜满闭塞""脏寒生满病"，其认为其病因是饮食不节、起居不适和寒气为患等。痞满病名首见于《伤寒论》，张仲景认为"满而不痛者，为痞"，主因气机痞塞不通导致，与结胸证相鉴别，并创立泻心汤类治疗此病。现代中医继承并总结历代名家经验，总认为其主要临床表现是：自觉心下痞塞，胸膈胀满，触之无形，按之柔软，压之无痛，是因感受外邪、内伤饮食、情志失调等引起中焦气机不利，脾胃升降失调而发病，病位在胃，与肝脾密切相关，故中医治疗多从肝、脾、胃调理，以理气和中消痞。西医的慢性胃炎、功能性消化不良、胃下垂等疾病均可以引起以上腹部胀满不舒为主要临床表现的疾病，治疗多给予促进胃动力药物、抑酸药、保护胃黏膜的药物、消化酶等，但长期口服不良反应较易发生，带来新的疾病危险。中医，尤其是针灸治疗本病，主要通过整体调理患者气机，能够助脾升清，助胃降浊，理气化痞。现代中医家，临床多从足阳明胃经、足厥阴肝经、足太阴脾经调理，根据病性虚实寒热，加减腧穴，各施补泻，耗材低，临床效果较佳，既减少了肝肾药物毒性的发生，又减少了患者的经济负担。

1. 天枢 - 上巨虚

【穴解】天枢，又名长溪、大肠募，为足阳明胃经腧穴，大肠之募穴，为本经脉气所发，《素问·六微旨大论篇》记载，"天枢之上，天气主之，天枢之下，地气主之；气交之中，人气从之，万物由之，此之谓也"，故本穴位居天地二气之间，通于中焦，可司升降之功，如同天地之枢纽，故名天枢。本穴善于理气化滞，健脾化湿，临床多用于治疗脾胃系统疾病，如呕吐、腹胀、泄泻、便秘、水肿等。上巨虚，又名上廉、足上廉、巨虚等，为足阳明胃经腧穴，又为大肠经之下合穴，有调理胃肠、理气通络之功。二穴合用，既助脾化湿，又同调大肠，使湿邪从大便而出，善于治疗脾虚湿滞所致的疾病。

【适应证】脾虚湿滞所致的疾病，如痞满、呕吐、泄泻、便秘等脾胃系疾病，或其他属于此证者。

【操作方法】根据针刺部位肌肉丰满浅薄的不同，分别选用 1～1.5 寸不锈钢毫针。穴位常规消毒后，直接刺到相应深度，得气后行提插捻转手法，以患者能耐受为度，留针 30 分钟，留针期间每 10 分钟行针 1 次。

【临床应用】刘某，男，28 岁，学生，因胃脘部胀满不适 6 个多月就诊于我院针灸科门诊，刻下症见：面色稍暗，体型偏瘦，纳差，食少，稍食则脘腹胀满不适，怕冷明显，汗出正常，无胸闷不适、无咳嗽咯痰，无头晕、头痛，眠可，大便黏腻不爽，排便费力，3～4 天一行，小便可，舌质淡，舌体胖大边有明显齿痕，苔白，脉沉细。自诉既往压力大时嗜食辛辣、冷饮，无抽烟、饮酒等不良嗜好。诊断为痞满，证属脾虚湿滞，给予双侧上巨虚、天枢为主针刺，加减用肓俞、气海、太冲，针刺以补法为主，太冲泻法；并给予红光照射，每次治疗 30 分钟，每周治疗 3 次，共治疗 4 周。治疗 1 周后，胀满不适症状明显减轻，治疗 2 周后食欲佳，治疗 4 周后无任何不适，未继续针刺治疗。随诊 6 个月，未见脘腹胀满不适症状。(北京中医药大学东直门医院针灸科门诊)

2. 合谷 - 太冲

【穴解】合谷为手阳明大肠经腧穴，五腧穴之原穴，乃五脏精气输注之位，具有行气止痛，活血化瘀的作用，善于治疗气滞血瘀类疾病。太冲为足厥阴肝经之腧穴，五输穴之原穴，具有疏肝理气，活血止痛的作用，临床多用于治疗肝郁气滞、血瘀导致的疾病。二穴合用，即"开四关"，可理气通络，消胀除满，活血化瘀，临床多用于治疗气滞血瘀类疾病，效果较佳。

【适应证】证属气滞类脾胃疾病，如痞满、胃痛、腹痛、呃逆等，或其他辨为此证者。

【操作方法】

合谷、太冲 常规消毒后，1 寸或 1.5 寸毫针，直刺，针行泻法。

【临床应用】患者，女，54 岁，2016 年 6 月 29 日就诊。主诉：食欲缺乏，脘腹胀满，饮食不下 6 月余，体重下降 8 千克。病史：6 个月前，患者无明显诱因出现不欲饮食，伴胸膈及胃脘痞闷隐痛，形体逐渐消瘦，面色无华，眠差。多次服用中药汤剂调理（具体不详），效不佳。遂于 2016 年 6 月 29 日至我院针灸中心就诊，刻症见：胸膈及胃脘部痞满不适，不欲饮食，饮食难下，气短，神疲乏力，面色枯槁无华，形体消瘦，情志不畅，小便调，大便干稀不调，7～8 日一行，舌质老，舌体瘦，舌红少津无苔，边有瘀点，脉细涩无力。诊断为痞满，证属肝郁脾虚，胃阴不足。予以脐灸疗法配合针刺四关。进针得气后施行平补平泻手法 1 分钟，留针 30 分钟，期间间断行针 3 次。一周治疗 2 次，共治疗 4 周。前两次治疗结束后，患者食欲明显增加，可进食米粥一碗，嗳气增多，嗳气后胃脘痞满减轻，精神佳，面色略带红润，大便 5 日一行，苔薄白。4 周治疗后，可正常进食，胸膈脘痞满消失，体重增加 3 千克，大便 2 日一行，舌红苔润，脉细弦。后嘱其两周治疗一次，以巩固治疗。随访 3 个月，无复发。(李金玲，孙春全，董甜甜，等 . 脐灸配合针刺四关穴治疗痞满案)

3. 中脘 - 足三里

【穴解】中脘，又名太仓，胃脘为任脉之穴，为腑之会穴，胃之募穴，可升降气机，和胃化湿，理气消满，多用于治疗脾胃系统疾病，如胃脘痛、呕吐、呃逆、反酸、泄泻、便秘等。足三里为胃经之腧穴、合穴，能够健脾和胃、理气调血，消食导滞，利水化湿，补益虚损。二穴合用能够补脾益气，消胀除满，通过补益脾胃，恢复脾胃升清降浊之功能，畅通气机，如此则消痞除胀。临床多用于治疗脾胃虚弱型疾病。

【适应证】脾胃虚弱所导致各种疾病，尤其是脾胃系统的胀满不适、呃逆、呕吐、泄泻等。症见脘腹不舒，痞塞胀满，时缓时急，喜温喜按，不知饥，不欲食，体倦乏力，气短懒言，大便溏稀，舌质淡，苔白，脉弱。

【操作方法】中脘、足三里，选用0.20毫米×40毫米的毫针，针行补法，得气为度，留针30分钟。

【临床应用】患者吴某，女性，60岁，慢性胃炎病史10余年，反复发作胃脘部胀满不适，中西医治疗症状减轻。1年内消瘦15千克，近日胃镜检查示：慢性萎缩性胃炎伴肠上皮化生，活动性浅表性胃炎，HP（+）。近日胃脘部胀满不适加重，喜温喜按，气短懒言，嗳气，不思饮食，大便稀溏，小便如常，舌淡，苔白，脉沉弱。治取中脘、足三里，平补平泻，得气留针30分钟，每周3次，连续治疗4周，纳食较前增加，腹胀、嗳气减轻，再间断治疗4周，再无腹胀。
（北京中医药大学东直门医院针灸科门诊）

4. 承山 - 阴陵泉

【穴解】承山，属于足太阳膀胱经腧穴，上达头项背脚，下属膀胱，临床多用于治疗经筋病，但其归属于膀胱经，尚可以通膀胱经气，助膀胱气化，推动周身气机升降。阴陵泉归属于足太阴经，其上达心膈，下络脾脏，善于健脾化湿，助脾胃运化，有利于三焦气机升降，一些医家认为其但与承山对穴应用，一经循行于胸膈之前，一经循行于人身之后，阴陵泉运脾化湿，承山则升清降浊，导水湿于膀胱而下行。两穴配用，前后同调，升降有序，调理气机，如《灵枢·九针十二原》记载："疾高而内者；取三阴之陵泉"，故可治疗气机不畅所致的急症，如脘腹胀满不适。

【适应证】气机不畅所致的急症。症见脘腹不舒，痞塞满闷，胸胁胀满，嗳气则舒，心烦易怒，善太息，症状常与情志相关，舌淡红，苔薄白，脉弦。

【操作方法】

承山、阴陵泉　常规消毒后，1.5寸毫针，平补平泻法，留针30分钟。

【临床应用】林某，女，46岁，平素情志抑郁，经常心胸闷塞，两天前患者突感闷塞加重，恶心，继则呃逆连声，饮食困难，察之舌脉，只见舌淡，苔白腻脉弦而滑。治取承山、阴陵泉，针用平补平泻法，留针 30 分钟，起针塞解逆除。（黄莉莉，李锡榕 . 承山穴的临床应用）

5. 内关 - 足三里

【穴解】《灵枢·刺节真邪》曰："用针之类在于调气。"内关穴为八脉交会穴之一，通于阴维脉，为手厥阴心包经的络穴，主心、胸、胃之病，能利膈降逆，疏通三焦具有激发中焦经气，疏调上焦气机的作用，化积导滞。足三里为足阳明胃经之穴位，"其支者，起于胃口，下循腹里，下至气街，中而合。"针刺足三里可健脾理气助运化，促进胃肠蠕动，消积导滞。因此，针刺刺激这两个穴位，可通过激发循经感传，来调整胃肠功能，二穴伍用可加强理气和胃、化积除痞之效。

【适应证】饮食内停证之痞满。多有饮食内伤史，嗳腐吞酸，脘腹满闷，痞满不舒，按之更甚，恶心呕吐，不思饮食，大便不调。

【操作方法】取双侧内关、足三里，内关直刺 0.5 寸，足三里直刺 1 寸，均平补平泻。

【临床应用】韦某，男，24 岁，农民。1962 年 3 月 12 日初诊。有胃病史，伤寒新愈后饮食不节而致。症见面黄无泽，心下痞胀，闷满不适，干噫，有食臭气，胃肠功能衰弱，水饮不化，肠鸣，下利 1 日数次，小便不畅，舌苔黄腻，脉象弦滑。伤寒病解后，胃虚伤食，食物水散停滞不降；属生姜泻心汤证。治以和胃散痞；取内关、足三里等为主穴，用平补平泻手法；天枢针后加灸 7～15 壮。每日治疗 1 次，5 次而证除。（柯传灏 . 针灸治疗《伤寒论》中的五泻心汤证例案5 则）

6. 中脘 - 胃俞

【穴解】中脘为任脉经穴，腑之会穴，胃之募穴，可用治一切腑病。在腑为腑会，是脾胃生化输布的枢纽、营卫气血之源，且痰湿生于脾、腑以通为顺，故刺中脘，可使三焦气化，散布精微于五脏六腑，能调升降，和胃气，化湿滞，理中焦，消胀满之功，健脾安胃之功。胃俞位于膀胱经，为背俞穴，是胃气转输、输注的处所，治疗胃病的要穴。其胃俞是胃气转输、输注的处所，治疗胃病的要穴。有润中和胃，化湿消滞，扶中补虚，消胀除满之功。二穴和用俞募相配，一前一后，一阴一阳，相互协同，对脏腑病证疗效显著，能补胃气，增强胃腑功能，舒畅胃腑气机，和胃散滞。

【适应证】伤食脾胃虚弱之腹胀满不舒，胃脘部胀满，不思饮食，伴或不伴胃部轻微疼痛者。

【操作方法】中脘直刺 1 寸，胃俞向脊椎方向斜刺 0.8 寸，两穴均平补平泻。

【临床应用】陈某，男，46 岁。胃脘部胀满伴轻微疼痛 7 日余，因饮食所伤，开始胃腹胀痛，便后或矢气减轻，腹痛即泻，泻后则舒，下午腹胀，不思饮食，大便泄泻，舌红苔滑腻，脉滑实。针刺胃俞、中脘，平补平泻，留针 25 分钟，针刺治疗 4 次后胃胀痛减轻。（北京中医药大学东直门医院针灸科门诊）

7. 内关 - 公孙

【穴解】内关，手厥阴心包经络穴。心包经和肝经同属厥阴经，同气相求，故内关具有疏肝理气的作用，可治肝气郁结、肝气横逆、胸胁满闷不适心包为心之外卫，代心受邪，为阴血之母，络穴通于手少阳三焦，三焦为阳气之父，主气所生病，故内关还可治气滞血瘀、胸闷胸痛。因此四总穴歌有"胸胁内关谋"。公孙，足太阴脾经络穴，通于冲脉，又通过阴维脉与心包经之内关相联系，别走足阳明胃。脾胃同居中焦，为后天之本，气血生化之源，也是气机升降的枢纽。该穴具有调理脾胃，调节气机、理升降、扶脾胃的作用，治疗酒食积聚、腹痛痞积、呃逆呕吐、肠鸣泄泻等症。内关、公孙相配，内关通上，公孙行下，一上一下，母子相配具有调畅气血、调理气机的作用，主治胸腹胁部疾病，即心、肝、脾、胃疾病。

【适应证】肝郁气滞造成之胸胁脘腹胀满，心烦易怒，善太息，常因情志因素加重者。

【操作方法】内关、公孙直刺 0.5 寸，针刺得气后行平补平泻法。

【临床应用】患者，女，52 岁。主诉：胸腹满闷 20 余年，加重 1 个月。病史：患者 20 年前因与家人吵架生气致胸腹憋闷，心烦，易怒，乏力，月经量时多时少，经血色暗，血块较多。其间一直就医，曾服用血府逐瘀汤、逍遥丸、人参归脾丸等治疗，效果时好时坏。近 1 个月患者入睡困难，多梦，致胸腹满闷、心烦症状加重，伴周身乏力，来我科就诊。刻诊：面色萎黄，情绪急躁，语音高亢，胸胁胀闷，眼圈发青，舌质红，苔薄白，脉弦细。诊断：痞满，肝郁气滞证。予针刺治疗，选用内关、公孙为主穴，选配三阴交、太冲治疗，针刺得气平补平泻，留针 30 分钟，治疗 4 次后胸腹满闷较前缓解、睡眠较前改善。（北京中医药大学东直门医院针灸科门诊）

四、腹痛

腹痛是指胃脘以下，耻骨毛际以上的部位发生疼痛为主要表现的一种病症，多由脏腑气机不利，经脉失养而成。《素问·举痛论》认为腹痛的发生是由于"寒气客于肠胃之间，膜原之下，血不得散，小络急引故痛"。《诸病源候论·腹痛病

第 32 目

诸候》认为腹痛是由于"正气与邪气交争相击故痛"。仲景对腹痛总结出更为全面的论述，提出"病者腹满，按之不痛为虚，痛者为实"。本病相当于西医学的急慢性胰腺炎、胃肠痉挛、不完全性肠梗阻、消化不良性腹痛、输尿管结石等。除外妇科、外科疾病者。

1. 天枢 - 足三里

【穴解】天枢位于腹部，距脐中 2 寸，是大肠募穴，为足阳明胃经腧穴，乃本经脉气所发，《素问·六微旨大论篇》："天枢之上，天气主之；天枢之下，地气主之；气交之中，人气从之，万物由之，此以谓也。"马莳注云："气交者，天地二气之交接，以人之身半天枢为界。"本穴位于天地二气之间，为人气所从，通于中焦，为天地之气升降出入的枢纽，其功能行气通腑，疏调大肠，理气健脾，调胃和中。足三里是足阳明胃经之合穴，"所入为合"，为本经脉气所入，又是胃的下合穴，"合治内腑"，其具有行气降气，缓急止痛，健脾和胃，化积导滞之效。两穴配伍，天枢以疏泻为主，足三里以补中为要，两穴相配一升一降、一补一泻，调和气机，和胃整肠，行气缓急而止痛。

【适应证】寒凝气滞证，腹部拘急疼痛，遇冷则剧，得温则减，发病多有贪凉饮冷饮史，舌暗，苔白，脉弦细。胃肠痉挛。

【操作方法】天枢直刺 1.2 寸，足三里直刺 1 寸，得气留针 30 分钟，同时天枢穴施以艾盒灸。

【临床应用】李某，男，22 岁。主诉腹部剧烈疼痛 2 小时。食过冰棍、冰水。舌苔白，脉紧。腹部触诊较凉。诊断胃肠痉挛。证属寒凝气滞，拘急腹痛。法以行气散寒，缓急止痛。取天枢、足三里，以毫针刺之，天枢穴处行艾盒灸，留针 30 分钟后疼痛消失。（徐春阳.针刺对穴在急性腹痛治疗中的应用）

2. 曲池 - 上巨虚

【穴解】曲池为手阳明大肠经之合穴，"所入为合"，为手阳明经气所入之处，"合治内腑"，手阳明大肠经气由此进入会合于脏腑，故针刺本穴能治疗大肠之疾病，本穴具有清热退热、调和气血、通经活络、利水除湿之功。上巨虚为足阳明胃经之腧穴，为大肠之下合穴，为大肠腑气聚合之部位，依据"合治内腑"理论，本穴为治疗大肠疾病之要穴，具有调和肠胃、通经活络、通腑降气、理肠通便的作用。湿热之邪内结于肠腑，壅滞气机，腑气不通，不通则痛，故见腹胀痛拒按，大便秘结或溏泻不爽。曲池为手阳明大肠经之合穴，上巨虚为其下合穴，"合治内腑"所以本对穴善治大肠诸疾，针刺能消炎止痛，清热利湿，改善肠蠕动。两穴相配可清热利湿，行气止痛，止泻止痢。

【适应证】湿热壅滞证，腹部胀痛，痞满拒按，大便秘结或溏泻不爽，小便短赤，舌苔黄燥或黄腻，脉滑数。肠梗阻、肠套叠之腹痛。

【操作方法】曲池泻法直刺 1 寸，上巨虚直刺 1.2 寸，得气后留针 30 分钟。

【临床应用】李某，男性，27 岁，主诉"左上腹疼痛 1 天"，患者 1 天前饮酒后出现左上腹疼痛，伴发热，恶心欲吐，大便秘结，小便短赤，苔黄燥，脉滑数。查体：左上腹压痛，无反跳痛，腹肌紧张，拒按，肠鸣音正常，双肾区叩击痛（－）。血常规：白细胞 13×10^9/L，中性粒细胞 89%。双肾、输尿管超声未见明显异常改变。属中医腹痛范畴，证属湿热壅滞证。治疗予针刺双侧曲池、上巨虚为主穴，曲池以泻法针刺，上巨虚平补平泻，得气留针 30 分钟后腹痛、恶心欲吐症状缓解，经过 3 次治疗后二便调畅，再无腹痛及恶心欲吐。（北京中医药大学东直门医院针灸科门诊）

3. 天枢－大肠俞

【穴解】天枢，大肠之募穴、足阳明胃经腧穴，乃本经脉气所发，马莳注云："气交者，天地二气之交接，以人之身半天枢为界。"本穴位于天地二气之间，为人气所从，通于中焦，为天地之气升降出入的枢纽，其功能行气通腹，疏调大肠，理气健脾，调胃和中。大肠俞为足太阳膀胱经上腧穴，为背俞穴，《难经·六十七难》云："阴病行阳，阳病行阴。"得知脏病多与背俞穴相关，大肠为传导之官，主传导糟粕，本穴为大肠经气输注于背部之处，又是治疗大肠相关疾病的要穴，具有调理肠胃、泄热通便、理气化滞之功。《灵枢·卫气》记载："气在胸者，止之膺与背俞。气在腹者，止之背俞"此二穴一为大肠募穴，一为大肠俞穴，前后相配，治疗脏腑病变，"从阴引阳，从阳引阴"以调和阴阳、疏调肠腑、理气消滞。

【适应证】气机郁滞证之腹胀痛、绞痛，攻窜两胁，得嗳气、矢气则舒，遇忧思恼怒则剧。苔薄白，脉弦。

【操作方法】天枢直刺 1 寸，大肠俞针刺向脊柱方向斜刺 0.8 寸，针刺得气后留针 30 分钟。

【临床应用】金某，男，42 岁。阵发性腹痛 1 个月余，诊断为功能性腹痛，住院治疗。腹痛呈绞痛，先由小腹偏右起，循胃经向脘部放射，疼痛时虽注射山莨菪碱和哌替啶，缓解效果不显，大便数日一行，无发热，痛停似常人，以针灸治疗。取穴：双侧天枢、大肠俞为主穴。针刺 1 次后腹痛即止，大便通畅，5 次后病愈出院。（北京中医药大学东直门医院针灸科门诊）

4. 手三里－足三里

【穴解】手三里为手阳明大肠经腧穴，有祛风止痒，通络止痛，和胃利肠，消肿止痛之功，足三里为足阳明胃经腧穴、合土穴、下合穴，为本经脉气所入，能调节脏腑之疾病，有调理肠胃，理气消胀，行气止痛，健脾和胃，消积化滞，调和气血，强壮健身之效。手三里、足三里伍用出自《席弘赋》："手足上下针三里，食癖气块凭此取。"食癖气块均属气机逆乱之故，颇与胃肠神经官能症类同。阳明经为三阳之阖，张介宾《类经》记载，"阳明为阖，谓阳气蓄于内，为三阳之里也"具有腐化水谷、吸收精微物质、传导糟粕、濡养卫气、温煦肌肤的作用。阳明经对外承接调整燥邪对人体的影响，对内有调节燥与湿平衡的作用。二穴合用，一上一下，一胃一肠，调整气机，宣通胃肠，补益强壮之功倍增。

【适应证】脾胃虚弱之腹痛，腹痛隐隐，喜温喜按，神疲乏力，面色无华，纳少，大便不成形，舌淡，苔薄白，脉沉细。胃肠神经官能症。

【操作方法】手三里、足三里直刺 1 寸，得气后留针 30 分钟。

【临床应用】张某，女，65 岁，反复腹痛发作 2 年余，在当地医院就诊治疗 6 个多月，效果不显，前来就诊，患者诉腹部隐痛、喜按，时作时止，喜热恶寒，无恶心呕吐，劳累加重，神疲乏力，少气懒言，纳少，大便不成形，1 日二行，舌淡胖，脉沉细无力。予针刺双侧手三里、足三里，针刺得气留针 30 分钟，针后患者自觉腹部温热感，疼痛较前缓解，治疗 6 次后，腹痛程度较前明显减轻，频次较前减少，受凉后仍偶有腹痛，再以相同穴位针刺治疗 4 次后，再无腹痛发作。（北京中医药大学东直门医院针灸科门诊）

五、泄泻

腹泻古称泄泻，是以排便次数增多，粪质稀溏或完谷不化，甚至泻出如水样为主症的病证。古人将大便溏薄而势缓者称为泄，大便清稀如水而势急者称为泻，但临床所见，难以截然分开，一般合而论之。本病证是一种常见的脾胃肠病证，一年四季均可发生，但以夏秋两季为多见。《内经》称本病为"鹜溏""飧泄""洞泄""注下""后泄"等，《难经》提出胃泄、脾泄、大肠泄、小肠泄、大瘕泄五种泄泻。《金匮要略·呕吐哕下利病脉证治》的"下利"包括"泄泻"和"痢疾"两种，对泄泻的论述概括为实热和虚寒两大类，并提出实热泄泻用"通因通用"之法。《医学必读·泄泻》在总结前人治泻经验的基础上，提出了著名的治泻九法，即淡渗、升提、清凉、疏利、甘缓、酸收、燥脾、温肾、固涩，其论述系统全面，是泄泻治疗学上的一大发展。常见于西医学中的急、慢性肠炎，胃肠功能紊乱，肠易激综合征，慢性非特异性溃疡性结肠炎，肠结核等消化系统疾病。

1. 天枢－大肠俞

【穴解】天枢穴为足阳明胃经的腹部要穴，是大肠之募穴，因位居脐旁二寸，恰为人身之中点，如同天地交合之际，升清降浊之枢纽，故名天枢。马莳注云：

"气交者，天地二气之交接，以人之身半天枢为界。"本穴位于天地二气之间，为人气所从，通于中焦，为天地之气升降出入的枢纽，其功能疏调肠腑、健脾和胃之功效。大肠俞为足太阳膀胱经的腧穴，为背俞穴，《难经·六十七难》："阴病行阳，阳病行阴。"大肠为传导之官，主传导糟粕，本穴为大肠经气输注于背部之处，又是治疗大肠相关疾病的要穴，具有调理肠胃、泄热通便、理气化滞之功。《灵枢·卫气》记载，"气在胸者，止之膺与背俞。气在腹者，止之背俞"，此二穴一为大肠募穴，一为大肠俞穴，前后相配，治疗脏腑病变，"从阴引阳，从阳引阴"以调和阴阳、疏调肠腑、理气消滞。滑伯仁在《难经本义》中云："阴阳经络，气相交贯，脏腑腹背，气相通应。"说明脏腑之气与俞募穴是相互贯通的，故选用俞募配穴法，作为治疗本病的重要对穴。

【适应证】二穴相伍常用于治疗呕吐、腹胀、肠鸣、腹痛、泄泻、痢疾、便秘、水肿、妇科疾病等。

【操作方法】天枢直刺 1 寸，大肠俞针刺向脊柱方向斜刺 0.8 寸，针刺得气后留针 30 分钟。

【临床应用】李某，男，34 岁。因"腹痛、腹泻 1 天"就诊。患者 1 天前进食烧烤及冰镇啤酒后出现阵发性上腹部绞痛，无放射痛，大便呈水样，日行 10 余次，伴恶心呕吐，呕吐物为胃内容物，无呕血及黑粪。伴头晕、全身无力，无头痛发热，无心慌汗出。曾就诊于当地社区医院，予药物口服（具体药物不详）后仍有腹泻、腹胀、恶心、呕吐，无发热，舌淡苔白腻，脉滑。既往体健，否认药物、食物过敏史。查体：腹软，脐周部正中压痛，无反跳痛，麦氏点无压痛。肠鸣音亢进，7～8 次 / 分。辅助检查：血常规：白细胞 16.9×10^9/L，中性粒细胞 79.6%；便常规：白细胞 8～10/HPF，无黏液及脓血。中医诊断考虑为泄泻（寒客胃肠证），西医诊断考虑为急性胃肠炎。针灸治疗以理气行滞，调和肠胃为主。取穴：双侧天枢、大肠俞为主穴。针刺 1 次后腹泻缓解，大便每日 2～3 次，腹胀明显减轻，恶心、呕吐消失，继予针灸治疗 2 次，病告痊愈。（北京中医药大学东直门医院针灸科门诊）

2. 天枢-上巨虚

【穴解】天枢，足阳明胃经腧穴，阳明脉气所发，《素问·六微旨大论篇》云："天枢之上，天气主之；天枢之下，地气主之；气交之中，人气从之，万物由之，此以谓也。"天枢为腹部要穴，紧邻脾胃，为气机运行至枢机，《循经考穴编》记载，"天枢正当天地交合之际，其为分清别浊之司可知矣"，故天枢具有运转中、下焦气机，通畅大肠腑气的作用。《难经·六十七难》指出，"阴病行阳，阳病行阴，故令募在阴"指六腑病多反映于腹部的募穴，故治疗六腑病多取募穴，腑气之所通。上巨虚，足阳明胃经要穴，又名巨虚上廉，为大肠腑的下合穴，是手阳明大肠之气下合于足阳明胃经的特定腧穴,《内经》提出"合治内府"理论,"大肠合于巨虚上廉""大肠病者……取巨虚上廉"。《素问·咳论》记载,"治腑者,治其合"下合穴是治疗六腑疾病的要穴,具有通降腑气的作用。故上巨虚具有通调胃肠腑气、荡涤胃肠湿热、行气逐瘀之功。下合穴位于下肢,其位在下,主治上偏向于内腑,重在通降,募穴位于腹部,其位在上,主治上偏向于腑病、实证、热证。合募相配取其二者主治之共性,升降相因,上下相合,相互协调,增强疗效,更适合治疗六腑病、实证、热证。

【适应证】二穴相配常用于治疗肠鸣、腹痛、腹泻、便秘等胃肠病症。

【操作方法】天枢直刺 1~1.5 寸,上巨虚直刺 1~2 寸,针刺得气后留针 30 分钟。

【临床应用】肖某,男,48 岁。拂晓腹痛、腹泻 2 年,每日 3~4 次,大便不成形。内科诊断为"慢性肠炎",给黄连素、四神丸等口服暂能缓解,但停药即发。查:精神疲惫,面黄体瘦,纳差,腹痛肠鸣,腹冷喜暖,腰酸腿软,四肢发冷,舌淡,苔白,脉沉细。证属脾肾阳虚,寒湿下注。治以温补脾肾、固肠止泻。取天枢、上巨虚、关元、肾俞、大肠俞,针灸并用,补法。治疗 2 个疗程（24 次）痊愈。(刘冠军.现代针灸医案选)

3. 中脘 - 足三里

【穴解】中脘为任脉经穴,腑之会,胃之募,有调升降、和胃气、化湿滞、理中焦、消胀满之功;足三里为足阳明胃经腧穴,乃本经脉气所入,既是合土穴,又是下合穴,有调理肠胃、理气消胀、行气止痛、健脾和胃、消积导滞、利水消肿、化痰止咳、降气平喘、调和气血、和胃安眠、强壮健身之力。中脘穴居于胃腑之上,为病所取穴;足三里为本经循经远道配穴。中脘以升清为主,足三里以降浊为要。二穴伍用,一上一下,一近一远,一升一降,相互促进,相互为用,健脾胃、促运化、理气机、和气血。中脘、足三里伍用,出自《杂病穴法歌》中"水肿水分与复溜,胀满中脘三里揣。"《行针指要歌》中"或针痰,先针中脘、三里间。"其伍用机制《内经》云:"阳明之上,燥气治之,燥者阳明之本也。"胃腑禀此燥气,故能消腐水谷,若燥气不足,则水谷内停矣;燥气太过,则又为中消、噎膈等症。二穴合用,专理胃腑,兼治腹中一切疾病,主取中脘,以其为六腑之会,胃之募穴也;辅以足三里,以应中脘而安胃也。审其症属脾胃虚寒,症见饮食不下,积聚胀痛,或停痰蓄饮者,则以补中脘而扶胃气,散寒邪也,泻足三里,意即引胃气下行,降浊导滞,协助中脘以利运行是也。若胃腑燥化太过,以致消谷善饥,口渴引饮,呕吐反胃者,中脘可酌用泻法。若夏秋之季,暑湿秽浊,扰乱中宫,以致清浊不分,阴阳逆乱,上吐下泻,腹中绞痛者,先宜三棱针点刺放血，以去其暑秽之气，然后补中脘，以升清阳之气，泻足三里以降浊逆之气。二穴相合，一升一降，升降和合，中气调畅，阴阳续接，斯疾除矣。

【适应证】此二穴相配具有升清降浊、健脾和胃、消积导滞、行气止痛的作用。治疗范围：①急慢性胃炎、胃与十二指肠溃疡所引起的胃脘部疼痛兼嗳气、反酸、恶心呕吐。②胃下垂所致胃脘部隐痛和胀闷。

【操作方法】中脘直刺 1 寸，足三里直刺 1 寸，得气留针 30 分钟，双穴均可施以艾灸。

【临床应用】一中年男性患者，患慢性泄泻达 8 年之久，大便稀薄，每日 4～5次，伴有食欲缺乏，疲乏无力，腹痛不舒，腹部平软，舌淡，苔白，脉细弱（以右关、尺脉尤甚）。脉症合参，证属脾肾阳虚，运化无力，清气下陷之证。处方：中脘、足三里，针刺用补法，针灸并用，重用灸。依法施治，连续治疗 10 次，病情大有转机，饮食倍增，精神好转，大便次数减少，日行 3～4 次，遵前法，针灸 10 次，诸恙悉除，大便日行 1～2 次。（吕玉娥 . 吕景山对穴临床应用经验举隅）

4. 天枢－关元

【穴解】天枢为人体之要塞，阴阳交合之际，升清降浊之关卡，气机上下沟通，循环往复的必经之地，是胃足阳明之脉，又为大肠手阳明之脉的募穴，而关元是小肠手太阳之脉的募穴，募穴是脏腑之气所汇聚的场所，针刺天枢和关元可调整肠道运动和传导功能，荡涤肠胃，改善肠胃的气机运动，增强肠胃的生理功能，并且关元有培元固本、补益下焦之功，久泄伤正，又可培补元气。

【适应证】二穴相配常用于治疗腹泻、痢疾、脱肛、便血等肠腑病症而偏于元气虚损者。

【操作方法】天枢直刺 1～1.5 寸，关元直刺 1～1.5 寸，多用灸法；针刺得气后留针 30 分钟。

【临床应用】刘某，女，53 岁。间断腹泻 4 年余，日行 4～5 次，大便稀溏不成形，便后觉乏力、身体发空，就诊于消化科诊断为"慢性胃肠炎"，予蒙脱石散剂、补脾益肠丸等口服后腹泻时轻时重，腹胀，纳差，舌胖大苔薄腻，脉沉滑。查体：腹软，右下腹轻压痛，无反跳痛。肠鸣音亢进，6～7 次 / 分。证属脾肾阳虚。治以温脾补肾、固肠止泻。取天枢、关元、肾俞、大肠俞，针灸并用，关元用灸法。每周 3 次，治疗 2 个月余痊愈。（北京中医药大学东直门医院针灸科门诊）

5. 曲池－上巨虚

【穴解】曲池，出自《灵枢·本输》"在肘外辅骨陷者中，曲臂而得之"。《千金要方》名鬼臣、阳泽。《难经·六十八难》曰："合主逆气而泄"，此处的"合"指五输穴中的合穴，在大肠经即为曲池穴。曲池五行属土，而大肠属金，久泻必然导致大肠气虚。虚则补其母，根据土生金的相生关系，曲池能治疗因大肠气机紊乱导致的腹泻，可以调理大肠气机，气机得畅，则大肠"主糟粕"的功能恢复。上巨虚，出自《灵枢·本输》"复下三里三寸，为巨虚上廉"。在穴位主治方面，《灵枢·邪气脏腑病形篇》云："大肠病者，肠中切痛而鸣濯濯，冬日重感于寒即泻，当脐而痛，不能久立，与胃同候，取巨虚上廉。""合治内府"，此处的合即为大肠下合穴上巨虚。泄泻属于大肠腑病，根据"合治内府"，故治疗泄泻取上巨虚效果显著。曲池和上巨虚二者配伍可以疏通整个大肠经气机，调节大便次数。

【适应证】二穴相伍用于腹痛、吐泻等肠胃病证。症见腹痛即泻，泻下急迫，粪色黄褐而臭秽，舌质红，苔黄腻，脉濡数或滑数。

【操作方法】曲池直刺0.5～1寸，上巨虚直刺1～2寸，针刺得气后留针30分钟。

【临床应用】张某，女，37岁。因"腹泻1天"就诊。患者1天前进食辛辣油腻之品后出现腹部隐痛不适，傍晚时分出现腹泻，大便臭秽难闻，泻后腹痛减轻，日行7～8次，时有恶心，无呕吐，无发热，舌红苔黄腻，脉滑数。既往十二指肠溃疡病史。查体：腹软，左上腹轻压痛，无反跳痛，麦氏点及阑尾点无压痛。证属湿热泄泻，以清热利湿，和胃止泻为主，取穴：以曲池、上巨虚为主穴，泻法。针灸治疗3次后大便正常，日行1次，腹痛及恶心均消失，病告痊愈。（北京中医药大学东直门医院针灸科门诊）

六、便秘

便秘是指粪便在肠内滞留过久，秘结不通，排便周期延长，或周期不长，但粪质干结，排出艰难，或粪质不硬虽有便意但便而不畅的病证。便秘之症首见于《内经》中，有"大便不利"、"后下利"、"大便难"之症状描述，《灵枢·邪气脏腑病形篇》记载，"肾脉微急，为不得前后"。自《伤寒论》后，开始把便秘作为单独的病症进行论述，从而有了"脾约""阳结""阴结"等不同的称谓。在中国古代医书中，便秘一词最早出现在清代《杂病源流犀烛》中。而因生活环境、饮食习惯的改变偶尔出现的便秘，或长期的2～3日一行的排便习惯，但无其他特殊不适的均视为正常。相当于西医学的功能性便秘、肠道激惹综合征、肠炎恢复期肠蠕动减弱、直肠及肛门疾病引起的便秘、药物性便秘、内分泌及代谢性疾病的便秘，以及肌力减退所致的排便困难等。

1. 天枢－大肠俞

【穴解】天枢穴属足阳明胃经，大肠之募穴，是大肠经气聚集之处，如《针灸甲乙经》云："天枢，大肠募也，一名长溪，一名谷门。"又曰："腹胀肠鸣，气上冲胸，不能久立，腹中痛濯濯，冬日重感于寒则泄，当脐而痛，肠胃间游气切痛，食不化，不嗜食，身肿挟脐急，天枢主之。"针刺天枢可调节胃肠功能紊乱，如腹痛、便秘、泄泻、纳呆等，其具有理气通便、消食导滞、涩肠止泻、调补肠胃等双向调节作用。大肠俞是大肠之俞穴，属于足太阳膀胱经。具有多气多血之特性。该穴内应大肠，为大肠腑气转输之处，是诊治大肠疾病的重要腧穴。《会元针灸学》有云："大肠俞者，在左回叠积十六曲，直肠在右（即盲肠）长七寸，系于十六椎之两旁，足太阳之所过，故名大肠俞。"大肠俞具有调理肠腑之功效，《千金方·卷八》云："大肠俞治风，腹中雷鸣，肠澼泄利，食不消化，小腹绞痛，腰脊强痛，或大小便难，不能饮食……三日一报。"针刺大肠俞可以疏导气机、调畅气血，直接作用于大肠，使气血和缓，燥者润之，湿者利之，从而使肠道得调，传导功能恢复正常。

【适应证】二穴相伍常用于治疗呕吐，腹胀，肠鸣，腹痛，泄泻，痢疾，便秘，水肿，妇科疾病等。

【操作方法】天枢直刺 1 寸，大肠俞针刺向脊柱方向斜刺 0.8 寸，针刺得气后留针 30 分钟。

【临床应用】郭某，女，67 岁。自诉便秘 20 年，1 周排便 1 次，长期服用果导片等药治疗，每次排便需 15 分钟以上。平素脘腹胀满，兼见头晕失眠，记忆力减退，食欲不佳，舌胖大，色淡黯、苔白腻，脉沉细。既往有脑梗死病史。电子直肠镜检查提示直肠黏膜脱垂、松弛呈螺纹状。证属便秘（气虚秘），针灸治疗以天枢、大肠俞为主，辅以内关、公孙、曲池、足三里，每日 1 次，治疗 4 周后，大便 2～3 日一行，成形顺畅，继予针刺以巩固疗效。（北京中医药大学东直门医院针灸科门诊）

2. 足三里－上巨虚

足三里、上巨虚分别为足阳明胃经、手阳明大肠经的下合穴，下合穴主要用于治疗六腑病变。《灵枢·邪气脏腑病形篇》曰：合治内府。《素问·咳论篇》"治腑者，治其合。"用于治疗本病颇为适宜。上巨虚具有通调胃肠腑气、荡涤胃肠湿热、行气逐瘀之功。足三里为足阳明胃经腧穴，乃本经脉气所入，既是合土穴，又是下合穴，有调理肠胃、理气消胀、健脾和胃、消积导滞等作用，足三里以降浊为要。下合穴位于下肢，其位在下，主治上偏向于内腑，重在通降。

【适应证】二穴相配常用于治疗肠鸣、腹痛、腹泻、便秘等胃肠病症。证属血虚便秘证者。症见大便干结，努挣难下，面色苍白，头晕目眩，心悸气短，口干心烦等，舌质淡，苔白，或舌红少苔，脉细或细数。

【操作方法】足三里直刺1寸，上巨虚直刺1～2寸，针刺得气后留针30分钟。

【临床应用】刘某，男，79岁。大便秘结25年，8～10日一行，伴有头晕、全身瘙痒等症状。主穴足三里、上巨虚、天枢；配穴气海、关元，交替使用。补法，留针20分钟，并加艾条灸，每穴灸15分钟。每日1次。治疗15次后，大便5～6日一行。又以王不留行子压耳穴大肠，直肠下段、便秘点、皮质下，交感。每3日换贴1次，双耳交替。又治半月，大便2～3日一行，通畅无忧。（侯风琴.针灸治愈便秘25年案）

3. 支沟－照海

支沟和照海是治疗阴虚便秘的经典对穴。《玉龙歌》："大便秘结不能通，照海分明在足中，更把支沟来泻动，方知妙穴有神功。"支沟穴属三焦经的经穴，即火经之火穴，外可通腠理汗孔，内能达三焦，又因"所过为经"，泻支沟可泻三焦之火，通三焦之气，通调腑气，《类经图翼》曰："凡三焦相火炽盛及大便不通，胁肋疼痛者俱宜泻之。"照海穴属肾经，肾开窍于二阴，循行过腹部且上贯肝膈，"经脉所过，主治所及"，补照海可滋肾经之水，增液行舟，以达通调大便的目的。《灵枢·杂病》曰："腹满、大便不利、腹大，亦上走胸嗌、喘息喝喝然，取足少阴。"二穴相配滋阴补肾，更为功能性便秘的经验配穴，改善了患者结肠运转功能，增加了结肠动力进而缩短了结肠运输时间，对结肠运动功能有一定的调节作用。用于阴虚便秘时，通常需要补照海，泻支沟；补照海可以滋阴降火补肾经之水，泻支沟可泻三焦之火，通三焦之气，达到通调大便的目的。

【适应证】二穴相伍常用于治疗胃肠积热证之便秘。症见大便干结，腹胀满，口干口臭，心烦不安，小便短赤，面红身热等，舌质红干，苔黄燥，脉滑数。

【操作方法】支沟直刺0.5～1寸，照海直刺0.5～0.8寸，针刺得气后留针30分钟。

【临床应用】李某，女，38岁。因"排便困难、排便次数减少2年余"就诊。2年前无明显诱因开始出现排便困难、排便次数，5～6天一行，伴口臭口干、小便短赤，排便时无肛门坠胀感、无腹痛，自服通便茶后可2天一行，现症状加重，服通便茶后3～4天一行，如停服通便茶即5～6天一行，舌红，苔黄燥，脉洪大而数。既往体健。专科检查：腹部触诊时触及与乙状结肠走行一致的质硬肿物。辅助检查：直肠镜提示未见器质性病变；血常规、便常规及生化检查也未见明显异常。证属中医便秘（热秘），针刺以通调腑气、泄热通便为主，取穴支沟、照海为主，辅以合谷、曲池、天枢，针刺用泻法，每日 1 次，治疗 2 周后，大便 3～4 日一行，自觉通畅无所苦，继续巩固治疗。（王麟鹏．针灸推拿学）

4. 承山 - 气海

承山配气海可调肠理气：气海为任脉之经穴，位于脐下一寸五分，此处为下焦元气所居，故有"气海"之称，又为小肠之"募"。承山与气海相配，具有调肠理气之功。临证用之，补可疗大肠失控，泻可治大便秘结，凡大肠传导失司，肛门开闭失调者均可用之。两穴配合，一阴一阳，一近一远，一推一逆，一固一收，这样阴阳远近齐调，推送固收相合，则肠理便调。

【适应证】二穴相伍常用于治疗痔疾，便秘等肠腑病证而偏于气虚者。症见努挣乏力，遂有便意，难以排出，便后乏力，面白神疲等，舌淡胖，苔薄白，脉细弱。

【操作方法】承山直刺 1～2 寸，不宜作过强的刺激，以免引起腓肠肌痉挛；气海直刺 1～1.5 寸，多用灸法，孕妇慎用。针刺得气后留针 30 分钟。

【临床应用】王某，男，69 岁，中风神昏入院，一周后神志清楚，但右侧瘫痪，大便失禁。40 天后转针灸治疗，诊时神疲倦怠，面色萎黄，语声无力，舌淡，苔薄白，脉沉无力。此乃中风之后，元气亏损，患者体虚，又以大便一症最苦，故治之只取气海、承山两穴。气海针行补法，承山也针用补法，每日 1 次，留针 30 分钟。施针 5 日后便前均有便意，针至 10 日后大便已可控制自如。（黄莉莉，李锡榕．承山穴的临床应用）

七、消渴

消渴是以多饮、多食、多尿，形体消瘦或尿有甜味为特征的病证。消渴之名，首见于《素问·奇病论》"此人必数食甘美而多肥也，肥者令人内热，甘者令人中满，故其气上溢，转为消渴"。《金匮要略》立专篇讨论，并最早提出治疗方药。《外台秘要·消中消暑肾消》引《古今录验》曰："渴而饮水多，小便数，甜者，皆是消渴病也。"又曰："每发即小便至甜""焦枯消瘦"，对消渴的临床特点作了明确的论述。《证治准绳·消瘅》在前人论述的基础上，对三消的临床分类作了规范，"渴而多饮为上消（经谓膈消），消谷善饥为中消（经谓消中），渴而便数有膏为下消（经谓肾消）"。消渴病与西医学的糖尿病基本一致。西医学的尿崩症，因具有多尿、烦渴的临床特点，与消渴病也有某些相似之处。

1. 足三里 - 三阴交

【穴解】足三里穴为足阳明胃经之合穴，针之可以引申元气，使气生津生。足三里穴在治疗消渴（糖尿病）方面，如《灵枢·五邪》云："邪在脾胃……

阳气有余,阴气不足,则热中善饥……皆调于三里。"《针灸甲乙经》载有"食不充饥灸三里"。《灵枢·五邪》曰:"邪在脾胃,则病肌肉痛,阳气有余,阴气不足,则热中善饥;阳气不足,阴气有余,则寒中肠鸣脐痛。阴阳俱有余,若俱不足,则有寒有热。皆调于足三里。"《中藏经》记载,"胃气壮,五脏六腑皆壮也"。其治疗疾病的机制可能与针刺足三里穴能明显促进胃肠道激素分泌,而胃肠道的内分泌环境与胰岛素分泌也有相关性,胃肠道激素能促进胰岛素分泌。三阴交穴为肝经、脾经、肾经的交会点,具有益气养阴,活血化瘀的作用,针刺该穴可调节人体内的血糖状态。早在 70 年代,罗马尼亚学者 Ionlscu Tirgovste 等研究发现,针刺糖尿病患者的三阴交穴,似对生理功能正常的胰脏有调节胰岛素分泌的作用。

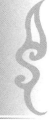

【适应证】二穴相伍常用于治疗肠鸣腹胀、腹泻等脾胃虚弱诸证;虚劳诸证偏于阴虚者。症见口渴欲饮,多食易饥,尿频量多,神疲乏力,面色不华,腰酸膝软等,舌红苔白,脉沉细。

【操作方法】足三里直刺 1 寸;三阴交直刺 1～1.5 寸,孕妇禁针。得气留针 30 分钟。

【临床应用】王某,女,35 岁。口渴、咽干、多饮、尿多 3 个月。疲乏无力,眼花,腰痛,面色微黄,精神欠佳,逐渐消瘦,全身皮肤干燥,大便日行 2～3 次,舌红苔薄白,脉沉细。血压:180/100mmHg,空腹血糖:9.7 毫摩尔每升,尿糖(+++)。西医诊为"2 型糖尿病",中医诊为"消渴"(肾气不足,脾失健运),治宜滋阴补肾。以足三里、三阴交为主,配肾俞、关元、曲池、中脘、支沟。肾俞、关元行捻转补法,余穴用平补平泻法,每日 1 次,15 次为 1 个疗程。经治 3 个疗程后,自觉症状基本消失,空腹血糖 4.6 毫摩每升,尿糖转阴而告痊愈。6 个月后随访,血糖、尿糖均正常。(吕玉娥.吕景山对穴)

2. 胰俞-肾俞

【穴解】胰俞深层主要由 T_8 神经后支的皮支和肌支及伴行的动静脉分布。而胰腺的交感神经传出纤维脊髓节段位于 T_{6-10} 交感神经传入纤维的脊髓节段位于 T_8(左),说明胰俞与胰腺的神经分布具有高度对应性。胰腺与其共同神经节段(T_8,即胰俞的神经分布位置)传入纤维和传出神经在脊髓处重叠。因此胰俞的传入纤维也可以支配胰腺的生理功能,调节胰岛 B 细胞的胰岛素的分泌。《灵枢·五变篇》记载,"肾虚则善病消瘅"。《类经》曰:"十二俞皆通于脏气。"肾俞是肾脏之气输注于背腰部的腧穴,肾俞的位置与肾脏所在部位也是对应的,为肾脏之气输通于外的体表穴位。故针刺肾俞对肾虚为主的 2 型糖尿病有非常好的治疗作用。

【适应证】二穴相伍常用于治疗糖尿病、呕吐、消化不良而偏于肾虚者。症见尿频量多，浊如膏脂，口干欲饮，形体消瘦，头晕耳鸣，腰膝酸软，乏力等。舌红，舌体干瘦，苔少或薄白，脉细或细数。

【操作方法】

胰俞　斜刺 0.3～0.5 寸。

肾俞　直刺 0.5～1 寸，得气留针 30 分钟。

【临床应用】王某，男，62 岁。2000 年 4 月确诊为 2 型糖尿病，主要症状为乏力，失眠，大便不规律，手足麻木，连续 4 个月 20 多次检查，早晨空腹血糖在 8.2～9.8 毫摩每升。患者畏惧口服降糖药物，拒绝接受胰岛素治疗。于 2001 年 10 月行药罐灸，每次每穴灸 1 小时，每日 1 次，连续灸治 100 日，休息 1 个月。2002 年 3 月用本法灸胰俞，肾俞，连续灸治 100 日。2002 年 10 月起用本法灸胰俞，关元，连续灸治 100 日。2003 年 3 月起，连续监测早晨空腹血糖 20 次，结果在 5.5～6.5 毫摩每升，患者感觉身体良好，主要症状基本消失。2006 年回访，连续 5 次监测早晨空腹血糖，保持在 5.0～6.5 毫摩尔每升，未见复发。（王居易，张地芬．"对穴"临床治验）

3. 三阴交 - 太溪

【穴解】三阴交，在小腿内侧，当足内踝尖上 3 寸，胫骨内侧缘后方，为足三阴经交会之处，属足太阴脾经。穴出《针灸甲乙经》。统治脾、肝、肾三阴经所主疾病，具有益气养阴，活血化瘀、健脾和胃、养肝益肾之功。《针灸甲乙经》记载，"飧泻补三阴交，上补阴陵泉，皆久留之，热行乃止"，故三阴交有泄热之功，可泄热补脾，改善消渴病的症状。针刺该穴可调节人体内的血糖状态。太溪穴，位于足内踝与跟腱之间陷中。太溪穴属足少阴肾经输土穴，肾之原穴。别名吕细（《针灸大成》）。《医宗金鉴》记载其功效为治疗消渴、房劳、妇人水蛊、胸胁胀满。故消渴病治疗时选取本穴。三阴交与太溪相配可健脾泄热，益肾滋阴，增液润燥等。

【适应证】二穴相伍常用于治疗消渴、便秘、小便频数等。证属津伤燥热证者。症见烦渴引饮，口干舌燥，尿频量多，消谷善饥，消瘦等，舌红而干，苔薄黄或少苔，脉滑数或弦细或弦数。

【操作方法】

三阴交　直刺 1～1.5 寸，孕妇禁针。

太溪　直刺 0.5～0.8 寸，得气留针 30 分钟。

【临床应用】患者，女，65 岁。2013 年 3 月 19 日初诊。患者诊断为 2 型糖尿病 10 年，药物配合胰岛素治疗。降糖方案几经住院调整，仍控制不理想，且出现糖尿病视网膜及周围神经病变。刻下症：消瘦，口干，多饮，多食，视物模糊伴有闪光感，双下肢怕凉，皮温下降，感觉减退，舌质暗红，苔白腻，脉弦滑。取穴：以三阴交、太溪为主，配合曲池、合谷、气海、关元、素髎、中脘。针刺 10 次后开始减胰岛素及口服降糖药用量。28 次后药量减半，测尿糖阴性，血糖、糖化血红蛋白均在正常范围内，继续巩固治疗 10 次。1 年后随访，血糖稳定，并发症亦逐渐改善。（宋白娟 . 上海针灸杂志）

八、嗳气

嗳气又称噫气，是指胃失和降，胃中浊气上逆，经食道管口排出的一种病证，首见于《丹溪心法》，并提出本证乃"胃中有火有痰所致"。《景岳全书》："噫者，饱食之息，即嗳气也"。若一时气逆，病证轻微者，可不药而愈。若持续、反复发作，嗳气严重者，应用药治疗。外感六淫、饮食不节、痰火内扰、七情内伤等因素均可导致胃失和降，胃气上逆，嗳气发作。

1. 内关 - 公孙

【穴解】内关为心包手厥阴经络穴，联络三焦，又属八脉交会穴之一，通于阴维脉。《难经》记载："阴维起于诸阴交"。阴维又在胸腹部与多条阴经交会。《杂病穴法歌》亦谓："腹痛公孙内关尔"，主治心、胸、胃之疾病。《灵枢·始终篇》曰："阴溢为内关。内关不通，死不治。"溢阴上犯之证，阴气闭塞于内而不与外阳相交通，导致阴气逆行上犯所致的疾病，通过内关穴能起到治疗作用。具有利膈降逆，宽胸理气，清泄包络，疏通三焦的功效。公孙为脾经的经穴，为足太阴络穴，通于冲脉。《素问·骨空论》曰："冲脉为病，逆气里急。"本穴位于脾经，通于冲脉，故治胃脘痛合并有嗳气、吞酸、呕逆、反胃、噎膈或患者自觉有气上冲胸之感为最宜。内关、公孙二穴合用，以通调阴维，平冲降逆，辅以理气、化痰之穴。

【适应证】肝郁气滞致胃失和降者。症见嗳气频频，胸胁作胀，嗳气则舒，胁肋胀痛，恶心反酸，急躁易怒，纳少，眠差，大便干燥，舌质淡红，苔白，脉弦。

【操作方法】内关位于前臂腕横纹上两寸，掌长肌腱与桡侧腕屈肌肌腱之间。公孙穴位于跖区，第 1 跖骨底的前下端赤白肉际处。上两穴取 0.5 寸毫针平补平泻，留针 30 分钟。

【临床应用】石某，女，36 岁。1985 年 5 月初诊。患者腹胀、嗳气反复发作 10 余年。自诉 10 多年前因生气后经常发作，每逢着急症情则加重。近来又觉腹胀，气窜作痛，并伴有喘憋、痰多。平素易急躁，常自汗出，纳呆眠差。大便干燥，隔日 1 次。月经先后不定，常 40 日左右一行。查：脘腹部扪之气胀，舌淡偏暗，脉弦细稍数。辨证：肝郁气滞，胃失和降，病久邪入奇经，冲脉失调。治则：平冲降逆，理气化痰。取穴公孙、内关、合谷、太冲、丰隆。针二次后，腹胀明显减轻，仍觉胸闷，加膻中，又针 5 次，自觉气窜、腹胀、喘憋等症消失，且眠好，纳香。仍觉有痰且时有肠鸣，去合谷、太冲、腹中，加中脘、天枢，再针 2 次诸症均除。按上法续针 5 次，以资巩固，并嘱其注意调摄。（范光熙，姜揖君．八脉交会穴辨证应用及其理论初探）

2. 璇玑 - 太冲

【穴解】璇玑为任脉上经穴，《素问·骨空论》记载："任脉者，起于中极之下，以上毛际，循腹里，上关元，至咽喉"，根据经脉循行位置，经脉所过，主治所及，针刺璇玑起宣通上焦气机、下气平喘、通滞去瘀。太冲为足厥阴肝经原穴，原穴为脏腑原气留止之处，太冲穴具有调和气血，通经活络，疏肝理气，平肝息风之效，此处针刺太冲以清降肝气为要。璇玑升清，太冲降浊，二穴合用一升一降，调和上中两焦。共奏属肝和胃，降逆止嗳之功。

【适应证】适用于肝气犯胃，胃失和降之证，临床多见由于情绪激动、情志不畅所致之嗳气，舌边尖红，苔薄白，脉弦。

【操作方法】璇玑在胸部，胸骨上窝下 1 寸，前正中线上。太冲在足背，第 1、2 跖骨间，跖骨底结合部前方凹陷中，或触及动脉搏动。璇玑以 1.5 寸毫针平刺，太冲选 0.5 寸毫针向足心方向直刺。两穴平补平泻，留针 30 分钟。

【临床应用】赵某，女，28 岁，职员。患者 5 天前与他人发生口角后恶心呕吐，嗳气伴胸烦闷不舒。查体未见异常。辨证属肝气犯胃，胃失和降，胃气上逆。取璇玑、太冲，针刺留针 30 分钟。3 次治疗后症状大减，胸胁烦闷感消失，5 次治疗后症状消失而愈。（陈白洪．升降相承对穴的临床应用）

3. 神道 - 灵台

【穴解】神道穴位于督脉上，而督脉分支络于心，又神道穴位于两心俞之间，其气通于心。神道穴在《经穴释义汇解》中记载："穴在第 5 椎节下间，应心；心藏神，穴主神，为心气之通道，主心疾，故名神道。"针刺神道穴，可影响心之经络之气，对"君主之官"进行调节，使心有所养，心神得宁，是"经络所过，主治所及"理论的具体运用。《医经理解》谓："灵台在六椎节下间，神道在五椎节下间，心之位，故有神灵之称也。"气之伸者为神，行之通者为道，督脉之气，升而上通，行而直达，又以本穴旁平心俞，心藏神，因名神道。足阳明胃经络于心，在心脏功能失调时，胃气稍有不和，便会出现气逆而噎，此时所发之嗳气，绝非饱食之后胃脘胀满所致，乃心气失和影响胃气使然。正如《素问·脉解篇》曰："所谓上走心为噎者，阴盛而上走于阳明，阳明络属心，故曰上走心为噎也。"故神道、灵台两穴相配，能够通达心脉，振奋阳气，所以嗳气之发生，虽表现于脾胃而出于心。

【适应证】胃气上逆伴有心神不宁者。症见嗳气频作，胸脘痞闷不舒，心悸气短，纳少，眠差多梦，舌质暗，苔白或白腻，脉弦滑。

【操作方法】神道位于第 5 胸椎棘突下凹陷中，灵台位于第 6 胸椎棘突下凹陷中。针刺此二穴时选用 1.5 寸毫针直刺或向上斜刺 0.8～1.2 寸，力求针感向前胸或侧胸部放散，以患者耐受为度，得气后不留针。

【临床应用】李某，女，45 岁，2012 年 3 月 14 日初诊。患者近 2 个月来，嗳气频作，兼有胸脘痞闷，短气，偶有胸痛，睡眠不实，多梦，大便调。舌质黯、苔薄黄略腻，脉弦滑。曾服用和胃降逆类药物无效，遂冀望针灸治疗。诊断为嗳气；辨证为心神不宁，胃气上逆。治法为宁心安神，和胃降逆。取穴：神道、灵台、丰隆、足三里、中脘、内关。针刺治疗后当日患者自觉症状减轻，连续治疗 3 次后症状基本消失。（傅丹丹，杨振杰，王锐.针刺治疗嗳气验案 1 则）

4. 合谷－太冲

【穴解】合谷为手阳明大肠经腧穴，为本经之原穴，具有通经活络、行气开窍、通降肠胃、清泻肺气之功。太冲穴为足厥阴肝经之腧穴，为本经之原穴，亦为输土穴，具有疏肝理气、活血通络、清降肝阳之效。《针灸大成》云："四关穴，即两合谷、两太冲是也。"二穴为手阳明、足厥阴之原穴，乃本经脏腑原气经过留止的部位，是人体气血阴阳内外出入之要道，导源于脐下肾间动气，与人体的气化功能密切相关，是具有增强机体整体功能之要穴，可调节脏腑气血。取"四关穴"有"开门赶寇"之意。二穴配伍，一升一降，一阴一阳，使升降协调，阴阳顺接，共奏平衡阴阳，阴平阳秘，气机畅调，气畅不乱则胃自安。

【适应证】适用于气逆气郁，肝气犯胃证之嗳气患者。证见嗳气胸闷，情绪抑郁或心烦易怒，发病与情绪因素相关。

【操作方法】太冲与合谷取 1 寸毫针直刺，以患者有酸麻胀感、全身微微出汗为度，留针 20 分钟。

【临床应用】患者，女，75 岁，2017 年 6 月初诊。因"反复嗳气 2 周"就诊。刻诊：反复嗳气，饭后气逆上胸口感明显，与家人争吵或心情烦躁时加剧，偶有心烦胸闷，纳尚可，大便溏泄，口干口渴，舌淡红苔薄白，左脉弦细，右脉弦。诊断：嗳气，证属肝气犯胃。治则：疏肝理气，降逆胃气。治疗以针刺合谷、太冲为主。经 2 次治疗后自觉症状明显缓解，后继续给予疏肝理气、和胃降逆针刺法巩固疗效。治疗 7 次后，患者痊愈。（北京中医药大学东直门医院针灸科门诊）

九、呃逆

呃逆，中国医学又称之"哕"，指气逆上冲，喉间呃呃连声，声短而频，不能自止为主症，其呃声或高或低，或疏或密，间歇时间不定。常伴有胸膈痞闷，脘中不适，情绪不安等症状。多有受凉、饮食不调、情志不舒等诱发因素，起病多急。《内经》记载，"胃为气逆，为哕，为恐"。《灵枢·九针论》记载，"胃为气逆哕"。《景岳全书·呃逆》云："然致呃之由，总由气逆。气逆于下，则直冲于上，无气则无呃，无阳亦无呃，此病呃之源，所以必由气也。"所以呃逆病机关键总在于胃失和降，胃气上逆动膈。治当和胃降逆，调畅气机，宽胸利膈。相当于现代医学之"膈肌痉挛"。

1. 内关－公孙

【穴解】呃逆多由饮食失常、劳倦困伤，脾运失健，食滞不化，积于胃中，胃失和降，胃气上逆所致。内关是手厥阴心包经络穴，《灵枢·经脉》曰："心主手厥阴心包络之脉……下膈，历络三焦。"通于阴维。阴维又在胸腹部与多条阴经交会，故能治疗胸腹部诸症，《针灸大成》曰："中满心胸痞胀，肠鸣泄泻脱肛，食难下膈酒来伤，积块坚横胁抢。妇女胁疼心痛，结胸里急难当，伤寒不解结胸膛，疟疾内关独当。"有调理三焦、宣上导下、宽胸顺气、和胃降逆作用。公孙是足太阴脾经络穴，八脉通冲脉，别走足阳明胃，脾胃同居中焦，为后天之本，气血生化之源，也是气机升降的枢纽。《素问·骨空论》曰："冲脉为病，逆气里急。"该穴有调理脾胃、疏通腑气、降浊祛滞作用，治疗酒食积聚，腹胀腹痛，呃逆呕吐等症。内关、公孙合于胃、心、胸，一上一下，母子相配具有和中通腑、调理气机、平冲降逆、降逆止呃的作用。

【适应证】证属气滞痰阻证者。症见呃逆连声，胸胁胀满，肠鸣矢气，呼吸不利，或恶心嗳气，脘闷食少等，舌苔薄腻，脉弦而滑。普遍用于各种原因造成气机逆乱之呃逆者。

【操作方法】内关穴位于前臂前区，腕掌侧远端横纹上2寸，掌长肌腱与桡侧腕屈肌肌腱之间。公孙穴位于跖区，第1跖骨底的前下端赤白肉际处。针刺内关、公孙选用1寸毫针直刺，得气为度，留针20～30分钟。

【临床应用】张某，男性，49岁，驾驶员。近2周因工作繁忙经常加班，寝食无规律，出现呃逆2天来院求诊。消化科检查后转我科治疗。刻诊：神态疲惫，呃声连连，口气酸浊，舌苔厚腻。针刺内关配公孙、足三里。得气后，快速小幅度提插捻转至较强的酸胀感时，呃逆即止，留针1小时。次日电话随访呃逆未再发作。（陆伟慧．八脉交会穴治疗气逆证举隅）

2. 列缺－照海

【穴解】列缺为手太阴肺经之络穴，《灵枢·经脉》："肺手太阴之脉，起于中焦，下络大肠，环循胃口，上膈属肺，从肺系横出腋下……"所以列缺穴透过手太阴之经脉在中焦胃脘、咽喉处与任脉相联系。照海属足少阴肾经，与阴跷脉相通，具有补肾壮水，通调阴跷的作用。少阴肾主生殖，主水，足少阴之脉"从肾上贯肝膈，入肺中，循喉咙"列缺配照海为八脉交会穴之上下配穴法，可用来治疗咽喉、胸膈、肺病和阴虚内热等病证。明代徐凤的"八脉交会八穴歌"曰："列缺任脉行肺系，阴跷照海膈喉咙。"杨继洲之"八脉八穴治症歌"又云："……膈中快气气核侵，照海有功必定"。两穴相配，有宣肺理气、宽胸降逆、滋水涵木之功，上通胸膈肺系，下助元阴元阳，标本兼治，胃气自降，呃逆乃平。

【适应证】证属脾胃阴虚呃逆者。症见呃声低沉无力，面色苍暗，手足心热，食少口干等，舌质偏红，苔薄，脉沉细。

【操作方法】列缺位于前臂，腕掌侧远端横纹上1.5寸，拇短伸肌肌腱与拇长展肌肌腱之间，拇长展肌肌腱沟的凹陷中。针刺列缺取1寸毫针，向肘部方向斜刺0.5～0.8寸。照海位于踝区，内踝尖下方1寸，内踝下缘边际凹陷中，选用1寸毫针直刺0.5～0.8寸。两穴行平补平泻，要求有较强针感，列缺穴的针感若能向上传导至肘或向下传导至大拇指，照海穴的针感若能向踝关节周围放射。留针30分钟。

【临床应用】患者，男，70岁。因"心律失常、心肌梗死"继发呃逆3天，给予苯巴比妥钠、盐酸氯丙嗪等镇静剂治疗无效，请求针灸治疗。询问病史，患"心律失常、心肌梗死"20多年，1周前因急性发作住院，经抢救后病情稳定。4天后突发呃逆不止，其声低沉，约间隔30秒1次。呃逆来时，自觉膈部抽动，喉间气流冲出，以致呛食，伴纳少便秘，心烦胸闷，昼夜无法入睡。观其面色无华，表情痛苦，神疲乏力，舌质淡胖，苔白脉细。诊为顽固性呃逆。证属脾肾阳虚，治宜温阳化气，和胃降逆。针刺列缺、照海、中脘，并加艾条温和灸。约10分钟后，呃逆频率开始降低，并逐渐缓解，20分钟后呃逆停止，患者鼾睡。共留针40分钟，间隔行针3次。治疗2次而痊愈。随访3个月未发。（艾红兰. 八脉交会穴治疗顽固性呃逆初探）

3. 中脘－胃俞

【穴解】中脘为胃之募穴，八会穴之腑会，又是任脉与足阳明经的交会穴，《循经考穴篇》曰："一切脾胃之疾，无所不疗"。本穴为胃之募，腑之会，可用治一切腑病，尤以胃的疾病为先，有疏利中焦气机、补中气之功。胃俞为足太阳膀胱经之腧穴，是胃气转输、输注的处所，又是治胃病之要穴，具有调中和胃、扶中补虚之功。中脘、胃俞为治疗呃逆之要穴，又为胃经的俞募穴，二合相配共奏和胃通腑降逆之功。

【适应证】脾胃阳虚证者。呃声低长无力，气不得续，脘腹不舒，喜温喜按，泛吐清水，面色苍白，手足不温，腰膝酸软，便溏等，舌质淡或淡胖，苔白润，脉沉细弱。

【操作方法】中脘在上腹部，脐中上 4 寸，前正中线上。胃俞在脊柱区，第 12 胸椎棘突下，后正中线旁开 1.5 寸。取 1.5 寸毫针，直刺中脘 1~1.5 寸，斜刺胃俞 0.5~0.8 寸，得气为度。

【临床应用】患者，男，50 岁，2013 年 6 月 24 日就诊。主诉：间歇呃逆 6 个月，持重 1 周。病史：2011 年 3 月行胃癌手术，术后化疗 2 次，出院后每 6 个月复查 1 次，无复发、无转移。第 2 次化疗后患者出现呃逆，且持续不解，经肌注甲氧氯普胺，疗效不佳，遂来我院针灸科就诊。刻下症见：呃逆频发，呃声低长无力，气不得续，泛吐清水，脘腹不舒，喜温喜按，面色白，舌质淡，苔薄白，脉细弱。根据患者的症状及病史，辨证为脾胃阳虚型呃逆。按照上述方法治疗 1 个疗程后呃逆症状消失，随访 1 个月无复发。（付寒蕾，肖婷婷，张静静．俞募配穴针灸治疗脾胃阳虚型呃逆 40 例）

4. 中脘－足三里

【穴解】中脘为任脉上经穴，又为任脉与手太阳小肠经、手少阳三焦经、足阳明胃经之交会穴，胃之募穴，腑会，具有调升降、和胃气降逆、通利胸膈、止呃之功。《难经》曰："腑会中脘。疏曰：腑病治此。"东垣曰："气在于肠胃者，取之足太阴、阳明；不下，取三里、章门、中脘。"足三里为胃之下合穴，为胃经脉气所入，为合土穴，亦是四总穴之一，治疗诸胃疾，《灵枢·邪气脏腑病形》中记载，"荥输治外经，合治内府""治内府奈何""取之于合"。能调理胃肠、理气消胀、行气止痛。两穴和用，中脘升清，足三里降浊，一升一降、一上一下，两穴相配起到健脾胃、促运化、理气机、和胃降逆止呃之效。

【适应证】胃寒气逆证。症见呃逆沉缓有力，得热则减，遇寒则剧，喜热恶凉，口淡不渴，舌质淡，苔白或白滑，脉迟缓。多有过食生冷、寒凉史。

【操作方法】中脘取 1.5 寸毫针直刺 1~1.5 寸。足三里在小腿外侧，犊鼻下 3 寸，犊鼻与解溪连线上。针刺取 1.5 寸毫针直刺 1~1.5 寸。得气为度，留针 20~30 分钟。

【临床应用】刘玉生等采用温针治疗呃逆 30 例，选取中脘、足三里、天枢、气海等穴，得气后套装艾段进行温针灸，结果显示治疗组疗效优于对照组。（刘玉生，韩春霞．温针治疗呃逆 30 例疗效观察）

5. 攒竹－足三里

【穴解】中医学认为，呃逆多由饮食不节，情志不和，肝气犯胃或气血亏虚致胃气上逆。《灵枢·刺节真邪》曰："用针之类，在于调气。"攒竹穴为足太阳膀胱经穴，属鼻针的胸穴，中国医学认为肺居胸中主气，主宣发肃降，对维持人体气机升降出入起重要作用。膈位于胸腔、腹腔之间，胃气上逆引起膈肌痉挛，必然导致气机升降失调。攒竹穴具有调节气机升降出入，有降逆止呃作用，用于治疗顽固性呃逆有显著的疗效。经临床观察，攒竹穴治疗呃逆病之寒、热、虚、实都有显著的疗效。足三里是胃之合穴，是治疗胃肠疾病和腹部疾病的要穴，呃逆病灶位于上腹部，属于足三里的治疗范围。两穴伍用，攒竹以升清为主，足三里以降浊为安，一升一降，共奏和胃降逆、健脾补中之功。

【适应证】肝郁气滞，肝气犯胃之呃逆。症见呃逆不止，呃声连连，胸胁胀满，心烦易怒，脘闷食少，舌红苔白，脉弦。多与情志因素相关。

【操作方法】攒竹在面部，眉头凹陷中，额切迹处。攒竹穴针刺取1寸毫针向眉中或眼眶内缘平刺或斜刺0.5～0.8寸。足三里针刺取1.5寸毫针直刺1～1.5寸。得气为度。留针30分钟。

【临床应用】姚某，男，51岁，干部。患者2天前与人争吵后呃逆不止，呃声连连，睡眠时停止，无其他不适，舌质红苔白，脉弦滑。病属中医呃逆范畴，辨证属肝郁气滞证，病机为肝郁气滞，阻滞气机，胃气不降，胃气上逆动膈而起，取攒竹、足三里，针刺双侧1次而愈。（北京中医药大学东直门医院针灸科门诊）

6. 攒竹－内关

【穴解】攒竹穴属足太阳膀胱经，位于眉头凹陷中，约在目内眦直上。内关穴属于手厥阴心包经络穴，又是八脉交会穴之一，《针方六集》中提到内关"主治心腹一切痛苦"，具有镇静止呕，宁心止痛，宽胸理气，和胃降逆等功效。攒竹穴分布在头面部，故强刺激攒竹穴，并长时间留针，可有效带动诸阳之脉。内关宽胸理气。通过强刺激攒竹、内关适当延长留针时间，能有效治疗顽固性呃逆，疗效显著。

【适应证】气滞痰阻证。呃声连连，胸胁胀满，恶心嗳气，脘闷食少，舌苔薄腻，脉弦而滑。多用于顽固性呃逆、脑血管病后呃逆患者。

【操作方法】攒竹穴针刺取1寸毫针向眉中或眼眶内缘平刺或斜刺0.5～0.8寸。针刺内关选用1寸毫针直刺，得气为度，留针20～30分钟。

【临床应用】宋某，男，78岁。因左侧偏瘫半月余收入院。查体：左侧鼻唇沟变浅，伸舌居中，左上肢肌力Ⅰ级，左下肢力Ⅱ级，左侧巴氏征（＋）。头颅

CT 证实为脑出血。经常规脱水降颅内压、营养脑细胞、改善血液循环治疗，并予以相应对症支持处理后，患者生命体征相对稳定。5 天前突发呃逆，昼夜不停，严重影响生活起居，予以肌注盐酸氯丙嗪、甲氧氯普胺后症状无缓解。今来我针灸科治疗。查患者呃逆连声，上冲胸胁；胀闷不舒，恶心嗳气，纳差，舌红苔薄，脉弦细。患者既往性情急躁，嗜烟酒，有高血压史 30 余年。因呃逆已持续 5 天，经各种方法治疗呃逆未见好转，故属顽固性呃逆。根据辨证，本病例属情志不和，肝气郁结，胃气上逆所致的实证。用上述方法，取穴攒竹（双）、内关（双）、足三里（双）、太冲（双）、中脘、天突针刺，以理气化痰和胃止呃。治疗每日 1 次。1 次治疗后症状明显减轻，后又经 5 次同样方法治疗，呃逆停止。后又针刺隔日 1 次，巩固治疗 4 次痊愈，随访 2 周未复发。（刘良生 . 针刺攒竹、内关穴治疗中风后顽固性呃逆）

7. 攒竹 - 公孙

【穴解】攒竹穴，穴名出自《针灸甲乙经》，属足太阳膀胱经，位于眉头凹陷中，约在目内眦直上，眶上切迹处，布有额神经内侧支和额动、静脉。足太阳膀胱经与肾经相表里，足少阴肾经"其直者，从肾上贯肝膈，入肺中循喉咙"。此为经脉所过，主治所及的理论达到治疗呃逆的作用，攒竹为足太阳膀胱经第二穴，又足太阳膀胱经挟脊，故与膈、脾胃相连，予重刺激可宽膈降逆止呕。公孙穴名出自《灵枢·本输》，属足太阴脾经，足太阴之络穴，八脉交会穴之一，通冲脉，在足内侧缘，布有隐神经及腓浅神经分支，足背静脉网及跗内侧动脉。公孙穴亦属针灸学所称马丹阳十二神针之一，可治九种心痛，针之可达到通经活络和松弛平滑肌的作用。攒竹与公孙配伍治疗呃逆，疗效显著，攒竹疏太阳之邪，公孙穴补太阴之虚，攻补兼施，内外兼调，具有调畅气机，宽胸利膈，止呃抗逆之功，且操作方便，便于临床推广应用。

【适应证】胃火上逆证。呃声洪亮，冲逆而出，烦躁不安，口臭烦渴，多喜冷饮，大便秘结，小便短赤，舌质红，苔黄或黄燥，脉滑数。

【操作方法】攒竹穴针刺取 1 寸毫针向眉中或眼眶内缘平刺或斜刺 0.5～0.8 寸。公孙选用 1 寸毫针直刺，得气为度，留针 20～30 分钟。

【临床应用】张某，男，76 岁，主因"呃逆 4 天"于 2000 年 5 月 20 日就诊。患者 4 天前因与邻居吵架后呃逆不止，影响饮食、睡眠，他医给予甲氧氯普胺肌注治疗不能止，遂来针刺治疗。当时患者呃逆频繁，不能平卧，呃声洪亮，烦躁不安，舌质淡红，苔黄微厚，脉弦。予上述方法治疗 1 次发作骤减，2 次而止，嘱调饮食，畅情志，忌辛辣，随访一星期未见复发。（王东强，郭义，田力欣，等 . 针刺攒竹配公孙治疗顽固性呃逆 42 例临床观察）

8. 攒竹 - 风池

【穴解】攒竹穴属足太阳膀胱经，位于眉头凹陷中，约在目内眦直上。《灵枢·经脉》足太阳膀胱经"贯脊抵腰中""下夹脊""夹脊内"肾经又与膀胱经相表里，足少阴肾经，"其直者，从肾上贯肝膈，入肺中，循喉咙"。风池穴属足少阳胆经，位于胸锁乳突肌与斜方肌上端之间的凹陷中。《灵枢·经脉》曰："胆足少阳之脉……其支者，别锐眦……以下胸中，贯膈，络肝……横入髀厌中。"以上经脉皆抵膈或贯膈，经脉所过主治所及。攒竹穴和风池穴均分布在头面部，故强刺激攒竹和风池穴，并长时间留针，可有效带动诸阳之脉。现代医学认为，中风或术后的呃逆均由于颅内压增高，影响脑神经或脑干病变部分神经受损，从而刺激膈神经导致顽固性呃逆。采取强刺激攒竹、风池穴可有效刺激面部三叉神经的眶上支，针刺冲动可通过三叉神经至孤束核，或经三叉神经至尾侧脊束核再至孤束核及附近的外侧网状结构，再经迷走神经传入冲动相互作用，降低迷走神经兴奋性使呃逆停止。

【适应证】因各种原因如胃肠神经官能症、脑血管病、消化道术后所致之顽固性呃逆者。症见呃声连连、短促，口干咽燥，烦渴少饮，不思饮食等，舌红而干，苔少而干，脉细数。

【操作方法】攒竹穴针刺取 1 寸毫针向眉中或眼眶内缘平刺或斜刺 0.5～0.8 寸。风池位于颈后区，枕骨之下，胸锁乳突肌上端与斜方肌上端之间的凹陷中。针刺风池选用 1.5 寸毫针向咽喉方向斜刺 0.8～1.2 寸，得气留针 30 分钟。

【临床应用】牛惠敏针刺治疗顽固性呃逆患者，临床共治疗 56 例患者，分别来自门诊和病房，其中男性 48 例，女性 8 例；年龄最大 81 岁，最小 48 岁；病程最长 17 天，最短 3 天。56 例中，治疗时间为 2 个疗程。治愈：第 1 个疗程 42 例，第 2 个疗程 8 例，共治愈 50 例，治愈率为 89.29%；有效 5 例，占 8.93%；无效 1 例，占 1.78%；总有效率达 98.2%。（牛惠敏.针刺攒竹、风池穴治疗顽固性呃逆的临床体会）

9. 合谷 - 太冲

【穴解】合谷乃手阳明大肠经之原穴，主治头痛、齿痛、失音等多种疾病；太冲为足厥阴肝经输穴和原穴，主治头痛、眩晕、口渴等诸多疾病。"四关"一词首见于《内经》，《灵枢·九针十二原》记载："五脏有六腑，六腑有十二原，十二原出于四关。四关治五脏，五脏有疾当取十二原"。《内经》首先提出为中上二焦病。故调畅气机为治疗关键。开四关调原气：四关穴为合谷与太冲两穴，均为原穴，是脏腑经络中原气驻留的部位，《灵枢·九针十二原》曰："五脏六腑之有疾者，皆取其原也。"合谷属阳主气，太冲属阴主血，气血相合，阴阳调和，两穴合用可疏肝理气、开关宣窍、上疏下导。四关穴是脏腑经络中原气驻留的部位，两穴合用可开关宣窍，上疏下导，达到调和肝胃，理气通降之目的。

【适应证】适用于各种因素导致气机阻滞、阴阳失和所造成之呃逆者。症见呃逆连声，脘腹胀闷不舒，头晕目眩，纳差不欲食等，舌淡红，苔白，脉弦。

【操作方法】合谷穴位于手背，第2掌骨桡侧中点处。太冲在足背，第1、2跖骨间，跖骨底结合部前方凹陷处。针刺选用1.5寸毫针直刺0.5～1.2寸深，用平补平泻手法。得气后，留针30分钟。

【临床应用】李雪萍选用四关穴为主针刺治疗呃逆，患者38例中，男25例，女13例；年龄最小18岁，最大75岁；病程2日～6个月。38例患者，痊愈32例，好转6例，总有效率100%。其中针刺1次呃逆停止19例，针刺3～5次痊愈11例。(李雪萍. 针刺四关穴治疗呃逆38例)

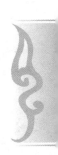

第4章 神经系统疾病的对穴治疗

一、中风

中风又称脑血管意外、卒中等，以半身不遂，口眼㖞斜，舌强言謇，偏身麻木，甚则神志恍惚、昏迷、神昏为主症。因发病急骤，有渐进发展过程，与自然界中风善行而数变的特性相似，故古代医家从广义的角度来认识风病，类比称为中风。病前多有头晕头痛，肢体麻木等先兆。中风恢复期及后遗症期为针灸临床所常见，特别是不经昏仆（中脏腑）而仅以㖞僻不遂（中经络）为主证的病症，更为多见。

1. 中冲 - 水沟

【穴解】中冲在手中指末节尖端中央。水沟在人中沟的上 1/3 与中 1/3 交点处。

《玉龙歌》曰："中风之症实非轻，中冲二穴可安宁，先补后泻如无应，再次人中立便轻。"手厥阴心包之经气沿中道而行，达于中指之端，脉中精气从井穴出，即中冲穴。中冲穴是《灵枢》五十九热穴之一，主清心包之火，具有通心络、开心窍、醒神志、回阳救逆之功。人中穴即水沟。水沟是督脉、手阳明大肠经、足阳明胃经的交会穴。水即水液，沟即沟渠，三焦者决渎之官，渎者沟也，三焦者元气之别使，腠理者三焦通会元真之处，因此本穴主通行三焦气机，有祛风清热、调和阴阳、醒脑开窍、回阳救逆、镇静安神之功；二穴相伍，醒神开窍，治疗中风之闭证效果卓著。

【适应证】中风急救、中风急性期。

【操作方法】中冲点刺放血，水沟直刺施行捻转补泻手法中的泻法。

【临床应用】张某，男，70 岁。主因右侧肢体活动不利 3 天就诊，刻下症见：右侧肢体活动力弱，眠差，纳可，大便干，小便黄，舌质红，苔薄白，脉弦细。查体：右侧上肢肌力 IV 级，右侧下肢肌力 V 级，西医诊断：脑梗死急性期。中医诊断：中风，痰瘀阻络。治法：中冲、水沟、合谷、太冲、丰隆；刺法：中冲点刺放血，水沟直刺捻转泻法，合谷、太冲泻法，丰隆平补平泻；留针 30 分钟。二诊：水沟、合谷、太冲、丰隆，法同前。三诊：中冲、水沟，患侧八邪，此后水沟，合谷、太冲、丰隆、足三里、三阴交，至 12 诊痊愈。（北京中医药大学东直门医院针灸科门诊）

2. 百会 - 涌泉

【穴解】百会当前发际正中直上 5 寸，或两耳尖连线的中点。涌泉在足底部，卷足时足前部凹陷处，约当第 2、3 趾趾缝纹头端与足跟连线的前 1/3 与后 2/3 交点上。

百会为督脉经穴、督脉与手足三阳经之交会穴，内为元神之府所居；道藏云："天脑者，一身之宗，百神之会。"百会又称三阳五会，头为诸阳之会，火曰炎上，三阳之气会聚于此。而三阳内连六腑，六腑根于五脏，五脏六腑为表里，而属于五行，五脏藏精化气为三阴，三阴为三阳之根，因此三阳以五脏之精为本。五脏藏精舍神，五神舍于五脏中，精为阴，神为阳，五会为神之大会，故百会主治神志异常，健脑宁神，升阳举陷。涌泉为足少阴肾经腧穴，乃本经脉气之所出。足少阴内连肾水，居中土之下，足少阴肾经循行："其支者，从肺出络心，注胸中"，与手厥阴心包经相连，涌泉位于人体最低位，在下补肾，在上交济心火，交通心肾，引热下行。故百会主升，涌泉主降，此"天地二才"分别主"中风、风痫、忘前失后、心神恍惚"及"风痫、痿厥、阴痹、喜忘"（《针灸大成》）。二穴伍用，一升一降，升降协和，相得益彰，对脑病后元神失用，脏腑气血失常，脑病及肾，或脑肾同病等治疗极为有效。

【适应证】中风急性期。

【操作方法】百会向后平刺 0.5 寸，涌泉直刺 0.5 寸，均右手拇指向前单向捻转针柄，使针身与组织缠绕至轻提针时能将针下组织一同提起，握住针柄用力上提，轻向下，再上提，反复 6 次；起针时，反方向捻转至针与组织无缠绕后出针。

【临床应用】孙某，女，70 岁，因左侧偏瘫住神经内科，MRI 示右颞枕叶急性脑梗死。高血压病史 1 年。用依达拉奉及针灸治疗，偏瘫无改善。请针灸科会诊。现左半身弛缓无力，情绪低落，倦怠。查体：神志清，轮椅推入，体胖，坐位不能，左肢体肌力 0 级，肌张力低，左巴氏征（＋），舌质暗红，舌苔黄腻，脉弦无力。主穴：百会、左涌泉；配穴：印堂、曲池、阳池、劳宫、关元、足三里、丰隆、三阴交。针刺方法：百会、涌泉如上。其余穴位，常规针法。次日复诊，左下肢能床面平移（髋外展）。三诊，左下肢抬离床面（髋前屈），精神好转。15 天后，能挂拐行走（屈膝伸髋）。（夏晨．百会涌泉搓针提法治脑病后继发性病证 4 则）

3. 百会 - 水沟

【穴解】百会当前发际正中直上 5 寸，或两耳尖连线的中点。水沟在人中沟的上 1/3 与中 1/3 交点处。

百会位于巅顶，功专醒脑开窍，镇静熄风，回阳救逆，水沟位于口鼻之间，功擅清热开窍，回阳救逆，醒神清脑。二穴同为督脉腧穴，按督脉有总督一身之阳经、阳气之理，故能回阳救逆，醒脑开窍，协力为用，其功彰显，对急性病症确有起死回生之效。

【适应证】中风急救，中风急性期。

【操作方法】多用泻法，亦可用三棱针点刺放血。

【临床应用】弓某，男，60岁，自诉左侧肢体麻木，活动不利2天。刻下症见：左侧肢体麻木无力，不能下床，言语不利，口歪眼斜，面红目赤，舌质红，苔薄黄，脉弦。西医诊断：脑梗死急性期。中医诊断：中风，肝肾不足。治法：百会、水沟、涌泉、丰隆、肩髃、曲池、阳陵泉、足三里、绝骨。用毫针先刺百会、水沟三分，次取健侧穴位，再取患侧穴位，刺涌泉、丰隆各0.8寸，肩髃、曲池各1.5寸，足三里1寸，绝骨0.5寸。其他穴位均用平补平泻手法，留针30分钟。经治20次痊愈。（北京中医药大学东直门医院针灸科门诊）

4. 百会－风府

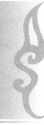

【穴解】百会当前发际正中直上5寸，或两耳尖连线的中点。风府当后发际正中直上1寸，枕外隆凸直下，两侧斜方肌之间凹陷处。

百会、风府皆属于督脉，《难经·二十八难》："督脉者，起于下极之俞，并于脊里，上至风府，入属于脑。"杨上善曰："胃流津液渗入骨空，变而为髓，头中最多，故为海也。是肾所生，其气上输脑盖百会穴，下输风府也。"可见，百会、风府与脑密切联系，是调节大脑功能的要穴。百会位于巅顶，为督脉与手足三阳经之交会穴，穴性属阳，又于阳中寓阴，故能通达阴阳脉络，连贯周身经穴，对于调节机体的阴阳平衡起重要的作用。风府穴在脊关节之最上，与风池、翳风相平，居其正中。犹统领风穴之衙府，风邪内传之门户，即是外风侵袭聚集之处，也是肝风内动所会聚之处。故百会以潜阳为主，风府以祛风为要；百会以升清为主，风府以散邪为要。二穴合用，调理元神气机，醒脑开窍。

【适应证】中风急性期。

【操作方法】百会穴和风府穴平刺0.5寸，采用平补平泻法2分钟，留针30分钟，每日1次，5周为1个疗程。

【临床应用】许丙海等对符合临床查体和头CT或头MRI证实的中风患者及符合轻度认知功能损害（MCI）诊断标准的40例患者予以针刺百会穴和风府穴治疗。其中男28例，女12例，平均年龄58.9岁，治疗15周。对照组予口服西药尼莫同30毫克，每日3次，连续服用15周。经治疗，针刺组总有效率87.5%，对照组总有效率82.5%，经统计学分析针刺百会穴和风府穴与服用西药尼莫同的疗效相当。（许丙海，时国臣，何凤，等.针刺百会穴和风府穴治疗中风后轻度认知功能损害的临床研究）

5. 曲泽－委中

【穴解】曲泽在肘横纹中，当肱二头肌肌腱的尺侧缘。委中在腘横纹中点，当股二头肌肌腱与半腱肌肌腱的中间。合称"四弯穴"。

曲泽为手厥阴心包经合穴，位于血管丰富之处，放血疗法可治热性病，心主血脉，主神明，心与心包同为一体，其气相通，故本穴有疏通心络、调节神志、调和阴阳的功用。委中为足太阳膀胱经合穴，亦为下合穴，有调和阴阳，清热凉血，消散郁热，引血下行之用，委中居于血管丰富之处，放血可治急性热病及神志病，曲泽以清里邪为主；委中以散表邪为要。二穴配伍，一阴一阳，一表一里，相互促进，可治中风之证。

【适应证】中风急性期。

【操作方法】"四弯穴"点刺放血，次日施行捻转补泻手法中的泻法。

【临床应用】曹某，女，68 岁。左侧肢体活动障碍 6 天，加重 3 天。刻下症见：卧床不起，言语謇涩，口角右歪，左侧肌力 Ⅰ 级，舌红，脉涩。即取"四弯穴"配太阳穴刺血治疗。后每天针刺四弯、太阳加刺曲池、足三里。1 个月后口歪大部分纠正，患肢功能基本恢复。（傅平华."四弯穴"的临床应用）

6. 百会－太冲

【穴解】百会当前发际正中直上 5 寸，或两耳尖连线的中点。太冲在足背侧，当第 1、2 跖骨结合部之前凹陷处。

百会总督一身之阳气，用泻法可潜阳；太冲为足厥阴肝经腧穴、原穴，可调阴血，具有疏肝理气，清降肝阳，镇肝息风之功。百会位于督脉之巅，太冲居于肝经之底，二穴参合，上起人身之至高处，下至人体最低端，上下相配，降逆气，平肝阳，息肝风。

【适应证】中风恢复期，证属肝阳暴亢，见半身不遂，口舌㖞斜，眩晕头痛，面红目赤，心烦易怒，口苦咽干，大便秘结，小便短赤，舌红苔黄脉弦者。

【操作方法】百会穴平刺 0.5 寸，采用平补平泻法，太冲直刺施行捻转补泻手法中的泻法。

【临床应用】韩某，女，72 岁，患者 1 个月前突发剧烈头痛，伴有恶心、呕吐，无头晕，无一过性黑蒙，就诊于我院急诊，查头颅 CT 示：松果体－小脑上部区，半片状高密度影，诊为脑出血。就诊时见头痛，无肢体活动障碍，口干口渴纳食少，睡眠差。舌淡红、少苔，脉弦，诊为出血性中风，证属肝阳上亢。治法：百会、太冲、阳陵泉、阴陵泉、合谷、曲池、涌泉、委中、足三里。毫针先取健侧穴位，再取患侧穴位。阳陵泉、阴陵泉各 1 寸，合谷 0.5 寸，曲池、手三里各 1 寸，肩髃 1.5 寸，涌泉 0.4 寸，委中、足三里各 1 寸。均用平补平泻手法

重刺激，留针 20 分钟，每天 1 次。经治疗 2 个月康复。(北京中医药大学东直门医院针灸科门诊)

7. 阳陵泉 - 阴陵泉

【穴解】阳陵泉在小腿外侧，当腓骨小头前下方凹陷处。阴陵泉在小腿内侧，当胫骨内侧髁后下方凹陷处。

阳陵泉为足少阳胆经腧穴，乃本经脉气所入，为合土穴。因其善治筋病，故为筋之所会。本穴可通畅经气，舒筋活络，壮筋补虚，祛除风邪。阴陵泉为足太阴脾经腧穴，乃本经经气所入，为合水穴。本穴可利水行湿，驱邪散滞，舒筋活络，壮筋补虚。二穴合用，内外相守，阴阳相合，相互促进，相互转化，可祛风化痰，通筋活络，治疗中风风痰阻络证功效俱佳。

【适应证】中风恢复期，证属风痰阻络，见半身不遂，口舌㖞斜，肢体麻木或手足挛急，头晕目眩，舌红，苔白腻，脉弦滑者。

【操作方法】平补平泻手法，重刺激。

【临床应用】赵某，女，70 岁，素有高血压病史，经常头痛，头晕，心悸，失眠。1 个月前，晨起感到头晕目眩，临厕时不能站立，仆倒于地，扶起时左侧半身瘫痪，舌强不语，口流涎沫。刻下：神志模糊，头痛舌质红，苔黄厚腻，两手脉滑数有力，血压 200/150mmHg。证属风痰阻络，肝阳上扰。治法：阳陵泉、阴陵泉、合谷、曲池、手三里、肩髃、涌泉、委中、足三里。毫针先刺百会三分，次取健侧穴位，后取患侧穴位。太冲 0.5 寸，阳陵泉、阴陵泉各 1 寸，合谷 0.5 寸，曲池、手三里各 1 寸，涌泉 0.4 寸，委中、足三里各 1 寸。百会、太冲用泻法，余穴均用平补平泻手法重刺激，留针 20 分钟。经上方加减，针治 2 周，头痛症状完全消失。(北京中医药大学东直门医院针灸科门诊)

8. 天枢 - 上巨虚

【穴解】天枢在腹部，横平脐中，距脐中 2 寸。上巨虚在小腿前外侧，当犊鼻下 6 寸，距胫骨前缘 1 横指。

天枢，又名大肠募，为足阳明胃经腧穴，乃本经脉气所发。本穴通于中焦，有斡旋上下，职司升降之功，既可通肠导滞，清热通便，又可调中和胃，理气健脾，扶土化湿。上巨虚可通肠化滞，畅中和胃，通经活络。天枢为胃经腧穴、大肠经募穴，上巨虚为胃经腧穴，大肠经下合穴，二穴相配，同为胃经腧穴，同走大肠，通腑泄热，理肠通便之功力增。

【适应证】中风恢复期，证属痰热腑实，见半身不遂，口舌㖞斜，痰多腹胀，便秘烦热，舌红苔黄腻，脉弦洪大者。

【操作方法】天枢直刺 1～1.5 寸，上巨虚直刺 0.8～1 寸，针用泻法。

【临床应用】尚某，女，74 岁，左半身不遂，嗜睡，腰痛 2 个月。患者 2 个月前突感半身不遂，至夜仆倒，诊为脑梗死，经住院治疗症状好转。刻下：半身仍觉不利，嗜睡，头热汗多，腰痛，语言欠流利，大便干硬，3～5 日一行，舌红苔黄厚。证属痰热腑实。治法：天枢、上巨虚、曲池、合谷、阳陵泉、丰隆、内关、肾俞、太溪。天枢直刺 1～1.5 寸，上巨虚直刺 0.8～1 寸，针用泻法，使局部出现酸胀感。肾俞、太溪用补法，其余穴位均用泻法。上方加减针治 35 次，嗜睡、半身不利已除，大便调，昏蒙感减轻。（北京中医药大学东直门医院针灸科门诊）

9. 合谷 - 三阴交

【穴解】合谷在手背，第 1、2 掌骨间，当第 2 掌骨桡侧的中点处。三阴交在小腿内侧，当足内踝尖上 3 寸，胫骨内侧缘后方。

手阳明大肠经多气多血，循行"出髃骨之前廉，上出于柱骨之会上，下入缺盆"，与气海膻中"其输上在于柱骨之上下"相交汇，故合谷可对全身宗气的运行产生调节作用。三阴交为足太阴脾经腧穴，又为足三阴经之交会穴，肝主藏血，脾主统血，肾主藏精，精血相生，故本穴有摄血、凉血、补益全身血分及通畅全身血液运行的作用。合谷以理气为主；三阴交以理血为要。二穴伍用，一气一血，气血双调，行气活血。

【适应证】中风恢复期，证属气虚血瘀，见半身不遂，口舌㖞斜，肢体痿软，偏身麻木，言语謇涩，手足肿胀，面色淡白，乏力气短，心悸汗出，舌质淡暗，苔薄白或腻，脉细缓或涩者。

【操作方法】垂直进针 0.8～1.0 寸，施行捻转补泻手法中的补法。

【临床应用】熊某，男，52 岁，主诉半身不遂，口眼㖞斜，舌强语涩 1 个月余。原有胃痛病 2 年，1 个月前，大便连续 4 天泻大量暗紫色血块。最后一天突然昏倒，不省人事，张口鼾声，两目上视，二便失禁，四肢厥冷，冷汗大出，左侧上下肢不会活动。刻下症：左侧肢体活动不能，肢体痿软，口眼向右侧㖞斜，语言不清，大便秘结，排便无力，气短乏力，舌质淡，面色苍白少华，脉象虚大。一诊、二诊针刺予合谷、三阴交、曲池、足三里。三诊予合谷、三阴交。四诊至十二诊予合谷、三阴交加患侧曲池、足三里。九诊后已能步行前来就诊。十二诊痊愈。（李世珍 . 针灸临床辨证论治）

10. 太溪 - 太冲

【穴解】太溪在足内侧，内踝后方，当内踝尖与跟腱之间的凹陷处。太冲在足背侧，当第 1、2 跖骨结合部之前凹陷处。

太溪为足少阴肾经俞穴，亦为原穴，乃足少阴肾经脉气所注之处，肾为先天之本，主骨藏精生髓，脑为髓海，资生于肾。本穴有滋肾阴，壮元阳，培补先天之功。太冲为足厥阴肝经俞穴，同亦为原穴，肝为风木之脏，主升主动，在体为筋，司全身筋骨关节的屈伸运动。肝为血脏，亦主疏泄，气行则血行，肝疏则气畅，气畅则血活，因此本穴既能疏肝理气又能活血祛瘀。太溪突出一个"补"字；太冲侧重一个"泻"字。二穴伍用，一补一泻，相互制约，相互为用。

【适应证】中风恢复期，证属阴虚风动，见半身不遂，口舌㖞斜，心烦失眠，眩晕耳鸣，手足挛急蠕动，舌红少苔，脉弦数者。

【操作方法】

太溪 垂直进针 0.5~0.8 寸，用补法。

太冲 垂直进针 0.5~0.8 寸，用泻法。

【临床应用】冯毅对经头部 CT 明确诊断，并辨证为肝阳上亢的缺血性脑血管病患者，予以针刺合谷、太冲、太溪、百会治疗。其中男 26 例，女 24 例，平均年龄 63.4 岁，治疗 3 个疗程（30 次），采用经颅多普勒检测仪治疗前后大脑主要动脉平均血流速度，经治疗后观察组优于对照组。(冯毅 . 针刺治疗肝阳上亢型中风的临床观察)

11. 风池 - 太冲

【穴解】风池在项部，当枕骨之下，与风府相平，胸锁乳突肌与斜方肌上端之间的凹陷处。太冲在足背侧，当第 1 跖骨间隙的后方凹陷处。

风池是手足少阳、阳维之会，是风邪流注之处，其为搜风要穴，具有息风、祛风、清脑之用，主治肝风上扰，邪热上攻；太冲为足厥阴肝经俞穴，同亦为原穴，肝为风木之脏，主升主动，在体为筋，司全身筋骨关节的屈伸运动。肝为血脏，亦主疏泄，气行则血行，肝疏则气畅，气畅则血活，因此本穴能疏肝理气，清降肝阳，活血通络。故两穴相配有疏肝理气、活血通络、清降肝阳、镇肝息风之用，效同镇肝息风汤。

【适应证】中风恢复期，证属风火闭窍，见半身不遂，肢体强痉，口眼㖞斜，两目斜视或直视，面红目赤，口噤项强，两手握固拘急，甚则抽搐，舌红，脉数或沉者。

【操作方法】针刺得气后施捻转手法平补平泻。

【临床应用】天津中医学院第二附属医院针灸科，通过随机抽样对针刺风池、太冲的 30 位脑血管患者进行针前、针后、针后 3 分钟脑血流图比较观察，得出针刺风池、太冲二穴可使脑血容量增加，脑血管弹性改善，进而改善脑血管功能。病例：张某，女性，55 岁。临床诊断：脑梗死。经针刺治疗一月

后痊愈出院。(赵建琪，蔡林青，于金栋.针刺风池、太冲对 30 例中风患者脑血流图的影响)

12. 合谷－太冲

【穴解】合谷在手背，第 1、2 掌骨间，当第 2 掌骨桡侧的中点处。太冲在足背侧，当第 1、2 跖骨结合部之前凹陷处。

《针灸大成》曰："四关者，太冲、合谷是也。"合谷为手阳明大肠经原穴，太冲为足厥阴肝经原穴，原穴是脏腑原气留止的部位，五脏有疾取之十二原。手阳明大肠经多气多血，循行"出髃骨之前廉，上出于柱骨之会上，下入缺盆"，与气海膻中"其输上在于柱骨之上下"相交汇，故合谷调气理血的同时也会对全身宗气的运行产生调节作用。足厥阴肝经多血少气，循行"上出额，与督脉会于巅"，故太冲穴能疏散头部的冲逆之气，使气机畅达，血运畅而不滞。合谷主气，清轻升散；太冲主血，重浊下行。二穴相合，一脏一腑，一气一血，一阴一阳，一升一降，腑脏、气血、阴阳相互为用，升降协调，故能使大脑与其他各处血液运行和畅，从而改善脑循环。

【适应证】中风恢复期，证属痰火闭窍，见昏聩不语，烦躁不宁，肢体强直，两目直视，鼻鼾，大便秘结，舌红，苔黄，脉滑数者。

【操作方法】垂直进针 0.8～1.0 寸，施行捻转补泻手法中的泻法。

【临床应用】王居易，应用"四关穴"平息内风，患者，女，78 岁，2011 年 12 月 10 日以"右侧肢体活动不利 2 个月"入院。2 个月前因患脑梗死遗留右侧肢体活动不利，住院过程中因与他人发生口角，猝然昏仆，四肢抽动，呼之不应，急将患者平卧。查：口中气粗而臭，颜面色红，四肢抽动，无口吐涎沫，角弓反张等。急予针刺四关穴，1 分钟后患者肢体抽动明显减轻，呼吸较前平稳。继续予以泻四关，2 分钟后患者恢复如常，自诉体倦乏力。(李志亮，解越，周炜，等.王居易四关穴临床应用经验辑要)

13. 气海－丰隆

【穴解】气海位于前正中线，肚脐下 1.5 寸。丰隆位于小腿前外侧，外踝尖上 8 寸。

气海为诸气之海，总调气机，具有增强元气，温阳化湿，化气行水之力。丰隆是足阳明胃经的腧穴、络穴，具有祛痰、和胃、健脾的作用，气海温阳化湿、化气行水，丰隆健脾祛痰，二穴相配，斡旋中焦，调畅气机，祛湿化痰，开窍醒神，对中风痰湿蒙窍之证效专。

【适应证】中风恢复期，证属痰湿蒙窍，神昏嗜睡，肢体痿废，面色晦暗，口吐痰涎，苔白腻，脉滑或濡缓者。

【操作方法】

气海 0.8～1寸，用补法

丰隆 0.8～1寸，用泻法。

【临床应用】单某，男，77岁，右侧偏瘫失语2个月就诊。患者2个月前突发右侧肢体偏瘫、言语不能，后逐渐出现意识障碍，经住院治疗后意识恢复，遗留右侧偏瘫，失语。刻下：右侧肢体活动不利，右下肢能轻微活动，大小便失禁，吞咽障碍，混合性失语，咳嗽咳痰，痰白量多，夜眠欠安，右侧病理征（＋），头颅 MRI：左侧颞叶大面积脑梗。体型偏胖，舌红苔薄白，脉结代。治法：气海、丰隆、涌泉、肩髃、曲池、合谷、环跳、阳陵泉、足三里、绝骨。刺气海、丰隆各0.8～1寸，肩髃、曲池各1.5寸，合谷1寸，环跳2寸，阳陵泉、足三里各1寸，绝骨0.5寸，气海用补法、丰隆用泻法，其他穴位平补平泻，先刺健侧，再刺患侧，留针30分钟。上方加减，经治20次痊愈。（北京中医药大学东直门医院针灸科门诊）

14. 曲池 - 臂臑

【穴解】曲池位于肘横纹外侧端，屈肘时，当尺泽与肱骨外上髁连线中点。臂臑在臂外侧，三角肌止点处，当曲池与肩髃连线上，曲池上7寸。

曲池与臂臑均为手阳明经大肠经腧穴。曲池穴为大肠经合穴，合主逆气而泻，木郁则曲，曲则风动，木疏则直，直则风息，曲池是治疗风证的要穴，故曲池有疏风解郁的作用。《医宗金鉴》曰："主治中风，手挛筋急……"此外，大肠经多气多津，气血行经臂臑，以其濡养在外的肌肉筋骨，故臂臑主治瘰疬，肩臂疼痛。两穴合用，可疏风解郁，通阳明气血，主治上肢不遂。

【适应证】中风后伴有上肢不遂。

【操作方法】曲池、臂臑各1.5寸，平补平泻手法，留针30分钟。

【临床应用】李某，男，68岁。中风后遗留四肢麻木，不能活动，颜面肌肉颤动，知觉减退。舌淡胖、苔白、脉细弱。治法：曲池、臂臑、阳池、后溪、翳风、颊车、环跳、阳陵泉、绝骨、委中、承山。先刺曲池、臂臑各1.5寸，后溪0.8寸，阳池0.3寸，翳风、颊车各0.5分，环跳2寸，阳陵泉1寸，委中1.5寸，承山0.8寸。均用平补平泻手法，留针30分钟。上方加减，经治8次后手足开始恢复活动，15次后下床扶拐活动，25次可自由活动，临床治愈。（北京中医药大学东直门医院针灸科门诊）

15. 合谷 - 后溪

【穴解】合谷在手背，第1、2掌骨间，当第2掌骨桡侧的中点处，为手阳明大肠经腧穴。后溪在手掌尺侧，微握拳，当小指本节后的远侧掌横纹头赤白肉际。

合谷为大肠经原穴，四总穴之一。能运行气血、沟通内外、通经活络、调畅气机；后溪为手太阳小肠经腧穴，为八脉交会穴之一，通于督脉，与阳跷脉、申脉穴相交会。《针灸大成·八脉图并治症穴》记载："手足拘挛战掉，中风不语癫痫……后溪先贬"。两穴相配，一针所过，贯通阴阳，可调和气血，缓解拘挛，滑利关节。

【适应证】中风后伴有上肢手指挛急。

【操作方法】取患侧合谷向后溪方向透刺至后溪穴，皮下可见针尖，并施用平补平泻的提插捻转法，以手指抽动及患者感觉局部酸、麻、重、胀至整个手掌为度，留针30分钟。

【临床应用】汪瑛等采用合谷透刺后溪的方法治疗脑卒中后腕手功能障碍，将80例患者随机分为2组，治疗组40例，对照组40例，治疗组合谷透后溪针刺法，取患侧合谷向后溪方向透刺至后溪穴，皮下可见针尖，并施用平补平泻的提插捻转法，以手指抽动及患者感觉局部酸、麻、重、胀至整个手掌为度，留针30分钟；对照组常规针刺合谷、后溪，直刺0.5寸，采用平补平泻法，以局部出现酸、麻、重、胀针感为度，留针30分钟。10次为1个疗程，疗程间间隔2日，共治疗3个疗程。经治疗对比2组患者随着治疗疗程的延长，症状均逐渐改善，治疗组每个疗程后的评分均明显高于对照组。（汪瑛，汪节，江六顺.合谷透后溪治疗脑卒中后腕手功能障碍80例）

16. 环跳－委中

【穴解】环跳在股外侧，侧卧屈股，当股骨大转子最凸点与骶管裂孔连线的外1/3与内2/3交点处。委中在腘横纹中点，当股二头肌肌腱与半腱肌肌腱的中间。

环跳为足少阳胆经腧穴，是足少阳与足太阳经之交会穴。《灵枢·刺节真邪》云："虚邪偏客于身半，其入深，内居荣卫，荣卫稍衰，则真气去，邪气独留，发为偏枯。其邪气浅者，脉偏痛。"环跳是治疗下肢偏枯、偏痛的腧穴，能通经活络，驱邪散滞，宣利腰髀，强健腰腿。委中为足太阳膀胱经腧穴、下合穴，具有舒筋活络、强健腰膝之功。少阳经行于下肢的外侧；太阳经行于下肢的后面。环跳以疏髋与下肢气机为主；委中以调腰背气机为要。二穴伍用，疏通二经经气，行气活血，治疗下肢痿痹。

【适应证】中风后伴有下肢不利。

【操作方法】毫针刺法环跳、委中，使针感下传至足部。

【临床应用】高某，男，65岁，主因"左侧肢体力弱3个月"来诊。刻下症见：伸舌左偏，左侧肢体肌张力低，左上肢不能抬举过肩，左下肢肌力2级，舌质淡胖，苔薄白，脉沉细。治法：下肢重点毫针刺法环跳、委中，使针感下传至足部，余根据辨证取穴合谷、三阴交、曲池、足三里、绝骨、丘墟、照海等。上方加减，每周治疗5次，经治疗2个月患者可执杖行走。（北京中医药大学东直门医院针灸科门诊）

17. 廉泉-哑门

【穴解】廉泉在颈部，当前正中线上，结喉上方，舌骨上缘凹陷处。哑门在项部，当后发际正中直上0.5寸，第1颈椎下。

廉泉为任脉腧穴，是任脉与阴维脉交会穴，位于颌下结喉上舌骨下。《针灸甲乙经》云："舌下肿，难以言，舌纵涎出，廉泉主之。"廉泉穴具有清咽喉、通窍络、消壅滞、生津液之功；哑门为督脉腧穴，是督脉与阳维脉交会穴，为回阳九针之一。《难经·二十八难》："督脉者，起于下极之俞，并于脊里，上至风府，入于脑。"哑门入舌本，穴下深部是延髓，有通经络，开神窍，清神志，开音治哑之功。二穴相用，一前一后，一任一督，直达病所，通调督任，通窍增音，对治疗中风后失语有良好的作用。

【适应证】中风后言语不利、失语、吞咽困难。

【操作方法】针刺哑门时，患者取坐卧位，使头微前倾，向下颌方向缓慢刺入0.5～1寸；针刺廉泉，针尖向咽喉舌根部刺入0.5～0.8寸；针得气后，行平补平泻手法20秒。

【临床应用】张玉萍对确诊为中风后失语的54例门诊及住院患者采用针刺哑门及廉泉治疗，其中男30例，女24例，平均年龄63.21±7.5岁，病程3日～2年。经治疗2～5个疗程后评定，痊愈55.55%，显效35.19%，无效9.26%，针刺总有效率90.74%。（张玉萍.针刺哑门及廉泉治疗中风失语症的临床效果观察）

18. 足三里-内关

【穴解】足三里在小腿前外侧，当犊鼻下3寸，距胫骨前缘一横指。内关在前臂掌侧，当曲泽与大陵的连线上，腕横纹上2寸，掌长肌腱与桡侧腕屈肌肌腱之间。

足三里为足阳明胃经腧穴、下合穴，为合土穴，又是四总穴、回阳九针穴之一。主治一切脾胃疾病，既能降逆止呕，又能降气平喘。内关为手厥阴心包经腧穴，为八脉交会穴之一，与阴维脉相通。手厥阴心包经历络三焦，与中焦脾胃关系密切；阴维主一身之里，故内关有宣通上中二焦气机的作用，能宽胸利膈，行气降逆。足三里以斡旋中焦气机为要，内关以疏调上焦气机为主，二穴相配，清上安下，降逆止呃。

【适应证】中风后顽固性呃逆。

【操作方法】平补平泻法，得气后留针 30～40 分钟，每 10 分钟运针 1 次。

【临床应用】田丽琼对中风后呃逆 31 例患者进行针刺治疗，并疗效观察。方法：针刺足三里（双）、合谷（双）、内关（双）、中脘施平补平泻法，得气后留针 30～40 分钟，每 10 分钟运针 1 次。结果 31 例患者中，治愈 20 例，好转 9 例，无效 2 例，总有效率 93.55%。（田丽琼．针刺治疗中风后呃逆 31 例临床观察）

19. 中渚 - 外关

【穴解】中渚在手背部，当环指本节的后方，第 4、5 掌骨间凹陷处。外关在前臂背侧，当阳池与肘尖的连线上，腕背横纹上 2 寸，尺骨与桡骨之间。

中渚、外关均为三焦经经穴，中渚为手少阳三焦经输木穴，外关为手少阳三焦经络穴，同时为八脉交会穴之一，通于阳维脉。三焦为水液运行的道路，此二穴相配，擅疏少阳之气，解水道不通，通利三焦而利水，使水液运化如常，消除患肢水肿。

【适应证】中风后伴患肢水肿。

【操作方法】针刺后捻转提插使局部产生酸麻胀感，留针 30 分钟。

【临床应用】李勇以中渚、外关为主穴，配穴肩髃、手三里、合谷、曲池，治疗中风偏瘫上肢远端水肿 29 例，并进行疗效观察。其中脑出血 11 例，脑梗死 18 例，女性 16 例，男性 13 例，针刺后捻转提插使局部产生酸麻胀感，留针 30 分钟，6 次为 1 个疗程，每疗程间隔 1 日，共治疗 3 个疗程。其中显效 7 例，好转 16 例，有效 5 例，无效 1 例，总有效率 96.6%。（李勇．中渚、外关穴治疗中风偏瘫上肢远端水肿的疗效观察）

20. 丘墟 - 照海

【穴解】照海在足内侧，内踝尖下方凹陷处。丘墟在外踝的前下方，当趾长伸肌腱的外侧凹陷处。

照海为足少阴肾经腧穴，通于阴跷脉，为八脉交会穴之一，交阴跷脉。照海为肾经脉气归聚，犹如水归大海，故名为海。《通玄指要赋》："四肢之懒惰，凭照海以消除。"故本穴具有通经活络之功。丘墟是足少阳经原穴，针取本穴，可疏调少阳经筋，活血通络，壮筋补虚，主治足内翻。丘墟透照海是以一针作用于两穴，增强刺激强度，使针感易于扩散传导，加强胆经和肾经经脉的沟通，促进经络气血运行。

【适应证】中风后伴足内翻。

【操作方法】先刺患足丘墟穴，以 45° 沿足外踝间隙向照海穴透刺，进针 1.5～2 寸，可以看到照海穴处针尖的蠕动，持续小幅度捻转手法约 1 分钟，以局部酸胀为度。留针时提出 0.5～1 寸，只留 1 寸。

【临床应用】许建军采用针刺丘墟透照海方法治疗 48 例中风后足内翻患者，并进行临床观察。其中男性 30 例，女性 18 例，以患足丘墟、照海为主穴，配穴患侧阳陵泉、昆仑、解溪、三阴交。先刺患足丘墟穴，以 45° 沿足外踝间隙向照海穴透刺，进针 1.5～2 寸，可以看到照海穴处针尖的蠕动，持续小幅度捻转手法约 1 分钟，以局部酸胀为度。留针时提出 0.5～1 寸，只留 1 寸。每日治疗 1 次，每次留针 30 分钟，10 次为 1 个疗程，平均治疗 2 个疗程，疗程间隔 2 天。经治疗，痊愈 25 例，有效 21 例，无效 2 例，总有效率 95.8%。

冯某，男性，48 岁，主诉：左侧肢体活动不利半月余。患者半月前因情绪激动而突感头痛，左侧肢体无力，被家人急送汉沽医院急救。查头颅 CT 提示："右侧基底节区脑出血"。查体：血压 150/90mmHg，左侧肢体活动不利，伴左足内翻；左上肢肌力 IV 级，左下肢肌力 IV 级，左足内翻外旋，弧形步态；舌质暗红，苔白腻，脉滑。中医诊断：中风（中经络）；西医诊断：脑出血。治疗原则：益气活血，舒筋活络。取穴：丘墟、照海、阳陵泉、昆仑、解溪、三阴交。操作：患者仰卧位，先刺患足丘墟穴，以 45° 沿足外踝间隙向照海透刺，进针约 2 寸，持续小幅度捻转手法约 1 分钟，以局部酸胀为度。针刺患肢阳陵泉、昆仑、解溪、三阴交穴，采用提插捻转相结合平补平泻手法，以局部酸胀为度，留针 30 分钟。留针期间行针 1 次，行手法 1 分钟。连续治疗 1 个疗程，左下肢肌力 V 级，足内翻矫正，行走自如。(许建军.针刺丘墟透照海治疗中风后足内翻 48 例体会)

二、假性球麻痹

假性球麻痹，又称假性延髓麻痹，是两侧皮质脑干束损害所产生的症状，其表现为延髓神经所支配的肌肉呈上运动神经元性瘫痪或不完全瘫痪，出现软腭、咽喉、舌肌运动障碍，吞咽、发音、讲话困难，无舌肌萎缩及纤维性震颤，咽反射存在，下腭反射增强，常出现强哭强笑。本病属于中医学"痱痹""喉痹""噎膈""中风"范畴。中医理论认为，心开窍于舌，舌为心之苗；脑为元神之府，舌窍机关为神所主；足太阴经、足少阴经、手少阴络与舌本相连，足太阳之筋结于舌本。因此，心之功能失常或痰浊、瘀血等病邪阻滞脑络及上述经络，均可导致舌窍失灵，语言、吞咽功能障碍。本病是脑血管疾病的常见并发症，其中以脑梗死最为常见，发生率为 37%～78%，患者极易发生吸入性肺炎，造成营养不良，甚至再次中风和死亡，严重影响生存质量。

1. 哑门－风池

【穴解】哑门又名瘖门、舌厌、横舌等，《针灸甲乙经》记载，哑门治"舌缓，瘖不能言"；《玉龙歌》曰："偶尔失音言语难，哑门一穴两筋间"。哑门是督脉经的腧穴，又为督脉与阳维脉交会穴，位于项部，当后发际正中直上 0.5 寸，第 1 颈椎下，为回阳九针穴之一，主治"暴瘖、舌强不语"，在喑哑失语、神志病、督脉病以及头项部疾病时应用较多。《难经·二十八难》记载，"督脉者，起于下极之俞，并入脊里，上入风府，入于脑"，哑门入系舌本，穴位深部是延髓。喑哑失语，与延髓、喉、舌的功能障碍密切相关，因此，喑哑失语常取哑门穴。风池穴为足少阳胆经穴，位于头项部，头为诸阳之会，头面之疾当调阳经，风池善于调理头项咽喉部气血，可同时疏导少阳、太阳、督脉之气。《类经图翼》曰："风池治中风不语，汤水不能入口。"《针灸大成》云："风池主气塞涩上不语。"《针灸资生经》曰："风池主喉痹。"《针灸十四经穴治疗决》云："言语謇涩心放宽，风池肩井廉泉看。"风池为足少阳胆经与阳维脉的交会穴，同时足少阳胆经与循喉咙之后的足厥阴相表里，故针刺风池可以调肝息风，豁痰利咽。二穴合用有理气、祛痰、开窍之功，能疏通经气，通关利窍，使诸症转愈。

【适应证】假性球麻痹，症见饮食呛咳，构音障碍。

【操作方法】哑门直刺 0.5～1.3 寸，风池向鼻尖或向喉结方向刺 0.8～1.5 寸，得气后使针感扩散至咽喉部为最好，二穴注意深度及方向，不可伤及延髓。留针 15 分钟，每日或隔日 1 次治疗。3 次为 1 个疗程。

【临床应用】王文熠等用针刺哑门、风池等穴位治疗中风后假性球麻痹 42 例。令患者坐位，取 25 号 1.5 寸毫针哑门穴向喉结方向进针 1.2～1.3 寸，当遇到抵抗并觉针下有坚韧感时，再缓慢进针 0.1～0.2 寸，行小幅度提插法，使针感传到喉结部，得气后将针提至浅层留针；风池穴向喉结方向刺 1.5 寸，得气后行小幅高频捻转补法 1 分钟并留针。配合选取上廉泉、海泉、咽后壁等穴位。治疗每日 1 次，10 次为 1 个疗程。结果痊愈 18 例，占 42.86%；显效 15 例，占 35.71%；好转 6 例，占 14.29%；无效 3 例，占 7.14%；总有效率为 92.86%。结论：此种针刺方法治疗中风后假性球麻痹疗效确切，值得临床使用和推广。

典型病例：马某，女，退休干部。主诉：语言謇涩、吞咽困难伴右侧肢体活动障碍 1 个月，加重 1 日。既往有高血压病史 10 余年，冠心病病史 15 年。入院时查：血压 157/108mmHg。语言謇涩，声音嘶哑，饮水呛咳，有胃管，咽反射存在，下颌反射亢进，右上肢肌力 Ⅲ 级，右下肢肌力 Ⅲ 级，右腱反射亢进，右 Babinski 征（＋），颅脑 MR 示左颞叶深部基底节区软化灶，脑梗死、皮质下动脉硬化性脑病、脑萎缩。诊断：①脑梗死（合并假性球麻痹）；②高血压病 3 期；③冠心病。给予支持对症治疗，同时针灸每日 1 次配合体针。1 个疗程后患者症状明显好转，胃管拔除，进食饮水偶有呛咳。3 个疗程后症状基本消失，无吞咽

困难及饮水呛咳，右侧肢体肌力接近Ⅴ级，临床治愈出院。（王文熠，李澎．以哑门为主穴针刺治疗脑卒中后假性球麻痹42例）

2. 廉泉 - 哑门

【穴解】廉泉为任脉穴，为主治言语不利、吞咽困难之要穴。任脉循经路线达咽喉，上行环唇，善治舌咽部疾病。据"经脉所通，主治所及"，选取任脉的廉泉，有舒筋活络利咽的作用。《铜人腧穴针灸图经》记载，廉泉治"口噤，舌根急缩，下食难"，取廉泉治舌强语謇有特效。现代研究表明，该穴下面有丰富的神经分布，如舌下神经和吞咽神经等。针廉泉穴可直接调节舌咽神经、舌下神经以及迷走神经的功能，刺激感受器，使其形成对中枢神经的刺激作用，大脑在接受兴奋冲动后，对中枢神经的刺激产生作用，再将兴奋后冲动传至效应器（肌肉），使效应器发生的反应增强，从而使大脑皮质对皮质脑干束的调节作用得以恢复，进而起到重建其吞咽功能的作用。哑门是督脉经的腧穴，主治暗哑失语，二穴合用，一督一任，一前一后，一阴一阳，有祛风通络、疏利舌本、开窍利咽之功。

【适应证】假性球麻痹吞咽困难。

【操作方法】廉泉向舌根斜刺0.5～0.8寸，哑门直刺0.5～1.3寸，以得气为度，留针15分钟，每日或隔日1次治疗。3次为1个疗程。

【临床应用】张某，男，69岁。既往有高血压病史多年，1个多月前因生气后摔倒，随即右侧肢体瘫痪，伴言语不清，进食呛咳。经头颅CT检查示：右颞叶梗死及基底节后脑出血。经住院治疗病情稳定后出院，转来门诊治疗。今检查神志清，言语欠清，软腭反射消失，掌颏反射阳性。右侧上下肢肌力为Ⅲ级。针刺方法：患者取坐位，医者先刺其哑门及双侧风池，均为快速针刺，不留针。刺哑门时嘱患者低头，下颌紧贴胸部，针尖向承浆方向斜刺2.5寸，轻轻提插，不捻转，施泻法1分钟，出针后深压，以防出血。刺风池穴针尖向对侧眼球斜刺2.5寸，手法同于刺哑门。再刺廉泉，针尖向舌根方向，斜刺2.5～3寸；天容向舌根方向直刺2寸；刺廉泉与天容均在得气后留针30分钟，并接电针，用断续波，幅度以患者能耐受为度。最后取舌3针平补平泻，不留针，交替应用。并配合在金津玉液处放血。上法每日1次（针刺放血隔日1次），10次为1个疗程，2个疗程后评定疗效。2个疗程后，能正常进食，构音清楚，流涎明显改善，右侧上下肢肌力接近Ⅴ级。后随访已能正常进食。（陈红．快速深刺治疗假性球麻痹36例）

3. 金津 - 玉液

【穴解】《针灸大成》指出，"舌强难言：金津、玉液，在舌下两旁紫脉上是穴，卷舌取之，治重舌肿痛、三棱针出血"。金津、玉液穴为舌部的经外奇穴，主治舌强不语等症。舌通过经络、经别、经筋与诸脏腑密切联系，其中以心、脾、肾为主。心开窍于舌；脾经挟咽连舌本散舌下；肾经循喉咙挟舌本。针刺舌下的金津、玉液穴可持续促进全身气血的运行，血行则筋脉得以濡养，构音、舌体运动等功能得以恢复。《素问·血气形志篇》记载，"凡治病必先去其血"，《灵枢·九针十二原》记载，"凡用针者，虚则实之，满则泄之，宛陈则除之，邪盛则虚之"，金津、玉液刺络放血治疗喑哑具有独特的临床疗效。同时金津、玉液穴于舌系带两侧，深部有舌静脉、舌咽神经、舌下神经等，针刺局部穴位不仅可以改善舌体局部的血液循环，促进舌体功能的恢复，同时还可刺激局部神经，反射性地调节大脑功能，使语言功能、吞咽功能得到改善。

【适应证】假性球麻痹诸证，兼见瘀血征象更佳。

【操作方法】金津、玉液用三棱针点刺出血；或采用毫针从两侧凹陷处快速刺入舌根部方向，出现酸麻感觉最佳，获得针感后出针。针刺金津、玉液穴位各10次，不留针。以上操作每日或隔日1次治疗。3次为1个疗程。

【临床应用】张定戎等将中风失语患者64例随机分为治疗组和对照组各32例，对照组采用中风偏瘫常规方法治疗，治疗组在此基础上采取针刺金津、玉液治疗，分析两组疗效。结果：联合针刺金津、玉液治疗能显著改善中风失语症患者言语功能，具有推广价值。（张定戎，陈军．针刺金津玉液对中风失语患者言语功能恢复的作用）

4. 列缺－照海

【穴解】列缺、照海为八脉交会穴，善治咽喉疾病。元代针灸名家窦默曾提出利用列缺、照海配伍治疗有关咽喉部疾病。明代刘纯《医经小学》载："列缺任脉行肺系，阴跷照海膈喉咙。"列缺为手太阴肺经之络穴，系于咽喉，通于任脉，任脉行于人体前正中线，经循咽喉。照海属足少阴肾经穴，通于阴跷脉，《灵枢·经脉》记载，"肾足少阴之脉，……其直者，从肾上贯肝膈，入肺中，循喉咙，挟舌本"，具有补肾水，调阴跷的作用，而且阴跷脉伴足少阴等经上行，故肾经和阴跷脉均与胸膈、肺系和咽喉相通。《针灸大全》记载，"照海通于阴跷，其主治症有咽喉气塞，嗳气，梅核气等"，《席弘赋》载有"咽喉最急先百会，太冲照海及阴交"等，均说明针刺照海可治疗咽喉闭塞不通的病症。二穴金水相生，一上一下，可宣通肺气、济肾益阴，达开肺气、滋肾水、利咽喉之效，故可治舌强不语，舌络不利，语言难出。

【适应证】假性球麻痹证属肝肾不足型。

【操作方法】列缺穴向上斜刺 0.5～0.8 寸，使针感向上传导，取直达病所之意，若针感能传到肩臂、咽喉疗效更佳。照海穴直刺 0.5～0.8 寸，以得气为度。

每日或隔日 1 次治疗。3 次为 1 个疗程。

【临床应用】患者，赵某，男，76 岁，于 2013 年 3 月 25 日来我院针灸科门诊就诊。主诉语言不利 1 年余。患者家属代诉：该患者于 1 年前晨起无明显诱因出现右侧肢体活动不利，当时神志清楚，无头痛、头晕、胸闷憋气、二便失禁等症，经休息后未缓解，遂就诊于天津市某医院。查头颅示左基底节脑梗死，予收住院，住院期间静脉滴注醒脑静、银杏达莫、依达拉奉、阿加曲班、参麦注射液等药物，经治疗病情好转，肢体功能恢复较好，遗留语言不利。现为进一步康复治疗特来我院针灸科门诊。症见神志清楚，精神弱，言语謇涩，吐字模糊，右侧肢体上下肢肌力Ⅳ级，纳可，寐安，二便尚可，舌红，苔白，脉弦细。中医诊断中风失语。证型肝肾亏虚型。西医诊断脑梗死。治法醒脑开窍、滋养肝肾。取穴主穴列缺、照海等，均取双侧配穴太溪、三阴交（列缺、照海常规消毒后，用 0.3 毫米 ×40 毫米无菌毫针快速刺入皮下，列缺向肘部斜刺 10 毫米，照海向前斜刺 10 毫米。患者有得气感后，行捻转平补平泻法，每穴施手法 1 分钟），留针 30 分钟，每 10 分钟行针 1 次，每次 20 秒。最后舌面点刺，嘱患者自然伸舌于口外，按前中后三线，分左中右各三，针点共为 9 点，逐一点刺，出血最佳。每次治疗后，训练其发音 20 分钟。14 日为 1 个疗程。每周针刺 6 日，周日休息。连续治疗 10 日后，患者家属诉患者吐字已渐清；治疗第 18 日，患者自诉吐字尚清晰，但言语欠流利；治疗第 25 日，患者自诉吐字已清晰，但语速稍快时言语欠流利；治疗第 30 日时，患者自诉吐字清晰，言语流利，与人交谈已无障碍；继续巩固治疗 7 日，患者自诉言语正常。电话回访 3 个月，患者言语正常。（潘俊晓，潘永清.针刺八脉交会穴合点刺舌面治疗中风后语言不利 1 例报告）

5. 风池 - 天柱

【穴解】风池穴乃治风要穴，为足少阳经与阳维之会，位居头项，归属胆经，可条达阳经之气，同时足少阳经又与循喉咙之后的足厥阴肝经相表里，故针刺风池可以潜阳熄风，豁痰利咽，清头利窍。《千金方》："咽肿难言，天柱主之"。天柱穴属足太阳膀胱经，膀胱与肾相表里，肾主骨生髓通于脑，故犹如支柱的天柱穴有上连下贯的作用，既能益气升清，又有滋水涵木、通经活络的作用。风池穴与天柱穴均位于颈部椎基底动脉附近，足少阳胆经分布于侧头部，足太阳膀胱经循行于头部，而且直接入脑，两经均与脑部有着密切的联系。二穴合用，相互促进，相得益彰，病所循经相合，通络之力大增，发音之力益彰。

【适应证】假性球麻痹诸证。

【临床应用】姜斌等将 160 例假性延髓麻痹患者随机分为针刺组和对照组各 80 例，两组均予常规药物治疗，针刺组加用环颈七针治疗。取穴：双侧风池、双侧天柱、双侧完骨、哑门。操作方法：患者取坐位，取 0.40 毫米 × 50 毫米毫针，以 75% 乙醇常规消毒后，取项部双侧风池、天柱、完骨、哑门 1～1.5 寸，针尖稍向内下方，施以 100 转 / 分钟捻转手法各约 15 秒，留针 30 分钟，期间行针后 3 次出针。每日 1 次，6 日为 1 个疗程，休息 1 日后进行第 2 个疗程，最长治疗 4 个疗程。项部腧穴在针刺手法上依据历代医家所强调的"气至病所""气至而有效""病重宜深刺"，取穴深度普遍打破一般常规而深达 1.5 寸，针刺方向大多刺向咽喉部。治疗期间 2 组均每 3 日记录 1 次临床变化。治疗后针刺组总有效率为 85%，对照组总有效率为 40%，（姜斌 . 环颈七针治疗假性延髓麻痹的临床研究）

三、痴呆

痴呆是以呆傻愚笨，智力低下，善忘等为主要临床表现的神志异常疾病。其轻者可见神情淡漠，寡言少语，反应迟钝，善忘；重者表现为终日不语，或闭门独居，或口中喃喃，言辞颠倒，行为失常，忽笑忽哭，或不欲饮食，数日不知饥饿等。本病形成以内因为主，多由于年迈体虚、七情内伤、久病耗损等原因导致气血不足，肾精亏耗，脑髓失养，或气滞、痰阻、血瘀于脑而成。痴呆分为老年性痴呆、脑血管性痴呆、混合性痴呆、代谢性脑病、中毒性脑病等，其中老年性痴呆最为常见。由于本病直接造成患者在认知、记忆、语言、视空间功能和人格等方面的损害，严重影响了生命质量，且发病率正呈逐年上升的趋势，因此也越来越引起世界医学界的重视。

1. 丰隆 - 足三里

【穴解】足三里是足阳明胃经五腧穴的合穴，为胃的下合穴。《灵枢·邪气脏腑病形》篇云"合治内腑"，足三里是主治胃之腑病、经病、气化病和与胃相关的脏腑疾病的常用穴，有健脾和胃、益气升阳、导痰行滞之功。"或针痰，先针中脘、三里间"（《行针指要歌》），水、饮、痰的产生，与肺、脾、肾三脏关系密切，"土旺能制湿，土气坚凝，则水湿亦自澄清"，足三里有健脾祛湿之功效，脾胃为后天之本，凡与后天之本不足有关的疾病如虚劳羸瘦、诸虚不足、痰湿互结，以及阻滞经络所致的诸多疾病皆可选用本穴以治其本。丰隆穴为胃经的络穴，络穴联络表里二经，丰隆既可健胃，又可运脾。《灵枢·经脉》曰："足阳明之别，名曰丰隆，去踝八寸，别走太阴，其别者，循胫骨外廉，上络头项，合诸经之气，下络喉嗌。其病，气逆则喉痹卒瘖。实则狂癫，虚则足不收，胫枯。取之所别也。"可见最早丰隆穴的主治为喉痹、癫狂、足胫痿痹之症。《备急千金方》指出丰隆穴为治痰之要穴，且是治疗因痰所致病症的有效穴，如癫狂、咳嗽、哮喘、头痛等。同时丰隆亦有化痰祛湿，通经活络，补益气血的作用。二穴参合，脾胃兼顾，化痰除湿，气血双补。

【适应证】痴呆证属痰浊蒙窍，症见表情呆钝，智力衰退，或哭笑无常，喃喃自语，或终日无语，呆若木鸡，伴不思饮食，脘腹胀痛，痞满不适，口多涎沫，头重如裹，舌质淡，苔白腻，脉滑。

【操作方法】足三里直刺1~2寸，丰隆穴1~1.5寸，以得气为度。留针15分钟，每日或隔日1次治疗。10次为1个疗程。电针治疗效果更佳。

【临床应用】贲定严等将74例老年性痴呆患者按随机数字表法分为治疗组和对照组，每组37例。治疗组予电针足三里、丰隆穴治疗，每日1次，每周治疗6次；对照组予盐酸多奈哌齐片睡前口服，前4周每次5毫克，每日1次；4周后，每次10毫克，每日1次。两组疗程均为12周。结果：治疗组的总有效率为86.5%，对照组的总有效率为70.3%，治疗组疗效优于对照组。结论：电针足三里、丰隆穴治疗老年性痴呆疗效确切，并能改善患者的认知功能，提高患者的生活能力。(Bi DY, Liu Q, Chen YX, et al.Thera Peutic observation on electroacu Puncture)

2. 神门 – 心俞

【穴解】痴呆的基本病机为髓减脑消，神机失用。其病位在脑，与心肝脾肾功能失调密切相关。神，与鬼相对，气也。门，出入的门户也。神门，犹神气游行出入之门户而得名，是手少阴之脉所注为输的输土穴，阴经以输代原，故又是手少阴心经的原穴。原穴是经气所经过和留止的部位，为本经的代表，具有本原和原气之意，是人体生命活动的原动力。原穴不但可治其脏腑疾病，也可治疗与脏腑有关及经脉所过部位的疾病，还是经络感传的激发部位。心藏神，乃神明之府，为精神意识思维活动的中枢，针刺神门具有补益心气，安神定志的作用。心俞穴是足太阳膀胱经的背部俞穴，与心有内外相应的联系，为心经经气输注于背部之处，故称为"心俞"。心经原穴神门配心经背俞穴心俞，二穴俞原相配，可补虚泻实，调理脏腑，达到宁心安神，补益肝肾，开窍醒脑之效。

【适应证】适用于痴呆症髓海不足、心神不宁型，证见智能减退，记忆力和计算力明显减退，反应迟钝，善忘，哭笑无常，头晕耳鸣，懒惰思卧，步行艰难，舌瘦色淡，苔薄白，脉沉细弱。

【操作方法】

神门穴直刺0.3~0.5寸，心俞穴斜刺0.5~0.8寸，以得气为度。留针15分钟，每日或隔日1次治疗。10次为1个疗程。

【临床应用】李滋平等采用临床随机对照的方法，将62例血管性痴呆患者按照随机数字表随机分为两组，其中治疗组 32 例，对照组 30 例；治疗组采用俞原配穴针刺法治疗（神门、心俞等穴），对照组单纯口服药物都可喜，两组均连续治疗 3 个月后进行临床疗效评价。结果：治疗组与对照组均能使血管性痴呆患者智能及日常生活能力等各方面有明显改善；治疗组总有效率为 87.5%，对照组总有效率为 70.0%。结论：俞原配穴法针刺治疗血管性痴呆的临床疗效显著。（李滋平，闫晓燕．俞原配穴法针刺治疗血管性痴呆临床观察）

3. 百会 - 大椎

【穴解】百会穴，又名巅上、三阳五会，其名称最早见于西汉《黄帝明堂经》，位居巅顶，在前顶后 1.5 寸，顶中央旋毛中，为督脉与手足三阳经交会。《针灸大成》记载，"百会主头风中风，言语謇涩，口噤不开，百病皆治"。五脏六腑的气血皆会于此，可朝会百脉贯通阳经，为督脉阳气至盛之穴，在临床中兼具醒神开窍、升阳固脱、镇惊熄风等效。大椎穴，又名百劳，首见于《内经》《针灸甲乙经》称其为"三阳督脉之会"并首将其定位于"第 1 椎陷中，经属督脉，同样是手足三阳经与督脉相交会穴，手足三阳之气在此注入并与督脉之阳气并行头项，故亦有"诸阳之会"之称。就功效而言，大椎内可通行督脉，外可流走于三阳，泻之可泻诸阳经之邪热盛实、通督解痉，补之灸之可壮全身之阳、固卫安营，既可清阳明之里，启太阳之开，又可和少阳以驱邪外出。在脑病治疗方面，《针灸资生经》称其可治"小儿身强，角弓反张""中风暴卒""脾风占喉，声不出，或上下手"等病。《针灸大成》中提到大椎可治"中风风邪入脏，以致气塞涎壅，不语垂危"等症。《针灸逢源》亦有配百会治"中风入脏，皆危之证"的论述。百会和大椎均属督脉穴位，百会为"三阳五会"，大椎为"诸阳之会"，为手足诸阳之会。督脉与脑密切相关，督脉通于脑。针刺百会、大椎可以激发经气，疏通经络，通调督脉，使脑髓的气血之荣养而复聪。

【适应证】痴呆证属气滞血瘀，肾精亏乏者，证见：起病缓慢、病程长、智力衰退、善忘、表情呆滞、语言表达紊乱、面色无华、头晕头重、耳聋耳背、腰酸腿软、纳呆、毛发枯焦、倦怠嗜卧、肢麻、舌淡暗有瘀斑、苔白脉濡或弱者。

【操作方法】百会针尖向前平刺 0.5～0.8 寸，用平补平泻手法；大椎穴斜刺 0.5～1 寸，以得气为度。留针 15 分钟，每日或隔日 1 次治疗。10 次为 1 个疗程。

【临床应用】赵立刚等将 32 例老年性痴呆患者随机分为 2 组，各 16 例。治疗组选取百会、大椎进行针刺治疗，对照组以尼莫地平治疗。结果：治疗组总有效率为 79.54%，对照组为 60.87%。结论：针刺百会、大椎可以改善老年性痴呆患者的智能状态，疗效优于尼莫地平。（赵立刚．针刺百会、大椎治疗老年性痴呆的疗效观察）

4. 风府-风池

【穴解】《难经·二十八难》云："督脉者……上至风府，入属于脑。"中医学认为脑为髓海，督脉通于脑，其气血上冲于盖，下在风府。痴呆病位在脑，基本病机是髓海不足，神机失用。《灵枢·海论》论述："髓海不足，则脑转耳鸣，胫酸眩冒，目无所见，懈怠安卧"。清代医家王清任谓："脑为元神之府，灵机记性在脑不在心，"又有"年高无记性者脑髓渐空"之说。风府穴为督脉经穴，又是督脉与阳维脉的交会穴。督脉属奇经八脉之一，"上额交巅上，入络脑"，是人体诸阳之总汇，总督一身之阳脉，对整个经脉系统有统帅的作用，与脑、脊髓等关系相当密切，风府穴具有祛风散邪、醒脑开窍、安神养髓之功。风池穴，因其穴在项部，平风府穴，并处于胸锁乳突肌和斜方肌之间的凹陷处，为风邪入脑之冲而得名。足少阳胆经"上抵头角，下耳后，循颈"，风池穴有治疗脑、头面五官、颈项及肩背部疾病的近治作用。《针灸甲乙经》云："风池，在颞颥后发际陷者中，足少阳、阳维之会……"风池为足少阳胆经与阳维脉的交会穴，同时足少阳胆经与循喉咙之后的足厥阴相表里，针刺风池穴可醒脑开窍，补益脑髓。风池风府同居脑后，皆可通经活络，调和气血，开窍养髓，二穴相合，相互促进，其功益彰。

【适应证】痴呆智力衰退、定向力减弱明显者。

【操作方法】风府穴取正坐位，头微前倾，项部放松，向下颌方向缓慢刺入0.5～1寸，不可向上深刺，以免刺入枕骨大孔，伤及延髓。取风池穴时针尖微下，向鼻尖斜刺0.8～1.2寸，或平刺透风府穴。留针15分钟，每日或隔日1次治疗。10次为1个疗程。

【临床应用】范某，男，56岁，1997年9月28日初诊。主诉：饮食返呛1个月。病员1个月前患"脑梗死"后即出现吞咽困难，饮食返呛、口干、纳少，寐差，舌红少苔，脉沉细。辨证属肝肾阴亏，清窍失养。取穴：风池（双）、风府、列缺（双）、照海（双）、通里（双）、完骨（双）。手法平补平泻，得气后留针30分钟，每10次为1个疗程。针1个疗程后进食明显好转，可较顺利进食半流质食物，连续针治四个疗程后饮食返呛基本消失。（曾伶.风池风府对穴临床应用举隅）

四、眩晕

眩晕是人体对空间关系的定向或平衡感觉障碍，是一种对自身或外界的运动错觉。眩晕为神经内科就诊患者最常见症状之一，在以人群为基础的调查问卷中发现，20%～30%的人群曾发生过眩晕的症状。多项研究结果均提示，女性患病比例高于男性，且随着年龄的增长，眩晕的患病率逐渐升高。引起眩晕的疾病涉及耳鼻喉科、神经内科、精神科、骨科、眼科及综合内科等，病因复杂。有研究表明，青少年以系统性及周围性病因居多，青壮年及中年多为精神性及周围性病变，老年人则以中枢性及系统性为主要病因。

1. 神庭－囟会

【穴解】眩晕症最早载于《黄帝内经》中，被称为"眩冒"。眩晕症的发生主要与患者因风、火、痰、虚导致精亏血少、清窍失养有关，其常见的诱因包括饮食内伤、七情内伤、过劳、体虚久病等。《灵枢·海论》记载，"髓海不足，则脑转耳鸣，胫酸眩冒，目无所见……"。眩晕病位在脑，病机总属髓海不足，故治疗首选位于头部的穴位。脑为髓海，髓为精之所化，精虚不能生髓，则髓海空虚；而痰瘀互阻，经脉不利，则精髓不能上承于脑，脑窍失养则眩晕生焉。神庭穴位于脑海前庭，为神志所在，其功在神。有宁神、开窍、疏郁、镇痛、止晕、定惊之功，且又居面之上部正中，有利咽喉、通鼻窍、清邪热之用。囟会为督脉经穴，别名囟上、囟门、顶门，当前发际正中直上 2 寸（百会前 3 寸），善治头痛目眩等症，有醒脑开窍、安神定志之功。针刺时神庭透囟会，囟会透百会，相当于神庭、囟会、上星、前顶、百会五穴合用，五穴皆属于有"阳脉之海"之称的督脉，能总督诸阳，调节全身诸阳之气，可以起到明元神、益精髓、宁脑安神的作用，达到气清晕止之效。

【适应证】眩晕之气血亏虚型，症见：头晕目眩，动则加剧，遇劳则发，面色㿠白，爪甲不荣，神疲乏力，心悸少寐，纳差食少，便溏，舌淡苔薄白，脉细弱。

【操作方法】透刺法：选用 2 寸长针，从神庭向囟会沿头皮平刺；然后再选用 3 寸长针，从囟会向百会沿头皮平刺。两步进针后，进行轻度捻转，以整个前额及头顶有酸胀感为宜。留针 15 分钟，每日或隔日 1 次治疗。3 次为 1 个疗程。

【临床应用】王某，女，57 岁，2001 年 4 月 16 日就诊。患者自 1992 年起出现头晕，经常服用晕可平糖浆、盐酸氟桂利嗪等药物，症情经常反复。近 2 年来眩晕发作频繁，伴有头胀、耳鸣、心烦、恶心、寐差，有时手足发麻。来我科就诊时，查体：血压 150/90mmHg，心率 90 次/分，神经系统未引出病理反射。颈椎 X 线摄片提示退行性病变。心电图检查提示 V_5、V_6 有轻度 ST 段下移。因其眩晕难忍，时有恶心，扶其仰卧，先针其双侧内关穴，让其心情稍静，继针双侧阳池、太白、丰隆穴，最后采用两步针法行通天刺（神庭透囟会，囟会透百会），均进行轻度捻转。留针 40 分钟，中间行针 1 次。起针后患者面色转红，自诉顿感轻松，眩晕大减。后每天坚持治疗，共针 10 次，至今未见复发。（朱振富. 通

天刺结合原络配穴治疗眩晕）

2. 风池-太冲

【穴解】《素问·至真要大论》曰："诸风掉眩，皆属于肝"，"诸暴强直，皆属于风"。肝属风木，为风脏，主升主动，眩晕患者多发于中年以后，其时阴气衰减，肝肾阴精亏虚，水不涵木，阳亢风动，致肝阳上亢而化风，风火上扰清窍，故出现眩晕耳鸣、头胀头痛之症。风池穴为足少阳胆经穴，其位于项部，平风府，胸锁乳突肌和斜方肌上端之间的凹陷处，故善于调理头部气血。风池穴为足少阳与阳维脉交会穴，为祛风要穴，可平肝息风、调畅气血，是主治肝阳上亢、肝火上炎、邪热上攻和外感风邪引起的头、脑、眼、耳部疾病的要穴。《通玄赋》云："头晕目眩觅风池。"风池一穴通多经，胆经属木，其气升发，故针刺风池穴升发阳经之气，平肝息风，使气血上行于脑，眩晕渐消。太冲穴为肝经输穴、原穴，为该经脉气所注，可平肝潜阳、疏肝解郁。二穴合用，一上一下，一升一降，疏利肝胆，育阴潜阳，眩晕自除。

【适应证】眩晕之肝阳上亢型，症见：眩晕耳鸣，头痛且胀，遇劳、恼怒加重，肢麻震颤，失眠多梦，急躁易怒，舌红苔黄，脉弦。

【操作方法】

取风池穴时针尖微向下，向鼻尖方向斜刺 0.5～0.8 寸，或平刺透风府穴；太冲穴直刺 0.5～0.8 寸，以得气为度。留针 15 分钟，每日或隔日 1 次治疗。3 次为 1 个疗程。

【临床应用】患者，男，52 岁，某公司经理。2015 年 8 月 13 日初诊。有高血压病史数十年，经常头昏、头胀痛，时有头晕。近期因工作繁忙症状加重，就诊时头痛而胀、头晕、视物旋转、耳鸣，烦躁易怒、面部烘热、舌红苔薄黄、脉弦细，血压 180/115mmHg。辨证分析：肝为风木之脏，主疏泄，调气机，患者因情志不遂，木失条达，疏泄无权，气郁化火，则烦躁易怒。风性善行，火性炎上，风阳上扰于头面清窍，则目为之眩、头为之苦倾、耳为之苦鸣，发为眩晕、头痛、耳鸣；火热灼伤阴液，则可发为面部烘热、舌红苔薄黄、脉弦细等。综观主证与舌脉征，中医诊断为眩晕，其证属肝阳上亢证。治疗：体针取穴，百会、风池（双）、太阳（双）、头维（双）、悬钟（双）、太冲（双）、太溪（双），留针 30 分钟，取针后行耳尖放血疗法。患者诉头晕、头痛而胀的症状立即好转，半小时后再测血压已降至 160/100mmHg。而后隔天做一次体针和耳尖放血疗法，行 10 次治疗后，临床症状已基本消失，血压降为 138/86mmHg，随访 3 个月未复发。（王凤蕊，汤国娟.陈华德教授针灸治疗肝阳上亢型眩晕的临床经验）

3. 内关－丰隆

【穴解】《丹溪心法·头眩》曰："头眩，痰挟气虚并火……无痰不作眩，痰因火动，又有湿痰者，有火痰者。"认为眩晕的发生无不与痰有关。饮食不节、饥饱劳倦，伤于脾胃，健运失司，以致水谷不化精微，聚湿生痰，痰湿中阻，浊阴不降，引起眩晕。内关穴为手厥阴心包经的络穴，别走手少阳三焦经，又为八脉交会穴之一，通于阴维脉，阴维脉与冲脉合于胃、心、胸。根据经脉所通，主治所及的道理，故刺内关可安神定志，宽胸理气。丰隆穴为足阳明胃经的络穴，别走足太阴脾经，脾为生痰之源，脾与胃互为表里，故刺胃经的络穴可化痰祛湿，调畅气血。内关清泄包络，宽胸理气，宁心安神；丰隆调气机，理升降，和脾胃；内关走上焦，丰隆行中焦，二穴相合，直通上下，理气健脾，宽胸化痰之功益彰。

【适应证】眩晕之痰浊上蒙型，症见：眩晕，头重如蒙，视物旋转，胸闷作恶，呕吐痰涎，食少多寐，苔白腻，脉弦滑。

【操作方法】

内关直刺 0.5～1 寸，丰隆直刺 1～1.5 寸，以得气为度。留针 15 分钟，每日或隔日 1 次治疗。3 次为 1 个疗程。

【临床应用】患者秦某，男，34 岁。1983 年 4 月 16 日初诊。头晕目眩 3 天，两手固握床栏仍感旋转欲仆，在急症室治疗 2 日，并服中药未效，神疲，心中懊恼，胸闷脘痞，时欲泛恶。纳少，大便不畅，脉弦滑，苔白厚腻。证属痰湿中阻，厥阳不清，清空失灵。用豁痰清眩法，先刺内关、丰隆，用捻转泻法；留针 30 分钟，同时刺风池、印堂、中脘，用平补平泻法（中脘加灸）。针后眩晕减轻，精神转佳，胸脘亦觉舒畅。翌日续加足三里（补），大陵（泻），证情大为好转；隔日又复如法施治，诸症悉除；仅针 3 次，而告痊愈。3 个月后随访未复发。（张慰民．针灸治疗眩晕验案三则）

4. 人迎－人中（水沟）

【穴解】人迎穴别名天五会、五会，位于颈部喉结旁开 1.5 寸，胸锁乳突肌前缘与平齐甲状软骨上缘之交点处。根据"经脉所过，主治所及"理论，可通过针刺人迎起到调理颈部气血的作用；人迎为足阳明胃经与足少阳胆经交会穴，是"气海"所出之门户，为诸经上头的必经之路：胃经"从大迎前下人迎，循喉咙，入缺盆"，脾经"挟咽，连舌本，散舌下"，心经"上挟咽，系目系"，肾经"循喉咙，挟舌本"，肝经"循喉咙，上入颃颡"，大肠经"从缺盆上颈贯颊"，小肠经"从缺盆循颈上颊"，督脉"上贯心，入喉，上颐还唇"，任脉"至咽喉，上颐循面入目"，冲脉"挟脐上行，至胸中而散""其上者，出于颃颡"，阴跷脉"上循胸里，入缺盆上，出人迎之前"，阳跷脉"上人迎夹口吻"。人迎穴直接与

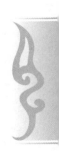

心、脾、胃、阴跷、阳跷等经络相通，而且与肾、肝、冲脉、督脉、任脉等和咽喉相关经脉相连，为其调整机体阴阳、疏通全身气血奠定了基础。故针刺人迎穴对治疗本虚标实、经脉痹阻、气血逆乱、清阳不升、脑窍失养之颈性眩晕具有重要性。人中为督脉、手足阳明之会，《难经·二十九难》"督之为病，脊强而厥"，《素问·骨空论》"督脉为病，脊强反折"，故以项背疼痛、脊柱强直等为表现的项痹病及其引起的眩晕症状可针刺督脉穴位人中穴。另外督脉起于胞中，上行入脑，针刺人中可健脑醒神，开窍启闭。二穴合用，共同起到调和气血、清脑复神的功效。

【适应证】颈性因素引起的眩晕，症见旋转性、摇摆性、浮动性眩晕，多在头颈转动或伸屈时加重，或见头痛、视觉障碍、感觉或运动障碍、内脏性障碍（如恶心、呕吐、上腹不适感、出汗等），重则有短暂意识不清、猝倒等症状。

【操作方法】先针双侧人迎穴，进针 1 寸，得气后施轻度捻转手法；再刺人中穴斜向鼻中隔，得气后施雀啄手法，以眼中湿润为度；留针 15 分钟，每日或隔日 1 次治疗。3 次为 1 个疗程。

【临床应用】励志英收集椎动脉型颈椎病眩晕患者 112 例，男 70 例，女 42 例；年龄 36—72 岁，平均 54 岁；病程 1～10 年。均经 X 线颈椎片或 CT 确诊，并经脑血流图或颈、颅多普勒超声诊断为脑供血不足。随机分为治疗组和对照组各 56 例，观察针刺人迎穴为主治疗椎动脉型颈椎病眩晕的临床疗效。方法：设针刺人迎穴为主并配合人中、内关、太冲为治疗组，与针刺风池夹脊穴组进行对照。结果：治疗组治愈率 73.21%，总有效率 92.9%；对照组治愈率 46.43%，总有效率 75%。结论：针刺人迎穴为主治疗椎动脉型颈椎病眩晕疗效肯定。(励志英 . 针刺人迎穴治疗颈性眩晕 56 例疗效观察)

5. 外关 - 足临泣

【穴解】本"对穴"同为少阳经的穴位。外关为手少阳三焦经的络穴，别走手厥阴心经，能治"五脏六腑结热，吐血妄行不止，鼻衄不止，吐血昏晕，耳聋浑淳无闻，目风肿痛。"足临泣为足少阳胆经的输木穴，主治"胸满气喘，目眩心痛，妇人月经不利，季胁支满，乳痛，木有余者宜泻此。"(转引自《类经图翼》)。两穴相配对少阳经脉风热火邪乃至厥阴，少阳气结郁火引起的诸种病证都有清泄作用，或宣而散之，或导而泻之，以顺其势而平之。

【适应证】眩晕之肝火上炎型，症见头晕且痛，其势较剧，目赤口苦，胸胁胀痛，烦躁易怒，寐少多梦，小便黄，大便干结，舌红苔黄，脉弦数。

【操作方法】外关直刺 0.5～1 寸，足临泣直刺 0.5～0.8 寸，以得气为度，均用泻法。留针 15 分钟，每日或隔日 1 次治疗。3 次为 1 个疗程。

【临床应用】杨某，女，51 岁，工人，1993 年 3 月 23 日初诊。主诉：头晕 3 日。3 日前因劳累后感头晕项强，测血压 150/100mmHg。自服复方降压片，丹参片症减，次日头晕又作，来针灸门诊取穴囟会、昆仑、风池穴治疗未效。现症：头晕，巅顶部胀痛，项强，目干涩，烦躁不宁，伴口干，便秘，腰酸，高血压病史 10 年。查体：面色微红，测血压 125/80mmHg，舌暗有裂纹，苔白而干，脉沉弦。察经：足厥阴肝经，少阳经为反应经脉。诊断：头晕（证属肝火上冲）。治疗：治宜阴病取阳，清泄少阳兼以通调督脉。选少阳经、督脉、足阳明经治之。取外关、足临泣、丰隆、前顶穴。针外关、足临泣，丰隆用泻法，前顶用补法。留针 30 分钟，此次针后，头晕明显减轻，再依上穴针 2 次头晕止，眠安，仅头顶微胀，舌暗淡苔薄白，脉沉细。证已属阴虚阳亢型，法宜滋阴潜阳，选足少阴肾经，足厥阴肝经，手阳明大肠经调之。取太溪、太冲、合谷穴，针时均用补法。针 1 次，病愈而停针。3 个月后又遇此患者，诉头晕未发。（张地芬、外关、足临泣"对穴"的临床应用）

6. 天柱 - 风池

【穴解】天柱穴属足太阳膀胱经穴，位于枕后，解剖位置与枕动脉分支、枕大神经干密切相关。天柱穴已早被认为治疗眩晕兼项强痛的要穴，《铜人腧穴针灸图经》论述道："天柱，今附治颈项筋急，不得回顾，头旋脑痛"。天柱穴是膀胱经"入络脑"的部位，不仅可助阳气之升发，尤其可补精填髓。《灵枢·口问》篇载"液者，所以灌精濡空窍者也，故上液之道开则泣，泣不止则液竭；液竭则精不灌，精不灌则目无所见矣，故命曰夺精。补天柱经侠颈。"脑为髓海，目得精血而能视。《百症赋》曰："目觉䀮䀮，急取养老、天柱"；《铜人》言可治"头旋脑痛"。风池穴、天柱穴均位于头颈部，风池穴为手足少阳与阳维脉交会穴，一穴通多经，阳维脉维系诸阳经脉，根据"经脉所过，主治所及"的理论，两穴对眩晕特别是颈性眩晕有显著的治疗效果。二穴合用，可平肝息风，又使气血上注于脑，使眩晕渐消。

【适应证】①眩晕之肝阳上亢型，症见：眩晕耳鸣，头痛且胀，遇劳、恼怒加重，肢麻震颤，失眠多梦，急躁易怒，舌红苔黄，脉弦。②眩晕兼见颈项部疼痛僵硬者。

【操作方法】天柱穴直刺或斜刺 0.5～0.8 寸，不可向内上方斜刺，以免伤及延髓。取风池穴时针尖微下，向鼻尖斜刺 0.8～1.2 寸，或平刺透风府穴。留针 15 分钟，每日或隔日 1 次治疗。3 次为 1 个疗程。

【临床应用】李某，女，45 岁，工人，2011 年 5 月 7 日初诊。头晕伴颈部不适 3 天。患者于 3 天前晨起后感头晕，头重脚轻，站立不稳，头转后或后仰时症状加重，伴有颈项不适，无心慌、耳鸣、视物不清等症状，神倦乏力，面色㿠白，唇甲色淡，失眠，舌淡红、苔薄白，脉细弱。查体：血压120/80mmHg，颈肌紧张，颈椎各方向活动受限，叩顶试验（+）。X颈椎片示：颈椎生理曲度变直。经颅多普勒检查示：左椎动脉供血不足。西医诊断：颈椎病（椎动脉型）。中医诊断：眩晕(气血亏虚)。治疗：端坐位，取风池、天柱、完骨、晕听区(耳尖直上1.5厘米，向前后各行2厘米的水平线)、颈椎第1侧线（颈夹脊穴）、百会、四神聪、太阳、头维、神庭、足三里、三阴交。常规消毒后，用40毫米的毫针针刺，风池、天柱、完骨行小幅度高频率的捻转补法；晕听区由前向后平刺，平补平泻；足三里、三阴交行捻转补法；余穴常规针刺，留针30分钟，每日1次。3次后症状减轻，7天后痊愈，随访3个月未见复发。(宋丽静.针刺治疗颈性眩晕验案2则)

7. 关元 - 足三里

【穴解】眩晕不外虚实二因，其实者以肝阳上亢，肝风内动为主，正如《黄帝内经·素问》所说："诸风掉眩，皆属于肝"。然而验之临床则以虚者为多，如明代张景岳所言："眩晕一证，虚者居其八九"，主张"当以治虚为主"。足三里，其为胃经的土穴，取其培元固本、补益中气、扶正补虚之功；足三里亦为胃经合穴，同时脾胃又为气机升降的枢纽，故通过针刺足三里以达补后天之本之效。脾胃为后天之本，凡与后天之本不足有关的疾病如虚劳羸瘦、诸虚不足、痰湿互结，阻滞经络所致的诸多疾病皆可选用本穴以治其本。关元穴属任脉，位于丹田，为人体阴阳元气交关之处，可阴阳双补，状气益脑髓，培元固本而止眩晕，同时该穴又善于治疗下焦瘀滞所引起的头目昏沉。二穴能补气以运血，使髓海得以充养而眩晕自止。

【适应证】眩晕气血亏虚型。症见动则眩晕加剧，劳累即发，面色苍白，唇甲不华，发色不泽，心悸少寐，神疲懒语，饮食减少舌质淡，脉细弱。

【操作方法】关元穴直刺1～1.5寸，足三里直刺1～2寸，以得气为度，行补法。留针15分钟，每日或隔日1次治疗。3次为1个疗程。

【临床应用】患者，女，35岁。就诊日期：2015年10月9日。主诉：头晕反复发作10年余，加重1周。10年前无明显诱因突然出现头晕，曾先后多次就诊于当地多家医院，查头颅MRI、颈动脉彩色多普勒、颈椎CT、经颅彩色多普勒均未见明显异常，多次服用中西药物，效果不佳，平时血压低，收缩压为80～85mmHg，舒张压55～60mmHg。每到夏季三伏天眩晕症状加重，1周前因家中琐事而突然出现头晕症状加重，时有恶心，工作生活受到严重影响，故就诊于天津中医药大学第一附属医院针灸科。刻下症见：头晕发作，时有视物旋转，恶心，面色苍白，不思饮食，睡眠欠佳，大小便正常；舌淡、苔薄白，脉沉弱。

诊断：眩晕。辨证为气血虚弱、清窍失养。治疗方法：考虑其每年三伏天头晕发作严重，故从气机升降出入论治入手。嘱患者仰卧位，采用 0.28 毫米 ×50 毫米一次性针灸针，依次针刺足三里、关元、中渚，得气后均采用提插捻转补法，留针 30 分钟，每 10 分钟行针 1 次，每日 1 次。针刺 7 日后，患者头晕症状明显减轻；又针刺 14 日后，头晕症状消失，复测血压为 95/70mmHg。随访 6 个月后，患者自诉眩晕症状未再发作，血压平稳，波动于 90～100/60～70mmHg。(齐建华，韩宝杰 . 低血压性眩晕案)

五、癫痫

癫痫是一种以脑部神经元异常放电导致突然、短暂的中枢神经系统功能失常为特征的疾病，也是脑部疾病的常见并发症。临床发作以意识突然丧失、不省人事、强直抽搐、口吐涎沫、两目上视、自行苏醒，醒后如常人为主要特征。癫痫在中医学中亦称为"痫证""癫疾""羊痫疯"等，因脏腑阴阳功能失调，经络气机逆乱，风痰上扰神明而致。据世界卫生组织统计，全球约有 5000 万癫痫患者。癫痫反复发作会进一步加重脑损伤，也常常使患者产生羞辱感，极大地威胁着患者的身体和心理健康。由于传统抗癫痫西药有明显的副作用，而新型抗痫药价格昂贵，因此针灸治疗以其简、便、廉、验的特点愈来愈被患者所接受，具有较高的临床价值。

1. 合谷 - 太冲

【穴解】合谷与太冲是经典的开四关的配穴法，可祛风开窍、镇静安神，是治疗神志疾病常用穴位。《针灸大全》曰："寒者，身作颤而发寒也；热者，身作潮而发热也；痛，疼痛也；痹，麻木也。四关者，五脏有六腑，六腑有十二原，十二原出于四关，太冲、合谷是也"。取穴双侧合谷、太冲对穴，有调节气血的作用。《循经》云："合谷主狂邪癫厥"，故主气，属阳；《经穴性赋・血门》谓太冲有"通经行癖，尤有清血、凉血、固血之功"，故主血，属阴；合谷在上肢，太冲在下肢，正好代表两肘、两膝。合谷穴属阳明腑，太冲穴属厥阴脏，两穴配合一阴一阳、一脏一腑，有调理脏腑、协调阴阳之功效。合谷穴属多气多血之阳明经，偏于补气、泄气；太冲穴属少气多血之厥阴经，偏于补血、调血，两穴配合，共奏调节气血之功。

【适应证】癫痫急性发作期。

【操作方法】合谷直刺 0.5～1 寸，太冲穴直刺 0.5～0.8 寸，以得气为度。不留针或留针 15 分钟，每日或隔日 1 次治疗。10 次为 1 个疗程。

【临床应用】李文龙将 80 例癫痫患者分为治疗组和对照组各 40 例，对照组予丙戊酸钠片口服，治疗组予合谷、太冲为主的远近配穴久留针法治疗，配伍内关、申脉、照海穴，留针 50 分钟。每日 1 次，连续治疗 2 个月。结果显示，两组患者控制率方面相比，治疗组（55.0%）明显优于对照组（25.0%）。由此证明远近配穴久留针治疗癫痫，副作用小，临床疗效好，能够明显缩短病程，有较高的临床推广价值。（李文龙 . 远近配穴久留针法治疗癫痫 40 例临床观察 . 中国民间疗法）

2. 内关 - 人中

【穴解】朱丹溪在《丹溪心法》中云："无非痰涎壅塞，迷闷孔窍"，强调癫痫多因痰迷心窍引发。内关为手厥阴经络穴，八脉交会穴，通阴维脉，泻内关可宁心、安神、调血，主治中风和癫痫。《针灸大全》记载，内关主治五痫，口中吐沫，心性呆滞，悲泣不已，心惊发狂，不识亲疏，健忘易失，言语不纪，心气虚损，或歌或笑，心中惊悸，言语错乱，心中虚惕，神思不安，心惊中风，不省人事，心脏诸虚，怔忡惊悸，心虚胆寒，四体颤抖。可见内关穴既可以醒神开窍治疗中风、昏迷不醒、癫狂等实证，又可以宁心安神治疗失眠、心虚胆怯之虚证。人中穴即水沟穴属于督脉，位于人中沟的上 1/3 与中 1/3 的交点处。人中穴又称之为"鬼穴""鬼市"等，为十三鬼穴之一，是督脉与手阳明经的交会穴，具有醒脑开窍、清热通阳、救逆止搐、舒筋利脊的作用。临床多用于治疗中风昏迷、癫痫、狂症、休克、抽搐、癔症、小儿惊风、精神分裂症等一些危急重症，是最常用的急救穴之一。二穴合用，可清心涤痰，醒神开窍。

【适应证】癫痫急性发作期。

【操作方法】内关直刺 0.5～1 寸，人中穴向上斜刺 0.3～0.5 寸，得气后施雀啄手法，以眼中湿润为度。不留针。每日或隔日 1 次治疗。10 次为 1 个疗程。

【临床应用】邵小伟等以内关、人中等为主要穴位，观察醒脑开窍针刺治疗脑梗死并发癫痫的临床疗效。方法：采用醒脑开窍针刺治疗脑梗死并发癫痫 32 例（其中内关直刺 0.5～1 寸，施捻转、提插泻法 1 分钟，继刺人中，向鼻中隔方向斜刺 0.5 寸，雀啄法，以眼球湿润为度），10 天为 1 个疗程，3 个疗程统计疗效。结果：治愈 29 例（占 91%），好转 2 例（占 6%），未愈 1 例（占 3%），总有效率 97%。结论：醒脑开窍针刺治疗脑梗死并发癫痫快速有效。

典型病例：徐某，女，75 岁，务农，2000 年 12 月 8 日就诊，因左半身软弱 3 天，加剧伴突然抽搐发作，不省人事半小时入院，3 年前有 TIA 史，颅 CT 示：右侧额、颞叶片状低密度灶。入院诊断：脑梗死继发癫痫持续状态。表现为频繁强直——阵挛发作，给予脑梗死基础治疗，同时予安定针微泵静推维持，症状好转，但意识障碍加剧，持续昏迷；10 天后予醒脑开窍针刺治疗，并停用安定，意识状态好转，1个疗程后患者即能扶行，抽搐呈患侧下肢部分性发作，20天后恢复如常，随访1年未复发。（邵小伟.醒脑开窍针刺治疗脑梗死并发癫痫32例）

3. 百会 - 人中

【穴解】中医学认为，本病多由先天不足，七情失调，暴受惊恐，饮食不节，跌仆损伤等，致使心肝脾肾功能失调，气机逆乱，阳升风动，痰火上逆，蒙蔽心包，扰乱神明而发病。针刺治疗癫痫应遵循"急则治标，缓则治本"的原则，百会、人中同属督脉，督脉乃"阳脉之海"，上行属脑，且与肝肾密切相关，故选用百会、人中穴镇痉息风、开窍醒脑；百会位于巅顶，又名三阳五会，为诸阳之会，入络脑，具有熄风解痉、回阳救逆的作用，为治疗脑源性疾病的要穴；人中位居口鼻之间，居十三鬼穴之首，是醒脑治痫和急救要穴，功擅清热开窍，回阳救逆，醒脑清神，针泻人中可以开窍启闭以醒元神。二穴伍用有回阳救逆、醒脑开窍之功。

【适应证】癫痫急性发作期。

【操作方法】百会由前向后平刺3～5分，以得气为度，人中穴向上斜刺0.3～0.5寸，得气后施雀啄手法，以眼中湿润为度。留针15分钟，每日或隔日1次治疗。10次为1个疗程。

【临床应用】孙某，女，71岁。因左半身不遂伴发作性昏仆，四肢抽搐9天，加重2天，于1997年5月27日收入院治疗。患者入院前7个月出现左半身不遂等症，做颅脑CT扫描示：左额顶叶脑梗死。入院治疗40余日，病情好转出院。9日前突然昏仆，四肢抽搐，两目上视，口吐白沫，喉中痰鸣，持续时间约4分钟。当时由家人送往某市级医院诊治，诊断为脑梗死并发癫痫，经用苯巴比妥、苯妥英钠等药治疗不效，发作次数增多，故再次住院治疗。入院时症见：左半身不遂，口角右歪，语言謇涩，发作性神昏，四肢抽搐，两目上视，每天发作30余次，每次持续时间约1分钟，舌淡红，苔白腻，脉弦滑。体查：血压166/105mmHg，体型肥胖，被动体位，语言欠清晰，左鼻唇沟变浅，左上下肢肌力0级，肌张力低下，病理神经反射未引出。西医诊断：脑梗死并发癫痫；高血压病三期。中医诊断：痫证 - 风痰闭窍；中风 - 中经络（风痰阻络）。治法：涤痰熄风，开窍定痫。中药以安宫牛黄丸口服、定痫丸加减方口服。针刺选取百会、人中等穴。针法：提插捻转泻法，每穴行手法1分钟，不留针，每日1次。治疗1周后，癫痫发作次数明显减少，持续时间缩短。继续治疗半个月，癫痫未再发作。观察1周，疗效稳定而出院。随访1年，未见复发。（谭吉林.针药并用分型治疗继发性癫痫例析）

4. 百会－四神聪

【穴解】癫痫的发病部位为脑，病机为大脑功能失常，百会、四神聪分布在头部，针刺可直达病所、消除病症。四神聪是经外奇穴，在百会前、后、左、右各开1寸处，共有四穴，《太平圣惠方》载"神聪四穴，理头风目眩，狂乱疯痫，针入三分"，是治疗神志疾病的验穴，现代有研究表明癫痫患者异常脑电波发出部位是枕大神经分布区，如大发作患者有1/3的异常脑电波是四神聪所在处，用四神聪治疗大发作效果最好；百会穴位居巅顶部，为督脉经穴，是手足三阳、督脉之会，通达阴阳脉络，连贯周身经穴，可调节机体的阴阳平衡，且与脑密切联系，亦是调节大脑功能的要穴。百会与四神聪合用，有提补元气，醒脑宁神，举清阳之功。

【适应证】癫痫大发作。

【操作方法】百会、四神聪皆由前向后平刺3～5分，以得气为度，留针15分钟，每日或隔日1次治疗。10次为1个疗程。

【临床应用】邹伟等针药并用治疗脑卒中后癫痫，主穴取百会、四神聪、内关、水沟，配穴取太阳、神庭、上星、风池、曲池、合谷、阳陵泉、足三里、丰隆、三阴交、太冲诸穴，中药用定痫汤加减化裁，6个月后结果显示针药并用治疗脑卒中后癫痫有效率和脑电图改善率均优于单纯中药治疗，邹氏等认为针刺可能通过改善中药的代谢过程、特异性地调整靶器官功能，从而增加了中药有效成分的作用时间和药物在机体的靶向效应，提高疗效。（邹伟，陈秋欣，朱路文，等.针药并用治疗脑卒中后癫痫疗效观察）

5. 鸠尾－腰奇

【穴解】鸠尾在上腹部，前正中线上，当胸剑结合部下1寸。本穴是任脉络穴，亦为膏之原，具有镇静豁痰之功，善治癫狂痫。《席弘赋》言"鸠尾能治五般痫"，《胜玉歌》载"后溪、鸠尾及神门，治疗五痫立便瘥"。腰奇在骶部，当尾骨端直上2寸，骶角之间凹陷中。腰奇为经外奇穴，亦在督脉的循行路线上，是督、任、冲三脉交会部位。"冲脉、任脉皆起于胞中，循脊里，为经络之海"（《甲乙经》卷二第二），"督脉起于下极之俞，并于脊里，上系风府，入属于脑"（《难经·二十八难》），因其三脉交会脊里正是腰奇所在部位，故腰奇是治疗癫痫的经验效穴。鸠尾穴为任脉之络穴，腰奇通于督脉，任督两脉在上会聚于脑，脏腑精气由任脉入目而居于脑，后出项中（风府）又注之于督脉，督脉统领一身之阳，任脉统领一身之阴。鸠尾与腰奇相配，使元阳元阴之气上濡于脑，阴升阳降，阴阳交合，补益脑髓而为脑神之用。

【适应证】癫痫缓解期。

【操作方法】鸠尾向下斜刺 0.5～1 寸，行小幅度提插捻转，平补平泻，得气后取针；腰奇穴斜向上刺 2 寸，然后大幅度捻转，使患者自感酸麻感向上扩散到后头部后取针。亦可留针 15 分钟，每日或隔日 1 次治疗。10 次为 1 个疗程。

【临床应用】患者，男，15 岁，2016 年 3 月 21 日就诊。主述：癫痫反复发作 6 年余，加重 2 个月。患者 9 岁时因高热惊风后开始出现癫痫发作，起初为突然的意识丧失，行走停止或讲话停止，一般几秒内可恢复，一日可发数次，诊断为"癫痫小发作"。西药治疗一段时间后疗效不佳，逐渐发展为夜晚突发抽搐，手舞足蹈，偶吐白沫，发作持续几分钟，醒后不自知，患者白天精神不佳，食欲不振。患者曾就诊于浙江省第二人民医院，建议手术治疗，其母担心手术治疗的成功率不高和后遗症，未同意手术治疗，遂带患儿来浙江省中山医院针灸科就诊。现患儿每月夜发癫痫 10～15 次不等，面色稍白，精神不佳，胃纳不佳，舌淡苔白，脉滑缓。诊断：癫痫，局限性发作。取穴：鸠尾、腰奇、肝俞（双）、脾俞（双），针刺得气后不留针；中脘、合谷（双）、太冲（双）、丰隆（双）、百会、四神聪、风池（双）、照海（双），针刺得气后留针 30 分钟，电针双侧四神聪与风池 20 分钟。由于患者常于夜间发作，遂加取双侧照海穴。患者每周治疗 3 次，持续治疗 1 个月，治疗的第 2 个月患者夜发 3 次，治疗第 3 个月患者夜发 1 次，精神转佳，食欲尚可。后继续巩固治疗 1 个月，期间未发。半年后随访，患者半年内失神发作仅 2 次，余皆正常。（张珊珊 . 胡芝兰教授针灸治疗癫痫经验撷菁）

6. 风池 - 风府

【穴解】《素问·脉要精微论》指出："头者精明之府"，张介宾注："五脏六腑之精气，皆上升于头"，头部与人体内的各脏腑器官的功能有密切的关系。风池、风府均为头项部穴位。风府穴为督脉经穴，又是督脉与阳维脉的交会穴。督脉属奇经八脉之一，"上额交巅上，入络脑"，是人体诸阳之总汇，总督一身之阳脉，对整个经脉系统有统帅的作用，与脑、脊髓等关系相当密切。风府为风邪入侵之门户，具有祛风散邪、醒脑开窍、清热泻火、镇静安神之功。风池为足少阳胆经腧穴，又为手少阳三焦、足少阳胆经、阳维脉、阳跷脉之交会穴。"风从上受"，本穴乃是风邪汇集，入脑的要冲，故名"风池"，具有调经活络、调和气血、祛风解表、醒脑开窍，补益脑髓之功。风池、风府同居脑后，风池、风府穴是临床治疗脑病的重要穴位，是头部祛风要穴，乃风邪汇集入脑之要冲，具有祛风清热明目、醒脑开窍益聪之效，二穴相合，相互促进，其功益彰。

【适应证】癫痫风痰闭阻证。

【操作方法】风府直刺 0.8～1 寸，得气即可，勿深刺；风池直刺，入针 0.8～1 寸，得气即可，勿深刺。留针 15 分钟，每日或隔日 1 次治疗。10 次为 1 个疗程。

【临床应用】于某，男，13 岁，2012 年 4 月 16 日初诊。2003 年 8 月癫痫第 1 次发作，无外伤病史。发则意识丧失，口吐白沫，每次持续 20 秒左右，发作时间无规律，发作后自诉精神差，记忆力有所下降，四肢乏力，舌质红，苔白腻，脉弦细。经河南省某医院检查，脑电图异常，诊断为癫痫，现服用奥卡西平片（规格：150 毫克 × 50 片）2 片，每日 2 次，因未得到有效控制故来求诊。陈教授四诊合参，辨证为癫痫风痰闭阻证。治法：豁痰开窍，息风止痫，宁神定志，滋肝补肾。从就诊日起奥卡西平片频次、剂量均不变，另施针刺和中药，中西医结合治疗。针刺选穴以主方（风池、风府、百会等为主）加大陵、络却等穴位，隔日针刺 1 次，10 次为 1 个疗程。中药采用自拟处方加减。1 个疗程后，复诊自诉癫痫未发作，嘱继续服药 1 个疗程，西药减至 1 片半，每日 2 次，中药遵原医嘱。第二次复诊，癫痫未发作，现症舌红、少苔、脉细数。奥卡西平片减至 1 片，每日 2 次，中药方剂剂量不变，继续服用 1 个疗程。第 3 次复诊，症状较前好转，癫痫未发作，现症舌暗红、少苔、脉稍弦。陈教授辨证患者热势较前加重，故原方加地龙 20 克，加强清热息风止痉之功；针刺和奥卡西平片遵上医嘱。第 4 次复诊，症状较前明显好转，遵上医嘱，继续中西医结合、针药兼施治疗 2 个疗程。至 2015 年 10 月，未见再次发作。（阮小凤，陈邦国等．陈邦国针药结合治疗癫痫经验）

7. 心俞-肝俞

【穴解】本病为本虚标实，痫病患者多数反复发作，缠绵难愈，"癫久必归五脏"，病久必伤正气，因而导致心、肝、脾、肾亏虚。心主神明，心气虚则神怯，致二阴急为痫厥，若先天不足或久患癫痫者，则伤及肝肾，致肝肾阴虚，水不涵木，虚风内动，夹痰热上扰清窍，惊风、抽搐即发，脾虚则运化失司，痰浊日增。背俞穴为脏腑之气转输于背腰部并流注于全身的枢纽区域。《灵枢·背腧》云："黄帝问于岐伯曰：愿闻五脏之腧，出于背者。岐伯曰：胸中大腧出于背者。"《素问·长刺节论》说："迫脏刺背，背俞也。"《灵枢·卫气》："气在腹者，止之背俞。"张介宾谓"五脏居于腹中，其脉气俱出于足太阳经，是为五脏之俞""十二腧皆通于脏气"。可见，背俞穴与脏腑有直接的联系，针刺之能直接调整脏腑功能的盛衰。心俞为心气转输、输注的处所，有疏调心络、调理气血、养心安神、宁心定志之功；肝俞穴首见于《灵枢·背腧》，属足太阳膀胱经，为肝之背俞穴位，位于第 9 胸椎棘突下旁开 1.5 寸。肝主筋，肝俞可治筋脉挛急，《针灸甲乙经》曰："痉，筋痛息，互引，肝俞主之。"肝俞为肝气转输、输注的处所，有疏通经络、调和气血、疏肝利胆、培补肝肾的功用。二穴合用，调理心神，培补肝肾以醒脑开窍。

【适应证】癫痫久病,肝肾阴虚,虚风内动。

【操作方法】心俞、肝俞穴斜刺 0.5～0.8 寸,得气为度,勿深刺。留针 15 分钟,每日或隔日 1 次治疗。10 次为 1 个疗程。

【临床应用】德志郎采用针灸方法治疗 1 例癫痫患者,选取可直接调心脑之气的心俞穴,起化痰作用的肝俞、肾俞穴,配以具有平衡阴阳之气的后藤艮山灸法,另外采用本神透阳白、阳白透本神的刺法,给上额以交叉刺激,经 3 个月治疗,患者癫痫发作及药物副作用基本得到控制,疗效满意。(村田·德志郎.抗癫痫药物不良反应的针灸治疗)

8. 申脉-后溪

【穴解】后溪、申脉为八脉交会穴,其经上行亦通络于头,两穴相配具有清脑醒神之功。后溪为手太阳小肠经腧穴,为本经脉气所注,属输木穴,又是八脉交会穴,与阳跷脉申脉相沟通,有宣通阳气、清热利湿、宁心安神、通络止痛之功;申脉为足太阳膀胱经腧穴,乃阳跷脉所生之处,为八脉交会穴,通于督脉,与后溪穴相通,有解表散寒、清心定志、舒筋止痛之效。二穴伍用,同经相应,同气相求,相互促进,通调督脉,熄风止痉,醒脑开窍,安神定志之功益彰。

【适应证】癫痫诸证。

【操作方法】后溪直刺 0.5 寸;申脉平刺 2～3 分,得气为度。留针 15 分钟,每日或隔日 1 次治疗。10 次为 1 个疗程。

【临床应用】杨白燕以后溪、申脉等为主穴,配用头皮针针刺舞蹈震颤区、运动区等针刺治疗痫证患者 105 例,每日 1 次,14 次为 1 个疗程,经 2～4 个疗程治疗后,结果显示疗效显著,脑电图缓解率高达 78.10%。

典型病例:常某,男,51 岁,职员,于 2002 年 6 月初诊。因年迈母亲去世,加之工作紧张,家务负担过度,精神压力极大,于 2 个月前突然发病。患者及家属描述,患者发作时表现为周身抽搐,双目上视,口吐涎沫,喉中发声,昏不识人,持续十几分钟后方可缓解。醒后有头痛,周身酸痛乏力,记忆力下降,视物模糊等症状,严重地影响了日常的生活和工作,就诊于某医院,查脑电图可见急慢波,头颅 CT 示:未见明显异常,诊断为癫痫。曾服用苯妥英钠,期间仍每月发作 5～6 次,且伴有头晕、头胀痛、记忆力减退,遂即来我院就医,愿意接受针刺治疗。患者当时精神疲惫,面色萎黄,头晕,头沉,周身乏力,双目少神,反应欠灵敏,纳呆,舌淡红,苔薄白,脉弦细。采用上述针刺治疗 2 个疗程后,减为每月只发作 1 次,随后停止服用西药。第 3 个疗程后,癫痫未再发作,为巩固疗效,又治疗第 4 个疗程,完全恢复成常人,临床痊愈。随访 2 年未见复发。(杨白燕.针刺治疗癫痫病的临床观察)

六、失眠

失眠，是指患者经常不能获得正常睡眠，以入睡困难、睡眠时间不足、睡眠不深、多梦、易醒、睡眠质量降低、严重者彻夜不眠为特征的病症。现代医学认为，失眠为大脑皮质兴奋抑制功能平衡失调所引起，其发病机制与睡眠－觉醒周期密切相关。中医称之为"不寐"，又称"不得卧""目不瞑"。随着社会竞争的加剧、工作压力的增加，不寐发病正呈日益增多的趋势。2015 年全国睡眠指数报告显示，中国人失眠率为 31.2%，高于世界 27% 的平均水平。不寐可引起患者焦虑、抑郁或恐惧心理，导致精神活动率下降，妨碍社会功能，故已成为全世界最关注的难治性疾病之一。

1. 厉兑－隐白

【穴解】《百症赋》言"梦魇不宁，厉兑相谐于隐白"。《医宗金鉴》记载，"厉兑相谐隐白梦魇宁"。厉兑为足阳明经腧穴，乃本经脉气所出，为井金穴，又为本经子穴（本经属土，土能生金，故为子穴），有清泻胃火，醒神开窍、回阳救逆之功；隐白为足太阴经腧穴，乃本经脉气所出，为井木穴，有扶脾益胃、调和气血、清心定志、温阳救逆之功。厉兑以泻为主，隐白以补为要。脾为脏，胃为腑，脾为里、属阴，胃为表，属阳。二穴合用，一脏一腑，一表一里，一阴一阳，一升一降，一补一泻，相互制约，相互促进，调气血，理升降，和脾胃，疗失眠之力效彰。

【适应证】①失眠脾胃不和型，症见：失眠多梦，脘腹胀满，胸闷嗳气，嗳腐吞酸，食欲不振，或见恶心呕吐，大便不爽，舌苔腻，脉滑。②失眠症见梦魇频多。

【操作方法】厉兑针尖斜向上刺 0.1～0.2 寸，隐白斜向上刺 0.1～0.2 寸，以得气为度。留针 15 分钟，每日或隔日 1 次治疗。3 次为 1 个疗程。

【临床应用】患者女，51 岁，2003 年 3 月 17 日初诊。患者自诉：其子生病后的 10 余年来，昼夜思虑，经常噩梦不断或惊吓而醒。患者形体消瘦，肢体困重，面色萎黄，神疲乏力，头晕耳鸣，腰膝酸软，胸脘痞闷，口苦，善太息，舌质暗，苔厚腻，脉弦滑。曾多次就诊，服药物或针刺神门、三阴交等穴治疗，效果均不显著。选用厉兑、隐白四穴治之。按国标法取穴，常规消毒后，针尖斜向上刺 0.1寸，行捻转手法，留针 30 分钟后起针。经 4 次治疗后获奇效，患者噩梦消失，安然入眠，醒后精神爽快，周身舒适。（秦彦 . 厉兑配隐白治愈顽固性失眠）

2. 神门－三阴交

【穴解】《景岳全书·卷十八·不寐》云："盖寐本乎阴，神其主也，神安则寐，神不安则不寐。"可见，阴虚会扰乱心神，导致不寐。因此治疗失眠当滋阴潜阳、养血安神。神门穴是手少阴心经之输穴、原穴。《灵枢·九针十二原》云："所出为井，所溜为荥，所注为腧，所行为经，所入为合。"神门作为心经之腧穴，乃是经气所注、气血渐盛的部位，而作为原穴乃是脏腑原气留止的部位，因此针刺神门能有效调节心经之气血。《素问·八正神明论》云："血气者，人之神。"《灵枢·平人绝谷》云："血脉和利，精神乃居。"血属阴而主静，调血能有效地控制体内的阴阳水平，从而发挥滋阴潜阳、养血安神之功效。三阴交属足太阴脾经，该经属脾络胃，上注于心。因此，脾经腧穴可健脾养心而善治心神疾病。三阴交调血作用突出，因为脾为气血生化之源，又主统血，肝藏血，肾主精血，作为肝、脾、肾三条阴经的交会穴，三阴交具有养血调血作用，进而可滋阴潜阳，使浮阳入阴，二穴相合，使"神守于内"从而起到养血安神之功用。

【适应证】失眠心脾两虚型，症见：多梦易醒，心悸健忘，神疲食少，头晕目眩，伴有四肢倦怠，面色少华，舌淡苔薄，脉细无力。

【操作方法】神门穴直刺 0.3～0.5 寸，三阴交直刺 1～1.5 寸，以得气为度。留针 15 分钟，每日或隔日 1 次治疗。3 次为 1 个疗程。

【临床应用】徐某，女，41 岁，1987 年 8 月 7 日初诊。患失眠已 2 年。因生气和思虑操劳过度而得。2 年来经常多梦少寐，入寐迟缓，易于惊醒。伴见遇事惊怕、心悸，看到奇物易于惊悸，多疑善感，全身觉麻，筋惕肉眴，气短头晕，腹胀，泄泻便溏，食后仍饥（因中气不足，食后仍感腹中空虚似饥），喜热饮，饮食生冷易致胃痛、吐酸，后项困痛和全身指陷性浮肿等症状。面色略有萎黄，舌淡苔白，脉象沉缓。曾用中西药屡治无效。辨以思虑劳倦伤于心脾，心脾两虚证。治宜补益心脾，养血安神。取穴：针补神门、三阴交。隔日针治 1 次。效果：二诊后，已能熟睡，心悸、惊怕及善饥、腹部空虚减轻，手足及面部浮肿稍有减轻；四诊后，仅有时傍晚惊怕，腹胀、泄泻、气短和全身浮肿治愈；五诊后，遇事或思考问题亦不惊怕，仍头晕；七诊后，惊怕治愈，一切症状治愈；八至十二诊巩固疗效。随访：1987 年 11 月 9 日回信告知治愈未发。（李传岐 . 李世珍针治不寐验案举隅）

3. 肝俞－期门

【穴解】不寐病机复杂，其发病根本在于心神不安、肝失条达、气血阴阳平衡失调，而肝乃将军之官，主疏泄、司气机、藏血，与人体阴阳平衡、气血运行和精神情志活动密切相关。肝俞为肝的背俞穴，背俞穴是脏腑之气输注于背腰部的腧穴；期门穴为肝的募穴，募穴为脏腑之气结聚于胸腹部的腧穴，部位接近脏腑所在。《难经·第六十七难》曰："五脏募皆在阴，而俞在阳……阴病行阳，阳病行阴"，肝俞与期门相配为俞募配伍，二穴合用，前后同治，共达疏肝理气、平肝降火、宁心安神之功。

【适应证】失眠肝郁化火型，症见：急躁易怒，不寐多梦，甚至彻夜不眠，伴有头晕头胀，目赤耳鸣，口干而苦，便秘溲赤，舌红苔黄，脉弦而数。

【操作方法】肝俞、期门穴常规消毒，毫针均向下斜刺 0.5～0.8 厘米，以得气为度。可每次取单侧穴位，左右两侧穴位交替使用。留针 15 分钟，每日或隔日 1 次治疗。3 次为 1 个疗程。

【临床应用】孟凡一将 94 例肝郁化火型不寐患者随机分为中药组（28 例）、针刺组（32 例）和针药结合组（34 例）。中药组口服中药汤剂丹栀逍遥散加减；针刺组采用针刺肝俞和期门穴，快速进针后采用捻转、提插相结合的补泻手法，以局部酸胀为度，留针 30 分钟；针药结合组采用针刺结合中药治疗。分别治疗 4 周后观察疗效。结果：针药结合组疗效优于中药组和针刺组。结论：针刺肝经俞募穴结合中药治疗肝郁化火型不寐临床疗效肯定，较单纯中药或者针刺治疗临床效果更佳。（孟凡一.针刺肝经俞募穴结合中药治疗肝郁化火型不寐的临床疗效观察）

4. 申脉－照海

【穴解】《灵枢·寒热病》曰："阴跷阳跷，阴阳相交，阳入阴，阴出阳，交于目锐眦。阳气盛则瞋目，阴气盛则瞑目"，跷脉的阴阳盛衰变化，对人体的睡眠与觉醒起着调控作用，跷脉阴阳失调，是造成失眠的原因之一。"阳跷者，足太阳之别脉，其脉起于跟中，出于外踝下足太阳申脉穴……复会任脉于承泣，至目内眦与手足太阳、足阳明、阴跷五脉会于睛明穴……"申脉为足太阳膀胱经穴，八脉交会穴之一，通于阳跷脉，位于外踝直下方凹陷中，为阳跷脉气所发，具有疏风解表、安神定志、舒筋活络、缓急止痛的功效；"阴跷者，足少阴之别脉，其脉起于跟中足少阴然谷穴之后，同足少阴循内踝下照海穴……上行属目内眦，与手足太阳、足阳明、阳跷五脉会于睛明而上行……"照海为足少阴肾经穴，位于内踝直下方凹陷中，为阴跷脉气所发，具有滋肾益阴、清热泻火、通经活络、清神志、安心神、利咽止痛的功用。申脉为阳之位，照海为阴之宅；申脉鼓舞阳气、以升为主，照海功擅护阴，以降为要；二穴均为八脉交会穴，一表一里，一阴一阳，配合使用，可通过调节阴阳跷脉达到阴平阳秘以治失眠。

【适应证】失眠证属阴虚火旺，心肾不交者，症见心烦不寐，心悸不安，多梦，腰酸足软，伴头晕，耳鸣，健忘，遗精，口干津少，五心烦热，舌红少苔，脉细而数。

【操作方法】取双侧申脉、照海穴，申脉用泻法，照海用补法，得气为度，留针 15 分钟，每日或隔日 1 次治疗。3 次为 1 个疗程。

【临床应用】王莉等以针刺申脉、照海为主，采用泻申脉、补照海的手法与神门、内关、安眠穴为主，与采用平补平泻法治疗的对照组相比，试验组总有效率为 87.30%，对照组总有效率为 77.78%。（王莉，杨洁 . 针刺申脉、照海为主治疗失眠症疗效观察）

5. 大陵－三阴交

【穴解】大陵穴位于腕掌侧横纹头中点，桡侧腕屈肌腱与掌长肌肌腱之间的凹陷处，为手厥阴心包经之原穴，为十三鬼穴之一。《灵枢·九针十二原》云："阳中之太阳，心也，其原出于大陵。"因能治百邪癫狂之神志病，故又称"鬼心"。《灵枢·邪客》中讲道："心者，五脏六腑之大主，精神之所舍也，其脏坚固，邪弗能容也。容之则心伤，心伤则神去，神去则死矣。故诸邪之在于心者，皆在于心包络。"因此可选用手厥阴心包经之原穴大陵清心除烦，安定心神，以治疗神志疾病。三阴交为足太阴脾经穴位，是足厥阴、足少阴、足太阴之交会穴。尽管失眠的病位主要在心，但与肝脾肾的关系也十分密切。肝火亢盛、脾胃不和、心肾不交皆可导致失眠，而三阴交是足厥阴肝经、足太阴脾经和足少阴肾经之交汇处，滋阴潜阳，壮水源而制火，与大陵相配，二穴交通阴阳而治失眠。

【适应证】失眠诸证。

【操作方法】大陵直刺 0.3～0.5 寸，三阴交直刺 1～1.5 寸，以得气为度，留针 15 分钟，每日或隔日 1 次治疗。3 次为 1 个疗程。

【临床应用】罗某，女，49 岁，妇产科医生，主诉：反复失眠 10 余年。患者平日工作压力大，生活紧张，每晚睡眠时间最多 2～3 小时，长期服用地西泮片（每晚 5～7.5 毫克），效果不佳。烦躁易怒，形体消瘦，面颊潮红，舌尖红，苔薄黄，脉沉细，尺脉弱。中医诊断：不寐（阴虚火旺）。主穴：大陵、百会、印堂、三阴交、足三里。操作：分别用 1 寸、1.5 寸长的 0.3 毫米针灸针刺入以上穴位，得气后大陵用捻转泻法，使针感向心脏方向传导，足三里用提插补法，其余穴位用平补平泻法，留针 40 分钟，期间行针 1 次。第 1 次针刺过程中，患者能入睡 20 分钟左右，针刺后觉得身体轻松，当晚仍服用地西泮片 2.5 毫克，但能睡眠 4～5 小时，醒后自觉精力充沛。之后每日针刺 1 次，连续针刺 1 周后，可不服用地西泮片便能入睡，睡眠深沉，自觉症状减轻。（陈鑫，钟兰 . 针刺大陵穴为主治疗失眠体会）

6. 心俞－脾俞

【穴解】心藏神，是精神活动的中心，《素问·灵兰秘典论》载："心者，君主之官，神明出焉。"《素问·咳论》曰："治脏者，治其俞。"心俞是心脏之气输注之处，故针刺心俞穴可调节心脏之气血阴阳，从而平五脏之志。正如《玉龙歌》所云："夜梦鬼交心俞治。"心俞为心气转输、输注的处所，藏神又主心，故心俞可改善健忘不寐等心之疾病，有疏调心络、调理气血、养心安神、宁心定志之功。脾俞位于第 11 胸椎棘突下，旁开 1.5 寸。脾俞为脾气转输、输注的处所，又是治脾病之重要腧穴，故名脾俞。本穴具有补脾阳、益营血，助运化、除水湿，敛脾精、止漏浊之功。五行学说认为，脾为心之子，脾脏受损，定会影响心之功能。二穴合用，调理心神，补养心脾以镇静安神。

【适应证】失眠心脾两虚型，症见：多梦易醒，心悸健忘，神疲食少，头晕目眩，伴有四肢倦怠，面色少华，舌淡苔薄，脉细无力。

【操作方法】心俞、脾俞均斜刺 0.5～0.8 寸，以得气为度，补法。留针 15 分钟，每日或隔日 1 次治疗。3 次为 1 个疗程。

【临床应用】患者，女，34 岁，因头痛、头晕、恶心、失眠、健忘、多梦 10 余年，近日加重而就诊。现症：头晕、头痛、心悸、失眠多梦、便溏、乏力，各项理化检查结果均正常。西医诊断：严重神经官能症。中医诊断：失眠（心脾两虚型）。治以健脾养心、安神止痛为原则。处方：百会、神庭、头维（双）、太阳（双）、内关、印堂、心俞、脾俞、风池（双），以上俞穴除太阳、风池外，其他双穴可交替使用。患者取坐位，用 30 号针，内关、心俞和脾俞用补法，其他穴位用平补平泻法，1 次 / 日，每次 20～30 分钟，中间行针 2～3 次，以患者有酸、麻、胀、重感为佳。治疗 7 日后，患者头痛、头晕、恶心等症状明显减轻，但失眠、多梦、心悸、便溏症状未减，其舌淡胖嫩，脉濡缓，仍属脾虚，故前方去百会、内关、头维，加足三里、关元、膈俞、神门，心俞、脾俞用补法，其他穴位用平补平泻法。又针 5 日，诸症消失而愈。（葛长辉 . 针灸治疗顽固性失眠举隅）

7. 百会－四神聪

【穴解】百会穴，又名巅上、三阳五会，五脏六腑的气血皆会于此，可朝会百脉贯通阳经，为督脉阳气至盛之穴，为诸阳之会，有醒脑开窍，宁心安神之功。四神聪在头顶部，当百会前后左右各 1 寸，共四穴，乃经外奇穴。穴在巅顶，内与大脑相应，脑者元神之府，又主神志病证，故名四神聪。其前后两穴均在督脉的循行线路上，左右两穴则紧靠膀胱经，膀胱经络肾，督脉贯脊属肾，络肾贯心其气通于元神之府，故此穴亦能平肝息风，醒脑开窍，安神定志。二穴伍用，升清降浊，安神宁心之功益彰。

【适应证】失眠清阳不升。

【操作方法】百会针尖向前平刺 0.5～0.8 寸，用平补平泻手法；四神聪向百会穴透刺 0.8～1 寸，用平补平泻手法。留针 15 分钟，每日或隔日 1 次治疗。3 次为 1 个疗程。

【临床应用】王虹等采用四神聪透刺百会治疗 50 例失眠，患者安静仰卧，穴位皮肤常规消毒，用 30 号 1.5 寸毫针先快速平百会前之神聪，进入皮下后向百会穴方向经帽状腱膜慢慢推进 1 寸，行针使患者产生酸胀的感觉后，施捻转平补平泻手法。用同法依次针刺百会后、左、右之神聪穴，针尖均刺向百会穴，得气后均施捻转平补平泻手法，留针 30 分钟，每隔 10 分钟行针。心脾两虚型配神门、三阴交；心胆气虚型配心俞、胆俞、阳陵泉；心肾不交型配心俞、太溪；肝郁气滞型配肝俞、太冲。背俞穴均速刺不留针，结果 50 例中治愈 28 例，占 56%；显效 12 例，占 24%；有效 9 例，占 18%；无效 1 例，占 2%。总有效率为 98%。（ 王虹，赵然 . 针刺四神聪透百会治疗失眠 50 例 ）

七、抑郁

抑郁是一种以持续性心境低落状态为特征的心境障碍，常伴有焦虑、躯体不适感和睡眠障碍。主要表现为情绪不宁，胸闷满闷，胸肋胀满，或易哭易怒，或咽中如有异物哽塞等，属于中医学"郁证""梅核气""脏躁"等范畴，病因总属情之所伤，发病与肝的关系最为密切。其次涉及心、脾、肾，基本病机是气机郁滞，脏腑阴阳气血失调。随着社会发展，抑郁症近年在疾病谱中所占比例逐渐提高，因其伤残率、复发率较高，对患者心身健康及家人生活影响较大，目前已成为世界性的公共卫生问题。流行病学调查显示，抑郁症在国内患病率达 2.70%～4.52%，终生患病率达 4.75%～7.37%。

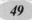

1. 公孙 - 内关

【穴解】公孙，为足太阴脾经之腧穴、络穴，足太阴脾经的络脉从公孙穴别出，走入足阳明经，分支别行脉入腹络于肠胃。足太阴经脉属脾，络胃，其经别，与别俱行，入于腹里，经过脾、胃，上通于心，上结于咽，贯舌中。经络所通，主治所在，故公孙穴可治疗脾胃病及心胸疾病；公孙穴属于八脉交会穴之一，通于冲脉，"冲脉者，起于气街，并少阴之经，侠脐上行，至胸中而散，……冲脉为病，逆气而里急"，故公孙可治疗气机失调、冲逆攻痛的病症。内关，为手厥阴心包经之腧穴、络穴，心包与心本为一体，其气相通，心主血脉，又主神明，"心澹澹而善惊恐，心悲，内关主之""凡心实者，则心中暴痛，虚则心烦，惕然不能动，失智，内关主之"。内关又通于阴维脉，阴维脉起于与各阴经交会之处，与足三阴经、任脉相维系，两脉合于心、胸、胃部位，"阴维为病苦心痛"，故内关可治疗神志、胃肠等情志失和、气机阻滞有关的病变。二穴均为八脉交会穴、络穴，合奏宁心安神、疏肝和胃、理气止痛之功效。

【适应证】适用于抑郁症辨证属于肝气郁结、脾胃不和型，症见精神抑郁，胸胁作胀，或胃脘痞满，嗳气频作，甚或嘈杂反酸，善太息，月经不调。舌苔薄白，脉弦。

【操作方法】公孙穴直刺 0.6～1.2 寸，内关穴直刺 0.5～1 寸，以得气为度。留针 15 分钟，每日或隔日 1 次治疗。3 次为 1 个疗程。

【临床应用】韩某，男，37 岁，干部，1984 年 11 月 23 日就诊。患者因家务纠纷，郁怒不畅，不思饮食已 6 个月。近 2 个月胸腹胀满，略感疼痛，纳呆，时有恶心，食后嗳气频作，空腹时自觉从腹部有气上冲至胸，便稀量少，日 1～2 次，伴有四肢不温，怕冷，心悸少寐，神疲乏力，甚至难以坚持工作与学习。苔薄腻，脉沉弦。诊前曾在某医院作过胃肠造影，未见异常。辨证：气郁而致肝胃不和，胃失和降，脾失健运，而致冲脉、阴维脉为病。治则：疏肝理气，和胃健脾，调冲脉、阴维脉之气。取穴：八脉交会穴内关、公孙一组为主穴，配五脏俞、胃俞、太冲、足三里等穴交替选用。以上诸穴均用平补平泻法，留针 20 分钟。每次针后嘱患者自灸足三里 15～20 分钟。经针治八次，饮食睡眠正常，精神转佳，诸证消除。（韩静文.八脉交会穴为主治疗郁证的体会）

2. 百会－印堂

【穴解】督脉是人体诸阳经脉之总汇，与脑、脊髓关系密切，历代医家素有"病变在脑，首取督脉"之说。针刺督脉经穴为主的头部穴位在抑郁症治疗中较为常用，已被公认为临床治疗抑郁症的有效穴。百会位于巅顶最高峰，为诸阳之会，又称三阳五会，是手足三阳与督脉、肝经之会，主治督脉、神志疾病，可平肝潜阳、醒神开窍。"脑为髓之海，其输上在于其盖，下在风府"，百会为其气血输注的重要穴位。印堂为经外奇穴，位于督脉的循行线上，有安神定惊、疏风止痛、醒脑通窍之功。《针灸大成》就有"印堂一穴，在两眉中陷中是穴。针一分，灸五壮。治小儿惊风"的记载。对不寐、头痛、抑郁、神经衰弱等病均有较好的疗效。印堂穴为督脉经奇穴，督脉统一身之阳气，主诸阳经之海，故刺激该穴可有调整诸阳经气，达到宽胸顺气的效果。又有"经脉所过、主治所及"的循经取穴原则，印堂可缓解抑郁所导致的头痛、失眠、头晕等症状。二穴相配，通调督脉，调整阴阳。安神定志之功益彰。

【适应证】适用于抑郁症辨证属于忧郁伤神型，证见神志恍惚不安，心胸烦闷，多梦易醒，悲忧善哭。舌尖红苔薄白，脉弦细。

【操作方法】百会针尖向前平刺 0.5～0.8 寸，用平补平泻手法；印堂针尖向下平刺 0.3～0.5 寸，用平补平泻手法。以得气为度。留针 15 分钟，每日或隔日 1 次治疗。3 次为 1 个疗程。

【临床应用】申斌等将 98 例中风后抑郁患者随机分为治疗组与对照组，每组 49 例，对所有患者均进行中风病的基础治疗，对照组并口服盐酸氟西汀胶囊，治疗组在对照组基础上再采用电针百会、印堂配合背俞穴走罐的治疗方法。结果显示；电针百会、印堂配合背俞穴走罐治疗中风后抑郁较单独口服氟西汀疗效显著提高。（申斌，于川 . 电针百会、印堂配合背俞穴走罐治疗中风后抑郁 49 例临床观察）

3. 合谷 - 太冲

【穴解】合谷与太冲是经典的开四关的配穴法，可祛风开窍、镇静安神，是治疗神志疾病常用穴位。《灵枢·九针十二原》曰："十二原出于四关，四关主治五脏。"合谷为手阳明经的原穴，《循经》云："合谷主狂邪癫厥"，故主气，属阳；太冲为足厥阴肝经原穴，《经穴性赋·血门》谓太冲有"通经行癣，尤有清血、凉血、固血之功"，故主血，属阴；依据《难经·三十六难》云"五脏六腑有病，皆取其原"，针刺"四关穴"能通达经脉原气、调整内脏功能，两穴配合使用，相互协调，有疏风和络、调和脾胃、柔肝熄风、疏肝解郁、行气活血之功效。二穴一阴一阳，一气一血，一升一降，相互制约，相互为用，有调理脏腑、协调阴阳之功效。

【适应证】①郁证气滞痰郁型。②梅核气，症见咽中不适如有物梗阻，咯之不出，咽之不下，胸中窒闷或兼胁痛，苔白腻，脉弦滑。

【操作方法】合谷直刺 0.5～1 寸，太冲穴直刺 0.5～0.8 寸，均用泻法。留针 15 分钟，每日或隔日 1 次治疗。10 次为 1 个疗程。

【临床应用】剧某，女，44 岁，教师，初诊日期：1994 年 7 月 11 日；自诉素有"咽炎"，经中西药物治疗 8 年余，未见好转，故特求助于针灸治疗。现症：自觉咽中有梗物，但咯之不出，咽之不下，苔白腻，脉弦滑。诊断为"梅核气"。如上法（取合谷、太冲、内关、丰隆行泻法，以宽胸理气，化痰解郁；更配天突用泻法以降气利咽。此型属郁怒，木郁克土所致）。治疗 4 次后症状大减，继续治疗 7 次后症状基本消失出院。（张道武，许秀英，王秋 . 郁证的针灸证治）

4. 肝俞 - 心俞

【穴解】抑郁的发生多与肝郁、情志不畅、阴阳失调等因素有关。脑府气血受肝之疏泄调节，因肝主情志，肝失疏泄则元神之府失于濡养，则神机紊乱，神明被扰，从而出现一系列抑郁、焦虑、失眠、悲伤欲哭等精神症状。治宜疏肝理气、宁心安神。肝俞为肝的背俞穴，是肝气输注于背腰部的腧穴，为肝气转输、输注的处所，具有疏肝理气、通络止痛的作用；心俞为心气转输、输注的处所，有疏调心络、调理气血、养心安神、宁心定志之功。二穴合用，疏肝理气解郁，养心安神除烦。

【适应证】适用于抑郁症辨证属于忧郁伤神型，证见神志恍惚不安，心胸烦闷，多梦易醒，悲忧善哭。舌尖红苔薄白，脉弦细。

【操作方法】肝俞、心俞均斜刺 0.5～0.8 寸，以得气为度。留针 15 分钟，每日或隔日 1 次治疗。10 次为 1 个疗程。

【临床应用】汪桂清、卫桂娜用心俞、肝俞等穴位加减针刺治疗抑郁症 30 例，其中男 7 例，女 23 例，年龄最小 17 岁，最大 45 岁，病程最短 1 个月，最长 8 年，操作方法：患者取坐位，针灸针均为华佗牌 0.35 毫米 ×（62.5～100）毫米毫针。进针深度以腧穴学标准进针深度为度，采用平补平泻法，以局部酸、麻、胀、痛为度，留针 30 分钟，留针期间每 5 分钟行针 1 次，平补平泻，15 天为 1 个疗程。30 例患者中，痊愈者，疗程最短 1 个疗程，最长 4 个疗程，平均 2～3 个疗程。30 例中，痊愈 14 例，显效 8 例，好转 8 例，总有效率 100%，全部患者在治疗过程中，均取得了患者与家属、医者与患者的配合。好转及显效的患者中，疗效也在 2～3 个疗程，包括有的惧怕针刺或没有信心而放弃治疗。全部患者追踪观察，2 年后复发率 9.5%。（汪桂清，卫桂娜.针灸治疗抑郁症 30 例）

5. 本神－神庭

【穴解】神庭、本神穴均位于前额，为与神有关的穴位。头为精明之府，诸阳之神气皆上合于头，故有"脑为元神之府"之称，脑的主要功能是主宰神志、思维、记忆和情感等。神庭为督脉脉气所发，为足太阳与督脉的交会穴，督脉及足太阳膀胱经均入络于脑，《黄庭中景经》云："故神庭者，脑神之宅，保身之堂也。"

本神，足少阳胆经脉气所发，足少阳与阳维脉交会之处。《内经》曰："胆气升，则十一脏皆升""胆为中正之官，主决断，五脏皆分主神志"，故为神之本。本穴位于前发际神庭穴旁，内为脑神之所居。主治与神明有关的病症，因此，本穴是诸神穴之本，故名为本神。二穴能影响脑额叶的功能活动，具有疏调元神定志之功，是中医治疗神志病的要穴。

【适应证】抑郁心神惑乱型，症见精神恍惚，心神不宁，多疑易惊，悲忧善哭，喜怒无常，或时时欠伸，或手舞足蹈，骂詈喊叫，舌质淡，脉弦。

【操作方法】本神、神庭均沿头皮成 15°～30° 向百会方向进针 0.5～0.8 寸，得气为度，加电针效果更佳。留针 15 分钟，每日或隔日 1 次治疗。10 次为 1 个疗程。

【临床应用】观察电针智三针对中风后抑郁患者的抑郁症状及生存质量的影响。方法：将 61 例中风后抑郁症患者随机分为治疗组 31 例和对照组 30 例，治疗组电针智三针（双侧本神、神庭），并辨证加用太冲、内关、公孙穴。结果显示：电针智三针治疗中风后抑郁，能全面改善患者的抑郁症状，并通过改善患者的心理状态，提高了患者的生存质量。（庄子齐，王敦建．电针智三针治疗中风后抑郁症疗效评价及对生存质量的影响）

八、周围性面瘫

周围性面瘫（面神经炎）是临床常见的周围神经病变，是以口眼向一侧歪斜为主要的病症，可发于任何年龄，无明显的季节性，多发病急速，以一侧面部发病多见。临床表现为睡眠醒来时发现一侧面部肌肉板滞、麻木、瘫痪、额纹消失、眼裂变大、露睛流泪、鼻唇沟变浅、口角下垂歪向健侧，病侧不能皱眉、闭目、露齿、鼓腮，部分患者初起时耳后疼痛，还可出现患侧舌前 2/3 味觉减退或消失等。当病程迁延日久，口角反牵向患侧，甚至出现面肌痉挛，形成倒错现象。中医学认为发病多由机体正气不足，脉络空虚，卫外不固，风寒或风热乘虚侵袭，以致经气阻滞，经筋失养，经筋功能失调，筋肉纵缓不收而发病。面瘫属于中医学"口僻""歪嘴风""口眼㖞斜"等范畴。本病可发生于任何年龄，多见于冬季和春季。发病急速，以一侧面部发病为多。

1. 翳风 - 牵正

【穴解】翳风位于颈部，耳垂后方，乳突下端前方凹陷中，为手少阳三焦经腧穴，手足少阳之交会穴。手少阳三焦经的经脉及经筋循行均经过面部，足少阳胆经亦有 2 条分支从面部经过。针刺此穴可以调整手、足少阳经气血，疏通经络，改善面部气血，改善面瘫症状。晋代《针灸甲乙经》云："口僻不正，失欠脱颌，口噤不开，翳风主之。"明代《针灸大成》记载，翳风"主耳鸣，耳聋，口眼㖞斜，脱颌颊肿，口噤不开，不能言"。由此可见，古代医家也常用翳风来治疗面部疾病。

现代研究证实，翳风穴深部为面神经干从颅骨穿出处。在翳风穴处进行针刺治疗，可直接刺激面神经病变部位，促进局部血液循环，使面神经水肿消退，减轻神经的压迫，可促进损伤面神经的修复。牵正穴为经外奇穴，为治疗面瘫的要穴、验穴，为面神经分布所在，针刺牵正穴可以激发经络之气，调节气血，改善损伤部位的气血阻滞状态，调节面部血液循环，使气血通畅，经筋得以濡养。

【适应证】面瘫急性期。①风寒袭络证：突然眼睑闭合不全，伴恶风寒，发热，肢体拘紧，肌肉关节酸痛，舌质淡红，苔薄白，脉浮紧或浮缓。②风热袭络证：突然眼睑闭合不全，伴口苦，咽干微渴，肢体肌肉酸楚，舌边尖微红，舌苔薄黄，脉浮数或弦数。③风痰阻络证：口眼歪斜，可兼见口渴、口臭，胃脘部自觉灼热，牙龈肿痛，大便秘结难下，小便短赤灼热，舌红苔白厚腻或黄厚腻，脉浮滑。

【操作方法】翳风直刺 0.5～1 寸，牵正向前斜刺 0.5～1 寸，泻法。留针 20 分钟，每日一次治疗，10 次为 1 个疗程。其中急性期针刺宜浅，手法宜轻。

【临床应用】周某，男，48 岁，2012 年 6 月 4 日初诊。患者 2 日前傍晚散步受凉后自觉右侧面部麻木不适，次日早上右侧眼睑闭合不全，右侧额纹消失、鼻唇沟变浅，口角向左侧歪斜，鼓腮、吹口哨漏气，无耳部疼痛，无听觉过敏，无外耳道疱疹。舌质暗红，苔白腻，脉浮滑。患者既往有高脂血症病史 6 年。向师辨其为右面瘫（风痰型），治以祛风化痰通络为主。穴取患侧翳风、牵正、颊车、迎香、地仓、阳白、四白等疏通局部经络，远取对侧合谷，均采用浅刺法，翳风穴以 45°向耳垂方向进针 0.8 寸，牵正穴呈 45°向耳垂方向进针 0.5 寸，使患者局部产生酸胀针感，牵正与翳风穴位的进针方向约呈 90°，面部穴位浅刺 0.1 寸，合谷直刺 0.8 寸，留针 20～30 分钟，此面瘫为邪中络脉所致，络为横向浅表的分支，分布较为表浅，若深刺，则易伤及筋骨，并非病位所在，故需浅刺，禁用电针，1 次 / 日，7 日为 1 个疗程。中药辅以牵正散合温胆汤加减化裁。6 月 11 日二诊时，症状明显改善，额纹左右对称，右眼睑可闭合，但较左侧力弱，鼻唇沟稍浅，笑时口角略有歪斜，能蹙额、耸鼻，鼓腮仍有漏气，上方不变再服 7 剂，后患者痊愈，随访半年未复发。（敬韶辉，苏霞等 . 向诗余针药结合治疗周围性面瘫验案 3 则）

2. 水沟 - 足三里

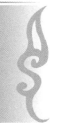

【穴解】《金匮要略·中风历节病脉证并治》认为面瘫是脉络空虚，不能驱逐邪气外出所致，"脉络空虚，贼邪不泻，或左或右，邪气反缓，正气即急，正气引邪，喎僻不遂"。宋朝窦材《扁鹊新书·卷中》认为面瘫为风邪入于手足阳明经使筋脉拘急所致："口眼喎斜，此因贼风入舍与阳明之经，其脉挟口环唇，遇风气则经脉牵急，又风入手太阳经亦有此证"。水沟穴为督脉和手足阳明的交会穴。针刺水沟穴既能激发督脉振奋诸阳的卫固作用，又能调阳明经气，促进气血生成以补正气。使在表之阳得以宣通，面部的阳明少阳经筋得以濡养。足三里为足阳明胃经之下合穴。脾胃为气血生化之源，足三里是扶正固本的要穴，针刺足三里可以促进脾胃运化功能，振奋阳明之气，促进气血运行；亦可通调六腑经气，起到补虚、扶正、祛邪的作用。足阳明胃经在面部循行上至额角并与督脉交会于神庭穴，经之所过，主治所及，故足三里穴为治疗周围性面瘫的重要穴位。二穴合用，可振奋阳气，驱邪外出。

【适应证】①面瘫正气不足证：口角歪斜日久，闭目乏力，或见露睛，患侧面肌乏力，兼见食少乏力，少气懒言，不喜行动和说话，头昏目花等症，舌淡苔薄，脉沉细弱。②面瘫脾虚湿盛证：口角歪斜，兼见脘腹胀满，肢体困重，渴不欲饮，舌红苔黄腻，脉濡数。

【操作方法】水沟穴的针刺方法为针尖指向患侧，斜刺 0.3～0.5 寸，浅刺激，不行提插捻转手法。足三里直刺 1～2 寸，以得气为度。留针 20 分钟，每日 1 次治疗，10 次为 1 个疗程。

【临床应用】隋康民等选取 97 例面瘫患者，分为治疗组 50 例，男 27 例，女 23 例；年龄 19—65 岁，平均 32.7 岁；病程 1～6 天，平均（2.8±1.7）天。对照组 47 例，男 24 例，女 23 例；年龄 20—60 岁，平均 34.9 岁；病程 1～7 天，平均（2.6±1.9）天。对照组：常规取穴，面部取患侧攒竹、阳白、丝竹空、四白、颧髎、迎香、颊车、地仓、下关、翳风；肢体取合谷、太冲。针双侧，采用常规针法。治疗组：在对照组取穴的基础上，每次治疗时，均选取水沟、足三里。水沟穴的针刺方向，针尖指向患侧，针刺 0.3～0.5 寸，不必行提插捻转手法。两组患者急性期者均轻浅刺激，恢复期留针时均辅以 TDP 波照射患侧面部，共 30 分钟，均每天治疗 1 次，连续治疗 10 天为 1 个疗程，1 个疗程结束后休息 3 天，再继续下 1 个疗程。结果显示：治疗组治愈率（86.0%）明显高于对照组（63.8%），总有效率明显高于对照组；治疗组起效快于对照组。（隋康民，赵莹. 针刺水沟、足三里治疗周围性面瘫 50 例临床观察）

3. 丝竹空 - 瞳子髎

【穴解】丝竹空为手少阳三焦经之末穴，与足少阳胆经相交接。少阳之气以冲和调畅为顺，主调达内外，主司枢机，因而丝竹空具有和解少阳，疏理气机之功，凡一切因枢机不利所致之证，本穴皆宜治之。又三焦为阳气之父，行于诸阳，故丝竹空又有振奋三焦阳气，助阳行气祛寒之功，凡三焦虚寒之症适之。三焦经脉之支者"上颈系耳后入耳中，去走耳前，过客主人，前交颊，至目锐眦。"丝竹空可疏解少阳半表半里之邪，调和营卫，使面部络脉和利，经气调畅，气血周流。瞳子髎为足少阳胆经腧穴，又为手、足少阳交会穴，有疏理气机、通经活络、降湿化浊作用。且足少阳胆经与手少阳三焦经都循行至面部并在外眼角交合，"经脉所过，主治所及"，丝竹空、瞳子髎有调畅局部气血、和解少阳、调和营卫之功效。

【适应证】①面瘫风袭少阳型，症见：口眼歪斜、口苦、咽干、目赤肿痛、迎风流泪、耳根痛为主。②面神经颞支损害。

【操作方法】取患侧瞳子髎、丝竹空，均向太阳方向斜刺 1～1.2 寸，以得气为度。留针 20 分钟，每日 1 次治疗，10 次为 1 个疗程。其中急性期治疗组针刺宜浅，手法宜轻。

【临床应用】马某，女，16 岁。2013 年 10 月 12 日初诊。患者于 3 天前突然感觉右侧面部麻木，且吃饭漏饭，嘴角无力，次日清晨洗漱发现右侧面部歪斜，遂来我院针灸科就诊。刻诊：患者右侧口眼歪斜、前皱纹消失、眼裂扩大。按常例从风痰阻络辨证，以牵正散配合针灸治疗，针刺穴位取印堂、承泣、地仓、颊车、合谷等常用穴位。2013 年 10 月 19 日二诊。患者服药针灸治疗 7 日并无好转，于是进行详细问诊，了解其他兼夹症状，如怕热还是怕冷，是否有出汗，头或者其他部位是否有不适，大小便是否正常，胸胁腹部是否有不适等。患者自诉还有口苦、咽干、耳根痛、胸胁部胀满等症状，舌苔薄白，脉弦。于是辨证属少阳证。处方小柴胡汤加减针灸取穴：在初诊取穴的基础上加阳池、丝竹空、瞳子髎三穴。2013 年 10 月 26 日三诊：服药配合针刺治疗 7 日，其口眼基本对称，口苦、咽干、耳根痛的症状基本消除，接着巩固治疗 4 日痊愈出院。（潘鑫 . 从少阳辨治面瘫验案 2 则）

4. 地仓－颊车

【穴解】地仓，属足阳明胃经穴，系手阳明大肠、足阳明胃、阳跷脉之交会穴。颊车，属足阳明胃经穴。二穴均有调整脾胃功能之作用。《内经》记载，"治痿独取阳明"。脾开窍于口，胃之经脉挟口环唇，脾土不运，脾胃虚弱，正气不足是面瘫的主要病机，针足阳明经之地仓透颊车，恰起健脾和胃，扶正祛邪之功，故可治面瘫。《类经图翼》云："口眼㖞邪：颊车、地仓、承浆、水沟。"《百症赋》云："颊车地仓穴，正口㖞于片时。"《杂病穴法歌》云："口噤㖞斜流涎多，地仓、颊车仍可举。"《玉龙赋》云："地仓、颊车疗口㖞。"凡因风痰之邪直中阳明在颜面之经络，而引发的口眼㖞斜、唇缓不收、漏落涎水者，用刺地仓穴透颊车穴，能加强通利阳明气血，祛散面颊风邪之功。

【适应证】面神经颧支、颊支损害。

【操作方法】地仓、颊车均取患侧，地仓向颊车方向斜刺 0.5～0.8 寸，颊车向地仓方向平刺 0.5～0.8 寸，平补平泻，留针 20 分钟，每日 1 次治疗，10 次为 1 个疗程。其中急性期治疗组针刺宜浅，手法宜轻。

【临床应用】赵某，女，58 岁，因口眼㖞斜误诊为中枢性面瘫，按脑梗死病中西药静滴合并针灸理疗治疗了 30 日。来我院查颅脑 CT 和肢体运动均无异常，诊断为周围性面瘫，应用地仓穴透刺颊车穴为主的针刺方法治疗 1 个疗程，症状明显改善，再巩固治疗 1 个疗程，口眼㖞斜症状完全消失。

周某，男，47 岁，因突发性大面积脑梗导致右侧偏瘫，曾在当地医院和我院进行中西医药物治疗和康复训练 2 个月余，患侧肢体功能和语言功能均有改善。但患者因口角口㖞斜，流口水，进食塞牙等症状，急迫要求会诊治疗，经应用地仓穴透刺颊车穴为主的针刺方法治疗 1 个疗程，症状基本消失，好转出院。(王征美，郝清华.针刺地仓透颊车穴为主治疗面瘫)

5. 迎香-颧髎

【穴解】《普济方》云："迎香，一名冲阳。在禾髎上鼻下孔傍。手足阳明之会。"迎香穴又名冲阳穴。位于鼻旁，是手阳明大肠经的止点穴，手阳明和足阳明的交会穴。《玉龙赋》记载，"口㖞迎香攻鼻窒为最"。《普济方·偏风》曰："治偏风口㖞。面痒浮肿，风动叶叶状如虫行。或唇肿痛，穴迎香。"迎香穴既可补益阳明经之气血，治疗因气血亏虚，寒邪趁入所致口眼㖞斜，又可泻阳明经风热，疏通局部经气，治疗面瘫导致的鼻塞、局部感觉异常等。颧髎穴首见于《针灸甲乙经》，别名兑骨，正坐或仰卧位，在目外眦直下，颧骨下缘凹陷处取之。颧髎归属于手太阳小肠经，为手少阳、手太阳之会。其解剖位置有颧肌、咬肌、颞肌分布，浅层布有上颌神经的眶下神经分支，有面神经的颧支、颊支，深层有三叉神经的下颌神经。同时，足三阳经筋交会于此，故针刺本穴，不仅能疏导太阳、少阳之经气，并能调整经筋网络循行部位的气血，具有牵正、止痉、缓急止痛的作用。二穴合用，疏通三阳之气，活血化瘀，行气养筋，促进局部肌肉恢复。

【适应证】面瘫颧支损害，症见鼻唇沟变浅、耸鼻无力等。

【操作方法】迎香(患侧)向内上方斜刺 0.3～0.5 寸，颧髎(患侧)直刺 0.3～0.5 寸，平补平泻，留针 20 分钟，每日 1 次治疗，10 次为 1 个疗程。其中急性期治疗组针刺宜浅，手法宜轻。

【临床应用】周某，男，35 岁，经商，1997 年 2 月 20 日初诊。病史：右侧口眼歪斜 2 日。左眼睑闭合不全，口角歪向右侧，不能鼓气。右额纹消失，抬眉困难，左鼻唇沟变浅。伴头痛，口淡，便秘。舌淡胖苔薄黄，脉弦。证属卫阳不固，风痰阻络，筋脉痹阻，营血不养，而有面瘫。取颧髎穴透刺迎香，颊车透地仓，配合合谷、内庭，平补平泻，留针 15 分钟。日针 1 次，10 次 1 个疗程。治疗 1 个疗程而愈。(张红.颧髎穴的临床应用)

6. 合谷-太冲

【穴解】四关穴中的合谷穴是手阳明大肠经原穴，太冲穴是足厥阴肝经原穴。四总穴歌曰"面口合谷收"，百症赋言"太冲泻唇㖞以速愈"。合谷、太冲为循经远道取穴，两穴对头面之疾最为有效。且太冲所属足厥阴肝经循行于"其支者，从目系下颊里，环唇内……"，故其可调整口周气血，能镇肝熄风解痉，养肝血。而合谷更是治面瘫的效穴，正如《玉龙歌》云："头面纵有诸般证，一针合谷效神通。"《难经·三十六难》记载，"五脏六腑有病，皆取其原"，针刺"四关穴"能通达经脉原气、调整内脏功能，两穴配合使用，一阴一阳，一气一血，一升一降，相互制约，相互为用，调理脏腑、协调阴阳，有疏风和络、祛风散寒、柔肝熄风、行气活血之功效。

【适应证】面瘫诸证。

【操作方法】取双侧合谷、太冲，合谷直刺 0.5～1 寸，太冲穴直刺 0.5～0.8 寸，均用泻法。留针 20 分钟，每日 1 次治疗，10 次为 1 个疗程。

【临床应用】患者，女，63 岁，1987 年 7 月 2 日就诊。患者无明显诱因于 13 日前突然出现右侧面部板滞、麻木，漱口漏水，无恶寒发热，无四肢麻木，饮食二便正常，发病后未用过任何药物。刻诊：右额纹消失，右眼裂增宽约 0.7 厘米，鼓腮漏气，口向左㖞斜，口唇下垂，右鼻唇沟变浅，面肿流泪，口水自流，耳后无明显压痛，舌质淡红，苔白厚微黄，脉弦。中医诊断：右口眼歪斜。治法：温经通络、祛风散寒。处方：四关、地仓透颊车（右）、阳白透鱼腰（右）、牵正（右）、翳风（右）、四白（右）、睛明（右）。四关用电针，疏密波 20 分钟，其余穴位留针。起针后采取直接无瘢痕灸地仓、翳风、阳白、四白，均灸患侧各 3 壮。每日 1 次，10 日为 1 个疗程。内服自拟正面汤：僵蚕 10 克，蝉蜕 10 克，全蝎 3 克，防风 10 克，当归 15 克，白蒺藜 10 克，甘草 10 克，太子参 15 克。水煎服，每日 1 剂。复查。经针灸 2 个疗程、中药 20 剂后，完全恢复正常，临床痊愈。(辜孔进 . 四关穴临床应用)

7. 足三里 - 三阴交

【穴解】足三里、三阴交配伍使用，出自《玉龙歌》："寒湿脚气不可熬，先针三里及阴交"。二穴伍用，治疗范围甚广，诸凡气血不足，脾胃失调，络道不畅等均可使用。足三里为胃之合穴，具有扶正祛邪，通调六腑经气的作用。足阳明之脉"循鼻外，入上齿中，还出挟口，环唇，循颊车，下耳前"。足阳明经几乎循行整个面部，而足三里为胃之大穴，可健脾和胃、扶正培元、调和气血、通经活络，针刺足三里不仅培补气血生化之源，而且疏通面部经络，使脉道得充，经络得通，功能自复。三阴交属足太阴脾经，为足三阴经的交会穴，与人体气血生化密切相关，可用于治疗与肝脾肾三脏相关的多种疾病。脾为气血生化之源，又主统血，肝藏血，肾主精血，作为肝、脾、肾三经的交会穴，三阴交具有养血调血作用。足三里升阳益胃，三阴交滋阴健脾，二穴参合，职是阴阳相配，脾胃兼顾，除湿活络，气血双补。

【适应证】面瘫正气不足证：口角歪斜日久，闭目乏力，或见露睛，患侧面肌乏力，兼见食少乏力，少气懒言，不喜行动和说话，头昏目花等症，舌淡苔薄，脉沉细弱。

【操作方法】取双侧足三里、三阴交，均直刺 1～2 寸，以得气为度。留针 20 分钟，每日 1 次治疗，10 次为 1 个疗程。

【临床应用】尹某，女，28 岁，职员。2002 年 12 月 13 日自然分娩，12 月 19 日返家沐浴后不慎受凉，次日晨起发现左侧面肌瘫痪，左眼裂不能闭合，刷牙时左侧口角漏水，即请笔者往诊。检查：左侧面部表情肌瘫痪，额纹消失，不能皱额蹙眉，眼裂不能闭合。左侧鼻唇沟消失、口角下垂，露齿时口角歪向右侧，鼓腮时漏气。舌体胖大，舌苔厚腻，脉弱、细滑。自诉尚有左侧乳突部疼痛，肢体困重，气短自汗，大便黏腻不爽。西医诊断：周围性面神经麻痹。中医诊断：面瘫，属气虚邪阻。治以益气养血，疏风通络。主穴取四关、足三里、三阴交、外关、风池、地仓、迎香、阳白、颧髎；足三里、三阴交用补法，四关、外关、风池用泻法，面部诸穴平补平泻，手法宜轻。同时嘱患者每日针灸后用右手固定右侧面肌，锻炼左侧（患侧）面肌收缩。经治疗 1 周面瘫明显缓解，2 周后痊愈。（侯小兵，面瘫治验举隅）

九、坐骨神经痛

坐骨神经痛是指多种病因所致的沿坐骨神经通路（腰、臀、大腿后侧、小腿后外侧及足外侧）以疼痛为主要症状的综合征，是各种原因引起坐骨神经受压等而出现的炎性病变。通常分为根性坐骨神经痛和干性坐骨神经痛两种，临床上以根性坐骨神经痛多见，中医称"腰腿痛"。在《灵枢·经脉》中记载足太阳膀胱经的病候时有"腰似折，髀不可以曲，腘如结，踹如裂"，形象地描述了本病的临床表现。中医学认为因腰部闪挫、劳损、外伤等原因，可损伤筋脉，导致气血瘀滞，不通则痛。久居湿地，或涉水冒雨，汗出当风，衣着单薄等，风寒湿邪入侵，痹阻腰腿部；或湿热邪气浸淫，或湿浊郁久化热，或机体内蕴湿热，流注膀胱者，均可导致腰腿痛。本病以腰或臀、大腿后侧、小腿后外侧及足外侧的放射性、电击样、烧灼样疼痛为主症，主要属足太阳、足少阳经脉和经筋病症。

1. 环跳 - 委中

【穴解】环跳，出自《针灸甲乙经》。别名枢中、髀枢、髋骨、髁骨、分中、髀厌。属足少阳胆经。足少阳、太阳经交会穴。旋转为环，跳指动，穴当髀枢，人患腿部风痹则不能伸屈跳跃，针此疾去，可使人跳跃如常；而取该穴，必须侧身下腿，屈上腿，旋转髀枢，形似跳跃，始得其穴，因名环跳。环跳穴以局部治疗作用为主，主要用于风湿痹痛、下肢瘫痪、胫痛不可屈伸、痹不仁，有祛风除湿利关节的作用。委中穴是足太阳膀胱经的常用腧穴之一，别名腘中、

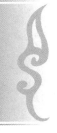

郄中、血郄，有舒筋活络、强健腰膝、调和阴阳、凉血活血、清热解毒之效，本经脉气所入，为合土穴，又是四总穴之一，所谓腰背委中求。少阳经行于下肢外侧，太阳经行于下肢后面。环跳以下肢气机为主，委中以调腰背气机为要。二穴同用，疏通二经经气，行气活血，宣痹止痛。环跳其深层为坐骨神经穿梨状肌下孔处，在此处坐骨神经易受到刺激卡压，产生干性坐骨神经痛，针刺环跳穴使患者出现下肢放电样感觉，可刺激坐骨神经，使其产生应激反应，达到通络止痛的作用。

【适应证】足太阳经型疼痛，症见：腰痛，臀以下沿足太阳经，即大腿后侧放射样疼痛。

【操作方法】

环跳 深刺 3 寸，针尖方向朝向下，提插使患者出现下肢有放电样感觉。

委中 直刺 1～1.5 寸，毫针平补平泻法。

【临床应用】杨某，女，45 岁，以"右下肢疼痛 3 个月"就诊。患者于就诊前 3 个月因劳累后出现右下肢疼痛，疼痛从臀部放射至足背外侧，不能做弯腰及抬腿动作。腰椎 MRI 未见明显异常，查体：腰部无明显压痛，环跳穴压痛明显，并向下肢放射，直腿抬高试验（＋）。诊断：坐骨神经痛。治法：舒筋通络止痛。主穴：患侧环跳、委中。配穴：承山、昆仑。环跳采用毫针深刺 3 寸左右，针尖方向朝向会阴部，提插使患者出现下肢有放电样感觉，委中、承山、昆仑毫针平补平泻。留针 20 分钟，隔日 1 次。2 周后患者右下肢疼痛消失。（刘乃刚 . 杨甲三精准取穴全图解）

2. 承山 - 委中

【穴解】承山为足太阳膀胱经腧穴，本经之经别又通于肛门，本穴具有通调腑气、舒筋活络、凉血止血、消肿止痛之效；委中为足太阳膀胱经腧穴、下合穴，依据《内经》"合治内腑"的原则，该穴调整足太阳膀胱经的经气，具舒筋活络、强健腰膝、凉血活血、清热解毒、消肿止痛之功。二穴相配，合力为用，舒筋活络，消肿止痛之力益甚。

【适应证】适用于瘀血内阻型，症见：腰痛，小腿后侧疼痛，痛如锥刺，患侧肢体疼痛呈电击及麻木感，舌质紫暗，或有瘀斑，脉沉细涩。

【操作方法】

承山 直刺 0.5～1 寸，或三棱针点刺放血。

委中 直刺 0.5～1 寸，毫针平补平泻法。

【临床应用】委中 - 承山伍用，出自《马丹阳天星十二穴治杂病歌》："委中配承山……"吕景山先生在临床中治疗属急性病症者，针刺多用泻法，或三棱针

点刺出血。属寒证者，针灸并施，重灸承山穴，艾条灸20～30分钟。（吕玉娥．吕景山对穴）

3. 环跳 - 阳陵泉

【穴解】环跳为足少阳胆经腧穴，乃本经脉气所发，有通经活络、祛风除湿、强健腰膝、宣痹止痛之功；阳陵泉为足少阳胆经腧穴，为本经脉气所入，为合土穴，有疏泄肝胆、和解少阳、清热除湿、祛风散邪、舒筋活络、缓急止痛之效。二穴皆属胆经腧穴，合而用之，通经接气，调和气血，祛风除湿，舒筋利节，缓急止痛之功益彰。

【适应证】足少阳经型疼痛，症见：疼痛沿足少阳经循行，即下肢外侧疼痛。

【操作方法】

环跳　直刺2～3寸，针感以向下肢放散，直达足趾为宜。

阳陵泉　直刺1～1.5寸，亦可向阴陵泉方向透刺。

【临床应用】吕景山先生1977年5月在喀麦隆工作期间，曾遇一德国友人，患者十余天来，右臀部、大腿后面、小腿外侧疼痛不已，行走不便，患肢屈伸不利，穿、脱裤子甚感困难，直腿抬高试验阳性，经外科会诊，诊为"坐骨神经痛"。面色少华，舌淡、苔薄白，脉弦紧。详查病史，由夜卧受凉之故，以致经气闭阻，不通则痛。处方：环跳、阳陵泉，行平补平泻手法，留针30分钟。起针后，自云：疼痛减去一半有余。遵效不更方之旨，又针2次，痛除病愈。（吕玉娥．吕景山对穴）

十、面痛（三叉神经痛）

面痛是以眼、面颊部出现放射性、烧灼样抽掣疼痛为主症的疾病；又称"面风痛""面颊痛"。多发于40岁以上，女性多见。《张氏医通》云："面痛皆因于火，而有虚实之殊。"面部主要归手、足三阳经所主，尤其是内外因素使面部手、足阳明及手、足太阳经脉的气血阻滞，不通则痛，导致本病。本病相当于西医学的三叉神经痛，是临床上最典型的神经痛。三叉神经分眼支（第1支）、上颌支（第2支）和下颌支（第3支），第2支、第3支同时发病者最多。

1. 陷谷 - 合谷

【穴解】合谷为手阳明大肠经原穴，而手阳明大肠经"其支者，从缺盆上颈，贯颊，入下齿中"；《四总穴歌》中记载"面口合谷收"，说明了合谷穴具有统治面口一切疾病的功能。《甲乙经》载："鼻鼽衄，目遗目，目痛瞑，头痛，龋齿，合谷主之。"现代研究表明电针合谷穴镇痛效果明显。陷谷是足阳明胃经输穴，"输主体重节痛"，《难经》所述输穴可用于身体沉重、关节肿满疼痛的治疗，是因为输穴具有理气化湿、活血通络的作用。《灵枢·邪气脏腑病形》中"荥输治外经"的观点，并且治疗肿痛范围较广泛，可治疗循经通路上的多处病痛。且胃经"入上齿中，还出挟口，环唇，下交承浆，却循颐后下廉，出大迎，循颊车"。所以手足阳明都经过三叉神经第 3 支的支配区，都有止痛作用，可配合用于治疗三叉神经第 3 支的疼痛。

【适应证】气滞血瘀证。症见：下颌部疼痛，有外伤史，或病变日久，情志变化可诱发，舌质暗或有瘀斑，脉细涩。

【操作方法】毫针刺法，得气后留针 30 分钟。

【临床应用】李某，男，60 岁，家住哈尔滨市，2009 年 2 月 27 日，以发作性右面颊下部灼烧样放射痛 2 月余为主诉来我院门诊就诊。患者 2009 年 1 月 4 日无诱因下突发发作性右颜面口角外下方灼烧样放射痛，在市某医院诊治，拔掉下牙后疼痛未见好转。在哈医大一院就诊，诊断为三叉神经痛，每天服卡马西平 1 片，逐渐增至每隔 6 小时 1 片，每天 4 片，仍效果不佳，并且出现头晕、走路不稳等症状。又就诊于市中医院，经针灸局部穴位（颊车、地仓、夹承浆、下关等穴）治疗未见好转。现患者口服止痛药（药名及用量不详），频发右口角外下部灼烧样放射痛伴右颜面不自主抽搐，每次持续 5～10 秒，间隔 10 秒左右，下颌孔处为扳机点。右颜面不敢触摸，言语缓慢，饮食因疼痛而受限减少，体重下降 10 余斤。查体：右颜面频繁发作性不自主抽搐，眼球转动灵活，鼻唇沟对称，伸舌居中，痛温觉未见异常，双手 Hoffmann（－），掌颌反射（－），双下肢 Babinski（－），四肢肌力Ⅴ级，腱反射对称存在。舌紫胖大齿痕，苔薄黄，脉弦涩。简式 McGill 疼痛问卷得分 121 分。中医诊断为面痛。辨证：气滞血瘀、热伤经筋。西医诊断为：三叉神经痛（第 3 支）。选取穴位：主对穴：陷谷、合谷；配穴：地仓、颊车、听宫、夹承浆、曲池、外关、太冲、膈俞。每天针刺 1 次，各个穴位得气为度，其中陷谷、合谷穴分别使针感达至肘关节及膝关节处。首次针刺留针 20 分钟左右时患者进入睡眠。起针时患者自觉疼痛明显减轻。15 天后呈轻微刺痛，发作次数减少至 3 次（早、中、晚吃饭时发作），能正常说话、吃饭，简式 McGill 疼痛问卷得分为 46 分。继续针灸治疗半月后患者症状基本消失，简式 McGill 疼痛问卷得分 14 分，患者主动停止针刺。（徐春阳，程为平。程为平教授循经取对穴治疗原发性三叉神经痛的临床经验）

2. 外关 - 足临泣

【穴解】外关是手少阳三焦经络穴，又是八脉交会穴，通阳维脉，其功能疏散风邪。足临泣是足少阳胆经输穴，八脉交会穴，通于带脉，其功能疏肝利胆，柔筋缓急。两穴配伍，枢转少阳，祛风出表，柔筋缓急而止痛。此患者初诊时面部惧怕碰触，为缓解紧张情绪，避免激惹作痛，故而未刺局部，仅取上下肢体远端对穴亦取得了满意的效果。

【适应证】风寒证：面部有感受风寒史。症见：疼痛突然发作，呈撕裂、针刺、火灼样，数秒钟或数分钟后自行缓解，遇寒则甚，得热则轻，鼻流清涕，苔白，脉浮。

【操作方法】毫针刺之，可用重刺激手法行针，留针30分钟。

【临床应用】魏某，男，45岁。主诉右侧鼻翼旁阵发性剧痛3天。现病史：患者3天前乘车时面部受风吹后，当即有不适感，鼻流清涕，后觉鼻旁疼痛，逐渐加重，手触之易引发刀割样剧痛。舌苔白，脉浮。诊断为三叉神经痛。证属风寒证。治疗以散风止痛为主。取穴外关、足临泣。以毫针刺之，留针30分钟，每日1次，针4次后疼痛减轻，又针刺3天后疼痛消失。（北京中医药大学东直门医院针灸科门诊）

3. 少府-照海

【穴解】少府是手少阴心经荥穴，具有清心除烦的功能。照海是足少阴肾经穴，又是八脉交会穴，通于阴维脉，功能育阴补肾。两穴配伍，阴水得以滋补，阳火得以清泻，水火既济，阴阳相交，经气流畅而止痛。

【适应证】肾阴不足，心火上炎，经络壅滞型面痛。症见：痛处有灼热感，心烦急躁，眠差，易醒多梦，舌红少苔，脉弦细。

【操作方法】毫针刺之，平补平泻法，留针30分钟。

【临床应用】宫某，男，71岁。主诉左侧鼻翼旁疼痛2月余。现病史：每漱口洗脸易诱发针刺样灼痛，心烦急躁，眠少梦多，舌红苔净，脉弦细。诊断三叉神经痛。证属肾阴不足，心火上炎。法以清心泻火，育阴除烦。取穴：少府、照海，配下关、四白。痛重时每日1次，痛缓则间日1次，针21次后疼痛消除。（徐春阳.针刺对穴在三叉神经痛治疗中的应用）

4. 合谷-足三里

【穴解】合谷是手阳明大肠经原穴，其经脉通过面颊，进入下齿中。足三里是足阳明胃经合穴，又是胃的下合穴，其经脉循颐后下廉出大迎。从经脉循行可知，下颌是手足阳明经气分布之所，患者阳明经气壅滞，脉络不通作痛，今刺下关、大迎调理病灶局部经气，天枢泻腑气，与远端合谷、足三里穴，共同通调阳明经脉之气，使之气调痛除而病愈。

【适应证】胃经郁热，阳明经气壅滞型面痛，症见：上颌部、下颌部疼痛为主，疼痛剧烈。上颌部、下颌部主要属手、足阳明经和手太阳经病证。

【操作方法】毫针刺之，泻法，留针 30 分钟。

【临床应用】李某，女，68 岁。主诉右侧下颌处阵发性疼痛月余。1 个月前患者右下牙龈处疼痛，前往牙科就诊后无效，遂经神经科诊断为三叉神经痛，服卡马西平后痛缓，但 1 周后感觉服药后时有心慌而停药，现发作时痛如刀割，似电钻难忍，大便数日一行，舌苔黄燥，脉沉滑。证属阳明壅热，经气不畅。治以清泻阳明，调气止痛。取穴合谷、足三里，配下关、大迎、天枢。以毫针刺之，留针 30 分钟，每日 1 次，痛缓后隔日 1 次，针 16 次后痛除。（徐春阳 . 针刺对穴在三叉神经痛治疗中的应用）

5. 支沟 - 阳陵泉

【穴解】支沟是手少阳三焦经经穴，具有疏利上、中、下三焦气机，畅达经气的作用。阳陵泉是足少阳胆经合穴，下合穴，又是八会穴之筋会，有疏利肝胆，通泄少阳，柔筋缓急的功能。两穴配伍疏肝利胆，通泄少阳，柔筋缓急而止痛。针健侧痛点对应处，属缪刺之法，可用于局部疼痛过度敏感时，是针刺止痛的重要方法之一。

【适应证】肝胆郁滞，少阳经气阻滞型面痛，症见：眼额部疼痛，呈闪电样、刀割样、针刺样、电灼样剧烈疼痛。眼额部主要属足太阳经、手少阳经病证。

【操作方法】毫针刺之，泻法，留针 30 分钟。

【临床应用】张某，女，58 岁。主诉左侧面部疼痛 10 余日。现病史：10 余日前劳累生气后感觉左侧面部疼痛阵作，耳前方及上唇烧灼感，每进食物及洗脸时易诱发痛作，疼痛似闪电难忍，患者不敢进食及洗脸，口臭纳呆，胸胁胀满，舌红苔黄腻，脉弦。诊断为三叉神经痛。证属肝胆郁滞，少阳经气阻滞。治以疏肝利胆，通泄少阳，柔筋止痛。取穴：支沟、阳陵泉，配下关、四白。以毫针刺之，留针 30 分钟，每日 1 次，痛减后隔日 1 次；患处痛甚，不敢碰触或局部肿胀感时，针健侧痛点对应处，针治 13 次后痛除。（徐春阳 . 针刺对穴在三叉神经痛治疗中的应用）

6. 下关 - 合谷

【穴解】下关，为足阳明胃经腧穴。又是足少阳与足阳明之交会穴。关，开合之枢机也。穴居颧弓的下缘，又为牙齿之开合，故名下关。本穴具有疏风活络、开窍益聪之功。用于治疗耳聋、耳鸣、耳痛、牙痛、口眼歪斜、牙关开合不利、下颌脱臼。合谷，又名虎口、含口、合骨。为手阳明大肠经腧穴。因其穴居大指、次指歧骨之间的凹陷处如同山谷，而得名合谷。又因穴在拇指虎口两骨之间，故又名虎口。本穴为手阳明大肠经脉所过，为本经原穴，又是四总穴之一。原穴与三焦有着密切关系，它导源于脐下肾间动气，关系着整个人体的气化功能，是增强整体功能的要穴，具有通经活络、行气开窍、疏风解表、清热退热、清泄肺气、通降肠胃、镇静安神之功。用于治疗伤风感冒、时行感冒、头痛、目赤肿痛、牙痛、牙关紧闭、口眼歪斜、神志失常、经闭、痛经、手指挛急、风疹块（荨麻疹）。

下关为足阳明胃经腧穴，又是足阳明与足少阳之会穴，故能疏泄阳明、少阳气机，而疏风开窍、活络止痛；合谷为手阳明大肠经气所过，又是本经之原穴，而能调整全身功能，以疏风解表、清肺泄热、通经活络、镇静止痛、通降胃肠、清上降浊。二穴配伍，同经相应，同气相求，调和胃肠，升清降浊，泄热止痛之功益彰。

【适应证】风热证，症见：痛处有灼热感，流涎，目赤流泪，苔薄黄，脉数。

【操作方法】

下关　直刺 0.5～1 寸。

合谷　直刺 0.5～1.2 寸。

【临床应用】于某，女，48 岁。主诉右侧面部疼痛半月余。现病史：半月前无明显诱因出现右侧面部灼痛，遇热加重，得凉稍减，口干喜冷，大便干，小便黄，舌边尖红，苔薄黄，脉浮数。诊断为三叉神经痛。证属风热证。治以泄热止痛。取穴：下关、合谷，配风池、曲池。以毫针刺之，留针 30 分钟，每日 1 次，痛减后隔日 1 次；针治 5 次后痛减，10 次后愈。（北京中医药大学东直门医院针灸科门诊）

十一、偏头痛

偏头痛是由于神经、血管性功能失调所引起的疾病，以一侧头部疼痛反复发作，常伴有恶心、呕吐，对光及声音过敏等为特点。本病与遗传有关，部分患者可在头、脑外伤后出现，某些脑神经递质（如 5- 羟色胺）可诱发。以年轻的成年女性居多，疼痛程度多为中、重度。头痛多为一侧，常局限于额部、颞部和枕部，疼痛开始时为剧烈的搏动性疼痛，后转为持续性钝痛。任何时间可发作，但以早晨起床时为多发，症状可持续数小时到数天。典型的偏头痛有先兆症状，如眼前闪烁暗点、视野缺损、单盲或同侧偏盲。发作时头痛部位可由头的一个部位到另一个部位，同时可放射至颈、肩部。

1. 悬颅 - 颔厌

【穴解】偏头痛属少阳经头痛，足少阳胆经"起于目锐眦，上抵头角"；另有一支脉"别锐眦，下大迎，合于手少阳，抵于䪼"。足少阳胆经"是主骨所生病者：头痛，颔痛"，说明手足少阳经相合，经气相通，悬颅、颔厌二穴在足少阳胆经循行所过的头额角部，二穴性能均有疏散风热、清肝止痛的作用，故取此二穴治偏头痛，亦《百症赋》所云"悬颅、颔厌之间，偏头痛止"。

【适应证】肝阳上亢型：头部胀痛，或左或右，伴头晕目眩，恶心、呕吐，面部红赤，口苦，心烦易怒，夜卧欠佳，大便干，小便赤，舌红，苔薄黄，脉弦数。

【操作方法】

悬颅　平刺 0.5～0.8 寸。

颔厌　平刺 0.5～0.8 寸。

刺用泻法，得气后，留针 30 分钟。

【临床应用】李某，男，22 岁，本院学生。诉右侧头部抽痛 1 天，患者有右侧头痛反复发作病史，近日由于临近期末考试，情绪紧张，熬夜复习，饥饱失常，睡眠不足，故诱发本病。刻下症见：患者神志清，精神差，痛苦面容，右侧头部疼痛剧烈，呈钻痛性，头晕，心烦，善怒，目赤口苦，舌质红，脉弦。测血压 1.40/1.04 千帕，脉搏 75 次 / 分，体温 36.4℃，呼吸 20 次 / 分。患者焦虑，气郁化火，肝阳上亢，故为肝阳头痛，治宜平肝潜阳，熄风镇痛。取穴：悬颅（右），颔厌（右），太冲（双），风池（双）。针刺得气后，留针 30 分钟，间隔 10 分钟运针 1 次，针后感觉头痛明显减轻，针刺 2 次后患者疼痛消失，嘱其不要过分紧张，调节饮食，注意休息。（刘俊昌 .《百症赋》中对穴应用举隅）

2. 合谷 - 太冲

【穴解】合谷为手阳明大肠经腧穴，原穴。阳明为多气多血之经，本穴有调和气血，通经活络，行气开窍，疏风清热，镇静止痛之功。太冲为足厥阴肝经腧穴，原穴。厥阴为多血少气之经，肝藏血，主疏泄，故太冲有调气血，通经络，舒肝气，平肝风，清湿热之效。合谷属阳，主气，升散，太冲属阴，主血、下行。二穴伍用，一阴一阳，一气一血，一升一降，相互为用，行气活血，平衡阴阳。合谷、太冲配伍，又称开四关，临床应用很广泛，常用于治疗头痛（肝阳上亢）、中风（闭证）、气厥、高血压、痹证等。凡气血阴阳不调之实证都可选用。

【适应证】情志郁怒，气滞不畅，郁而化火，肝阳上亢所致。症见：肝阳上亢，上扰清窍，故头昏痛胀，或抽掣而痛；头两侧属少阳，枢机不利，故头痛以两侧为重。症见：头晕目眩，心烦易怒，夜寐不宁，口苦胁痛，面红耳赤。舌红，苔黄，脉弦数。

【操作方法】

合谷　直刺 0.5～1 寸。

太冲　透涌泉。

针用泻法。

【临床应用】周某，女，43 岁，工人。1999 年 12 月 6 日初诊。患者诉：右侧头痛 2 年余，时发时止，曾用中西药物治疗，效果不佳。1 周前与人生气，情绪波动，头痛频发，头胀痛欲裂，巅顶痛甚，心烦、失眠、口苦、舌边红、苔微黄、脉弦。诊断：头痛。因巅顶痛甚，故取百会穴，效果不佳。后取双侧合谷、太冲透涌泉，针用泻法。每隔 5 分钟行针 1 次，留针 30 分钟，疼痛大减。每日 1 次，3 次后症状消失。(季扬 . 对穴临床应用举隅)

3. 液门 - 足窍阴

【穴解】头为诸阳之会，髓之海，既有经络与脏腑相连，又有诸窍与内外相通，外感六淫、内伤七情均可导致气血逆乱，脉络瘀阻，不通则痛。少阳经脉循行在头部分布于两侧，与本病关系最为密切。液门为手少阳之荥穴，足窍阴为足少阳之井穴，两穴相配可调节经气流注的虚实，疏通瘀阻之经络，使经络得通，气血得畅，头痛自止。

【适应证】头痛反复发作，痛处固定，痛如针刺，经久不愈，舌紫暗，苔薄白，脉细涩。

【操作方法】

液门穴　针刺方向平行于掌骨，进针 1～1.5 寸，得气后，嘱患者深吸气时行大幅度提插行针法，深呼气时行大幅度捻转行针法，要求患者有强烈针感。

足窍阴穴　直刺 0.3～0.5 寸，得气后行捻转平补平泻法，每 10 分钟行针 1 次，留针 30 分钟。

【临床应用】王某，女，45 岁，职员。2017 年 9 月 5 日以阵发性右侧头痛 4 天就诊。患者 4 天前因情绪激动后出现间断头痛，发作时伴恶心呕吐、面色苍白、出汗、乏力，每次发作持续 1～2 小时，曾自行口服"止痛片"止痛治疗，疼痛症状稍缓解，后反复发作。给予液门、足窍阴针刺后，头痛立止，并嘱患者保持心情愉悦，隔日针灸治疗一次。(北京中医药大学东直门医院针灸科)

4. 太冲 - 中渚

【穴解】太冲为足厥阴肝经原穴、输穴，其脉气盛大，具有疏肝理气，活血通络，清降肝阳，镇肝息风，清利湿热之功；中渚穴为手少阳三焦经脉气所注之输穴，具有疏理少阳气机，解泄三焦邪热，活络止痛，开窍明目之效。二穴均"清泄"为要，二穴相配加强了通经镇痛之功，使体内阴阳气血更易于平衡、协调与畅通，从而达到"通则不痛"的目的。中渚穴尤其对颈项后枕部太阳经疼痛效果甚捷，二穴相伍增强疏风通络、畅行血气之功，而且对其他原因引起的头痛也同样有效。

【适应证】肝阳上亢证，因情绪激动后出现，症见：头部胀痛，恶心呕吐，面部红赤，口干口苦，心烦易怒，夜寐不安，大便干，小便赤，舌红，苔薄黄，脉弦数。

【操作方法】

针刺太冲穴，可透刺涌泉或针尖斜下方向；针刺中渚穴，针尖斜下方向，均交叉取穴，分别快速刺入，刺激强度以患者耐受为度。一侧头痛取单侧刺之，双侧头痛刺双侧。留针约 10 分钟出针，每日 1 次。

【临床应用】俞某，男，36 岁。偏头痛病史 13 年。患者自诉近几年来每因情绪激动、劳累、失眠等原因偏头痛反复发作，有时 1 周数次。发作时左侧部疼痛难忍，继则出现恶心呕吐，同时患侧眼睛伴随流泪，甚至头痛如裂，如锥如刺，持续数小时。予针刺太冲、中渚，疏肝、行气止痛，头痛症状减轻。（北京中医药大学东直门医院针灸科）

5. 外关 - 翳风

【穴解】根据经络辨证，偏头痛多责之于少阳，取手少阳经之翳风，循经远取外关以疏通少阳之气，循经近取翳风以缓解头痛之苦。外关为手少阳经之络穴，疏通少阳之气力宏，又为八脉交会穴之一，"阳维目锐外关逢"、已道出外关主治头侧部病症之理；翳风为手少阳经，与足少阳交会，深刺之，以加强针感，行气泻邪止痛。二穴合用，远近配合，取外关求其本，用翳风治其标，本标兼治，其效尤佳。

【适应证】邪犯少阳，气滞头痛。疼痛剧烈难忍，舌质淡红，苔薄黄，脉弦。

【操作方法】先刺外关，针尖向上斜刺，行捻转泻法，引针感向上传导；后刺翳风，针尖向对侧翳风缓缓进针至 1.5 寸深，行捻转平补平泻手法。

【临床应用】江某，女，32 岁，干部。三年来，患者常感左侧头部疼痛，甚时疼痛剧烈难忍，经西医诊断为"血管神经性头痛"，对症治疗效果不显，并几经针刺翳风、风池、头维等穴治疗，症状虽有所缓解，但未能痊愈。现感左侧头颞部疼痛剧烈，呈掣动钻痛样，并影响到左侧前额和目外眦处，伴面色苍白，恶心欲吐，舌质淡红，苔薄黄，脉弦等症。辨证为邪犯少阳，气滞头痛。治宜疏通少阳经脉，行气止痛，取患侧外关、翳风二穴先刺外关，针尖向上斜刺，行捻转泻法，引针感向上传导；后刺翳风，针尖向对侧翳风缓缓进针至 1.5 寸深，行捻转平补平泻手法，持续捻针 1 分钟，留针 20 分钟。留针期间如法运针两次。一次治疗，头痛即止，诸症缓解，为巩固疗效，如前法连续治疗三天，每天一次，偏头痛告愈，两年后与患者相遇，问及病情，告知未复发。（王华．远近配穴临症发微）

6. 丝竹空－率谷

【穴解】丝竹空透率谷穴是历代针灸家治疗偏正头风的经典配穴。《玉龙歌》中提到："偏正头风痛难医，丝竹金针亦可施，沿皮向后透率谷，一针二穴世间稀。"对丝竹空透率谷穴治疗偏头痛的疗效作了充分的肯定。丝竹空透率谷穴针体在浅筋膜内进行，该部位含有丰富的神经和血管。不仅分布广泛，而且互相沟通，较单独针刺丝竹空穴，扩大了针刺范围，且针感明显增强，因此能够有效地阻断各神经的痛觉反应而获得良好的镇痛效果。

【适应证】偏头痛，症见：太阳，或颞部疼痛，痛如针刺，或跳痛，或胀痛固定不移，可伴见视物不清，恶心，泛呕，疲劳、情绪差、紧张时反复发作，舌质淡紫或有瘀点，苔白，脉弦滑数。

【操作方法】用 3 寸针，垂直刺入患侧丝竹空穴，然后调整方向，沿皮透刺直达率谷穴。

【临床应用】肖某，女，27 岁。主诉：间断左侧颞部疼痛 3 年，加重 1 周。现病史：3 年前一次感冒后出现左侧头部疼痛，以颞部为主，呈持续胀痛，自服感冒药及止痛药（具体用法用量不详）后减轻，服药第 3 天感冒症状好转后，头痛消失。此后头痛遇感冒、疲劳、情绪差、紧张时反复发作，胀痛，每次持续数小时，不伴眩晕、出汗、皮肤苍白、恶心呕吐等症状，自行予止痛药治疗，疼痛影响工作及睡眠。近 1 周头痛发作频繁，自行口服止痛药无效，遂来就诊。予丝竹空透刺率谷，直刺太阳、合谷、太冲，均用泻法。翌日患者前来复诊，并告知左侧头痛症状减轻，持续时间缩短。依照原治疗方案，继续治疗 15 次后，患者自诉头痛症状消失。（北京中医药大学东直门医院针灸科）

7. 风池－太阳

【穴解】风池为足少阳胆经腧穴，有祛风解表、疏邪清热、清头明目、开窍益聪、调和气血、通络止痛之功；太阳，因位于太阳之部位而命名，太阳属于经外奇穴，所治的病证，多是阳实证。

【适应证】风寒头痛，症见：痛势剧烈，常伴有拘急收紧感，或伴有恶风畏寒，遇风尤剧，口不渴，苔薄白，脉浮紧。

【操作方法】

风池 针尖微下，向鼻尖斜刺 0.8～1.2 寸。

太阳 点刺血络出血，或用毫针刺之，使针感走达颞区或上半个面部。

【临床应用】孙某，男，17 岁。前额疼痛 2 个月，旁及两侧太阳穴处。痛时面红筋胀，甚则恶心呕逆，午后为甚，不思饮食，小便黄。服西药过敏，服中药 10 余剂未效。查：血压 108/60mmHg，舌前有小红点，苔腻微黄，脉弦滑数。针治取太阳、攒竹、合谷、内庭、曲池诸穴，泻法，针后痛止。后来疼痛相对固定于头部两侧，改针风池、太阳、外关、足临泣、合谷、太冲，泻法，手足四穴均上下交替捻转行针。共治 10 次乃愈。2 年后随访，未再复发。（胡熙明.针灸临证指南）

8. 风池 - 足临泣

【穴解】风池最早见于《灵枢·热病》篇，在《穴位的命名》中这样说："风为阳邪，其性轻扬，头顶之上，唯风可到，风池穴在颞后发际陷者中，手少阳、阳维之会，主中风偏枯，少阳头痛，乃风邪蓄积之所，故名风池。"风池穴位置在项后，与风府穴（督脉）相平，当胸锁乳突肌与斜方肌上端之间的凹陷中。其功用为"清头明目，祛风解毒，通利空窍"，《资生经》有"风池疗脑痛"的记载。

【适应证】风寒之气侵犯头脑而致头痛。症见：两侧颞部跳痛，痛势较重，伴有恶心呕吐，舌淡红，苔薄白，脉浮或浮紧。

【操作方法】

风池 针尖微下，向鼻尖斜刺 0.8～1.2 寸。

足临泣 直刺 0.5～0.8 寸。

【临床应用】患者刘某，男性，33 岁。主因：发作性视物不清、四肢麻木、头痛 3 年就诊。患者每次头痛发作前均有受寒病史，出现视物不清，表现为多条亮线波动，上下振荡，持续 15 分钟左右，继之出现左侧肢体麻木，不伴无力，时间持续约 10 分钟，有时可伴有口唇及舌尖麻木，数分钟后出现头痛，以两侧颞部跳痛为主，疼痛程度较重，活动可使头痛加重，伴有恶心呕吐，每次发作时间持续 5～7 小时，睡眠后头痛症状减轻。诊断：偏头痛风寒外袭证。主穴：风池、足临泣。配穴：风府、百会。治疗后头痛基本消失，随访 1 年，头痛未发作。（北京中医药大学东直门医院针灸科）

9. 太阳 - 率谷

【穴解】太阳，《太平圣惠方》有云："太阳之穴理风，赤眼，头痛，眩，目涩。"《针灸集成》亦提到："太阳可治偏头风。"另外，《本草纲目》曰："八月朔日收取露水，磨墨点太阳穴，止头痛。"太阳穴是治疗偏头痛的一个常用而重要的穴位，它联络颅脑、头面、五官、颈部纵横交错的血管网，沟通上下，联络内外，周围有手足少阳经、手足太阳经、阳维、阴维等循经，故太阳穴为经气汇集之处，刺太阳穴出血可以疏通气血、调理阴阳，从而达到止痛之效。率谷，乃足太阳、少阳之会，胆经的气血在此开始由阳变阴，胆经的水湿之气在此吸热后化为阳气而上行天之上部，散热吸湿后循胆经下行，故其有收降湿浊的作用，主治偏头痛，目眩，耳鸣，呕吐，惊痫等。元·王国瑞所著《玉龙歌》言："偏正头风痛难医，丝竹金针亦可施，沿皮向后透率谷，一针两穴世间稀。"可见率谷对于针灸治疗偏头痛的重要性。

【适应证】风痰上扰：多因痰湿之邪流窜经络，风痰湿瘀互阻，上蒙清窍，脑窍不利，发为偏头痛。头痛胀重，困重如裹，时发时止，缠绵不已，苔白腻或厚腻，脉滑或弦滑。

【操作方法】

太阳　直刺 0.3～0.5 寸。

率谷　平刺 0.5～0.8 寸。

亦可用 3 寸针太阳透刺率谷。

【临床应用】患者，男，35 岁。主因发作性头痛 15 年，加重半天就诊。现病史：自诉 15 年前出现头痛发作，发作多于劳累、紧张后出现，多为颞侧，程度中至重度，持续半小时以上，可伴有恶心、呕吐，头痛在入睡后消失。半天前，上述症状再次出现持续半小时。入睡后头痛症状减轻。醒后不能记起发作时的事情。家族史中，患者母亲患有偏头痛。辅助检查：心电图、脑电图、脑血流图均未见明显异常。患者形体肥胖，苔白腻，脉弦滑。诊断：偏头痛风痰上扰症。主穴：太阳、率谷。配穴：双侧丰隆穴及阴陵泉穴。上穴施以泻法，提插捻转得气后，留针 30 分钟，每日 1 次。治疗后患者诉疼痛减轻。（北京中医药大学东直门医院针灸科）

10. 外关－足临泣

【穴解】外关为手少阳三焦经腧穴、络穴，别走手厥阴心包经，能去六淫之表邪，疏三焦之壅热，通经络之气滞，调气血而止疼痛；足临泣为足少阳胆经腧穴，为俞木穴、八脉交会穴，能平肝息风、泻热明目、聪耳、疏泄肝胆、调和气血、宣通经络、清化痰热、散瘀定痛。外关以疏风清热、解表散邪为主，足临泣以疏泄肝胆、通调督脉为要。外关通于阳维脉；足临泣达于带脉，两脉相合于外眦、耳后、颊、肩部，善治手、足少阳经脉所过的部位，以及所络、属之脏腑的病症。二穴伍用，同经相应，同气相求，相互促进，相互为用，清泄肝胆之力倍增。

【适应证】风热上攻型：头痛如胀，发热或恶风，面红耳赤，口渴喜饮，舌尖红，苔薄黄，脉浮数。

【操作方法】

外关　直刺 0.5～1 寸。

足临泣　直刺 0.3～0.5 寸。

【临床应用】李某，男，60 岁，工人。1993 年 4 月 1 日初诊。主诉：头痛 1 天。

病史：患者于 2 天前因感受风热而咽痛，昨日修车劳累后，自觉头胀痛如裂，以头之右侧及巅顶痛为重，并连及耳部。伴发热，恶风，汗出，咽痛，音哑，咳白黏痰。查体：痛苦面容，手扶头之右侧，烦躁不安，舌红苔白，脉浮数。察经：少阳经，手太阴经为反应经脉。诊断：头痛（证属风热上攻）。治则：法宜清泄少阳兼清肺热。选少阳经手太阴经治之。处方：外关、足临泣、尺泽、商阳穴。操作：外关、足临泣、尺泽用泻法，留针 30 分钟，每 15 分钟行针 1 次。商阳用三棱针点刺放血。仅针 1 次头痛消失，诸症悉平。隔日患者又来门诊相告头痛等诸症未再发。（吕玉娥．吕景山对穴）

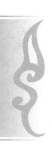

第5章　妇科疾病的对穴治疗

一、原发性痛经

痛经为最常见的妇科症状之一，指行经前后或月经期出现下腹部疼痛、坠胀，伴有腰酸或其他不适，症状严重影响生活质量。痛经分为原发性痛经和继发性两类，原发性痛经指生殖器官无器质性病变的痛经；继发性痛经指由盆腔器质性疾病，如子宫内膜异位症、子宫腺肌病等引起的痛经。原发性痛经是妇科常见病和多发病，病因多，病机复杂，反复性大，治疗棘手，好发于15—30岁女性，多发于初潮后的6个月～2年内，是青春期女生的常见疾病。国内有研究报道原发性痛经发生率为30%～80%，而国外文献报道原发性痛经发生率为20%～90%，主要表现为女性经期或行经前后，周期性发生下腹部胀痛、冷痛、灼痛、刺痛、隐痛、坠痛、痉挛性疼痛、撕裂性疼痛，疼痛蔓延至骶腰背部，甚至涉及大腿及足部，常伴有全身症状，如乳房胀痛、肛门坠胀、胸闷烦躁、悲伤易怒、心悸失眠、头痛头晕、恶心呕吐、胃痛腹泻、倦怠乏力、面色苍白、四肢冰凉、冷汗淋漓、虚脱昏厥等症状。其发病之高、范围之广、周期之近、痛苦之大，严重影响了广大女性的工作和学习，降低了生活的质量。

痛经主要为冲任气血运行不畅，经血流通受阻，以致"不通则痛"；或冲任子宫失于濡养而"不荣而痛"。《经效产宝》："经水者，引气血，通阴阳，以荣于身者也。气血阴阳和，则形体通，气血不通，经候不行，身体先痛也。"之所以随月经周期发作，是与经期前后特殊的生理环境变化有关。因为平时子宫藏精气而不泻，血海由空虚到满盈，变化缓慢，致病因素对冲任、子宫影响表现不明显。而经前、经期血海由满盈到溢泻，应以通为顺。若受致病因素影响，冲任子宫阻滞，不通则痛；经血下泻必耗气伤血，冲任子宫失养则不荣而痛。痛经病位在冲任、子宫，变化在气血，表现为痛证。临床分类有虚实之别：虚证多为气血虚弱、肝肾亏损；实证多为气滞血瘀、寒湿凝滞或湿热下注等。

1. 子宫 - 次髎

【穴解】次髎穴属膀胱经，膀胱与肾相表里，且位于腰骶部、胞宫部，既能调理肾与胞脉，又能疏通局部经气、调补冲任、行血散瘀、调经止痛，为治疗痛经的经验效穴。从解剖结构而言，本穴前方与胞宫相对，属局部取穴法，可起到从阴引阳及散胞宫瘀血、通胞脉气机的作用。子宫穴位于腹部，属于经外奇穴，亦属局部取穴法，而且针刺子宫穴有舒调下焦气机，调理冲任、暖宫散寒，培补中气、固摄胞宫之用。两穴相伍，共奏调补冲任、疏通经络、调理气血、暖宫散寒，培元补气之功。

【适应证】因气滞血瘀，或者寒凝而导致的经期少腹疼痛，痛及腰骶部。症见行经腹痛，腰骶酸痛，喜温喜按，得热则缓，舌暗苔白，脉紧。

【操作方法】嘱咐患者针刺前排空小便，使用浸有 75% 乙醇的棉球消毒针刺部位局部皮肤，选用 0.25 毫米 ×40 毫米针灸针。子宫穴、次髎穴直刺 1～1.5 寸，以得气为度。留针 30 分钟左右，从月经前 3～5 天至经期第二天给予治疗。以一个月经周期为 1 个疗程。连续治疗 3 个疗程。

【临床应用】盛国滨等，采用子宫穴、次髎对穴治疗原发性痛经患者 60 例。年龄在 18—28 岁之间，均未婚。病程最短 3 年，最长 11 年。将 60 例患者按随机分组法分为治疗组及对照组两组，每组各 30 例。两组患者的年龄、病程长短、月经初潮时间以及治疗前痛经症状积分相比较，无统计学意义，具有可比性。选用 40 毫米 ×0.25 毫米针灸针针刺，子宫穴、次髎穴直刺 1～1.5 寸，以局部有胀感为度。对照组：选取中极、三阴交、次髎。中极、三阴交、次髎穴均直刺 1～1.5 寸，以局部有胀感为度。两种方法均针灸 30 分钟，从月经前 3～5 天至经期第二天给予治疗。结果：3 个疗程治疗后，治疗组总有效率 90.00%，对照组总有效率 53.3%（$P < 0.05$）。（盛国滨，于景坤，高琛等 . 前后配穴法温针治疗寒凝血瘀型原发性痛经的临床疗效观察）

2. 合谷 - 三阴交

【穴解】合谷为手阳明大肠经腧穴，乃本经脉气所过，为本经原穴，有通经活络，行气开窍，疏通解表，镇静安神之功；三阴交为足太阴脾经腧穴，又是本经络穴，足三阴之交会穴，有补脾胃，助运化，利水湿，输下焦，理肝肾，通气滞，调血室，理精宫，通经络之效。合谷以理气为主，三阴交以理血为主，二穴伍用，一气一血，气血双调，行气活血，通络止痛之效。《针灸玉龙经·盘石金直刺秘传》"妇人经血不通：三阴交（泻）""妇人血气痛：合谷（补）、三阴交（泻）"。

【适应证】适用于气血瘀滞型痛经。症见行经腹痛，经血不畅，伴血块，少腹胀痛，绞痛，舌暗，有瘀斑，苔白腻，脉沉涩滞。

【操作方法】患者取仰卧位，常规消毒后，使用浸有 75% 的乙醇的棉球消毒针刺部位局部皮肤，选用 0.25 毫米 ×40 毫米针灸针。合谷穴直刺 0.5～1.2 寸，行捻转补法；三阴交直刺 0.5～1 寸，行捻转泻法，以得气为度。留针 30 分钟，从月经前 3～5 天至经期第二天给予治疗。以一个月经周期为 1 个疗程。

【临床应用】本组32例重症痛经患者中，多为少腹剧痛难忍、大汗淋漓，不能正常工作，其中年龄最小的15岁、最大的42岁、平均24岁；病程最长的十余年、最短的仅一天。按中医辨证分型，寒湿凝滞型20例、气滞血瘀型12例。选穴：根据交经缪刺法，取单侧合谷（左或右）与对侧三阴交（右或左）。寒湿凝滞型加灸关元，气滞血瘀型针刺气海。手法：用提插捻转复式手法补合谷、泻三阴交，留针20分钟。（詹闯．针刺合谷三阴交穴为主治疗重症痛32例）

3. 公孙－内关

【穴解】公孙为脾经之络穴，连于胃，通于冲脉；冲脉为十二经之海，经云：冲为血海，任主胞胎。冲脉起自胞宫，与任督二脉一源三歧。因此公孙可调节任脉与冲脉之气血，又可振奋脾气，强健中焦。内关为心包经之络穴、与三焦经相表里，是一身机枢。通于阴维，与诸阴经、任脉相维系。《玉龙歌》中说："腹中气块痛难当，穴法益向内关防，八法有名阴维穴，腹中之疾永安康。"内关，公孙两穴合用可调节冲任，治疗月经不调、少腹疼痛。

【适应证】肝气郁结，木乘脾土，损及脾胃，久则奇经受累，冲任失调，以致胞宫瘀滞。舌淡暗，边有瘀滞，脉弦滑。

【操作方法】取1寸毫针，针灸针，常规消毒后，快速捻转进针，得气为度。平补平泻手法，留针20分钟，月经来潮之前3～5天开始治疗，每日一次，至月经来潮为止。连续3个月经周期。

【临床应用】岳某，女，48岁。1993年2月7日初诊。主诉：右下腹隐痛半年。病史：半年前无任何原因出现下腹部疼痛，右侧显著，喜暖喜按；经期腹痛加重，伴发口唇瘢疹；月经提前，周期15～24天，经行10天，月经量多，有块色暗。平素性情急躁，口干口苦不欲饮，纳呆，眠差，大便干、3～5日一行。曾B超检查提示右侧卵巢囊肿，子宫肌瘤。既往有慢性胃病20年，时感胃脘部胀满、疼痛。查：小腹部有压痛，舌暗红、苔薄少津，脉沉弦。辨证：肝郁气滞，连及脾胃，冲任失调。治则：温调奇经为主。穴取：公孙、内关，配关元、地机。隔日针治一次。针3次腹痛明显减轻，仍大便干，加大横、归来。调治10余次，月经来潮，周期转常（28天），经量减少，色红，有小块；无腹痛，口周轻度红糜。于经期加刺合谷、承浆。遵上法相继调治月余，月经来潮正常，腹痛未作，胃脘胀满疼痛消失，饮食佳，大便通畅，睡眠好，诸症俱除。按：此患者病情复杂。公孙又是治疗胃病常用有效穴。配关元，调补冲任，为盆腔病变用穴；地机为足太阴经之郄穴，为气血深聚之所，可健脾调经。加归来、大横，则可疏下焦之气，调经通腑。经期唇糜为虚火上炎，故于经期加承浆、合谷以降上冲火邪。诸穴合用，故能调冲任，理气血，通腑止痛而奏功效。（李迎霞．姜揖君

运用八脉交会穴经验）

4. 关元－三阴交

【穴解】关元是人体阴阳元气交关之处，又可大补元气，是足三阴经与任脉的交会穴，也是小肠的募穴。关元具有培肾固本，补益精血，调理冲任，调养机体元气的作用。三阴交为足太阴脾经腧穴，又是足三阴经交会穴，因而刺激三阴交穴可调理肾、肝、脾三脏，理气活血，使气血充足，胞宫得养，冲任得充，阴阳重归平衡，痛经症状随之改善。

【适应证】下焦虚寒，阳气不足，经前或经期小腹冷痛拒按，得热痛减，经血量少或经行不畅，经色紫暗有块，块下痛减，畏寒或手足欠温，乳房胀痛。舌脉：舌质紫暗或有瘀点、苔白，脉弦或沉紧。

【操作方法】取 0.25 毫米 ×40 毫米毫针，常规消毒后，直刺，关元穴针尖微向下，令针感传至少腹，三阴交直刺，针感放散至足。留针 25 分钟，可加用红外线腹部照射。月经来潮前 3 天开始治疗，每日 1 次，至疼痛缓解，1 个月经周期为 1 个疗程，连续治疗 3 个疗程。

【临床应用】针灸关元、三阴交穴治疗大学生原发性痛经的疗效及其对痛经症状积分和视觉模拟评分的影响。方法：将 93 例患者随机分为针刺组（31例）、艾灸组（30 例）、药物组（32 例）。针刺组和艾灸组分别针刺、艾灸关元穴、三阴交穴（双侧），药物组口服布洛芬缓释胶囊，月经来潮前 3 天开始治疗，每日 1 次，至疼痛缓解，1 个月经周期为 1 个疗程，连续治疗 3 个疗程观察疗效。结果显示：针刺、艾灸关元穴、三阴交穴治疗原发性痛经疗效显著。(王洪彬，崔建美，赵舒，等 . 针灸关元、三阴交治疗大学生原发性痛经疗效观察）

5. 合谷－太冲

【穴解】合谷，为手阳明大肠经之原穴，具有调和气血、清热解表、通络镇痛、醒脑开窍之效；太冲，为足厥阴肝经之输穴、原穴，该穴主要以调和气血、平肝息风、疏肝解郁为主；两者相伍为用称为"四关穴"。而阳明乃多气多血之经，厥阴为多血少气之经，故合谷、太冲二穴，一属阳经，一属阴经；一主气，一主血；一主升，一主降。两穴相配，可起阴阳顺接、气血相和、升降相调之协同功效。

【适应证】气滞血瘀型痛经，症见：经前或经期小腹胀痛拒按，或伴乳胁胀痛。经行量少不畅，色紫黑有块，块下痛减。舌质紫黯或有瘀点，脉沉弦或涩。

【操作方法】取 1 寸毫针，常规消毒后，快速捻转进针，得气为度。合谷采用捻转补法，太冲采用捻转泻法，均留针 20 分钟。

【临床应用】李某，26 岁，2014 年 3 月 10 日初诊。患者月经来潮第 1 天，小腹疼痛难忍，两胁胀闷。3 天前，与男友吵架，心情郁闷。患者每次月经来潮均会有不同程度的小腹疼痛，热敷后可稍稍缓解，且月经量少，色紫黯，有血块，腹软无压痛。舌淡、苔薄白，脉弦。证属气滞胞中，治拟理气活血、通络止痛。取穴合谷，太冲（双）。同时用红外线灯照射小腹部位。治疗结束时，患者觉小腹疼痛逐渐缓解。胸胁胀闷好转。嘱其平时调畅情志。于下次月经来潮前 5 天前再次针灸治疗，每天 1 次，连续治疗 3 个月经周期，痛经消失。（北京中医药大学东直门医院针灸科门诊）

6. 十七椎－肾俞

【穴解】十七椎为经外奇穴，《针灸孔穴及其疗法便览》云："十七椎下，奇穴，第十七椎下陷中，灸 3～7 壮，针 3～5 分，治疗转胞、腰痛。"十七椎虽为经外奇穴，但其在督脉的循行线上，与督脉有密切的关系，督脉总督一身之阳，为"阳脉之海"，具有调节全身诸阳经经气之功能。针刺十七椎取其通调阳经之气，气行则血行，达通则不痛之意也。肾俞是肾的背俞穴。肾即肾脏，俞即输注，本穴是肾气转输于后背体表的部位。肾气充足，则气血充盛，气行则血行。故以肾俞补肾益气。

【适应证】肾气不足之痛经，经前或经期小腹疼痛，或痛及腰骶，腰膝酸软，有小血块。时伴乳胁胀痛，舌质淡，苔薄，脉细弦。

【操作方法】患者取俯卧位，局部常规消毒后，选用 0.25 毫米 ×40 毫米毫针，十七椎穴直刺 1～1.2 寸，肾俞直刺 1 寸。运用提插捻转的复合行针手法，施平补平泻法，以使患者感到酸胀感或麻感向远端放射为宜，每次行针 10～30 秒，每隔 10 分钟行针 1 次，留针 30 分钟。于月经来潮前 3 天开始针刺，连续治疗至月经来潮。1 个月经周期连续治疗 3 天，连续 3 个月经周期。或于疼痛发作时针刺，以抑制疼痛。

【临床应用】魏某，女，24 岁，痛经史 8 年。每月经来潮时疼痛，来诊时，疼痛正做，患者面色苍白，少气懒言，少腹疼痛，腰酸困，乏力，不能直腰。查，患者十七椎下压痛明显，腰骶部凉，取十七椎，肾俞，直刺 1～1.2 寸，留针 25 分钟，并用红外线腰骶部照射。起针后症状明显缓解。随每次月经之前治疗 3 次，月经来潮时，基本无痛。（北京中医药大学东直门医院针灸科门诊）

7. 三阴交－次髎

【穴解】三阴交为治疗妇科疾病的主穴，可补脾胃、理肝肾、调血室，次髎穴是膀胱经腰骶部重要腧穴，膀胱经夹脊上行，夹脊柱，联络肾，次髎可激发肾气。与子宫在背区相对应，取阴病求阳之意。

【适应证】原发性痛经，血滞胞宫，小腹坠胀，腰骶酸痛。

【操作方法】次髎，采用 0.30 毫米 × 75 毫米毫针，刺入次髎穴，进入骶后孔，使酸胀感传导到盆腔，留针 30 分钟。

【临床应用】35 例均为在校学生，年龄 14—18 岁之间。轻者，小腹坠胀，疼痛难忍，腰骶酸痛。重者，冷汗淋漓，手足厥逆，面色苍白，无法站立。治疗 3 个周期之后，痊愈 16 例，占 45.7%，显效 19 例，占 54.3%，有效率 100%。（李上．三阴交配合次髎穴深刺治疗痛经 35 例小结）

二、月经不调

月经不调的含义有广义和狭义之分，广义的月经不调，泛指一切月经病；狭义的月经不调仅指月经的周期、经色、经量、经质出现异常改变，并伴有其他症状，在此介绍以月经的异常改变为主要症状。月经不调是一种常见的妇科疾病，患者群较多，近年来的发病率呈明显的上升趋势。据相关调查发现，目前，由于人们生活压力的增加和饮食的不规律导致女性月经不调的发生率显著上升。月经不调主要是因为内分泌紊乱导致，如果未予以及时、有效的治疗会引发心脏病、子宫内膜癌等多种疾病，对女性的健康安全产生严重的威胁。西医主要是通过雌激素或者孕激素调节月经周期。

中医学认为，月经是由肾气的推动、维系胞宫的任督冲三脉、生殖轴天癸及子宫的正常盛衰而产生的。月经不调与肝脾肾三脏调节与运化障碍密切相关。先天肾精的亏虚，加上后天脾胃的失养，脾胃为中焦枢纽，主司气血的化生，先天之精乃父母所给，但还需要后天之精的不断补充，才得以繁茂，女性以肝为先天，肝喜调达而恶抑郁，体阴而用阳，得到脾胃气血的化生才使得肝体得柔。另外，月经如若正常则为任脉通、冲脉盛、督脉调，三脉协调作用于子宫，使子宫血气充盈，应时而下。故治疗主要以调和冲任，调理脾胃，补宜肝肾为主。

1. 天枢 - 水泉

【穴解】《百症赋》中云："月潮违限，天枢、水泉细详"。《素问·六微旨大论》曰："天枢之上，天气主之；天枢之下，地气主之，气交之中，人气从之，万物由之，此以谓也。"本穴居天地二气之间。为人气所从，通于中焦，为天地之气升降出入之枢纽，故名天枢。本穴具有疏调大肠，调中和胃，养血通经之功。水泉，为足少阴肾经之郄穴，有补肝肾、理胞宫、利头目之效。《针灸聚英》所谓："主硫疏不能远视，女子月事不来，来即心下多闷痛，阴挺出，小便淋沥，腹中痛。"两穴同用，一阴一阳，一调一补，相得益彰，对月经后期、闭经、带下及男子遗精、阳痿等病症均有疗效。

【适应证】月经来潮不定期，伴少腹隐痛或腰背酸痛，舌淡苔少，脉细尺弱。

【操作方法】采用 0.25 毫米 × 40 毫米毫针，直刺天枢穴，0.25 毫米 × 25 毫米毫针直刺水泉穴。用平补平泻法，以患者有酸胀感为得气，共留针 30 分钟，其间每隔 5 分钟捻转 1 次。每日治疗 1 次，每周 5 次，治疗 10 次为 1 个疗程，每于月经来潮前一周进行治疗，连续治疗 3 个月经周期。

【临床应用】梁某，女，36 岁，1989 年 9 月 18 日初诊。主诉：月经后期 1 年。每次月经来潮均延后 2 周至 1 个月不等，月经来潮时多伴有少腹隐痛及腰背酸痛等不适。末次月经为 7 月 30 日，量少，色淡红，质清。现伴有头晕、心悸、失眠等不适，舌淡，苔白，脉细。诊断：中医为月经后期（血虚）；西医为月经稀发。治疗：取穴天枢、水泉，天枢以温针，水泉行以补法，共治疗了 2 次，患者月经即来潮。之后，按正常的月经周期前 1 周，用同样的方法连续治疗 5 次，共 3 个周期均能如期来潮，则停止治疗，随访 2 年，未见复发，遂告临床治愈。（李丽霞 .《百症赋》针灸对穴临床运用）

2. 血海 - 梁丘

【穴解】血海属足太阴脾经；梁丘属足阳明胃经。在脏腑关系上又是表里关系，胃为表，脾为里。在阴阳属性上，脾为阴、胃为阳。这样，一阴、一阳、一脏、一腑，调气理血相互配合，而起到互补相辅的作用。梁丘是胃经郄穴，是胃经气血深藏聚集之处，故可振奋气血。气血冲盛，则太冲脉得以盛，月事才能以时而下。

【适应证】临床表现面色苍白，头晕、心悸、经期延后，月经过少，色淡红，质黏腻，形体肥胖。苔白腻，脉滑。

【操作方法】直刺 1～1.2 寸，采用捻转补法，留针 25 分钟。

【临床应用】上官某，女，46 岁，干部。1993 年 4 月初诊。因素日贪凉而周身关节疼痛，来我院针灸门诊治疗。查：神清，体微胖，面色少泽，脉细缓。针灸辨证治疗关节痛渐好转。10 余日后，适遇月事来临，主诉：月事经期不准，提前或错后，此次来经，小腹坠痛，腰酸，经量极少，色暗。要求进行针刺治疗，以解决血量过少的问题。中医辨证为寒凉入胞，血行艰涩。拟以温经活血。取穴为血海、梁丘、三阴交。中等手法刺激，留针 20 分钟。次日来诊，诉经量已多，1 次而愈。（王连顺 . 对穴"血海、梁丘"在治疗学上的作用）

3. 地机 - 血海

【穴解】《百症赋》中云："妇人经事改常，自有地机、血海"。地机为脾经郄穴，具有健脾渗湿，调经止痛之效。"妇人经水与乳，皆有脾胃所生。"取地机治疗月经不调，可通过针刺穴位调节脾经经气，疏通气血而达到调经的目的。血海又名血郄，可调经统血，健脾化湿，调血祛风，清泻血热。气血归流，导血归海的功效。足太阴脾经在循行过程中抵小腹，与冲任关系密切，脾主运化，为气血生化之源，有生血和统血的作用，脾所生、所统的血，直接为胞宫行经提供物质基础。郄穴是经脉气血深聚之处的腧穴，有疏导气血，调整脏腑之功能，阴经郄穴常用来治疗血症，地机为足太阴脾经郄穴，具有阴经郄穴治疗血症的一般特性。

【适应证】月经不定期，质稀色淡，神疲乏力，气短懒言，小腹空坠，纳少便溏。舌质淡，脉弱。

【操作方法】以 0.25 毫米 ×40 毫米毫针直刺进针，用平补平泻法，以患者有酸胀感为得气，共留针 30 分钟，其间每隔 5 分钟捻转 1 次。每日治疗 1 次，每星期 5 次，治疗 10 次为 1 个疗程。连续治疗 3 个月经周期。

【临床应用】王某，女，28 岁，2008 年 8 月初诊。患者已婚，孕 0 产 0。患者月经周期推后 7 天，未避孕未孕 1 年余，曾多处治疗不见其效。刻下：月经后期，白带量多，乏力，面色无华，心情烦躁，压力大，舌淡红，苔薄白，脉弦细。中医诊断：月经后期，脾虚肝郁型。针刺地机、血海，配合谷、三阴交，中药方用归芍左归饮合四逆散加减。治疗 20 天，月经来潮。又治 6 个月，月经规律性来潮，1 年后怀孕。（北京中医药大学东直门医院针灸科门诊）

4. 足三里 - 三阴交

【穴解】足三里，为足阳明胃经之合穴，又为胃之下合穴。在脏腑理论中，胃为仓廪之官，水谷之海，具有收纳、腐熟水谷之效，足三里为该经之要穴，故具有补中益气，调理脾胃，通经活络之效。三阴交属足太阴脾经；为足三阴经之交会穴，通调肝脾肾三经，是理血的要穴，二穴相配可补益气血，又可活血化瘀。

【适应证】气血亏虚型：临床表现面色苍白，头晕、心悸、经期延后，量少色淡红质清稀等血虚症状。

【操作方法】直刺 1.2 寸，得气为度，针刺补法。足三里感传至足，三阴交可传至足心。

【临床应用】李某，女，32 岁，2016 年 11 月 1 日初诊。患者曾于 2014 年人工流产之后，出现月经延期 7～14 天不等，伴经期间出血，腰酸，无腹痛，舌淡暗、苔白脉沉弦。中医诊断：月经不调，肝肾亏虚夹瘀；西医诊断：月经不调。主穴：足三里、三阴交。配穴：关元、合谷、三阴交，以及八珍益母颗粒服用。8 个月之后，月经按规律来潮，月经周期正常，前后相差 3～5 天，经间期出血已止。（北京中医药大学东直门医院国际部）

5. 关元－三阴交

【穴解】关元，位于下腹部，脐正中下 3 寸，为任脉之要穴和小肠之募穴；是四大补穴之一。其内应胞宫，为"肾间动气"之所，元阴、元阳封藏之处，同时也是肝、脾、肾三条阴经与任脉所会之处，故具有调理胞宫、补肾填精、培元固本、调理三阴之效，为治疗妇科病，泌尿系统疾病的要穴。三阴交，为脾经之要穴，又为足太阴、少阴、厥阴三条阴经之交会穴，而足三阴经均经过腹部与冲任相联络，故本穴亦可起调补冲任、疏肝、健脾、补肾之效。是故，关元、三阴交两穴相伍，可共奏调理冲任、调补三阴之效。针灸妇科临床可广泛应用于冲任及三阴失调之症，如痛经、闭经、带下病、崩漏等。

【适应证】肾虚型：临床表现为月经不能按周期来潮，或提前，或错后。月经量少，质稀，伴腰膝酸软，头晕耳鸣，舌淡苔白，脉沉弱。

【操作方法】直刺 1.2 寸，得气为度，针刺补法。关元针感可传至少腹，三阴交可传至足心。

【临床应用】李某，女，26 岁，未婚，2017 年 12 月 16 日就诊。月经错后 12 年余。患者自 14 岁初潮后月经 40～50 天一行，经量少，曾服中西药物间断治疗效果不明显。近两年月经 2～3 月一行，量少色淡，偶有血块，平素白带较多质清稀，面色晦暗，畏寒，少腹冷，舌淡，苔薄白，脉沉细。诊断：月经后期，辨为胞宫虚瘀寒证，治当温经散寒，养血祛瘀。主取关元、三阴交，针用补法，于关元处加温针灸，灸至少腹温热。配穴：中脘、天枢、合谷、太冲。连续治疗 20 天，月经来潮。后期配合中药服用，半年后，月经周期性来潮。（北京中医药大学国医堂门诊部）

6. 关元－地机

【穴解】关元穴位于任脉，居于小腹，为全身元气交会之所，肝脾肾三经均交汇于关元，因此，关元既可以调元气，又可以调节肝脾肾三脏之气血，是治疗生殖系统和泌尿系统疾病的重要腧穴。地机为足太阴脾经郄穴，"阳郄主痛，阴郄主血"，地机具有健脾胃，调经带的功效。且脾为气血生化之源，有生血和统血的作用，此二穴均为调经要穴，二穴合用，共奏理胞宫之效。

【适应证】适用于非生殖器官器质性病变导致的月经不调。

【操作方法】取关元、地机穴。关元穴采用 0.25 毫米 ×40 毫米毫针直刺进针，用平补平泻法，以患者有酸胀感为得气。地机穴采用 0.25 毫米 ×40 毫米一次性毫针直刺进针，用平补平泻法，以患者有酸胀感为得气，得气后将长 2 厘米的艾条点燃插在针柄上，下面放上纸片，以免烫伤皮肤，10 分钟换 1 壮艾条，共灸 3 壮，以局部皮肤潮红为度；共留针 30 分钟，其间每 5 分钟捻转 1 次。每日治疗

1次，每星期5次，治疗10次为1个疗程。每于月经来潮前7～10天及月经周期第12天进行治疗，每个月经周期治疗2个疗程，连续治疗3个月经周期。

【临床应用】付某，职员，35岁。生产后，月经周期逐渐延迟，至40～45天一次，月经量中等，色暗红，无臭味。既往有乙肝肝炎病史，舌质红，苔白薄，脉弦细，妇科诊刮为子宫内膜呈增殖期改变，诊断为功能性子宫出血。中医辨证分型：气阴两虚。治疗方法如前所述。经3个周期针加灸治疗，月经量较前稍多，经色正常，周期转为35～40天一次，一年后随访，月经一直正常。（北京中医药大学国医堂门诊部）

三、崩漏

崩漏，是非行经期间阴道出血的总称，是中医病名。西医中的无排卵性功能性子宫出血、女性生殖器炎证、肿瘤等所出现的阴道出血，也属于崩漏范畴。崩漏是月经的周期、经期、经量发生严重失常的病证，其发病急骤，暴下如注，大量出血者为"崩"；病势缓，出血量少，淋漓不绝者为"漏"。崩与漏虽出血情况不同，但在发病过程中两者常互相转化，如崩血量渐少，可能转化为漏，漏势发展又可能变为崩，故临床多以崩漏并称。常见并发症有贫血、虚脱、病邪感染等。崩漏可发生在月经初潮后至绝经的任何年龄，足以影响生育，危害健康，属妇科常见病，也是疑难急重病证。历代中医妇科文献记载了很多关于崩漏的病因研究，而冲任受损被认为是其主要原因。冲为血海，任主胞胎，为肝肾所主。五脏之中心主血，肝藏血，气为血帅，肺主一身之气，妇科出血之原因与五脏、冲任、气血均有密切的关系。所以治疗崩漏不能见血止血，必须究其根由，详析病机，辨证施治。针灸以通经脉、调气血，使阴阳归于平衡，脏腑功能趋于调和，从而达到治疗疾病的目的。

1. 血海 - 三阴交

【穴解】血海，别名血郄，属足太阴脾经。在中医基础理论中，脾为后天之本，为气血生化之源，足太阴脾经亦为多血之经；而女子以血为用，是故血海穴与女子生理病理有着密切联系。血海该穴具有调和气血之功。能止能破，崩漏用之可止，闭经用之可通。前人经验，多用于崩中漏下，血闭不通，血虚生风等。三阴交属足太阴脾经；为足三阴经之交会穴，故不仅能治疗脾经相关疾病，还能治疗肝、肾两经之相关病症；该穴重在调血。

【适应证】脾气亏虚型崩漏，症见月经淋漓不净，色淡质稀。精神不振，面色晦暗，肢冷畏寒，腰膝酸软，小便清长。舌质淡，苔薄润，脉沉细无力，尺部尤弱。

【操作方法】直刺 1～1.2 寸，血海局部得气，三阴交针感传至足下。亦可施以灸法。

【临床应用】李某，30 岁，已婚。阴道断续出血 4 个月，每月出血 5～6 次，80～100 毫升，伴全身乏力，头晕，腹痛。妇产医院诊断为功能性子宫出血。常用止血剂及输血、刮宫等方法治疗未效，遂改用针灸治疗。取血海（针），配三阴交（灸）。共针灸 5 次，出血停止。（北京中医药大学东直门医院针灸科门诊）

2. 内关－公孙

【穴解】内关为手厥阴心包经的络穴，通于阴维脉。阴维脉病理主要为气血不通，心胸疼痛。内关具有宽胸理气、通经止痛作用，是治疗心胸病之要穴，合阴维脉病机，故阴维脉病取内关、公孙为足太阴脾经络穴，通于冲脉。冲脉生理功能赖脾胃生化气血以维系，其病理表现为气机失常，升降失司，逆气上冲。公孙穴可理气健脾，和胃降逆，调畅气机，恰合冲脉病机，故冲脉病取公孙。冲脉起自胞中，是治疗月经病的重要对穴。特别是兼有脾虚，血瘀之象的病症。

【适应证】脾虚湿困中焦，症见月经淋漓不禁，心慌，胸闷，气短，乏力，舌质淡，苔白腻，脉沉细无力。

【操作方法】用 0.25 毫米 ×25 毫米毫针直刺，用平补平泻法，得气为度。

【临床应用】马某，女，26 岁，1990 年 10 月 4 日初诊。主诉：月经量多滴沥不禁 53 天。现病史：6 月 20 日刮宫后，月经未来，一个月后，月经虽来，但滴沥不止，持续至下次月经前 2 天。近来出血量增多，小腹隐痛，头晕腹痛，疲乏无力，脉象沉细。经省人民医院妇科诊断为慢性宫颈炎，病理检查鳞状上皮增生。曾用西药效果不佳。诊断：崩漏。辨证：脾虚，冲任不固。治则：益气固摄，理气止痛治用补法。取穴：公孙、内关，配穴：合谷、归来，用泻法。三诊后出血减少；五诊后出血已止，头晕、小腹隐痛消失，腰痛基本消失；十诊后诸证消失。（王文．八脉交会穴临床应用浅谈）

3. 隐白－太溪

【穴解】隐白穴为足太阴脾经之井穴，《神经应》曰："隐白，妇人月事过时不止，刺之立愈。"又曰："夫灸取火，取艾之辛香作柱，能通十二经脉，入三阴，理气血，治百病，效如反掌。"故而取隐白穴治疗崩漏，实为止血之要穴。肾为先天之本，生殖发育之源，经带胎产均是肾所主。太溪穴为肾经的原穴，主肾之脏病，月经病，气化病。二穴相配，健脾补肾，益气固脱。

【适应证】肾虚型崩漏，症见出血淋漓不断或突然大出血，血色黯红。或质稀，腰膝酸软或潮热，脉细数无力，舌红少苔或无苔。

【操作方法】艾灸隐白穴 20～30 分钟，太溪用 1 寸毫针，针补法。每日 1 次。

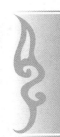

【临床应用】冯亚莉收治36例均为门诊患者，年龄最小20岁。最大58岁，其中20岁2例，20—40岁5例，40—58岁29例。艾条温和灸隐白穴20分钟，以局部有温热感为宜，太溪穴位只针不灸。得气后留针40分钟，每日1次，7日为1个疗程。所有病例血止后均巩固治疗2～3次。结果:36例中，痊愈33例，占91.7%；有效2例，占5.6%；无效1例，占2.8%。总有效率97.2%。其中治疗2次血止者2例，5次血止者31例，7次血止者2例。(冯亚莉，姬霞.针灸隐白穴为主治疗崩漏36例)

4. 隐白‐足三里

【穴解】隐白穴，是脾经的井穴，"井主心下满"。崩漏作为妇科疾病，时常可见急性大出血的发生，正是井穴急救的疗效范畴，隐白是止宫血的要穴。是隐白的特异性功能。足三里为胃经的合穴，胃的下合穴，是四大补穴之一。可补益脾胃之气。脾气充足则统摄气血之力强劲，崩漏可止。

【适应证】脾虚型崩漏，症见出血量时多时少、色淡、质稀、面色不华或萎黄，神疲腹胀，舌淡胖有齿痕，脉细弱。

【操作方法】艾灸隐白穴20～30分钟，足三里用1.5寸毫针，针补法。每日1次。10次为1个疗程，疗程间休息5～7天。

【临床应用】患者，女，42岁。主诉:2016年曾崩漏20多天，用止血药无效而行刮宫手术。但1年多来仍月经不调，崩漏常发，经常2～3周才干净，每次必服用止血药，经人介绍来我科治疗。查:面色稍暗，精神疲倦，时时头晕，舌淡红、苔薄黄，脉沉细略数。B超:①子宫稍大；②子宫右方小囊肿（子宫右上方多层性囊肿）。诊断:崩漏（中医诊断），功能性子宫出血（西医诊断）。按上法治疗1个疗程后右小腹不适消失。第二个月月经来时10天经止，共治疗3个疗程。至今每次月经量较多，有少量血块，但1周内自行停止，不用止血药。(北京中医药大学东方医院针灸科门诊)

5. 交信‐合阳

【穴解】《针灸聚英》指出:"妇人经事改变，自有地机、血海，女子少气漏血，不无交信合阳。"从上文看出治疗漏血必须用交信、合阳。交信穴属于足少阴肾经，也是阴跷脉的郄穴。肾是真阴根源，其中又蕴含着命门的真阳，如肾气不足，就会出现各种虚象。取交信穴治疗少气漏血的症状，一方面可以滋阴而壮肾阳，培养元气，使气旺能够摄血，另一方面又可消除由此而引起的耳鸣、腰酸、腿软等虚弱现象。合阳穴属足太阳膀胱经，具有治疗胞宫疾病的作用。所以对病情较重的漏血能起固血止漏，调经益气及镇痛的效果。因本病属于虚症，所以我们临床中采取温针灸治为主。

【适应证】气不摄血，冲任不固。使行经周期缩短，经血间隙流出，淋漓不断，色淡不鲜，经久持续，缠绵不愈，且大多兼有耳鸣心悸，面色萎黄，腰骨酸楚，肢软乏力等全身衰弱现象。

【操作方法】每次均用呈三角形的大艾炷（每艾炷约 3 克）按放在针柄上灸 3～5 壮。①经期中每日 1 次，双侧的交信或合阳穴交替使用。②停经后巩固疗法，隔日 1 次，每次 1 穴。按右交信、右合阳、左交信、左合阳顺序进行。连续治疗 2 个月经周期，为巩固疗效，在第 3 个月经周期每周 2 次，再治疗两个月经周期。

【临床应用】洪某，女，39 岁，1979 年 1 月 4 日就诊。主诉：经血量多，淋漓不净半年。患者于 1978 年 6 月出现月经周期改变，两次月经间隙只有 7～10 天。经期延长，淋漓不净，出血量多。6 个月来，经上海、南通等地中西药治疗无效。于 1978 年 12 月 11 日在县人民医院妇科刮宫未发现异常，诊断为功能性子宫出血。直至 12 月 21 日停经，经期 9 天。于 1979 年 1 月 3 日又出现月经，来门诊要求针灸治疗。1 月 4 日，取交信温针，次日凌晨出现大量出血，于上午八时地机穴埋针，下午二时出血明显好转。1 月 6 日上午埋血海，1 月 7 日下午出针，月经正常；1 月 8 日停经，交信、合阳隔日交替治疗直至 1 月 26 日。1 月 29 日经来潮比上月出血量少，似还多于正常量，月经间隙延长一周，这一周 1 月 3 日停经，隔日一穴，交替治疗。2 月 23 日月经来潮，周期为 26 天，经量正常，每周针灸两次。3 月 23 日月经来潮，经量明显减少，经期正常。停止针灸，随访 3 年月经正常。（黄定泰 . 针灸治疗崩漏的体会）

6. 关元－三阴交

【穴解】妇女以阴为体，以血为用，以冲任为本，冲主血海隶属阳明，任主胞胎而系太阴。妇人七七天癸将竭，冲任统摄乏权，调补脾胃，乃后天养先天，肾气得充，冲任渐固，血可自止。关元为任脉穴，主胞胎及泌尿，可补肾气，益胞宫。是四大补穴之一。三阴交为脾经腧穴，是肝脾肾之交会穴，具有健脾疏肝补肾之功效。是治疗血症要穴。

【适应证】气虚血虚，固摄乏力之崩漏。

【操作方法】直刺 1～1.2 寸，关元针感放散至前阴。三阴交可放散至足。

【临床应用】吴某，女，42 岁，2016 年 7 月 25 日初诊。停经两年余，近两个月阴道经常出血少量。自觉颜面潮红、心悸、怔忡，夜不能寐，遇事易怒，纳食减少，白带增多，面色萎黄，舌淡、苔薄白，脉沉细、数。中医辨证：崩漏，气血两虚。妇检：子宫壁增厚，治以补脾统血、养心安神。选穴：关元、三阴交。配穴：足三里、天枢。均双侧，行补法，留针 40 分钟。艾灸：三阴交 5～7 壮。（北京中医药大学东方医院针灸科门诊）

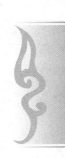

7. 大敦 - 隐白

【穴解】血崩的主要原因是冲任二脉不固，脏腑失调，因此在治疗上应着重补肝健脾益肾，调养冲任，其中又以健脾最为重要。隐白穴是足太阴脾经上的一个重要穴位，按经络学说的原理，刺激隐白穴有健脾统血、补中益气的功效。大敦为足厥阴肝经的井穴，足厥阴肝经的经脉循行"入毛中，过阴器，抵小腹，挟胃属肝络胆""与督脉会于巅"，肝脏又具有藏血和主疏泄的功能，肝肾同源，而月经的生理系统即由脑、肾、胞宫和冲、任、督脉紧密联系所构成，可见从肝经的经脉循行和肝的功能两方面，与月经的生理功能具有极为密切的关系。

【适应证】冲任不固，经漏淋漓不绝，或骤然暴下，色暗或黑，夹有瘀块，舌质紫暗或边有瘀斑，脉沉涩或弦紧。

【操作方法】点刺二井穴。常规消毒后，于穴后 1.5 厘米处，用线带缠紧，然后点刺（1 毫米深）出血 2～3 滴（可挤压出血），每日或隔日 1 次，一般 1～3 次即愈。

【临床应用】女，51 岁，已婚。患者曾孕 5 产 4，最近 5 年来月经紊乱，此次行经 34 天未净，量多而冲，伴有血块，面白浮肿，气短肢冷，由家属扶着前来门诊。即行上法，每日 1 次，3 次即愈。（罗文莲 . 点刺隐白、大敦二穴放血可治血崩）

8. 神阙 - 隐白

【穴解】脾统血，故取脾之井穴隐白以健脾益气；任脉为阴脉之海，总统一身之阴经，神阙归任脉，为先天精气进入之处，故取之以滋肾阴、调冲任、益精血。两者合用则脾肾可补、冲任可调，则统摄有权，血自归经而漏下可止。

【适应证】气虚血虚，固摄乏力之崩漏。症见经血量多，或淋漓不净，色淡质稀。神疲懒言，面色萎黄，动则气促，头晕心悸，纳呆便溏。舌质淡胖或边有齿印，舌苔薄润，脉芤或细无力。

【操作方法】

取神阙及双侧隐白穴，将鲜姜切成厚约 3 毫米的薄片，贴于神阙及双侧隐白穴上，点燃艾条，隔姜悬灸（以患者自觉温热为宜），每穴 30 分钟，每日 1 次或 2 次，7 次为 1 个疗程。血止后，第 2 个月再隔日灸 1 个疗程，以巩固疗效。

【临床应用】43 例患者经治疗后，显效 35 例，占 81.40%；有效 6 例，占 13.95%；无效 2 例，占 4.65%。总有效率为 95.35%。（朱桂芹，王秀彩 . 艾条隔姜灸神阙、隐白穴治疗功能性子宫出血临床观察）

四、闭经

闭经一词，《内经》中首次出现，称其为"月事不来""女子不月"等；西医认为月经周期是由下丘脑–垂体–卵巢–子宫轴间的相互协调作用下发生的。当机体内外各种因素使得大脑皮质受干扰时，下丘脑–垂体–卵巢–子宫轴的相互协调及制约功能失调，而发生闭经。将闭经分为生理性闭经和病理性闭经两大类。生理性闭经指：妊娠期、哺乳期、围绝经期的月经停闭，或月经初潮后 1 年内月经不行等，为生理性闭经。病理性闭经又分为原发性闭经和继发性闭经。原发性闭经是指女性年逾 14 岁而无月经及第二性征发育，或年逾 16 岁，虽有第二性征发育，但无月经；继发闭经指曾有经，但现停经时间超过 6 个月，或大于等于原 3 个月经周期时间。西医对病理性闭经有很详细的论述，但治疗方法多采用激素等药物治疗。

中医认为女性闭经的病因多为自然界变化、情志失调、饮食起居无节，三者互相作用，并不一定是孤立、单独存在而导致疾病产生。而月经不调、闭经的病机在《内经》中的论述主要为以下三点：①经络为病，特别是冲、任、督、带脉的失调。②气血为病，包括气化功能失常以及血虚、血瘀。③脏腑为病，肾、肝、脾胃、心肺等都有密切关系。闭经的病位在胞宫，病变脏腑一般责之肝、脾、肾三脏。病机虚则多是气血不足或肾气虚弱导致冲任空虚，源断其流；实则常为气血阻滞、痰湿流注下焦导致血海阻隔，经血不通。基于中医证型的取穴或配穴所选穴位多取自脾经、胃经、任脉。通过调理肾气–天癸–冲任–胞宫生殖轴，达到治疗疾病的目的。

1. 合谷–太冲

【穴解】合谷为手阳明大肠经原穴，大肠又与肺相表里，肺朝百脉，故合谷能通腑开闭，调气通经。太冲为足厥阴肝经原穴，具有舒肝解郁、理穴通络之功效。两穴相配，同为原穴，又称为"四关穴"。一阴一阳，一上一下，相互为用。对肝郁气滞所致的气机闭阻证有启闭通经，疏肝开窍，调和气血之功。

【适应证】肝郁气滞之闭经，症见：月经闭止，胸胁胀满，小腹胀痛，精神抑郁。舌质紫黯，边有瘀点，苔薄，脉沉涩或沉弦。

【操作方法】0.25 毫米 ×25 毫米毫针，直刺，合谷、双侧太冲用捻转泻法。

【临床应用】胡某，女，26 岁，工人，2001 年 10 月 11 日就诊。患者闭经，小腹痛半年余。半年前，因工作问题与他人发生争吵后，行经不畅，后渐至经闭腹痛。兼见胸胁两乳胀痛，食欲不振，大便不调，舌苔薄白，脉弦。诊为闭经，证属肝郁气滞型。治宜疏肝理气，调经通血。取双侧合谷、双侧太冲用捻转泻法，行针 3 分钟，辅以双侧归来，均留针 20 分钟，每日 1 次。12 次后月经来潮。（王卫，徐立. 针灸对穴治疗肝郁气滞证临证举隅）

2. 中极 - 子宫

【穴解】子宫穴为经外奇穴，为治疗月经病要穴。中极为任脉腧穴，主阳气大虚。肾脉、冲脉、任脉皆出于胞宫，一源三歧，经络理论认为闭经的病机归于冲任的不足或阻塞，皆由冲任劳损而致。针刺配合艾灸，不仅可以调理冲任、补肾填精，还可温暖胞宫、驱除宫寒，与远端穴位主次配合，达到治疗闭经的良好效果。

【适应证】症见月经迟至，面色暗淡，或有暗斑，腰膝酸痛；或足跟痛，头晕耳鸣或耳聋，性欲减退，畏寒肢冷。舌淡红、苔少，两尺脉沉弱。

【操作方法】穴位常规消毒，选用 0.25 毫米 ×40 毫米毫针，直刺中极 1.5 寸左右，行提插捻转复合手法，当患者有酸或胀等感觉的时候，调节针刺的方向朝向会阴部，轻轻提插捻转，使针感如触电般向会阴部传导为最佳，得气后留针 25 分钟；直刺双侧子宫穴，直刺深度视患者体型胖瘦为 25～30 毫米，刺入后，小幅度提插捻转，以患者有胀痛感觉为度，留针 25 分钟。患者有针感后，同时点燃艾条，在距上述 3 个穴位约 1 厘米高处，行回旋和雀啄灸法，每穴熏灸 5 分钟，以患者感觉整个腹部有温热感、温暖舒适为度，穴位周围见有 2 厘米 ×2 厘米大小红晕时停止艾灸。每日治疗 1 次，每周连续治疗 5 次，休息 2 天，1 个月为 1 个疗程，治疗 3～6 个疗程。

【临床应用】雷红等治疗 38 例闭经患者，其中，年龄最小 16 岁，最大 34 岁，平均 25 岁；病程最短 3 个月，最长 38 个月；中医辨证分型肝郁型 18 例，肾虚型 10 例，气血虚弱型 6 例，脾虚型 4 例。所有患者治疗前检测黄体生成素（LH）、促卵泡生成素（FSH）及雌二醇（E_2）水平低于正常月经周期中卵泡期水平或在正常值范围内，泌乳素（PRL）、睾酮（T）均在正常值范围内。治疗 3 个周期后，患者治疗后总有效率为 92.1%，显示针灸治疗闭经疗效显著。表明针灸治疗能明显调节患者的促性腺激素，尤其是黄体生成素水平，提高患者的雌激素水平，促进闭经症状的改善。（雷红，黄光英，王琪. 温针灸治疗功能性闭经 38 例）

3. 合谷 - 三阴交

【穴解】三阴交为足厥阴、太阴、少阴经交会穴，针灸可疏调肝脾肾，使肝气条达，舒肝解郁；脾主运化，脾气健运，血循常道；肾主藏精，精能生血，血能化精，精血同源而互相资生，为月经的物质基础。为妇科要穴。合谷为手阳明大肠经之原穴，属阳经，为多气多血之经脉；气行血行，合谷属阳、主气，一气一血，阴阳相配，气行则血行。

【适应证】气滞血瘀型：诊见月经停闭，小腹胀痛，胸胁胀满，精神抑郁。舌紫黯或有瘀点、苔薄白，脉沉弦或沉涩。

【操作方法】针刺泻法。

【临床应用】李华将 95 例闭经患者随机分为两组。治疗组 51 例采用针灸（合谷、三阴交，配穴关元）、中药治疗；对照组 44 例针灸、中药与治疗组相同，同时加用黄体酮。结果显示：针药并用治疗闭经的疗效，与中西结合的疗效相当。（李华. 针药结合治疗闭经 51 例疗效观察）

4. 归来–关元

【穴解】关元为足三阴经、冲脉、任脉之会，灸之可暖下焦而温养冲任。归来为足阳明胃经经穴，阳明经多气多血，且邻近胞宫。既可补益气血，使气血旺盛，经血有生化之源，又可直接影响胞宫，调理胞宫气血。

【适应证】气血亏虚，症见月经周期后延，经量偏少，继而闭经，面色无华，头晕目眩，心悸气短，神疲乏力。舌淡边有齿痕、苔薄少，脉细无力。

【操作方法】直刺，得气为度，针补法。可加用灸法。

【临床应用】谢某，女，17 岁，未婚。主诉：初潮 11 岁，每月 1 次，但有痛经现象，带经期 7 日左右，突然停经至今有 4 月余，感觉腰部酸痛，时感腹痛，四肢倦怠，白带多曾服中西药无效。检查：面色黄，发育正常，营养欠佳，体格消瘦。脾胃弱消化弱，时时感觉食后腹胀。舌淡，苔白腻，脉沉迟。诊断：闭经。取穴：关元、归来。配穴：三阴交、足三里。手法：捻转补法，留针 25 分钟。效果：3 次针灸后月经来潮。（北京中医药大学东方医院针灸科门诊）

5. 足三里–三阴交

【穴解】足三里为胃的下合穴，足阳明胃经多血多气，而所谓合穴就是阳经中六腑之气合于足阳明经的腧穴。"肚腹三里留"，刺激此穴可以激发阳经之气，扶正祛邪，是常用强壮保健穴。足三里又是足阳明胃经合穴，脾胃为后天之本，脾胃为水谷之海，主运化，化水谷精微而为赤（血），促进任冲脉通，气血充盈，经水自下。三阴交可疏调肝脾肾，使肝气条达，舒肝解郁；脾主运化，脾气健运，血循常道；肾主藏精，精能生血，血能化精，精血同源而互相资生，为月经的物质基础。

【适应证】气血不足，瘀血阻滞。症见：闭经，头昏；心悸气短，神疲肢倦；食欲不振；毛发不泽；羸瘦萎黄；脉沉缓或虚数，舌淡少苔或薄白。

【操作方法】用 0.28 毫米 ×40 毫米毫针直刺，针刺采用提插或捻转补法，得气为度。留针 30 分钟。每日 1 次。

【临床应用】徐某，女，33 岁，已婚。2016 年 12 月 26 日初诊。闭经 4 个月。

既往月经经常延后，半年前，人工流产后，经量逐渐减少，渐至闭经，肢体倦怠，食欲减退，口渴，便秘，面色黄。舌质淡、苔薄少，脉沉细，证属气血亏虚。治取足三里、三阴交，配穴：肝俞、脾俞、肾俞、合谷，针刺补法，经针灸7次，月经来潮。又持续治疗3个月。周期正常，症状消失。随访5个月，未见复发。（北京中医药大学国医堂门诊部）

6. 肾俞 - 次髎

【穴解】 肾俞是肾的背俞穴，可补肾气，益胞宫。且又是带脉所起之处，带脉绕脐一圈，连接任督二脉，可温肾暖宫，调理任督冲任。次髎穴是膀胱经腰骶部重要腧穴，膀胱经夹脊上行，夹脊柱，联络肾，次髎可激发肾气。与子宫在背区相对应，取阴病求阳之意。

【适应证】 肾虚型闭经，小腹坠胀，腰骶酸困，腰膝酸痛，面色暗淡，或有暗斑，或足跟痛，性欲减退，舌淡红、苔少，两尺脉沉弱。

【操作方法】 补肾俞，以1.5寸针直刺，得气以酸胀为主，得气后手法轻柔，由浅入深，轻轻捻转，至针下感觉沉紧即可。泻次髎。采用0.30毫米×75毫米毫针，刺入次髎穴，进入骶后孔，使酸胀感传导到盆腔，留针30分钟。

【临床应用】 患者，女，37岁，文员。初诊日期：2017年8月。主诉：月经后期5年，停经3个月。5年前无明显诱因开始月经来迟，最长可延后2个月，进日月经3个月未来，求治于我科。症见：小腹隐痛，伴腰酸困痛、带下色白，二便可，舌体胖大有齿痕、色紫暗或有瘀点、苔薄白，脉沉细弦涩。曾自服益母草颗粒，自诉效果不佳。针肾俞、次髎，连续治疗3天，月经来潮。（中国中医研究院广安门医院针灸科）

五、更年期综合征

更年期综合征是指妇女从性功能成熟到衰退的转变时期，由于卵巢功能衰退直到消失，引起内分泌失调和自主神经紊乱，并由此引起头晕耳鸣、心悸失眠、烦躁易怒、烘热汗出、五心烦热、腰膝酸软、倦怠乏力等一系列临床症状，属于中医学中"经断前后诸症"的范畴，《素问·上古天真论》云："七七任脉虚，太冲脉衰少、天癸竭、地道不通"。认为女子七七，肾气渐衰，冲任虚损，天癸将绝，精气不足，肾阴亏虚或肾阳不足致气血阴阳失衡，脏腑功能失调而发病。又心主血，肝藏血，脾统血为气血生化之源。因此，更年期综合征与肾、心、肝、脾有关。肾虚为致病之本。肝肾同源，肾阴不足，水不涵木致肝阳上亢；心肾水火相济，肾阴不足，不能上济于心，使心火独亢；肾藏先天之精，脾胃为后天之本，气血生化之源，先后天相互滋养，先天之精靠后天水谷精微不断补充，若肾阳虚衰，火不暖土，致脾肾阳虚。因此，脏腑气血功能失调为本病的病理基础。治疗应以补肾为主，调理冲任，调补五脏，平衡阴阳。

1. 复溜－合谷

【穴解】《神应经》传中"汗部"记载"少汗：先补合谷，次泻复溜；多汗：先泻合谷，次补复溜"明确地指出无论少汗还是多汗，均可以合谷与复溜配伍应用，只是补泻手法的不同。其说得到《针灸大成》的赞同，并予以载录《针灸聚英》中"杂病歌"，汗部记载："多汗合谷补之先，次泻复溜汗即千；少汗先泻合谷穴，次补复溜病即痊。"复溜穴为肾经经穴，五行属金，为肾之母穴，《难经·六十九难》曰："虚则补其母"，因此补此穴能滋阴补肾；合谷穴属于手阳明大肠经，主气而走肌表，故本穴可疏散风寒、解表、调和营卫。复溜穴属足少阴肾经经穴，五行属金应于肺，而肺与皮毛相合，又因本穴属于肾经母穴，根据虚则补其母的原则，针刺复溜（用补法）可滋阴液。阴液生而阳亢则减，虚热退则卫气得固。故针刺本穴可达清虚热而敛汗的目的。合谷为阳经穴，复溜属阴经穴，二穴阴阳相配，刚柔相济，可起到调整阴阳的作用。

【适应证】潮热汗出，症见头面部或上身，轰然超人，汗出浸衣，汗后畏寒。或夜间盗汗。舌质红苔黄腻，脉沉细稍数。

【操作方法】0.25毫米×25毫米毫针，直刺，得气为度。合谷用泻法，复溜用补法。

【临床应用】张某，女，53岁。初诊：2015年6月，主诉：停经6个月，时常面部、胃脘部烘热不适，随即汗出浸衣，汗后畏冷。夜间盗汗。舌质红苔黄腻，脉沉细稍数。查体无明显阳性体征。证属肝肾不足，营卫不和。取穴：合谷、复溜。配穴：肝俞、脾俞、肾俞。每日针1次，10次为1个疗程。经治一周后，患者潮热汗出减少，又治疗一个月，诸症皆除。（北京顺义医院中医科门诊）

2. 肾俞－肝俞

【穴解】肾俞为足太阳膀胱经腧穴，是肾的背俞穴，是脏腑气血输注于背部的穴位，故能调理脏腑功能，治疗脏腑疾病能滋补肾精、调理冲任、调益阴阳、充养先天，提高更年期妇女的免疫力。肝肾乙癸同源，肾阴不足，精亏不能化血，水不涵木，导致肝肾阴虚，肝失柔养，肝阳上亢。故配肝俞，补肾益精，疏肝解郁。

【适应证】肾虚肝郁，烦躁易怒，视物不清，头晕眼花，烘热汗出，五心烦热，口干便艰，腰膝酸软，头晕耳鸣。舌红少苔，脉细数。

【操作方法】用0.25毫米×25毫米毫针，向脊柱方向斜刺，刺入0.8寸。得气为度。

【临床应用】李某，女，52 岁。2018 年 2 月 21 日初诊。停经一年半，汗出潮热，伴急躁易怒，胸胁胀痛，口苦咽干，腰膝酸软。大便秘结，舌质红，苔黄，脉弦数。辨证：肝肾阴亏。治疗主穴取肝俞、肾俞，配穴：足三里、三阴交。每日 1 次，治疗 2 周后，潮热汗出减少，腰膝酸痛明显减轻。又治疗 4 周，基本无不适主诉。(北京中医药大学国医堂门诊部)

3. 太冲－太溪

【穴解】太冲为肝经原穴，太溪为肾经原穴，"五脏有疾，当出于十二原"。更年期综合征与肾、心、肝、脾有关。肾虚为致病之本。肝肾同源，肾阴不足，水不涵木致肝阳上亢。故取二原穴作为主穴。

【适应证】肝肾不足型，症见烦躁易怒，忧郁紧张，头晕目眩，耳鸣失聪，健忘多梦，潮热盗汗，五心烦热，腰膝酸软，舌红苔少，脉弦细。

【操作方法】0.25 毫米 × 25 毫米毫针直刺，捻转补法。

【临床应用】患者，女，52 岁，干部，2018 年 5 月初诊。阵发性潮热，心慌，汗出，头晕，失眠，烦躁，疲乏，绝经半年，经多家医院妇科和心内科诊治，均未发现器质性病变，心电图正常，诊断为更年期综合征。服用谷维素、丹参滴丸、维生素 E 和中药，效果不佳，由妇科转针灸科治疗。采用针灸方法治疗。主穴：太冲、太溪。配穴：肝俞、脾俞、肾俞，每周治疗三次。经 12 次治疗，临床症状基本消失，随访 1 年未复发。(中国人民解放军 301 医院中医科门诊)

4. 关元－三阴交

【穴解】关元为任脉穴，与胞宫、冲脉、督脉、足阳明胃经、足三阴等联系密切。《医经理解》认为，关元为"男子藏精，女子蓄血之处，是人生之关要，真元之所存"。关元具有培肾固本，补益精血，调理冲任，调养机体元气、维持生命功能的作用，能激发经络之气，减缓更年期肾元虚损，冲任不固所造成的机体急骤的动荡、紊乱状态，从而有效改善更年期疾病的症状，延缓衰老，防病延年。三阴交是肝肾脾三经的交会穴，且为足太阴脾经腧穴，针刺可调理三脏，充盈气血，使胞宫得养，冲任得充，阴阳重归平衡。

【适应证】气血亏虚，化生无源。月经不规律，面色晦暗，头目晕眩，心烦，腰酸尿频。舌淡，苔薄，脉沉细无力。

【操作方法】

患者仰卧，皮肤常规消毒。用 1.5 寸毫针，直刺 0.5～1 寸，不提插捻转，将电针仪依次接于所有腧穴上，电针参数：疏密波，2Hz/15Hz，电流强度 0.1～1.0mA，每次留针 30 分钟，连续治疗 8 周，每周保证 3 次治疗，共治疗

24 次。

【临床应用】患者，女，50 岁，2014 年 6 月 28 日就诊。主诉：烦躁失眠半年余。患者自诉近半年来时感腰膝酸软，有牵拉不适感，月经不规律。素来脾气较好，情绪稳定。可近半年来总感心烦意乱，稍遇不顺便感无明火上冲头部。经常浑身燥热，汗出后缓解。入睡较困难，常彻夜不眠。偶尔入睡，但睡后易醒，醒后更难入睡，且夜间汗出明显。整日感焦虑烦躁，易与人发生冲突，工作注意力难以集中。曾服"安定"以助睡眠，但症状改善不明显。四处求治，曾服中药汤剂，但停药后症状又复发。近一个月来，以听音乐休息来放松情绪。患者自觉时感气流上冲头部，一天发热几次，有时发热较甚，汗出湿衣，阴道干涩感。不思饮食，食后腹胀，口干，口苦，小便浓黄色，便秘且粪质偏干。查体：急性病容，舌红，少苔，脉细弦，重按无力。取穴：关元、三阴交。配穴：天枢、子宫。均双侧取穴。结果：患者第 1 次治疗当晚，感觉睡眠佳，整晚未醒，未做梦，第二天烘热汗出次数明显减少，平时一日 4～5 次，第二日只烘热 2 次，且程度较轻；第 2 次治疗后，腰部酸软无力感减轻，小便由原来的浓黄色转为淡黄，排便通畅，粪便性状由干转为绵条状，自己感觉情绪稳定，气流上冲感消失，烦躁感明显减轻；第 3 次治疗后接下来 3 日，烘热汗出症状未发，夜晚入睡容易，夜间盗汗现象消失，工作时能全神贯注，胃口较好，食欲渐佳，患者自感整个人全身舒畅，烦躁感完全消除，烘热汗出偶尔发作，程度较轻。经过 8 周治疗后，患者症状完全好转，恢复到发病前状态，情绪稳定，精神较佳，能正常工作和作息。治疗结束后，随访半年，未复发。（毛珍，张红星．肾调气针法治疗围绝经期综合征的临床 1 例报道）

5. 大陵－三阴交

【穴解】大陵穴位于腕掌侧横纹头中点，为手厥阴心包经之原穴，为十三鬼穴之一。《灵枢·九针十二原》云："阳中之太阳，心也，其原出于大陵。"因能治百邪癫狂之神志病，故又称"鬼心"。《灵枢·邪客》中讲道："心者，五脏六腑之大主，精神之所舍也，其脏坚固，邪弗能容也。容之则心伤，心伤则神去，神去则死矣。故诸邪之在于心者，皆在于心包络。"因此可选用大陵穴治疗神志疾病。三阴交为足厥阴、足太阴、足少阴之交会穴，滋阴潜阳，壮水源而制火。二穴相配，安神定志。

【适应证】更年期患者心悸烦躁，易怒，心烦失眠，舌红，苔少，脉弦细。

【操作方法】0.25 毫米×25 毫米毫针直刺大陵，局部取胀感，0.25 毫米×40 毫米毫针直刺三阴交穴，针感传导到足。留针 25 分钟。每日 1 次。

【临床应用】陈某，女，50 岁，会计。主诉：心慌、口干咽燥、多汗、睡眠差3年，近半年加重。患者3年前停经后出现心慌、口干、多汗、睡眠差等症状，伴腹胀，纳差，一直依赖安定片方能入睡，后药量逐渐加大，仍不能正常入睡。遂来我科门诊求治。检查：患者面色晦暗，浮肿，声音稍嘶哑，腹部未触及明显包块。舌质紫暗，舌苔白，脉沉细。心电图及其他检查均未发现异常。诊断：更年期综合征，肝肾阴虚、肝郁气滞型。主穴：大陵、三阴交。配穴：肝俞、脾俞、肾俞。治疗3次后，心悸明显缓解，睡眠改善。治疗1个月后，停用安定。心悸烦躁消失。(北京中医药大学东直门医院针灸科门诊)

六、盆腔炎

盆腔炎，是指任何病原体通过生殖道的血管、淋巴管或直接蔓延，引起女性内生殖器包括子宫、输卵管、卵巢及周围结缔组织、盆腔腹膜炎症的总称，是妇女常见病之一。症可局限于一个部位，也可同时累及几个部位，最常见的是输卵管炎、输卵管卵巢炎。其临床表现轻重不一轻者一般症状不明显，有时可有低热、下腹痛及腰痛重者多有白带增多、性状不好、轻度痛经、月经淋漓、下腹隐痛、小腹下坠、腹胀腹泻、里急后重、尿频尿热、下腹痛及腰骶酸痛等症状。妇科检查发现子宫常呈后位，活动受限或粘连固定、压痛。输卵管炎时在宫体旁可触及条索状物，有压痛。输卵管积水或输卵管、卵巢囊肿，可在盆腔触到囊性肿物，活动受限，压痛。B超可显示两侧附件增宽、增厚，或有炎性肿物。

盆腔炎，是现代医学术语，中医古籍无此病名，根据其临床特征，常于"妇人腹痛""带下""热入血室""癥瘕"等。是妇科常见疾病之一，多发于中青年妇女。多数患者由于禀赋不足、感受外邪、情志失调、房事不洁或脏气亏损、疲劳过度，致使湿浊热毒或寒湿凝滞，结于下焦，而使气血痰浊湿热互相搏结所致。根据盆腔炎的临床表现，病机上具有湿热癥结、气滞血癥、寒湿凝滞之共性。血瘀是慢性盆腔炎的基本病理改变，湿浊之邪损伤任带是慢性盆腔炎重要的发病因素。治疗以清热利湿、活血化瘀，温经散寒、行气活血为主。

1. 归来－三阴交

【穴解】归来与三阴交两穴相配可通调下焦气机，行气止痛，利湿消炎。归来虽为阳明胃经腧穴，但与女子输卵管的位置靠近。三阴交乃足三阴之交会穴，调理肝脾肾三经气机为主，善治下焦湿热，兼以健脾补肝益肾，调理冲任。所以两穴相配对治疗生殖系统、泌尿系统疾病效果非常明显。

【适应证】急慢性盆腔炎，症见，少腹坠痛，寒凉，得温则减，舌暗淡，苔白，脉细。

【操作方法】归来穴以 0.25 毫米 × 50 毫米刺向前阴部，针感为整个小腹部发胀，三阴交则使针感上传。留针 30 分钟。每日 1 次。

【临床应用】陈某，女，29 岁，左下腹疼痛 1 天。于本院急诊诊断为急性盆腔炎，输液后疼痛未能缓解而来针灸。当时痛苦面容，呻吟不断，下腹及左少腹疼痛难忍，舌淡红，苔薄腻，脉细。取穴归来与三阴交，归来穴以长针刺向前阴部，针感为整个小腹部发胀，三阴交则使针感上传。针入则患者呻吟止，留针 30 分钟，期间又行针 1 次。出针时疼痛基本消失。（胡津丽 . 盛灿若主任经验——对穴治痛）

2. 中极 - 带脉

【穴解】任脉起于胞中，为女子维系胞宫之所，又为"生气之源""阴脉之海""主任诸阴"。所以，任脉取穴可治疗腹痛腰痛，月经不调及不孕症。中极穴属任脉经穴，通过胞宫，有调理冲任、理气活血的作用。带脉穴出《灵枢·癫狂》，属足少阳胆经，为足少阳，带脉之会，位于腰侧部，带脉穴是带脉经气所过之处，可协调冲任，有调下焦、畅气血、止带下的功效。针刺配合艾灸，可借助灸火的温和热力，通过经络传导，以达到温通气血，扶正祛邪，消肿散结的治病目的。

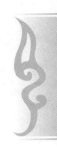

【适应证】带下量多，乏力，腰膝酸困，腰骶酸痛。少腹寒凉，坠痛，舌暗淡，苔白，脉细。

【操作方法】患者取仰卧位，皮肤常规消毒，采用弹针速刺进针：左手持针柄部位但需留出针尾处，将针置于腧穴之上，保持针体垂直于皮肤表面，再用右手示指对准针尾处，快速弹击，其弹击的角度需垂直向下，保证针灸针迅速刺入穴位中后，缓慢行针，以得气为度；得气后，于针柄之上置直径为 1 厘米左右的艾绒团，在艾灸与皮肤之间垫小块隔板，防止温热感过强或者艾绒团脱离后掉至皮肤上而出现烫伤现象，然后点燃施灸，每日每穴 3 壮。

【临床应用】患者，女，33 岁，2012 年 8 月初诊。主诉：腰部酸痛 3 年。现病史：患者 3 年前人工流产后渐现腰部疼痛，此后再孕均于 4 周左右胎堕，经检查原因不明。腰部疼痛反复发作，经治疗可缓解。患者先后就诊于四川省各家医院，确诊为慢性盆腔炎。期间曾服用多种中药和西药（具体用药不详），效果不明显。经他人介绍来针灸科门诊就诊。刻下症：腰部酸痛，带下量多，色白，味轻。乏力，腰酸腿软，舌淡，苔白，脉弦，尺沉，二便正常，纳可，眠差。证属寒凝胞宫，带脉不利。治疗 10 天，患者腰部疼痛明显缓解，带下量较前减轻。（卢金荣 . 温针灸治疗慢性盆腔炎的临床观察）

3. 足三里 - 阴陵泉

【穴解】阴陵泉，属足太阴脾经，为合穴，属阴水。最早记载于《黄帝内经·灵枢》："入于阴之陵泉。阴之陵泉，辅骨之下，陷者之中也，伸而得之，为合。足太阴也"。《针灸大成》有云："主遗精，气淋。"《针灸甲乙经》载："主肾腰痛不可俯仰，溏不化食，寒热不节，妇人阴中痛，少腹坚急痛。"足三里，为足阳明胃经之合穴，又为胃之下合穴。胃为仓廪之官，水谷之海，具有收纳、腐熟水谷之效，足三里为该经之要穴，故具有补中益气，调理脾胃，通经活络之效。足三里补气，阴陵泉化湿。二穴相配，一阴一阳。达到健脾益气，化湿解瘀之功效。

【适应证】脾虚湿困型盆腔炎，症见带下量多，少腹冷痛，腰骶酸困，腰膝酸软，中焦闷胀，腹胀，便溏，舌淡，苔白腻，脉细滑。

【操作方法】0.25 毫米 × 40 毫米毫针直刺，得气为度。施以针补法。

【临床应用】共观察 48 例脾虚湿困型，慢性盆腔炎患者作为研究对象。予以针灸方法治疗。主穴：足三里、阴陵泉。配穴：肝俞、脾俞、肾俞、次髎。每周治疗 3 次，共治疗 3 周。治疗结果表明，治疗总有效率高达 95.5%。（北京中医药大学东直门医院针灸科门诊）

4. 子宫 - 关元

【穴解】子宫穴，为经外奇穴，是治疗子宫疾病的经验效穴。关元穴，在脐下三寸，阴阳元气交汇于此，位置靠近子宫。《针灸甲乙经》中云："女子绝子，血在内不下，关元主之。"艾灸关元穴可以暖胞宫、行气血、补益先天之本。

【适应证】少腹部胀痛或刺痛，经行腰腹疼痛加重，经多有块，瘀块排出则痛减，带下量多，间见神疲乏力、经期或劳累后腹痛腰酸加重。舌脉：舌暗苔白，或有瘀斑，脉弦涩。

【操作方法】患者取仰卧位，使用浸有 75% 乙醇的棉球消毒针刺部位局部皮肤，毫针刺入后询问患者局部是否有酸麻胀痛的感觉，针刺腹部穴位得气会有针感向会阴部放射，针刺得气后使用补法。可加用艾灸。

【临床应用】董某，女，48 岁。自诉从 38 岁以后，流产和堕胎 4 次。经期量多伴有血块，每次需用 2～3 包卫生巾。下腹部胀坠酸痛，腰酸神疲，失眠烦躁。妇检：子宫正常大小，右侧附件包块如鸡蛋大小，质中。B 超提示：右附件炎性包块。脉象与舌象：舌质偏红，苔腻略黄，脉细涩。结果：治疗后第 1 天，小腹疼痛缓解，治疗 3 个疗程症状消失。B 超复查：右附件炎性包块消失。（谢文雅. 远近配穴法针刺配合局部艾灸治疗气滞血瘀型慢性盆腔炎临床研究）

5. 肾俞 - 次髎

【穴解】次髎，第 2 骶后孔中，靠近子宫，艾灸此穴位可以暖胞宫，为治疗慢性盆腔炎的经验穴。《针灸大成》云："次髎主小便赤淋，腰痛不得转摇，急引阴器痛不可忍，腰以下至足不仁，妇人赤白带下。"《甲乙经》云："入脊腰背寒，次髎主之。"肾俞，第 2 腰椎棘突下，旁开 1.5 寸，为肾的背俞穴，可温补肾阳。《十四经要穴主治歌》云："肾虚主灸下元虚，令人有子效多奇。"

【适应证】少腹部胀痛或刺痛，经行腰腹疼痛加重，经血量多有块，瘀块排出则痛减，带下量多，间见神疲乏力、经期或劳累后腹痛腰酸加重、头晕耳鸣。舌暗苔白，或有瘀斑，脉弦涩。

【操作方法】患者取俯卧位，使用浸有 75% 乙醇的棉球消毒针刺部位局部皮肤，毫针刺入后询问患者局部是否有酸麻胀痛的感觉，针刺腰部次髎穴位得气会有针感向会阴部放射，针刺得气后使用补法，行针 1 分钟左右，留针时间约 30 分钟。可加用艾灸。

【临床应用】采用上述方法治疗 35 例气滞血瘀型慢性盆腔炎患者，每周治疗 3 次。月经干净后开始继续治疗，1 个月为 1 个疗程，共治疗 3 个疗程。经过 3 个疗程的治疗后，其症状积分、体征积分、综合积分均较治疗前有所下降。（谢文雅 . 远近配穴法针刺配合局部艾灸治疗气滞血瘀型慢性盆腔炎临床研究）

七、带下病

"带下"一词，有广义、狭义之分，广义的带下泛指各种妇产科疾病，而这些疾病都发生于人体的"带脉"之下，故称为"带下"；狭义的带下，指女子阴道流出一种黏腻的分泌物。如果无色透明而量少，乃正常生理现象，不属疾病。带下病是指带下量明显增多或减少，伴色、质、味，发生异常，或伴有全身或局部症状。相当于西医炎性疾病、妇科肿瘤等疾病引起的带下异常。带下病与宫腔操作史、病原体感染等有密切关联。流行病学调查发现，育龄妇女的患病率多达 1/3。中医药治疗带下病疗效确切，且作用较持久，复发率低。中医学认为湿邪是导致本病的主要原因。湿邪的来源，有内生之湿，有外感之湿。若女子经期淋雨涉水，久居潮湿环境，或产后体虚不足御邪，胞宫感受湿邪之气，皆为外感湿邪；若脾气虚无力运化水湿，肾阳虚无以温化水液，肝经实邪而湿热下注，均可致湿邪为患，此为内生湿邪，与人体之脏腑气血功能失调有密切的关系。总之，无论内外何种湿邪为患都可导致任脉损伤，带脉失约，而发生带下病。总结本病的基本病机是湿邪损伤任脉带脉，使任脉不固，带脉失约。针灸治疗带下病，多施以灸法，因艾叶性温，通过灸人体相应的穴位，能够激发肾脏的经气，温补人体的阳气，使因人体肾阳虚造成的水液停聚得以温化，带下得除。

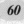

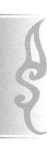

1. 复溜－隐白

【穴解】中医学认为，凡带下症，莫不由脾肾两脏为病，脾虚则土不制水而反克，肾虚则水无所主而妄行。本病亦应责之于脾肾两脏，经本于肾，脾为气血生化之源，主统摄。复溜为足少阴肾经穴，本义是通调水道，恢复水液之正常流动。具有滋肾阴、振肾阳行水、补肾益气、温肾阳之功效，针刺其穴能沟通足少阴脉之经气。隐白穴属于足太阴脾经的井穴，位于足大趾末节内侧，趾甲根角侧后方 0.1 寸。又属于十三鬼穴之一。具有开窍醒神、益气统血的作用。脾经从足走腹，脾主运化，统摄血液，升提阳气。《神经应》曰："隐白，妇人月事过时不止，刺之立愈。"又曰："夫灸取火，取艾之辛香作柱，能通十二经脉，入三阴，理气血，治百病，效如反掌。"

【适应证】带下，少腹寒凉，腹痛隐隐，下肢肿，舌淡，脉细滑。

【操作方法】0.25 毫米 ×25 毫米毫针直刺复溜穴，得气为度，隐白穴采用温和灸。

【临床应用】文某，女，43 岁，于 1962 年 2 月 10 日就诊。近一个多月以来，赤白带不止，红多白少；脸色晦暗无光，且有浮肿；少腹痛，腰痛更甚；脉细滑，舌苔薄白有津。证属冲任不调、气不统摄所致。针刺复溜穴（双），留针 13 分钟，当中每隔 4～5 分钟捻转一次；灸隐白穴（双），采用温和灸法，左右两穴轮换施灸，灸 11 分钟。隔日复诊，赤白带已止，为巩固疗效，依照前法再针灸一次而愈。随访 2 年，均未复发。（刘力行．针灸治疗赤白带下的经验）

2. 复溜－足三里

【穴解】复溜是足少阴肾经之经金穴，为肾经之母穴。肾多虚证，"虚则补其母"，故取本穴多行补法，具有滋阴补肾之功效。足三里，为足阳明胃经之合穴，又为胃之下合穴。胃为仓廪之官，水谷之海，具有收纳、腐熟水谷之效，足三里为补气之要穴，故具有补中益气，调理脾胃，通经活络之效。二穴相配，可补肾益气。

【适应证】气虚带下，症见带下，周身乏力，纳呆，面色晦暗，少气懒言。舌淡暗，脉沉迟。

【操作方法】

复溜 直刺 0.5 寸。

足三里 直刺 1～1.2 寸。

施以捻转补法。

【临床应用】李某，女，36岁，于1964年3月15日门诊。自诉于1964年2月忽然发生腹痛，继而下血。小腹疼痛，痛即下血，量很多，不痛时，则下白带。疼痛由小腹放散到两大腿及臀部。每日下午2时左右发痛，持续到晚上，至极度疲倦而昏睡，疼痛才止。食欲不佳，全身无力。脉沉迟，脸色苍白，唇淡，舌白无苔，表情痛苦。证属虚寒。针刺双侧复溜穴、双侧足三里穴，留针10分钟，于留针时轮灸双侧隐白穴。3月16日复静，自诉昨日治后痛未作，血亦未下，今日上午又稍感觉痛，略有下血，仍按上法治疗，加灸神阙穴。17日、19日又经2次诊治以后，除下少量黄水外，腹痛、下血均已停止，并于26日参加劳动。4月9日五诊，自诉从昨日起，又发生腹痛，痛后下血块，一天以来断续不停，腹中有寒冷感。斜刺双侧复溜、双侧足三里及中极穴，灸双侧隐白穴、神阙穴，连续治疗两天而愈。随诊一年未复发，月经正常，身体健康。（刘力行.针灸治疗赤白带下的经验）

3. 复溜－交信

【穴解】复溜穴出自《灵枢·本输》篇，是足少阴肾经之经金穴，位于太溪穴上2寸。究其字义，复是重返与轮回之意；溜，本通流，水流貌。复溜即以肾经循行至太溪绕踝回转之后，复直流向上而得名。肾多虚证，"虚则补其母"，而复溜为肾经之母穴，故取本穴多行补法，具有滋阴补肾之功效。交信穴属于足少阴肾经，也是阴跷脉的郄穴。肾是真阴根源，其中又蕴含着命门的真阳，如肾气不足，就会出现各种虚象。取交信穴治疗，一方面可以滋阴而壮肾阳，培养元气，使气旺能够摄血，另一方面又可消除由此而引起的少腹疼痛、腰酸、腿软等虚弱现象。

【适应证】症见带下量多，质清稀，少腹疼痛，腰骶酸软，腰痛如折，下肢浮肿，苔水滑，脉虚滑细。

【操作方法】治疗方法令患者仰卧，以毫针刺入穴位1寸许，得气后留针，继以电磁波治疗仪照射。距离为30厘米，时间30分钟。一周为1个疗程。

【临床应用】章某，41岁，教师，1991年2月10日就诊。近一年多来，腰痛如折，时有加剧，赤白带下不止，红多白少，面色灰暗，浮肿，少腹痛。妇科检查：Ⅰ度宫颈糜烂。舌象：苔薄白有津，脉虚滑。治疗：先用甲硝唑注射液行阴道冲洗。继以针灸治疗，其法如上所述。经一周治疗，腰痛锐减，带正。休息3天后，续第2疗程治疗。前后共治疗3个疗程，白带清稀，腰痛消失。妇科复查：宫颈糜烂面修复，红肿消退。（陈中轩，殷良秀.针灸复溜、交信治疗带下病经验）

4. 三阴交－阴陵泉

【穴解】脾虚运化失常，水湿内生为脾虚带下；肾阳虚衰，气化失常，水湿不化，留滞为湿而致带下；以三阴交配阴陵泉治疗。此处取三阴交的调理肝肾、健脾渗湿之功，脾之合穴阴陵泉用以加强健脾利湿、调补肝肾之功。三阴交有健脾和胃、疏肝理气、调理冲任、益肾填精、通经活络之功，统治脾、肝、肾三阴经所主疾病。阴陵泉穴为足太阴脾经之合穴，五行属水，故阴陵泉穴可治疗水系病变，脾主水，补阴陵泉可强健脾气。二穴相配，健脾利湿，暖宫止带。

【适应证】脾虚型带下，症见带下清利，脘腹胀满，少腹隐痛，便溏，舌暗，苔白腻，脉弱。

【操作方法】直刺 1～1.2 寸，行针补法。

【临床应用】刘某，女，40 岁，已婚。2017 年 7 月初诊。自诉带下淡黄色质地黏稠 3 个月。3 个月前因患尿路感染，经自服西药治疗好转。月经过后出现异常分泌物自觉精神疲倦，纳呆便溏，分泌物绵绵不断，质地黏稠，其色淡黄。四诊所见患者面色苍白，舌质淡苔白腻，脉缓弱。此症属脾气虚弱不能运化水湿，水湿下注而为带下。脾虚中阳不振则见精神疲倦。脾虚失运则纳少便溏，舌淡，苔白腻，脉缓弱。采用针刺三阴交（双侧）、阴陵泉（双侧）。针刺治疗每次留针 40 分钟，6 次症状明显好转。精神疲倦消失，分泌物基本正常。继续巩固治疗 4 次痊愈。（宁泽晖，冯玲媚 . 试从肝论三阴交治疗妇科病）

5. 关元 - 带脉

【穴解】关元为任脉穴，与胞宫、冲脉、督脉、足阳明胃经、足三阴等联系密切。《医经理解》认为，关元为"男子藏精，女子蓄血之处，是人生之关要，真元之所存"。关元具有培肾固本，补益精血，调理冲任。带脉穴，属足少阳胆经穴位，为足少阳胆经和带脉之交会穴，该穴有调经止带，温补下焦之功。《玉龙赋》云："带脉、关元多灸，肾败堪攻。"《难经》云："带之为病，腹满，腰溶溶若坐水中。"临床上带下患者多主诉腰酸腿软，下肢困乏，正是带脉无力约束之象。选取腰腹部带脉穴、可疏通带脉，温补下焦。配合关元补肾填精。温原阳止带下。

【适应证】带下，伴腰酸腿软，下肢困乏，舌暗淡，苔白腻，脉细无力。

【操作方法】直刺 1～1.5 寸，针补法，可加用灸法。

【临床应用】苏某，女，36 岁，家庭妇女。2017 年 12 月 6 日初诊。患者于 7 年前小产之后，带下增多，色白。开始时稠厚而气臭，以后逐渐转为清稀，绵绵不断，无气秽。常感少腹冷痛，腰背酸痛，饮食减少，面色偏黄消瘦，舌淡苔白腻，脉细无力。妇科检查，诊断为两侧附件炎，宫颈炎。证属肾阳不足，带脉不约。治以温经止带。针关元、带脉，并加温针灸，每日 1 次，每次灸 3～6 壮，至少腹温，连续 1 个月，诸症消失，妇科复查正常。（北京中医药大学东直门医

院针灸科门诊）

八、产后尿潴留

产后尿潴留是指在阴道分娩后 6 小时内不能排出尿液，或剖宫产术后拔除导尿管后不能自主排尿，仍需再次插入导尿管的称为产后尿潴留。目前一般认为是产后 6～8 小时出现排尿困难，一般表现为尿液排出不畅点滴而下，或完全闭塞不通，伴有小腹胀急疼痛等不适；或产后多日小便不能排尽，彩超或留置导尿测膀胱残留尿，膀胱残留尿多于 100 毫升。产后尿潴留是产后常见的一种并发症，发生率约 14%。产后尿潴留是继发产后泌尿系统感染，以及产后大出血的重要因素。产后尿潴留即中医"产后小便不通"，又称"产后癃闭"。中医学认为其主要病机是膀胱气化失司，病位主要在膀胱，与肺、脾、肾等密切相关。产妇素体虚弱，产时劳力伤气，或失血过多，气随血耗，以致肺脾气虚，不能通调水道；先天禀赋不足，产时劳力伤肾，肾阳不振，气化失司；或见手术胞宫脉络俱损、滞产、气血瘀阻，瘀血或败精瘀阻经脉，气血运行不畅，膀胱气化不利而致小便不通。针刺通过疏通经络，调理气血，恢复膀胱气化功能，达到治疗目的。

1. 气冲 - 公孙

【穴解】气冲穴是足阳明胃经与冲脉的交会穴。《素问·骨空论》指出：冲脉者，起于气街，并少阴之经，挟脐上行，至胸中而散也。"说明了气冲一穴，联络了足阳明胃经、冲脉与足少阴肾经此三条经脉。胃为水谷之海，通于气冲、足三里，乃后天之本。腹气街止之背俞与冲脉，胫气街止之气冲。冲脉为血海，又称十二经之海。其循行于人体上下内外，通行全身。既承受了肾之元阴元阳，吸取先天之精血；又承受了胃之气血，受纳后天水谷之气。肾气盛，脾胃充，冲脉才能通调。此三者在生理上互相联系，病理上互相影响。因此，对于消化、生殖、泌尿等系统疾病，气冲穴当为首选之效穴。公孙穴是足太阴脾经穴，在足大趾本节后 1 寸，通冲脉，又是络穴，治疗表里经病，如胃痛、呕吐、泄泻、多饮及月经病、烦心失眠、嗜卧等。公孙通于冲脉，二穴相合，通调冲脉，补肾气，利胞宫，通水道。

【适应证】产后气虚，排便无力，或小便不利，欲解不下，小腹胀满，有外伤或手术病史。

【操作方法】公孙穴直刺，平补平泻。气冲穴进针后，针尖稍稍斜向内下方 0.5～1 寸，用捻转补泻手法，操作宜轻慢，切忌快速提插。得气后可继续行针，以使针感放射至外阴部，效果尤佳。

【临床应用】郭静，28 岁，女，顺产，会阴侧切 3 天，小便不下，即取公孙，配气冲穴，2 天尿自行排出。（李新莲.特定穴——八脉交会穴的临床运用经验）

2. 三阴交 - 关元

【穴解】小便的通畅与否与膀胱的气化功能有着直接的关系，而膀胱的气化又与肾阳的推动、三焦的气化、脾的运行有着非常密切的关系。《素问·灵兰秘典论》曰："膀胱者，州都之官，津液藏焉，气化则能出矣。"产妇分娩后，阴血大虚，阳气不足，腠理不闭，致使气血两亏，寒凝经络，膀胱传送无力，民间有产后"百节空虚"之说。故采用补气生血，温经化气之法。《灵枢·终始》曰："从腰以下者，足太阴阳明皆主之。"《灵枢·寒热病》亦曰："身有所伤出血多，及中风寒……取其小腹脐下三结交。"这里的三结交即指关元穴。《千金翼方》亦载："凡病皆由气血壅滞不得宣通，针以开导之，灸以温暖之。"温灸关元，以助气血之生化；温灸足三阴经的交会穴三阴交，使肾阳得充，脾得益气生血，膀胱气化得行，则小便自能通行。

【适应证】气血双亏，寒凝经络，肾阳不足，膀胱气化无力。排尿困难。

【操作方法】患者取仰卧位，常规消毒双三阴交穴，取 1.5 寸毫针快速刺入，行针，使针感向会阴部放射，将约 1 寸长的艾条插在针柄上，从上点燃。另取一支艾条点燃后在关元穴上行温和灸。约 15 分钟后取针熄灭艾火，嘱患者喝红糖水约 500 毫升。

【临床应用】李某，女，25 岁，农民，初产妇。1994 年 9 月 14 日会诊。患者在村中由接生婆接生，产下一重约 6 斤重的男婴。5 天未解小便而至我院急诊，入院后行导尿术排尿。患者面色苍白，少气懒言，神疲纳呆，小腹坠胀，按之有尿液排出，点滴不畅，舌质淡，苔薄白，脉细弱。此为产后气血双亏，寒凝经络，肾阳不足，膀胱气化无力所致。拟温针灸治疗 1 次，小便自行。

应用该方法治疗 10 例患者，其中 1 次治愈者 7 例，2 次治愈者 1 例，4 次治愈者 2 例，无效 0 例，总有效率为 100%。（吴世红.温针灸治疗产后尿潴留 10 例）

3. 肾俞 - 秩边

【穴解】肾俞穴出自《灵枢·背俞》，为足太阳膀胱经经穴，位于膀胱经第一侧线、第 2 腰椎棘突下旁开 1.5 寸处，又为肾的背俞穴，内应肾脏，为肾气在背部输注、转输之处。《扁鹊心书》曰："肾俞二穴，凡一切大病于此灸二三百壮，盖肾为一身之根蒂，先天之真源，本牢则不死。"秩边为膀胱经要穴，泌尿系统疾病主要与肾与膀胱气化功能障碍有关，肾与膀胱相表里，开窍于二阴，膀胱不利和失约，皆与肾气不利有关。肾俞补肾气，秩边通水道，二穴相配具有调畅膀胱气机、通利水道之功效。

【适应证】小便不利，欲解不下，小腹胀满，有外伤或手术病史。下腹充溢过度，不宜针刺者。

【操作方法】秩边穴直刺 1.5～2 寸，针感直达会阴部为佳。实证用泻法，强刺激，虚证用补法，加灸，中间行针 2 次，留针 20 分钟。肾俞穴直刺 1～1.5 寸，针补法。

【临床应用】杨某，女，27 岁。患者诉产后不能自行排尿 2 天，经用新斯的明、导尿、下腹部热敷、温生理盐水冲洗外阴等方法治疗无效。故请我科会诊，改用针灸治疗。会诊查：小腹膨隆，症见患者小腹胀急，坐卧不宁，少气懒言，腰酸，舌质淡，苔薄，脉沉细。患者素体虚弱，复因产时耗气伤血，至肺虚通调水道功能失常，脾虚运化不利，肾虚命门火衰。故肺、脾、肾三脏俱虚，导致三焦气化失常，乃至小便不通。选穴肾俞，秩边，秩边直刺 1.5～2 寸，针感直达会阴部，强刺激，留针 30 分钟，起针后加艾灸，灸至 10 分钟时，小便即通。（杨筱秋 . 针刺秩边穴为主治疗产后尿潴留）

4. 三阴交－气海

【穴解】三阴交为脾经经穴，又为肝、脾、肾三经的交会穴，具有补脾胃、助运化、利水行气之功。气海为任脉腧穴，为生气之海，灸之可调补下焦气机，补肾虚，振元阳，促气化。而任脉为阴脉之海，总任周身之阴经。二穴配伍，可通调足三阴经及任脉之经气。针三阴交为循经远道取穴，灸气海为病所取穴，针三阴交使针感传达病所，伍以重灸气海可以补脾益肾，温阳益气，通经活络，共奏化气行水之功，使膀胱气化有权，开阖有度，而小便自通。

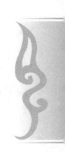

【适应证】产后排尿困难，小腹胀闷，乏力，坐卧不安，舌淡胖苔薄白，边有齿痕，脉沉细。

【操作方法】先针三阴交，后灸气海。患者平卧位，常规消毒，用 26 号毫针直刺三阴交 1～1.5 寸，得气后针尖斜向上方强刺激，使针感传导至大腿内侧及会阴部，留针 20 分钟，每 5 分钟行针 1 次，用平补平泻手法。留针期间，用艾条悬灸气海穴，使局部潮红，患者有温热感，灸 5～10 分钟。第 1 次施治后若有尿不尽感，1 个小时后再灸气海 3～5 分钟。

【临床应用】章某，女，36 岁，初产妇。1999 年 8 月 20 日行会阴侧切术生下一男婴，产后小便点滴不通，腹胀痛。患者惧怕针灸，拒绝接受针灸治疗，产科行导尿术，应用开塞露灌肠，局部热敷、按揉，口服中药等方法治疗 4 天，仍不能自主排尿。患者痛苦难当，在说服下答应一试针灸。观察患者精神差，乏力纳呆，面色苍白，腹部胀满疼痛，坐卧不安，舌淡胖苔薄白，边有齿痕，脉沉细。嘱患者精神放松平卧，以上述方法先针三阴交后重灸气海，间歇行针，经治 30

分钟后即有尿意，随即起针，患者小便自通。（王蕴芳，周晓莉.针灸治疗产后尿潴留 80 例）

九、产后缺乳

产后缺乳是指在产后哺乳期内，产妇乳汁甚少或完全没有，其发病率约为产妇的 20%～30%，且呈上升趋势。产后乳汁不足多发生于产后 2～3 天至 2 个月内，以新产妇为多见。泌乳是一种复杂的神经内分泌活动，受到机体神经和体液调节的影响，下丘脑和垂体分泌的多种激素均可影响泌乳。产妇产后休息不好、生气、忧虑，哺乳信心不足等因素也可抑制下丘脑分泌泌乳素，从而影响乳汁分泌。产妇分娩时失血过多，剖宫产，会阴部感染，产后子宫出血、淋漓不断，以及营养不良等，均可致乳汁生成减少，导致产后少乳。本症属中医学"缺乳"或"乳汁不足"。缺乳病名始于隋·《诸病源候论》，认为缺乳皆因津液暴竭、经血不足而导致。《景岳全书·妇人规》有云："妇人乳汁，乃气血所化，故下则为经，上则为乳。若产后乳迟经少者，因气血不足而犹或无乳者，其中为冲任之虚弱无疑也。"可见乳汁由气血所化生，来源于中焦脾胃运化水谷精微。若气血亏虚，津液不足，则致乳汁减少或不足。而乳汁的泌出又须乳脉乳络的通畅，如受七情所伤，肝气郁结可致乳脉不行而缺乳，可见，缺乳既需要补虚也需要疏泄。

1. 三阴交 - 涌泉

【穴解】缺乳多因脾胃虚弱或分娩失血过多，气血不足所致。乳汁由气血生化，资于冲任，赖肝气疏泻与调节，中医有"乳头属肝，乳房属胃"之说。肝经绕阴器，过少腹，布胸胁，肝气不疏，乳络不畅，发病为缺乳。三阴交是足太阴脾经穴，脾主统血，主运化，血生乳亦生。针刺三阴交配涌泉可疏肝理气通络以达催乳之效。涌泉是足少阴肾经穴，刺之能补肾益阴，故能催乳。

【适应证】气血瘀滞型缺乳：产后乳汁分泌少，甚或全无，乳房胀硬或痛，胸胁胀闷，情志抑郁，或有微热，食欲不振，舌质正常，苔薄黄，脉弦细。

【操作方法】让产妇取仰卧位，双腿平伸，常规消毒，用 1.5 寸长毫针直刺涌泉穴、三阴交，快速进针 1 寸，待有针感后（向大腿上，甚至腹股沟及小腹放射），平补平泻法，捻针 1 分钟，留针半小时，10 分钟捻针 1 次，针后按摩和挤压乳房 5～10 分钟，或让婴儿吸吮乳头。日 1 次，连治 3 天。

【临床应用】陈某，25 岁，本院医生。1989 年 6 月 4 日，足月顺产 1 女婴，产后 4 天乳汁不通。邀余到家诊治，患者精神欠佳，面色苍白，自诉：心烦、口苦、寐差、汗多、舌淡、苔黄、脉弦细。取双涌泉，三阴交穴针刺。行针 2 次后

自觉乳房胀满，无其他不适，第 3 次针刺完毕，当晚乳汁分泌，量多充足。（宁泽晖，冯玲媚．试从肝论三阴交治疗妇科病）

2. 膻中－乳根

【穴解】膻中为气之会穴，乳根为足阳明胃经穴，二穴皆经乳部，可调畅乳部气血。主穴足阳明胃经乳根穴疏导阳明经气而催乳；膻中为气之会穴，性善调气，开胸间之结气，助乳根穴催乳之功效；二穴相配，补血有序，使气机和畅、气血调达。

【适应证】气血虚弱型：产后乳少，甚或全无，乳汁清稀，乳房柔软，无胀感，面色少华，神疲食少，舌淡少苔，脉虚细。或肝郁气滞型：产后乳汁分泌少，甚或全无，乳房胀硬或痛，胸胁胀闷，情志抑郁，或有微热，食欲不振，舌质正常，苔薄黄，脉弦细。

【操作方法】患者仰卧位，先针刺膻中穴，乳根穴沿皮下向乳房方向进针 1.5 寸使针感达到整个乳房，留针 20 分钟。

【临床应用】许某，女，23 岁，农民。主诉：产后 4 天无乳汁分泌，因生 1 女婴，家中老人重男轻女思想严重，造成产妇心中郁闷，时呃逆嗳气、纳差，二便尚可。两侧乳房饱满，无包块，按压乳房明显胀痛，舌质红，苔黄腻，脉弦细。诊断：乳少（肝气郁气滞型）。治则：疏肝解郁、通络下乳。取穴：膻中、乳根、太冲、期门。手法：针刺泻法，留针 20 分钟。针一次后，乳汁即下，嘱其按摩，并加强营养，针 3 次后，乳量充足，婴儿吃不完。

应用该方法治疗 30 例患者。治愈 21 例，占 70.00%；好转 8 例，占 26.67%；无效 1 例，占 3.33%。（任翠玉，刘伟．针灸治疗产后缺乳 30 例）

3. 膻中－少泽

【穴解】少泽为催乳特效穴能通经络，化乳生乳；少泽穴是手太阳小肠经的井穴，是经气所出的部位，亦是与手少阴心经相接续之处。小肠分清泌浊的功能协助脾胃运化，将水谷精微化生为气血而运行周身，为乳汁的生成提供了重要物质来源。膻中为气之会穴，气为血之帅，性善调气，开胸间之结气，针之可益气养血生乳。助催乳之功效。

【适应证】气血虚弱型，症见：产后乳少，甚或全无，乳汁清稀，乳房柔软，无胀感，面色少华，神疲食少，舌淡少苔，脉虚细。

【操作方法】取双侧少泽穴，以安多福消毒液消毒局部皮肤，左手握住患者手指被刺部位，右手持针，用拇、示两指捏住针柄，中指指腹紧靠针身下端，露出针尖 2～3 分，对准已消毒的部位，刺入 1～2 分，随即将针迅速退出，用两手拇指、示指轻轻挤压针孔周围，出血 5～8 滴，3 日 1 次，2 次为 1 个疗程。膻

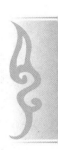

中，皮肤常规消毒后，从膻中稍下方沿皮进针，针尖向上进入 0.8～0.9 寸，轻轻捻转，针感明显时留针。留针 30 分钟，日 1 次，5 天为 1 个疗程。连续 2 个疗程。

【临床应用】覃晓玲等，采用该方法治疗 56 例患者，治愈 45 例占 80.45%，好转 11 例占 19.55%，未见无效病例，总有效率为 100%。（覃晓玲，滕辉，肖道梅等，针刺膻中、少泽放血治疗产后缺乳 56 例临床观察）

4. 合谷 - 三阴交

【穴解】乳汁来源于气血的化生，无气则乳无以化，无血则乳无以生。气血亏虚，乳汁化生乏源。合谷是手阳明经原穴，是治疗气虚病证的常用穴；三阴交是足太阴脾经穴，又是肝脾肾足三阴经的交会穴，调补肝脾肾，为治疗血证要穴。二穴施用补法，健脾益气，补益气血，以益乳汁化生之源。

【适应证】气血不足，乳汁分泌不足，气短乏力，纳少，舌淡，苔白，脉细弱。

【操作方法】直刺，合谷进针 0.5 寸，三阴交进针 1～1.2 寸，行捻转补法。

【临床应用】李某，女，32 岁，1998 年 8 月 20 日初诊。缺乳 2 个月。产后 14 天，两乳头出现溃烂；产后 20 天，右侧乳房患化脓性乳腺炎，经治疗后痊愈，但已无乳汁分泌。伴见气短乏力，心悸，纳少，怕冷畏风。查：面色苍白，舌质淡，苔白，脉细弱。辨证：气血亏虚。治以补益气血，通经下乳。取合谷（双）、三阴交（双），用补法。配穴：少泽（双）点刺出血，每日 1 次。治疗 1 次后有少量乳汁；2 次后婴儿能吮出少量乳汁；4 次后乳汁基本充盈。（杨志新．合谷、三阴交穴临床验案举隅）

5. 足三里 - 三阴交

【穴解】足三里和三阴交两个穴位是妇科要穴，广泛用于功能性子宫出血、尿潴留、催产、分娩镇痛、防止产后出血等治疗。三阴交属足太阴脾经，是肝、脾、肾三经的交合穴。肝主疏泄，主藏血；肾藏精，主胞胎，为先天之本；脾主运化，为后天之本。刺激三阴交穴可立足肝、脾、肾，调理先后天，使气血生化有源。足三里属足阳明胃经的合穴，具有健脾胃、益气血、扶正培元之力。

【适应证】气血虚弱型：产后乳少，甚或全无，乳汁清稀，乳房柔软，无胀感，面色少华，神疲食少，舌淡少苔，脉虚细。

【操作方法】胎儿娩出后，即开始治疗。产妇卧位，两腿自然伸直，局部皮肤消毒后，先选一侧足三里（在小腿前外侧，外膝眼下 3 寸，距胫骨前棘一横指）。取 7 号 5 毫升注射器（口腔专用针头），抽取当归注射液 4 毫升，左手固定皮肤，右手以执笔式持针刺入穴位 1～1.2 厘米，上下提插，待患者有麻、沉感时且回

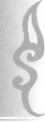

抽，未见回血时缓慢注入药液 2 毫升，完毕拔针，按压注射部位，顺时针轻揉片刻。以同法同剂量在对侧肢体选取三阴交穴（在小腿内侧，当足内踝尖上 3 寸，胫骨内侧缘后方）进行操作。每天 1 次，两穴左右交替使用，连续治疗 5 天。

【临床应用】共治疗患者 60 例，穴位注射组初乳分泌始动时间（23.02±4.29）小时，明显早于对照组的（26.02±4.81）小时，产后 48 小时、72 小时对比，穴位注射组产妇乳量多于对照组，穴位注射组产妇产后 5 天乳汁分泌充足数优于针刺组。(刘姣，季晓军，金英杰.产后早期足三里、三阴交穴位注射促产妇乳汁分泌疗效观察）

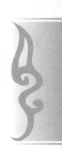

第6章 儿科疾病的对穴治疗

一、小儿惊风

惊风是小儿常见的一种急重病证，临床主要表现为抽搐、昏迷；同时又是一种证候，可见于多种疾病过程中。以1—5岁小儿多见。惊风可归为"四证八候"，四证为痰、热、惊、风；八候即搐、搦、颤、掣、反、引、窜、视。惊风可分为急惊风和慢惊风，慢惊风中纯阴无阳之危重证候，称为慢脾风。本病相当于西医学的"小儿惊厥"。

1. 水沟 - 十宣

【穴解】水沟为督脉穴，为调整全身功能要穴；十宣为经外奇穴，《中国针灸全书》谓其主治昏迷，癫痫，小儿惊厥；高热，中暑等。故十宣放血可泻热化瘀，开窍启闭。二穴相配，共奏醒脑开窍，清心泻热，镇静安神之效。

【适应证】适用于小儿急惊风出现意识丧失、心脏骤停等危急重症。

【操作方法】局部常规消毒，水沟向上斜刺，进针0.1～0.3寸，抽搐发作时行雀啄法，平时可点刺0.1寸，根据患儿配合程度决定是否留针；十宣取三棱针或一次性注射针头点刺放血。

【临床应用】患儿男，5岁，以突发高热、寒战就诊。查体：急性病容，面红目赤，烦躁，体温40.5℃，呼吸急促，心率180次/分，律齐，心脏各瓣膜听诊区未闻及病理性杂音，双肺呼吸音粗。西医诊断：急性上呼吸道感染。中医诊断：风热型感冒。待肌注退烧针时，患儿突发全身震颤，四肢抽搐，随后哭闹停止，意识丧失，口唇青紫，四肢厥冷，心跳、呼吸均停止。立即行胸外心脏按压及人工呼吸等抢救，7分钟后不效，予毫针直刺水沟，大幅度提插、捻转，同时予三棱针行十宣放血，每穴放血约1毫升，1分钟后患儿心跳呼吸恢复，随后四肢逐渐转温，口唇青紫消失，汗出，继服银翘散加减治疗。(谷守会，王毅.针刺水沟、十宣抢救心脏骤停2例)

2. 水沟 - 涌泉

【穴解】水沟为督脉穴，有醒神开窍、清热息风之效，是中医急救要穴之一，善治急慢惊风、昏迷、晕厥、癫狂等；涌泉为足少阴肾经井穴，有醒脑开窍、滋阴降火之功。二穴合用，上下相济，阴阳相交，共奏醒脑开窍、镇惊熄风，清热安神之效。

【适应证】适用于小儿急惊风证属痰火上扰者。

【操作方法】局部常规消毒，水沟向上斜刺，进针 0.1～0.3 寸，抽搐发作时行雀啄法，平时可点刺 0.1 寸，涌泉直刺 0.3～0.5 寸，根据患儿配合程度决定是否留针。

【临床应用】刘某，男，2 岁。1990 年 1 月初诊。就诊时患儿高热，体温 39.3℃，两目直视，手足抽搐，面色暗滞无华，形体消瘦，指纹隐微难见，喉中可闻及痰鸣。其母代述，患儿出生后以牛乳、米糊喂养，10 月时开始出现上述表现，发作间隔 1 个月到数月不等，现发作更加频繁，故来就诊。诊断为小儿惊风，痰火上扰证。治以镇肝熄风，涤痰泻火。掐压按摩双足心涌泉穴和面部人中穴。辅以清肝经、心经、退六腑、清天河水等推拿手法，患儿四肢抽搐即止，发热渐退，生命体征基本恢复正常。后以本法继续治疗，每日 1 次，每次半小时，2 周后痊愈，随访 3 年未复发。（张玉芝．按摩疗法治疗痫证、痉证、小儿惊风的临床探讨）

3. 水沟－少商

【穴解】水沟为督脉腧穴，督脉为"阳脉之海"，总督一身之阳，故本穴具有调和阴阳，醒脑开窍，回阳救逆，镇静安神，祛风清热之效；少商为手太阴肺经之井穴，为手太阴肺经经气所出之处，根据"病在脏者取之井"，该穴具有泻脏热，通经气，苏厥逆之功。《杂病穴法歌》："小儿惊风少商穴，人中、涌泉泻莫深"，水沟主开，少商主泻，二穴合用，一开一泻，使清热泻火，熄风止痉之效更著。

【适应证】适用于小儿急惊风证属邪犯肺卫，风热动风者。

【操作方法】局部常规消毒，水沟向上斜刺，进针 0.1～0.3 寸，抽搐发作时行雀啄法，平时可点刺 0.1 寸，根据患儿配合程度决定是否留针；少商取 1 寸毫针直刺 0.1～0.2 寸，快速点刺后不留针，或以一次性注射器针头快速点刺放血。

【临床应用】李某，女，6 个月，1976 年 8 月初诊。患儿在其母亲抱，走亲戚途中感受风寒，高热、气喘、烦躁不安 1 天，下午突然出现四肢抽搐，牙关紧闭，角弓反张，双目上视，遂来就诊。指纹紫红色暗，已透气关。治疗：先取少商点刺挤出紫红色血液，再刺水沟、合谷。留针过程中患儿渐渐安静，上述症状缓解，能进乳食，再取十宣放血，第二天随访已愈。（殷克敬，焦新民．小儿急症针灸治验五则）

4. 百会－水沟

【穴解】百会为督脉穴，又是督脉与手足三阳经交会穴，肝经与督脉会于此；水沟亦为督脉穴，又是督脉与手阳明大肠经、足阳明胃经交会穴，两穴相配有清热开窍，镇惊熄风之效。

【适应证】适用于因外感风邪，郁而化热或肝阳上亢，肝风内动，抽搐频作的小儿急惊风。

【操作方法】局部常规消毒，取 1 寸毫针，百会向后斜刺，进针 0.3～0.5 寸，水沟向上斜刺，进针 0.1～0.3 寸，抽搐发作时行雀啄法，平时可点刺 0.1 寸，根据患儿配合程度决定是否留针，留针 20 分钟。

【临床应用】钟某，男，7 个月。主诉（其母代诉）发热 3 天，伴抽搐。患儿于 3 天前洗澡后出现发热，次日 6 时左右出现抽搐，抽时双目向右斜视，口吐涎沫，口噤，一天内发作数十次，过后如常。服用退烧药不效，故前来就诊。检查：体温 39.4℃。患儿白胖，两目向右斜视，山根青黑，抽搐口噤，1 小时内发作 4 次，持续时间为 30 秒到 1 分钟，过后如常。诊断：急惊风。取穴：人中、百会、头临泣（双）、十宣（双）、太冲（双）、绝骨（双）。人中、百会、太冲、绝骨四穴均施以强泻手法，每次留针 30 分钟，每 3 分钟行针 1 次。头临泣、十宣以三棱针点刺出血。连续治疗 2 次后痊愈。（刘智斌，郭遂成，高新彦主编 . 古今名医针灸医案赏析）

5. 合谷 - 太冲

【穴解】合谷为手阳明大肠经之原穴，阳明经多气多血，原穴为经脉之气所汇聚、留止之处，故该穴具有通经活络，调和气血，行气开窍，疏风解表，清热退热，镇静安神之功；太冲为足厥阴肝经之原穴，厥阴经少气多血，且肝主疏泻，故该穴具有疏肝理气，平肝息风，通经活络之效。合谷主气属阳，具有轻清升散之性；太冲主血属阴，具有重浊下行之性。二穴相合，一气一血，一阴一阳，一升一降，相互为用，相互制约，使阴平阳秘则惊风自除。

【适应证】小儿急惊风证属肝阳上亢，肝风内动者及因受惊而发为惊风者。

【操作方法】局部常规消毒，取 1 寸毫针，直刺，进针 0.3～0.5 寸，毫针泻法，留针 20 分钟。

【临床应用】周淑英等运用针刺抢救小儿急惊风 70 例。方法：取穴：合谷、太冲、人中、十宣、涌泉，痰鸣者加丰隆。操作：毫针先刺人中、十宣，疾出不留针，刺出血；再针合谷、太冲、涌泉，留针强刺激，待患者神志清楚，能哭出声后出针，再针曲池、大椎降温。结果：有效率 94.3%，最短半分钟，最长 5 分钟停止发作。（周淑英，谢渭南，林桂英 . 针刺抢救小儿急惊风）

6. 大椎 - 十宣

【穴解】大椎为督脉穴，督脉总督一身之阳，可宣通诸阳，具有清热解表之功；十宣为经外奇穴，主治昏迷，癫痫，小儿惊厥；高热、中暑等，有泻热化瘀、开窍醒神之效。二穴合用，泻热开窍之力更著。

【适应证】适用于小儿急惊风伴高热、神昏者。

【操作方法】局部常规消毒，取三棱针或一次性注射针头快速点刺大椎、十宣。大椎点刺数下后拔罐；十宣点刺出血即可。

【临床应用】孔某，女，3岁，1983年初诊。患儿发热咽痛1天，家长予解热镇痛药及消炎药口服后无明显好转。刻下：烦躁不安，高热面赤，两目上视，四肢抽搐，牙关紧闭，角弓反张，神志不清。查体：体温39.8℃，呼吸33次/分，心率126次/分。诊断：小儿高热急惊风。急以毫针刺水沟穴，反复提插，稍强刺激；点刺大椎，针刺合谷（双）、内关（双），平补平泻；三棱针点刺十宣放血，针刺太冲，提插泻法。诸穴5分钟捻转运针1次，留针20分钟后，患儿立即清醒，抽搐渐止，体温降至38℃，继服汤药，次日痊愈。（姜健.针灸在急症中运用举隅）

7. 百会 - 印堂

【穴解】小儿慢惊风可因于大病久病，气血阴阳俱伤；可因急惊未愈，正虚邪恋，虚风内动；可因于先天不足，后天失调，脾肾两虚，风邪入络。其病因不同，病证各异，但均会有神不安宁之证，故对各种证型的慢惊风均应安神。二穴均为督脉腧穴，督脉入脑，又为"阳脉之海"，总督一身之阳，具有重要的调节阴阳，安神定惊之效。百会位于巅顶，为手足阳明经、足厥阴与督脉交会之处，有"三阳五会"之称，有健脑益心安神之效，为安神要穴之一；印堂自古是治惊风的要穴，如李学川《针灸逢源》云："印堂一穴，在鼻柱上两眉间陷中。针一分，灸五壮，治小儿惊痫。"二穴相配，可加强安神定志之功效。

【适应证】适用于各种原因导致的小儿慢惊风。

【操作方法】局部常规消毒，取1寸毫针，百会向后斜刺，进针0.3～0.5寸；印堂向鼻根方向平刺，进针0.2～0.3寸。留针25分钟。针刺后艾灸印堂穴。

【临床应用】冯某，男，1岁半，2015年10月初诊。患儿因发作性肢体抽搐伴腹泻就诊。其母代诉，患儿平素体弱，2个月前因曾因高热、抽搐住院治疗，后间断出现肢体抽搐，夜间尤甚，每次持续0.5～1分钟，伴冷汗，四肢发凉。2周前因伤食使用泻下药物后出现腹泻，每日十余次，为稀水样便，夜间抽搐发作频繁，持续时间延长。刻下：患儿面色少华，精神萎靡，哭声低微，舌淡苔白，指纹淡红。大便常规无异常。诊断为慢脾风，针灸取穴：百会、印堂、神庭、中脘、气海、天枢、足三里、三阴交，上穴均针刺后以艾条灸10分钟。治疗3次后患儿每日大便约4次，基本成形，夜间抽搐发作次数减少，持续时间缩短。继续治疗10次上述诸症消失，随访3个月未复发。（北京中医药大学东直门医院针灸科）

8. 太溪 - 太冲

【穴解】急惊风或温热病后，津液被耗，肝肾精血不足，筋脉失于濡养，水不涵木致阴虚风动而发为慢惊风。太溪为肾经原穴，太冲为肝经原穴，二穴为肝经、肾经之气经过和留止之处，《灵枢·九针十二原》谓"五脏有疾，当取之十二原"；又肝肾同源，取二经之原穴同用可滋水涵木，育阴潜阳。

【适应证】适用于小儿慢惊风因肝肾阴虚致阴虚风动者。

【操作方法】局部常规消毒，取1寸毫针，二穴均直刺，进针约0.3寸，平补平泻，留针25分钟。

【临床应用】万某，男，3岁，2016年4月初诊。患儿1个月前发热，最高体温39.8℃，经西药治疗后热退。此后出现间断性低热，爱哭闹，夜间抽搐，项强，手足心热，食纳差，大便干。经西医对症治疗不效，遂来我科就诊。中医诊断为慢惊风，阴虚风动。取穴：太溪、太冲、风池、百会、印堂、气海、大陵、三阴交。毫针刺之，平补平泻，留针25分钟。治疗2次后患儿体温恢复正常，哭闹稍好转，夜间抽搐无明显改善。治疗10次后患儿上述诸症均有明显改善，夜间抽搐基本消失，仍有手足心热，食纳差。加用中脘、脾俞，继续治疗5次后痊愈，随访半年未复发。(北京中医药大学东直门医院针灸科)

9. 中脘 - 足三里

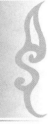

【穴解】慢惊风以抽风、形瘦、腹泻等为主要症候。可因脾胃素弱或大吐大泻之后伤及脾胃，化源不足，致筋脉失养而成。中脘为任脉腧穴，为八会穴之腑会，又是足阳明胃之募穴，故有健脾和胃，调理脏腑的功效，《玉龙歌》曰："若还脾败中脘补"；足三里为足阳明胃经之下合穴，又为保健要穴。胃为"水谷之海"，主受纳，脾主运化，脾为胃行其津液，共同完成食物的消化、吸收及精微物质的传输，从而濡养全身。二穴合用属合募配穴，共奏健脾和胃，调和脏腑之效。脾胃健运，筋脉得养则慢惊风诸证可除。

【适应证】适用于小儿慢惊风证属脾胃虚弱者。

【操作方法】局部常规消毒，取1寸毫针，二穴均直刺，进针0.5～0.8寸，平补平泻，留针25分钟。有脾胃虚寒者可采用温针灸。

【临床应用】杨某，男，2岁。因感冒5天高热2天出现四肢抽搐，角弓反张，两眼直视，牙关紧闭，神志昏迷，诊断为乙型脑炎，西医对症治疗1个月后仍间断出现上述症状，遂寻求针灸治疗。刻下：患儿面黄肌瘦，精神萎靡，不思饮食，四肢厥冷，时有颈项强直，手足抽搐。舌淡苔白，脉细无力。取中脘、足三里、气海、天枢针加艾灸，后溪、行间穴平补平泻，每日1次，留针15分钟，针7次达临床痊愈。(李红枝，张桓虎.中脘穴应用体会)

二、小儿积滞

小儿积滞是指因乳食不节，伤及脾胃，致脾胃运化功能失调；或素体脾胃虚弱，运化不及，乳食停滞不化，伤及脾胃引起的病证。该病主要表现为不思乳食、食而不化、脘腹胀满、嗳气酸腐、大便酸臭稀溏或秘结不通。相当于西医学的"功能性消化不良"或"小儿消化功能紊乱"。

1. 中脘－足三里

【穴解】中脘为胃之募穴，又是八会穴之腑会，具有健脾和胃，通腑降气之效，对各种原因所致的脾胃虚弱、运化失司均有疗效。中脘位置靠近胃腑，可起到"腧穴所在，主治所在"的近治作用；足三里为足阳明胃经之合穴，又是胃之下合穴，合穴主治内腑病证。且《灵枢·海论》有"胃者水谷之海，其输在气街，下至三里"，故该穴具有健脾和胃之功，既是消化系病证之要穴，又是全身保健之要穴。二穴合用属合募配穴，上消胃脘之宿食，下助脾胃之运化，上下相配，使升降有序，则积滞可除。

【适应证】适用于脾胃虚弱所致的积滞，对病程相对较短，病情较轻者尤宜。

【操作方法】局部常规消毒，取 1 寸毫针，二穴均直刺，进针约 0.5 寸，平补平泻，留针 25 分钟。

【临床应用】任玉兰等通过统计研究发现，先秦至清末的针灸专著、中医典籍、中医综合性医书等治疗"痞证""痞满"等病证的针灸处方中，足三里、中脘、脾俞、胃俞、内关最常用，且足三里与中脘相配是最主要的穴位组配方式。（任玉兰，赵凌，刘迈兰，梁繁荣．基于数据挖掘探析古代针灸治疗功能性消化不良的选穴特点）

2. 中脘－胃俞

【穴解】中脘为胃之募穴，又是八会穴之腑会，具有健脾和胃，通腑降气之效，善治胃腑病证。胃俞为胃之背俞穴，是胃之脏腑精气输注于背部之处，善治脾胃病证。中脘位于腹部，腹为阴，胃俞位于背部，背为阳。《素问》云："五脏募皆在阴，而俞在阳……阴病行阳，阳病行阴。"故《素问·阴阳应象大论》云："故善用针者，从阴引阳，从阳引阴。"二穴合用，一脏一腑，一阴一阳，使脾胃和调，阴阳归于平衡，积滞自消。

【适应证】适用于脾胃虚弱所致的积滞，对病程相对长，病情较重者尤宜。

【操作方法】局部常规消毒，取 1 寸毫针，中脘直刺，进针 0.5 寸；胃俞向脊柱方向斜刺，进针 0.3 寸，平补平泻，留针 25 分钟。

【临床应用】患儿李某，男，6 岁，2006 年 4 月初诊。患儿自幼食欲低下，进食少，饮食稍有不慎则腹泻，平素体虚易感冒。刻下见：面色萎黄，形体消瘦，舌淡红，苔薄白，脉沉细。取中脘、胃俞艾灸，每日一穴，交替施灸，每次约 15 分钟。并以科室自制健脾开胃之脐贴贴于神阙穴，隔 2 日一贴。治疗 6 次后患儿进食量较前稍有增加。嘱其家长增加食物种类，增加患儿食欲。继续治疗 15 次，患儿每日进食主食较前明显增加，面色红润，体重增加约 2 千克，无腹泻。治疗 30 次后治疗结束，随访半年未复发。（北京中医药大学东直门医院针灸科）

3. 中脘－内庭

【穴解】小儿脏腑娇嫩，脾常虚，喂养不当，内伤饮食，积聚胃脘，致气滞不行，故患儿常出现干呕、腹胀满等症状，治疗当以消食导滞为主。中脘为胃之募穴，又是八会穴之腑会，具有健脾和胃，通腑降气之效，对各种原因所致的脾胃虚弱、运化失司均有疗效。且中脘位置靠近胃腑，可起到"腧穴所在，主治所在"的近治作用；内庭为足阳明胃经荥穴，善泻胃经之实热。二穴合用，补泻兼施，共奏健脾和胃，通腑降气之效。

【适应证】适用于小儿积滞证属食积化热者。

【操作方法】局部常规消毒，取 1 寸毫针，直刺，中脘进针约 0.5 寸，平补平泻；内庭进针约 0.3 寸，行泻法，留针 25 分钟。

【临床应用】乔学军运用针灸治疗小儿积滞证。取穴：中脘、内庭。取 1 寸毫针，先刺中脘，后刺内庭，二穴均用泻法，不留针。待干呕、腹满等证缓解后配服消食导滞之剂。治疗 7 例。结果：7 例患儿均在针刺二穴时腹部肠鸣音转活跃，5 分钟内干呕缓解，继服保和丸一类药物，1～3 日食欲渐增至正常，诸证消除。（乔学军 . 针灸在小儿积滞证中的应用）

4. 中脘－天枢

【穴解】中脘为任脉经气所发，是胃之募穴，又当胃脘之处，有补虚培元，健脾调胃之功；天枢，穴名出自《素问·六微旨大论》："天枢之上，天气主之；天枢之下，地气主之；气交之分，人气从之，万物由之。"，可见天枢为交通人体之中枢，对各脏腑功能的正常运转起关键的调控作用。天枢穴为足阳明胃经腧穴，又是大肠之募穴，《灵枢·本输》曰"大肠、小肠皆属于胃"，穴邻近胃肠，故本穴善调理胃肠，有调胃通肠腑之效，故《针灸甲乙经》谓其主："腹胀肠鸣……肠胃间游气切痛，食不化，不嗜食"。二穴相配，一健中州，一通肠腑，补泻兼施。

【适应证】适用于小儿积滞证属脾虚夹积，有大便稀溏或秘结者。

【操作方法】局部常规消毒，取 1 寸毫针，直刺，进针 0.5～0.8 寸，留针 25

分钟。若患儿年龄过小不能耐受者可施以揉法或艾灸。

【临床应用】患儿男，1岁半，人工喂养为主，素有发热病史。2天前突然出现发热、腹泻，每天7～8次，粪便酸臭，多为未消化食物。曾口服土霉素3日，未见明显好转，并出现呕吐而前来就诊。神志倦怠，烦躁，面色萎黄，舌淡红，苔薄白，鼻尖冷，指纹色淡。大便色黄质稀。予温针中脘穴，灸天枢穴，肩髃针刺，行补法。治疗2次后大便每日5次，仍不成形，但呕逆消失。后随证加减用穴，治4次而告愈。（李毅文. 针灸治疗小儿单纯性消化不良36例）

5. 内关-公孙

【穴解】内关为手厥阴心包经络穴，别走手少阳三焦经，又为八脉交会穴之一，通阴维脉，善治中焦脾胃病证。《针灸大成》有："中满心胸痞胀，肠鸣泄泻脱肛，食难下膈酒来伤……""某妇人患危寒之疾，半月不饮食，目闭不开久矣，六脉仍有如无……针内关二穴，目即开，而即能食米，徐以乳汁调理而愈。"等记载。《玉龙歌》："腹中气块痛难当，穴法宜向内关防，八法有名阴维穴，腹中之疾永安康"，其中"阴维"就是内关穴。公孙为足太阴脾经络穴，别走足阳明胃经，又是八脉交会穴之一，通于冲脉，主治胃、心、胸病证。《灵枢·经脉》："足太阴之别……其别者，入络肠胃实则肠中切痛；虚则臌胀"；《备急千金要方》："腹胀、食不化，臌胀，腹中气大满；肠鸣"。二穴合用，上下配伍，使三焦通达，脾胃调和。

【适应证】适用于小儿积滞表现为腹胀、腹痛、肠鸣者。

【操作方法】局部常规消毒，取1寸毫针，直刺，进针0.3寸，公孙用泻法，内关平补平泻，留针25分钟。

【临床应用】林锡武运用CB-HRP神经示踪法对内关、公孙配伍机制进行神经解剖学角度的研究发现，内关与公孙配伍运用，针刺信息在脊髓内部经中间内、外侧核的神经元纤维传感至对应的脊髓节段，再分别通过与交感神经、副交感神经形成突触联系，在脊髓层次形成协同增效；同时，通过两穴在脊髓内对应神经元向孤束核的投射纤维产生突触联系，在脊髓和孤束核水平调节和整合了胃等内脏传入信息。（林锡武，陈以国. 内关、公孙协同作用的神经解剖学研究）

6. 四缝-足三里

【穴解】四缝为经外奇穴，是治疗小儿消化系病证尤其是积滞的常用穴。《小儿推拿广义》曰："示指与大肠，中指与三焦，环指与肝，小指与命门"，说明其与三焦、命门、肝、小肠有内在联系，有理脾和胃、调整三焦之效；足三里为足阳明胃经之合穴，又是胃之下合穴，合穴主治内腑病证，故该穴具有健脾和胃之功，既是消化系病证之要穴，又是全身保健之要穴。二穴合用，一泻一补，使三焦条畅，脾胃健运。

【适应证】适用于乳食积滞，不欲食饮者。

【操作方法】局部常规消毒，四缝取 1 寸毫针快速点刺或一次性采血针头挑刺后以挤压出少量淡黄色液体或血水为度；足三里取 1 寸毫针直刺，留针 25 分钟，或施以艾灸。

【临床应用】李燕妮采用针刺四缝穴配合推拿足三里的方法治疗小儿食欲下降，结果 98 例中痊愈 84 例，好转 11 例，痊愈率 85.7%，总有效率 96.9%。(李燕妮，张承军 . 针刺四缝穴配合足三里穴位按摩治疗小儿厌食症)

7. 承浆 - 四横纹（四缝）

【穴解】承浆为任脉腧穴，是足阳明胃经与任脉交会穴，故可治任脉与足阳明两经之病证。小儿为纯阳之体，且生长发育迅速，对水谷精微需求旺盛，阴常常相对不足。任脉为"阴脉之海"，总任一身之阴，取承浆既可滋阴液而补阴之不足，又可助阳明之运化充水谷精微，《针灸资生经》有"新生儿不吮奶多啼，灸承浆七壮"的记载；四横纹为小儿推拿常用穴，具有调中行气，消胀化积之效，善清脏腑热。二穴合用，补泻兼施，使积滞得消，脾胃复健。

【适应证】适用于小儿积滞属乳食停滞者。

【操作方法】局部常规消毒，取 1 寸毫针，迅速点刺二穴，不留针。四横纹点刺后挤压出少量黏液或血水。

【临床应用】隋康民等采用点刺承浆穴和双侧四横纹穴后，施以小推拿之清天河水，清补脾，平肝之法治疗小儿积滞 40 例，1 个疗程后评价疗效，其有效率为 100%。(隋康民，王志军，薛兴英 . 针刺配合小儿推拿手法治疗小儿积滞 75 例疗效观察)

三、小儿泄泻

小儿泄泻是以大便次数、数量增多，粪质稀薄甚至如水样为特征的儿科常见病。相当于西医学的小儿腹泻。6 个月至 2 岁婴幼儿发病率高。本病一年四季均可发生，以夏秋季多见，不同季节发病可有不同的临床表现。是造成小儿营养不良、生长发育障碍的重要原因。

1. 建里 - 足三里

【穴解】建里为任脉腧穴，位置与胃相近，具有健中焦，和脾胃，调升降，消食和胃，行气宽中之效；足三里为足阳明胃经腧穴，胃之下合穴，具有调和脾胃，消食化滞，消胀除满，调理气机之效，为保健要穴。建里以强健中宫，升清阳；足三里健脾和胃，降浊气。二穴相配，一升一降，升降协调，共奏健脾和胃、补益中气、补诸虚损之功则泄泻自除。

【适应证】适用于脾胃虚弱所致的慢性腹泻。

【操作方法】局部常规消毒，取1寸毫针，直刺，进针0.5～0.8寸，平补平泻，虚寒明显者可用温针灸。

【临床应用】李怀德等运用针灸治疗小儿腹泻，取穴主要有：建里、足三里、中脘、下脘、天枢、四缝、长强，其中四缝点刺出血，腹部穴位捻转进针。补虚泻实，结合艾灸长强、中脘等穴。治200余例全部获效，且见效快。（李怀德，冯明献.针灸治疗小儿腹泻）

2. 足三里－三阴交

【穴解】足三里为足阳明胃经之气所入之处，既是本经合穴，又是胃之下合穴，根据"合治内腑"，该穴善治脾胃系病证，具有理气和胃、消积导滞、健脾化湿之功；三阴交为足太阴脾经之腧穴，又是足三阴经交会穴，具有健脾除湿、调整阴阳之效。二穴配伍，一阳一阴，一胃一脾，一腑一脏，加强健脾和胃、除湿止泻之效。

【适应证】适用于小儿泄泻之寒湿证，偏于湿重者。

【操作方法】局部常规消毒，取1寸毫针，直刺，足三里进针0.5～0.8寸；三阴交进针0.3～0.5寸，可温针灸，留针25分钟。

【临床应用】吴杜明运用针灸治疗小儿腹泻，主穴取足三里、三阴交或中脘、四缝、天枢、气海，辨证加减配穴。补虚泻实，腧穴先针后灸，每次治疗30～60分钟，每日1次。经治疗后100例患儿中99例有效。（吴杜明.针灸治疗小儿腹泻100例临床观察）

3. 天枢－足三里

【穴解】小儿脾常虚，饮食不当，积滞胃肠可导致泄泻。天枢为足阳明胃经腧穴，位于腹部脐旁2寸处，又是大肠经之募穴，具有健脾和胃、通调大肠、健脾化湿之效；足三里为足阳明胃经之气所入之处，既是本经合穴，又是胃之下合穴，根据"合治内腑"，该穴善治脾胃系病证，具有理气和胃、消积导滞、健脾化湿之功。二穴合用，一近一远，一肠一胃，调和气机，整肠和胃，肠胃和则泄泻可除。

【适应证】适用于小儿因消化不良导致的腹泻。

【操作方法】局部常规消毒，取1寸毫针，二穴均直刺，进针0.5～0.8寸，平补平泻，留针25分钟，虚寒明显者采用温针灸。

【临床应用】薛某，男，1岁，2014年7月初诊。因腹泻4天就诊。其母代诉，患儿4天前因在其奶粉中添加了蛋黄、米粉后出现腹泻，每日6～7次，大便呈

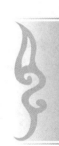

黏液状，酸臭味明显，不思饮食，爱哭闹，夜卧不宁。查大便常规无异常。服用中药 2 天，上述症状无明显缓解，遂来我科就诊。刻下：精神萎靡，面色少华，哭闹不安，食纳差，小便量减少，舌淡苔白腻，脉滑。中医诊断：小儿泄泻，饮食积滞。针灸取穴：天枢、足三里、中脘，平补平泻，艾灸神阙穴，留针 25 分钟。治疗 2 次后泄泻消失，精神、食欲仍差，继续予当前治疗，6 次后上述诸证消失，患儿精神、食欲、大便均回复正常，夜寐佳。（北京中医药大学东直门医院针灸科）

4. 合谷－足三里

【穴解】合谷为手阳明大肠经原穴，为大肠经之经气所留止之处，善治大肠腑病，兼解表证，有通降肠胃、解表散寒、清热镇静之效；足三里为足阳明胃经之合穴，胃腑之下合穴，善治胃腑病证，具有理气和胃、消积导滞、健脾化湿之功。二穴相配，为同名经配穴，一上一下，一肠一胃，一表一里，共奏疏风散寒，健脾化湿之效。

【适应证】适用于小儿泄泻属风寒或湿热者。

【操作方法】局部常规消毒，取 1 寸毫针，合谷直刺 0.3～0.5 寸，泻法；足三里直刺 0.5～0.8 寸，平补平泻，留针 25 分钟。

【临床应用】王某，男，10 个月。因腹泻 4 天就诊。患儿 4 天来每日大便 6～8 次，为黄绿色稀便，伴发热、呕吐。刻下：发热，精神萎靡，食欲不振，指纹红紫，脱水貌，腹平软。大便常规：脂肪球（＋），白细胞（＋）。诊断：小儿腹泻，中度脱水，经中西药治疗未好转。中医辨证为湿热积滞，予针刺足三里、合谷、长强、天枢、四缝等穴，连续治疗 3 天，上述诸证消失，复查大便常规恢复正常。（王麦绒，张鹏天，杨惠.针灸治疗小儿腹泻 86 例临床观察）

5. 足三里－上巨虚

【穴解】二穴均为足阳明胃经腧穴，足三里为足阳明胃经之合穴，胃腑之下合穴，根据"合治内腑"，该穴善治胃腑病证，具有理气和胃、消积导滞、健脾化湿之功；上巨虚为大肠经之下合穴，善治肠腑病证，有整肠止泻、调理肠胃之功。二穴相配，一胃一肠，共奏健脾止泻、通畅气机之效。

【适应证】适用于小儿泄泻属脾胃虚弱者。

【操作方法】局部常规消毒，取 1 寸毫针，均直刺，进针 0.5～0.8 寸，平补平泻，留针 25 分钟。

【临床应用】温旺启运用针灸治疗小儿腹泻，取穴主要为足三里、上巨虚、下巨虚，两侧交替针刺，治疗期间注意调整饮食，每日 1 次，7 次为 1 个疗程。经 1 个疗程治疗后总有效率达 100%。（温旺启，秦亮.针刺治疗小儿腹泻）

6. 天枢 - 大肠俞

【穴解】天枢为足阳明胃经腧穴，又是大肠经之募穴，大肠为传导之官，传导失司可见泄泻，故该穴具有通调肠腑、健脾止泻之功，偏于补；大肠俞为大肠经气输注于背部之腧穴，可调理肠胃、清热止泻、理气化滞之效，偏于泻。二穴相配，一募一俞，一阴一阳，一补一泻，肠胃和调，阴阳平衡则泄泻可止。

【适应证】适用于小儿泄泻之湿热证。

【操作方法】局部常规消毒，取 1 寸毫针，天枢直刺 0.5～0.8 寸，大肠俞向脊柱方向斜刺，进针 0.3～0.5 寸，均平补平泻，留针 25 分钟。

【临床应用】洪小萍运用针灸结合小儿推拿治疗小儿泄泻。治疗组在西医基础治疗的基础上加用针灸推拿，其中针灸选穴采用俞募配穴，取手阳明大肠经募穴和背俞穴，并随证配穴，对照组仅采用西医基础治疗。试验组经治疗 24 小时、48 小时、72 小时有效率分别为 95%、96.67%、98.33%；对照组分别为 83.33%、86.67%、88.33%，两组差异具有统计学意义（$P < 0.05$）。（洪小萍，李世斌．俞募配穴法合用推拿治疗小儿急性腹泻临床观察）

7. 百会 - 长强

【穴解】二穴均为督脉腧穴，百会位于巅顶，为"三阳五会"，具有益气温阳、升阳举陷、回阳固脱之效，以升清为主，善治阳虚、气虚下陷所致的各类病证；长强位于肛门后方尾骨之端，为督脉之络穴，别走任脉，有疏调局部经气、清热除湿、固肠止泻之功，以降浊为要。二穴相配，一上一下，一升一降，使上下呼应，升降协调，则固肠止泻之效更著。

【适应证】适用于小儿泄泻迁延日久，有阳虚甚至气虚下陷之重症者。

【操作方法】局部常规消毒，取 1 寸毫针，百会向后斜刺 0.3～0.5 寸，留针 25 分钟，起针后再以艾条施回旋灸 10～15 分钟；长强点刺后不留针。

【临床应用】姬长辉通过针刺百会、长强治疗小儿腹泻，进针得气后留针 20 分钟，每日 1 次，针后半小时内禁食。结果治愈率达 99.40%。（姬长辉．针刺百会、长强穴治疗小儿腹泻）

四、小儿遗尿

小儿遗尿，俗称尿床，指 3 周岁以上的小儿睡眠中小便自遗，醒后方觉的一种病证。古代医家将遗尿责之于肾与膀胱。《诸病源候论·小儿杂病诸候·遗尿候》说："遗尿者，此由膀胱有冷，不能约于水故也……肾主水，肾气下通于阴，小便者，水液之余也，膀胱为津液之腑，既冷气衰弱，不能约水，故遗尿也。"现代中医认为婴幼儿时期，由于发育未全，脏腑娇嫩，"肾常虚"，排尿的自控能力尚未完善；学龄儿童也可因白天游戏玩耍过度，夜晚熟睡不醒，偶然发生尿床，均非病态。年龄超过 3 岁，特别是 5 岁以上的儿童，睡眠中经常遗尿，每周超过一定次数，则为病态。

1. 中极 - 膀胱俞

【穴解】中医学认为本病的发生多责之于肾气虚，膀胱约束失权。《针灸甲乙经》云："虚则遗溺，肾与膀胱相表里，肾气不足，则膀胱约束无权发为遗尿。"中极位于下腹部，位置邻近膀胱，用之取其腧穴近治作用，可助恢复膀胱约束之功能。且其既为任脉腧穴，又是足太阳膀胱经募穴，可调补脏腑之气，善治各种虚损性疾病；膀胱俞为膀胱之经气输注之处，二穴俞募配合，激发膀胱经气，增强其固摄力则遗尿可止。

【适应证】适用于因肾气不足和（或）肾与膀胱功能失调，膀胱约束失权所致的遗尿。

【操作方法】局部常规消毒，中极选用 1.5 寸毫针直刺或向下斜刺，进针 0.8～1 寸，以针感放射至会阴部为宜；膀胱俞选用 1 寸毫针向脊柱方向斜刺，进针 0.5 寸。

【临床应用】王淮建等采用俞募配穴法针治小儿遗尿症 47 例。主穴取中极、膀胱俞、肾俞、关元，配穴取神门、三阴交。选用 30 号 1.5 寸毫针直刺，进针 0.8～1 寸，平补平泻，留针 30 分钟，每日 1 次，10 次为 1 个疗程。结果：痊愈 38 例，占 80.85%；好转 7 例，占 14.89%；无效 2 例，占 4.26%。（王淮建，陈永莉.俞募配穴法针治小儿遗尿症 47 例）

2. 气海 - 三阴交

【穴解】气海为任脉腧穴，为生气之海，有调补下焦之气机、补肾虚、益肾元、和营血、理冲任、振元阳、涩精止带之功；三阴交为足太阴脾经腧穴，又是足三阴经之交会穴，有补脾肾、助运化、利水湿、疏下焦之效。气海以振奋下焦气机为主，三阴交以调理肝、脾、肾三经气机为要。气海为近部取穴；三阴交为远端取穴，远近配伍，二穴相互促进，共奏固下元、促气化之功。该配伍出自《百症赋》："针三阴于气海，专司白浊久遗精。"下元虚冷不固，在成年女性或男性表现为白浊或遗精，在儿童则表现为遗尿。

【适应证】适用于因先天禀赋不足或病后体虚，气虚下元不固所致的遗尿。

【操作方法】局部常规消毒，选用 1.5 寸毫针，气海、三阴交均直刺 1～1.2 寸；艾炷灸 5～10 壮，艾条灸 5～10 分钟。

【临床应用】吕景山老先生曾诊治一男童，10 岁，遗尿多年，几乎每夜必尿，于 1973 年初诊。证见：面色㿠白，形体瘦弱，纳欠佳，舌淡苔白，脉细弱。四诊合参，吕老认为其中气不足，下元不固，遂治以温下焦、建中宫、促气化、缩小便。处方：气海、三阴交、中脘、足三里，针刺用补法，重灸气海。二诊：连续治疗 3 次，病无进退。嘱其家长令患儿每日午睡 30～60 分钟；夜卧之时，隔 2～3 小时唤醒 1 次，敦促患儿小便。三诊：连续治疗 8 次后尿床之证消失，嘱每周治疗 1～2 次，以巩固疗效。共治疗 20 余日后痊愈。［吕玉娥 . 吕景山对穴（第 4 版）］

3. 百会－兑端

【穴解】《灵枢·九针》云："督脉生病为遗尿"百会为督脉腧穴，乃诸阳之会，总督人体一身之阳，手足三阳经在此处交接贯通，可补气温阳，升提阳气。兑端亦为督脉腧穴，其与位于骶尾部的长强穴分别位于督脉的两端，口为人体消化道之上口，肛门为人体消化道之下口，二者位置相对应，功能亦可互相为用，此为对应选穴法。二穴均位于督脉，合用可增强升阳之效而止遗尿，且有"下病上取"之用意。

【适应证】适用于因阳气不足，阳虚下陷，下元失于固摄所致的遗尿。

【操作方法】常规消毒后，百会选用 1 寸毫针斜刺，进针 0.5～0.8 寸，得气后留针 20 分钟；兑端取 0.5 寸微针点刺后不留针或浅刺 0.1～0.2 寸后留针。

【临床应用】患儿，男，5 岁，2016 年 1 月初诊。患儿自小遗尿，几乎每夜尿床，尿时不自知，尿后方醒，多则一夜 2～3 次，冬日或受凉后尤甚。服用中药汤剂半年余，夜间遗尿次数较前有所减少，但收效甚微。刻下症见：夜间遗尿，每周 2～3 次，怕冷，四肢发凉，发育中等，智力正常。纳食差，大便偏稀，每日一行。面色㿠白，舌淡嫩，少苔，脉细弱。中医诊断为遗尿，证属阳气虚衰，下元不固。取穴：百会、兑端、中极、肓俞、关元。兑端点刺后不留针，百会斜刺，余穴直刺后留针 20 分钟，红光照射腹部脐周。每周 3 次，治疗 4 周后遗尿明显好转，1～2 周遗尿 1 次。后随证加减用穴，患儿 2 个月后痊愈。1 年后随访未再发病。（北京中医药大学东直门医院针灸科）

4. 关元－太溪

【穴解】关元为任脉腧穴，与足三阴经交会，为人体阳气之根，阴气之守，《医经精义》谓其为"元阴元阳交关之所"，可调动人体元阴元阳，具有补气温阳，固摄下元之效，且其位置靠近膀胱，取其"腧穴所在，主治所在"之意；肾藏精，为人体先天之本，太溪为肾经输穴及原穴，乃足少阴经脉之经气汇聚之处，可补肾阳。二穴合用，远近配穴，共奏温阳补肾，固本培元之功。

【适应证】适用于因肾气不足，肾阳或元阳虚衰所致的遗尿。

【操作方法】局部常规消毒，选用 1.5 寸毫针直刺，进针 0.8～1 寸，施补法；

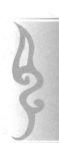

关元亦可采用灸法。

【临床应用】患儿男，10 岁。自幼夜间尿床，每夜 1 或 2 次，玩耍过度、饮水增多则当晚遗尿次数增多，熟睡难醒，无器质性病变。曾服用各种中西药物，疗效不明显。询问病史，患儿禀赋素弱，尿床 8 年余，小便清长频数，面色苍白，畏寒肢冷，腰膝酸软，舌淡，脉沉细。辨证为肾气不足，给予针刺治疗。取穴：关元、太溪、三阴交、肾俞、膀胱俞、遗尿穴（双足小趾底部最下面一个横纹中点）。常规消毒，气海、关元直刺 1～1.5 寸，施提插补法 1 分钟，以酸胀感放射至前阴为度；三阴交直刺 1 寸；肾俞、太溪直刺 0.5～1 寸，施捻转补法 1 分钟；遗尿穴进针 0.5 寸，令酸胀感到达会阴处。留针 10 分钟，隔天 1 次。针刺 2 次后患儿尿床次数减少；针刺 6 次已不尿床；继续针刺 10 次以巩固疗效。随访 6 个月未复发。（靳伟跃，杨翠，秋保卫.针刺治疗小儿遗尿 1 例）

五、小儿注意力缺陷多动症

小儿注意力缺陷多动症（ADHD）为儿童期最常见的行为障碍性疾病，其核心症状是与年龄不符的注意力不集中，多动和冲动。患儿常伴有自我控制能力差，学习困难，但智力正常或基本正常。好发年龄为 6—14 岁，男性患儿多于女性。流行病学调查显示，我国内地学龄儿童的发病率为 8%。本病在中医上无对应病名诊断，但其临床表现类似"躁动""失志""失聪""健忘"等病证。部分症状较轻的患儿随着年龄的增长，部分症状可能会自行改善，不影响正常生活和学习；但对于症状较重的患儿，家长应当及时发现，并采取正确有效的医疗干预措施。

1. 头窍阴 - 足窍阴

【穴解】《素问·灵兰秘典论》云："胆者，中正之官，决断出焉。"故取足少阳胆经腧穴治之。《灵枢·根结第五》有云："足少阳根于窍阴"；又《灵枢·卫气》言："足少阳之本，在窍阴之间"此处指足窍阴，系足少阳之"根""本"，为足少阳经气始发之处。头窍阴为足少阳经位于头面腧穴，二穴上下相配，可疏利胆气。脑为元神之腑，《灵枢·邪气脏腑病形》："十二经脉，三百六十五络，其血气皆上于面而走空窍。"十二经脉经气均上达头面，头窍阴位于头部，足窍阴为足少阳经井穴，足少阳经气自此向上入头面，二穴合用更可醒神清窍，脑窍清则心神安宁，故可收效。

【适应证】适用于胆气虚怯所致的多动症。

【操作方法】局部常规消毒，取 1 寸毫针，头窍阴平刺，足窍阴直刺，进针 0.3～0.5 寸，留针 15～20 分钟。

【临床应用】赵某，男，8岁，1995年8月初诊。其母代诉：患儿在幼儿园时，曾因"任性、孤僻"中途休学。一年级时，上课小动作不断，不耐端坐。曾至某医院就诊，诊为"多动症"，经中西药治疗不效。就诊时见：形体消瘦，面黄少华，好动寡言，胆怯心悸，多梦易惊。患儿平素纳呆挑食，大便溏，小便清长。舌质淡薄，脉象弦细。治法：用1寸28号毫针针刺双侧头窍阴、足窍阴穴，施平补平泻手法，皆不留针，然后用艾条围绕双耳旁穴位作回旋灸，同时嘱助手于双侧足窍明穴上作隔姜灸，约30分钟，1次/天，10天为1个疗程。1个疗程后，病症基本能自控。治疗3个疗程痊愈，1年后随访未复发。（李远实.针灸治疗儿童多动症验案）

2. 神庭 - 神阙

【穴解】本病主要病机特点为阳动有余，阴静不足。由于小儿为纯阳之体，阳常有余，阴常不足，阴不能制阳，阳失制约则出现兴奋不宁、躁动不安，烦躁易怒等证。治当调整阴阳而安神志。神庭为督脉穴，《经穴释义汇解》记载："因其穴居头颅之上，脑在其中，而脑为元神之府，为人神之所出入处，故名神庭。"神庭位于头面两眉之间，有清利头目，安神志之效；督脉入络脑，总督一身之阳，为"阳脉之海"，其腧穴可镇静醒神，故该穴为安神常用穴。任脉总系一身之阴，为"阴脉之海"，神阙为任脉腧穴，位于腹部脐之正中。《会元针灸学》言："神阙者，神之所舍其中也。上则天部，下则地部，中为人部，两旁有气穴、肓俞，上有水分、下脘，下有胞门、横户，脐居正中，如门之阙，神通先天。父母相交而成胎时，先生脐带形如荷茎，系于母之命门。天一生水而生肾，状如未敷莲花，顺五行以相生，赖母气以相转，十月胎满，则神注于脐中成人，故名神阙。"本穴既可益精填髓，固本培元，又可调理脾胃，从而给养神明。二穴均主治神志病，可平衡阴阳，补益下元，镇静安神。

【适应证】适用于先天禀赋不足，神明失养所致的注意力缺陷多动症，亦是安神之基础穴，适用于本病所有证型。

【操作方法】局部常规消毒，中极选用1.5寸毫针直刺或向下斜刺，进针0.8～1寸，以针感放射至会阴部为宜；膀胱俞选用1寸毫针向脊柱方向斜刺，进针0.5寸。

【临床应用】李某，男，7岁，2014年7月初诊。患儿平素性格外向，活泼好动，家人宠溺。近2个月来，老师反映其上课注意力不集中，时常有小动作，坐不安宁，甚至影响其他同学学习。且本学期学习成绩明显下降。家长遂对其进行批评教育后未予特殊重视。后家长自觉患儿异常好动，且平日情绪波动大，烦躁明显。为求诊治，遂来我科门诊。患儿为足月剖腹产，无产伤，无家族遗传病史，平素挑食，形体偏瘦，潮热盗汗，夜寐差。舌淡红少津苔薄，微黄，脉弦滑，微数。中医辨证为肝肾阴虚，相火妄动。取神庭、神阙、百会、太冲、内关、太溪。太冲用泻法，余穴平补平泻，留针15分钟，患儿基本配合。每周治疗2～3次。神阙以杞菊地黄丸方调膏外敷，与针刺治疗时间同步。告知家长不可太过宠溺患儿，多多陪伴其参与集体活动。治疗6次后家长诉患儿好动较前明显缓解，做作业、吃饭时可安静就座。性情仍较为急躁。加用神门、三阴交，治疗2个月后，上述诸症基本消失。9月开学后，老师反映患儿上课注意力集中，基本没有小动作。半年后随访无复发。（北京中医药大学东直门医院针灸科）

3. 百会－关元

【穴解】根据《素问·阴阳应象大论》"阴静阳躁"理论，小儿多动症为阴阳运动变化失衡所致，即阴静不足，阳躁有余，阴不制阳，阴阳平衡失调。百会为督脉腧穴，督脉"上贯心""入属于脑"，为"阳脉之海"，总督一身之阳；关元为任脉腧穴，《灵枢·五音五味》云"冲脉、任脉皆起于胞中……为经络之海"，故任脉有"阴脉之海"之称，具有调节全身阴经经气的作用。二穴合用通调任督，安神健脑，阴阳相引相求，使阴阳平衡。

【适应证】适用于多动症属先天不足，多伴智力异常者。

【操作方法】局部常规消毒，取1寸毫针，百会斜刺，进针0.3～0.5寸，关元直刺，进针0.5寸，视患儿配合程度决定是否留针。关元亦可采用灸法。

【临床应用】周光涛等用"通督静脑"法治疗小儿多动症51例，疗效佳。主穴取百会、关元、四神聪、神庭、本神、风府、至阳、命门等穴，并随证配穴。操作：局部常规消毒后，毫针针刺，得气后出针，不留针，每天1次，连续6天为1个疗程，间隔1天后开始第二个疗程，共治疗4个疗程。总有效率为96.08%。（周光涛，杨翊."通督静脑"针刺法治疗儿童多动症51例）

4. 合谷－太冲

【穴解】肝为刚脏，藏魂，在志为怒，体阴而用阳，为罢极之本，主人体生发之气。若小儿肝血不足，肝阳偏亢，发为本病，可见性情急躁易怒，冲动任性；肝血不足，魂不守舍者可有呓语，梦游等表现。合谷、太冲皆为本经之原穴，合谷属阳，太冲属阴，两穴相配，调和阴阳；合谷属手阳明经，阳明经乃多气多血之经；太冲属肝经，肝经少气多血，肝藏血，二穴相配，调和气血，平肝息风；在位置上，合谷在上肢，太冲在下肢，二穴上下相配，沟通气血阴阳。二穴配伍使用，即"开四关"，临床常用于治疗精神情志病证。

【适应证】适用于肝阴不足，肝阳偏亢所致的注意力缺陷多动症，患儿常有性情执拗，急躁易怒，冲动任性，难以自抑等表现。

【操作方法】局部常规消毒，取 1 寸毫针直刺，进针 0.3～0.5 寸，施以泻法，视患儿配合程度决定是否留针。

【临床应用】患儿男，10 岁，2013 年 11 月 6 日初诊。患儿于 2 个月前因竞选班长失利后纳食不香，继而出现上课注意力不集中，无法认真听课，无法按时完成作业，情绪不稳定，夜寐不安。刻下：患儿多动不宁，时有短气，面色不华，舌淡紫、苔薄白，脉弦，二便可。家长诉平素对患儿要求过高，患儿学习任务繁重，压力较大。辨证属肝脾不调。治法：针刺四关穴（即双侧合谷、太冲），每 5 分钟补泻 1 次，留针 30 分钟，1 周 4 次，共治疗 3 周。配合口服中药汤剂四逆散加减。同时嘱家长给孩子适当减负，多与孩子沟通。治疗 1 个疗程后患儿食纳增加，夜寐好转，但上课注意力仍不能集中。针刺同前，方药随证加减，继续治疗 1 个疗程后痊愈。（杨克飞，胡淑萍 . 胡淑萍针刺四关穴合四逆散治疗儿童多动症验案 2 则）

5. 大椎－神阙

【穴解】《素问·阴阳应象大论》认为"阴静阳躁"，小儿多动乃动静变化失于制衡所致。大椎为督脉穴，系督脉与手足三阳之经之会，即所言"诸阳之会"者也。其可宣通诸阳，为调整全身功能之要穴，有清热、镇静安神之效。神阙为任脉腧穴，既可益精填髓，固本培元，又可调理脾胃，从而给养神明。二穴合用，交通任督，条畅气机，平衡阴阳则诸证自除。

【适应证】适用于多动症属阴虚阳亢者。

【操作方法】局部常规消毒，大椎取 1 寸毫针直刺，进针 0.3～0.5 寸，行泻法，根据患儿情况决定是否留针。热象明显者可采取刺络拔罐法。神阙采用艾灸或中药贴敷。

【临床应用】许学兵等，用大椎、神阙针灸治疗儿童多动症 34 例。选用规格为 0.25 毫米 ×25 毫米一次性无菌针灸针，直刺 5～10 毫米，留针 15～30 分钟。留针期间每穴弹刮运针 2 次，每次 2～3 分钟。每周治疗 2～3 次，30 天为 1 个疗程。并与口服西药氟哌啶醇对比。结果：针刺组 34 例中显效 24 例，有效 9 例，无效 1 例，总有效率达 97.1%。西药组 34 例中显效 11 例，有效 17 例，无效 6 例，总有效率 82.4%。（许学兵，刘红姣，彭剑虹 . 针刺与西药治疗小儿多动症对比观察）

6. 心俞－照海

【穴解】心俞为心之脏腑精气输注于背部之处，属足太阳膀胱经，是心之背俞穴，有宁心安神之效，主治心与神志方面的病证；照海为足少阴肾经腧穴，是八脉交会穴之一。穴又为足少阴经与阴跷脉交会穴，乃阴跷脉之经气所发之处，善治神志病证。足少阴肾经络心，与心之背俞穴合用可使补益心肾，安神之效显著。

【适应证】适用于多动症属心肾不足者。

【操作方法】局部常规消毒，照海取 1 寸毫针直刺，进针 0.3～0.5 寸，留针15～20 分钟。心俞取 1 寸毫针，朝脊柱方向斜刺 0.3～0.5 寸，不留针。

【临床应用】患儿男，10 岁，2009 年 7 月初诊。主诉多动、注意力不集中 3年余，加重半年。其母亲代诉患儿于 3 年前出现多动，自己不能控制。当时家长未予重视，未治疗。半年前患儿病情加重，出现眨眼、躁动易怒，情绪不稳，容易激动，在学校常与同学争吵，注意力不集中，不能听课，成绩下降明显。患儿平素五心潮热，睡眠质量差，反复口腔溃疡。舌红少苔，脉细数。取穴：心俞、照海、百会、通里、大椎、腰奇、太溪。（北京中医药大学东直门医院针灸科）

7. 内关－丰隆

【穴解】素体脾虚或嗜食肥甘之人，体内多痰湿，痰湿蕴而化热，上扰清窍则发为神志病证。内关为手厥阴心包经之络穴，别走手少阳三焦经，又为八脉交会穴之一，通于阴维脉，《针灸大成》谓之"主手中风热，失志"，有宁心安神、健脾理气之功；丰隆为足阳明胃经之络穴，别走足太阴脾经，善调脾胃之气，脾为生痰之源，此穴既可调太阴以运化水湿，又可泻阳明以清火热，多用痰火上扰之病证，《针灸大成》谓其主"登高而歌，弃衣而走，见鬼好笑……实则癫狂。"二穴合用，共奏健脾胃，清痰热，安神志之效。

【适应证】适用于多动症属痰火上扰者。

【操作方法】局部常规消毒，内关取 1 寸毫针，进针 0.3～0.5 寸，丰隆取 1.5寸毫针，进针 0.5～1 寸，二穴均直刺，留针 15 分钟。

【临床应用】李美琪曾治一患儿，男，7 岁，1991 年 1 月初诊。主诉为肢体不自主抽动 3 年余。患儿近 4 年来反复发作抽动，表现为伸颈、喉间叽叽声，发作时神志清楚，无抽搐，每次持续数秒，无明显规律。平素睡眠佳，成绩优。患儿形体肥胖，食纳及二便正常。舌尖红，苔稍腻，脉细。曾服盐酸苯海索片等无效。取内关、丰隆、百会、印堂、风池、太冲穴，针 3 次后喉间叽叽声消失；10次后伸颈控制，仍有眨眼动作；针 20 次上述症状全部消失，3 个月后随访未再发作。（李美琪，胡葵．针刺治疗小儿多动症 12 例）

六、小儿脑瘫

小儿脑性瘫痪（cerebral palsy，CP）简称脑瘫，属中医学"五迟""五软""五硬"的范畴。是指自受孕开始至婴儿期非进行性脑损伤和发育缺陷所导致的综合征。主要表现为运动障碍及姿势异常，可伴肢体瘫痪、不随意运动和智力低下。其发病与产前、围生期或产后的高危因素及遗传因素有关，为儿科难治性疾病之一。随着围生期及新生儿医学的进步，新生儿病死率显著下降，但脑瘫患儿的发病反而有升高的趋势。目前，该病在我国发病率为1.8%～4%。

1. 百会－四神聪

【穴解】本病的病机为正虚邪实，正虚为气血虚弱，精髓不充；邪实为痰瘀阻滞心经脑络，致使心窍昏塞，心脑神明失主。"脑为元神之府"，十二经脉气血活动与脑密切相关。手足六阳经皆上循头面，六阴经中有的上行头面，有的通过经别合入与其相表里的阳经而到达头面部。脑瘫患儿病变部位主要在脑，故治以醒脑开窍，疏通经络为总则。《难经·二十八难》："督脉者，起于下极之输……上至风府，入属于脑。"百会为督脉之穴，入于脑，为诸阳之会，刺之可激发人体阳气；四神聪为经外奇穴，具有醒神清脑，安神定志之效，现多用于大脑发育不全。二穴合用，可奏通调督脉，充实髓海，健脑益智之效。且二穴均位于头部，取其"腧穴所在，主治所在"之近治作用。

【适应证】适用于小儿脑瘫伴智力障碍或精神障碍者。

【操作方法】局部常规消毒，选用 1 寸毫针沿头皮呈 15° 刺入 0.5 寸，留针60 分钟，不捻针。每周 5 次治疗，每日 1 次，20 次为 1 个疗程，疗程间歇 1 周，共治疗 6 个疗程。

【临床应用】司同等，采用针刺治疗小儿脑性瘫痪，针刺组使用针刺配合Bobath 法康复训练，对照组仅采用 Bobath 法康复训练。针刺主穴：百会、四神聪、哑门、风池、翳风；根据具体证型配穴。选用 0.30 毫米 ×25 毫米针灸针，百会透四神聪，进针后留针 20 分钟，其余穴位均刺激后不留针。针刺治疗每周 5次，连续 3 个月，同时配合 Bobath 法康复训练。结果：针刺组 77 例中显效 26 例，有效 46 例；无效 5 例，总有效率达 93.5%。对照组：78 例中显效 20 例，有效 45例；无效 13 例，总有效率 83.3%。(司同，张素洁.针刺治疗痉挛型小儿脑瘫的临床研究)

2. 百会－风池

【穴解】百会位于巅顶属督脉，为"三阳五会"。督脉为"阳脉之海"，可调节一身之阴阳；入络脑，脑为元神之腑，有安神醒脑之效；风为阳邪，又为百病之长，易袭阳位，故风池有祛风通络解痉之效。二穴合用，共奏祛风散邪，解痉安神，调整阴阳之效。

【适应证】适用于小儿脑瘫有智力障碍、肢体抽搐者。

【操作方法】局部常规消毒，以 1 寸毫针，百会向后方斜刺，进针0.2～0.3 寸，风府向鼻尖方向进针 0.2～0.3 寸，得气为度，平补平泻。留针 30 分钟。

【临床应用】郑魁山教授曾诊治一脑瘫患儿杨某，女，5 岁，1990 年初诊。其母代诉，患儿出生后发育慢，2 岁后出现上肢活动不利，走路不稳，言语不清，智力较同龄孩子低下，在某医院行头颅核磁检查提示"右侧脑室旁白质病变"。经多家医院行中西医结合治疗收效不佳，遂寻求针灸治疗。刻下：语言模糊，咬字不清，流涎不止，双上肢上举欠佳，左侧为甚，双下肢时有抽搐，肌肉痉挛，痛苦貌。西医诊断为脑瘫，中医辨证为先天禀赋不足，肝肾亏虚，后天失养，气血虚弱。针灸取穴：风池、百会、哑门、四神聪、肾俞、曲池、外关、合谷、阳陵泉、足三里、三阴交等穴，施温通针法，留针 30 分钟，10 天为 1 个疗程。治疗 30 次后患儿能抬举至头，下肢活动较前有力。继续治疗 50 次，患儿上下肢活动自如，走路较平稳，说话清楚。继续治疗 10 疗程后痊愈。（郝晋东 . 小儿脑瘫）

3. 列缺 - 通里

【穴解】心主血脉，藏神，为君主之官；肾主骨生髓，藏先天之本；脾主运化，为后天生化之源，人体的生长发育有赖心脾肾的正常功能。心气不足，肾精不充，髓海不足；或脾气不足；或因产伤、外伤等因素损伤脑髓，瘀阻脑络；或热病后痰火上扰，痰浊蒙蔽清窍，均可导致"五迟""五软"。列缺为手太阴肺经腧穴，可宣通气机；又为肺经络穴，八脉交会穴之一，通于任脉，任脉为"阴脉之海"，总任一身之阴经气血，主生长及生殖。通里为手少阴心经腧穴，心主血脉、藏神，具有益阴养心安神之效；又为心经络穴，别走入手太阳小肠经，还走入足阳明之大络虚里，阳明经多气多血，故有"治痿独取阳明"之说。二穴为伍，宣调气机，疏通经络，醒脑益智。该配伍首见于《马丹阳天星十二穴并治杂歌》，后世多用于治疗神志病、小儿发育不全、"五迟"。

【适应证】适用于小儿脑瘫有智力障碍及证属心肺不足者。

【操作方法】局部常规消毒，以 1 寸毫针，列缺向肘方向斜刺 0.2～0.3 寸，通里直刺 0.2～0.5 寸，得气为度，平补平泻。留针 30 分钟。

【临床应用】郑某，男，2 岁。第二胎第一产，孕 7 个半月早产，出生体重 2.3 千克，2009 年 9 月初诊。不能坐稳，不会站立和行走。体检：体重 10 千克，面色㿠白，舌淡红苔白，指纹淡红，反应较迟钝，智力低下，失语，四肢痿软，抬举无力，诊断为小儿脑瘫（肌张力低下型），证属心脾两虚。取穴：列缺、通里、风府、哑门、四神聪、足三里、三阴交、心俞、脾俞，平补平泻，风府哑门快速针刺后不留针，余穴得气后均留针 30 分钟。每日治疗 1 次，每周 3 次。治疗 1 个月后患儿可发音，但仍不能说出完整的字，可坐稳约 2 分钟，仍不能站立和行走，双上肢偶可自行抬起。原方加用大腿部沿足阳明经排刺，每次取 2～3 穴，交替针刺。嘱家属配合康复训练。3 个月后患儿每次可坐稳 30 分钟，可在家长搀扶下行走。(北京中医药大学东直门医院针灸科)

4. 廉泉 – 哑门

【穴解】廉泉为任脉腧穴，位于舌骨之下，可调节舌之功能，善治暴喑失语，舌缓流涎，取腧穴之近治作用；哑门为督脉腧穴，督脉入络脑，其腧穴善治神志病证，穴前方与舌对应，又可治舌缓不语。二穴相配，一前一后，一阴一阳，使络脉畅通，舌体得养而言语自清。

【适应证】适用于小儿脑瘫伴言语障碍、流涎者。

【操作方法】局部常规消毒，取 1 寸毫针，廉泉向舌根方向斜刺 0.3～0.5 寸，迅速进行多向刺后不留针；哑门向下颌方向刺 0.3～0.5 寸，不做补泻手法，不留针。

【临床应用】唐某，女，3 岁，2015 年初诊。患儿为第一胎，足月生产，因难产剖腹，有胎儿缺氧、窒息史，出生体重 3.1 千克。出生后母乳喂养，第 4 个月间断出现发热，6 个月第一次出现四肢抽搐。脑电图：严重节律障碍，颞后和顶区伴有癫痫病灶。头颅 CT：脑室周围、额叶脑组织萎缩。长期服用西药控制，病情时好时坏。遂至我科寻求针灸治疗。刻下：神情呆滞，形体消瘦，右侧手足瘫痪，颈腰部瘫软无力，语言障碍，口角流涎，吞咽困难，痛觉反应迟钝。舌淡苔白，脉沉细弱。针灸取穴：百会、身柱、命门、廉泉、哑门、颈夹脊、合谷、足三里。并建议其寻求专业的康复训练指导。治疗 12 次后患儿语言障碍较前稍好转，颈腰部力量较前增强。治疗 30 次后患儿神情呆滞明显好转，偶有微笑表情，可说出单个完整词语，痛觉较前增强。治疗 50 余次后患儿可在大人的牵扶下行走，可简单表述自己的意愿。遂转至当地继续治疗，半年后随访，患儿病情仍在继续好转。(北京中医药大学东直门医院针灸科)

5. 悬钟 – 足三里

【穴解】悬钟又名绝骨，为八会穴之髓会，有填精益髓，强筋壮骨之效，善治因髓海不足所致的各类病证；足三里为足阳明胃经腧穴，阳明经为"多气多血"之经，脾胃又为后天之本，气血生化之源，故该穴具有健脾养胃，充养后天之功。二穴相配，悬钟充先天髓海之不足，足三里养后天气血之虚衰，使脑髓、肢体、筋脉得养，神机得用，则诸证自除。

【适应证】适用于小儿脑瘫之先天不足，脾胃虚弱者。

【操作方法】局部常规消毒，以 1 寸毫针，列缺向肘方向斜刺 0.2～0.3 寸，通里直刺 0.2～0.5 寸，得气为度，平补平泻。留针 30 分钟。

【临床应用】孙某，男，2 岁，2016 年初诊。家长代诉患儿智力低下，易跌倒。患儿为足月剖腹所生，出生后因母乳不足，以人工喂养为主。患儿生长发育较同龄儿缓慢，行走易摔倒，只能发单音，流涎。食纳差，大便稀薄，夜寐不安。刻下：神呆，面色萎黄，双目少神，颧骨突出，眼眶稍凹陷，前囟门未闭。舌淡，苔少，指纹关部不明显。至当地医院诊断为小儿脑瘫，中医辨证为先天不足，脾胃虚弱。取穴：印堂、百会、悬钟、足三里、三阴交、内关、太溪、太冲、地仓。以健脾胃为主的中药膏贴敷脐部。经治疗 9 次后患儿食欲较前增强，大便基本成形。继续上述方案治疗 15 次，患儿面色稍红润，可行走约 10 米不摔倒。治疗 2 个月后患儿神情呆滞好转，可说出常用的叠词，双上肢活动尚可，下肢力量仍弱，建议其行康复训练。1 年后随访，患儿病情已缓解大半。（北京中医药大学东直门医院针灸科）

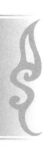

第7章　皮肤科疾病的对穴治疗

一、带状疱疹

带状疱疹是水痘-带状疱疹病毒引起的，主要临床特征是沿身体一侧神经出现水疱状皮疹和皮区的疼痛，然而有些患者可并发长时间的后遗神经痛；部分患者还可出现视觉、听觉或其他严重神经系统并发症，导致失明、耳聋、面瘫和脏器功能异常，甚至死亡。因其多缠腰而发，中医学又称"缠腰火丹""蛇串疮""缠腰蛇丹"等。目前国内关于其发病率的流行病学研究证明本病多发于中老年人，免疫力低下者尤多，且女性发病率高于男性，以胸脊腰部为好发部位。

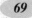

1. 足临泣-外关

【穴解】带状疱疹常因感受毒邪，湿、热、风、火郁于心、肝、肺、脾，经络阻隔，气血凝滞而成，故临床治疗以解毒、清火、祛风、利湿、化瘀为主。从腧穴特异性看，足临泣为足少阳胆经之穴，具有平肝息风、调和气血、宣通经络、散瘀止痛之功，且为胆经之输穴，"输主体重节痛"，故治疗痛症效佳；外关属于手少阳三焦经穴，能祛内外之风，疏通三焦之壅滞，调和气血止痛。此外从经络辨证看，带状疱疹发生部位在带脉、少阳经经脉分布部位：足少阳胆经经脉过季肋，循带脉、五枢、维道等穴与带脉相通，手少阳三焦经上肩部，循天髎等穴与阳维脉相通，阳维脉和带脉通过胆经和三焦经会合于目外眦、耳后、面颊和颈肩部。带状疱疹好发于三叉神经、颈神经和肋间神经，与经脉走行关系密切。二穴为八脉交会穴中常用对穴，两穴配伍，同气相求，相互促进，可达到通调少阳经气、解表祛邪，又可清泻肝胆湿热、疏调面部、耳后、颈肩部三阳经络的功效。

【适应证】带状疱疹或肋间神经痛等属于肝胆郁热型者。

【操作方法】患者取仰卧位，常规消毒后取 1.5 寸针灸针在足临泣、外关处垂直刺入 1.0 寸左右，均施以捻转泻法，捻转幅度 ±180°，频率为 60 次 / 分，每穴操作 1 分钟，留针 30～40 分钟。

【临床应用】刘力铭、韩红艳，针刺八脉交会穴配伍夹脊穴治疗带状疱疹后遗神经痛 60 例，其中男 31 例，女 29 例；年龄 35—72 岁，平均（51.5±3.2）岁；病程 6～30 个月，平均（12.2±2.4）岁；病变部位：胸胁、肩背、上肢部 23 例，腰腹、背部 37 例，头部 3 例。取穴：取躯体双侧足临泣、外关及神经痛相应水平线上华佗夹脊穴。病变神经节段相对应的华佗夹脊穴，头面部取 T_1～T_6，胸胁、颈肩、上肢部取 T_7～T_{12}，腰腹部取 T_{12}～L_5，下肢取 L_1～L_5，均取病变区域双侧 4～5 个。患者先取仰卧位，常规消毒后取 1.5 寸针灸针在足临泣、外关处垂直刺入 1.0 寸左右，均施以捻转泻法，捻转幅度 ±180°，频率为 60 次 / 分，每穴操作 1 分钟。再根据患者后遗神经痛发生的部位取相应水平线上的 4～5 节段华佗夹脊穴，以 1.5 寸针灸针垂直刺入 1.0 寸左右，施以平补平泻手法。每次针刺操作持续留针 40 分钟，间隔 20 分钟行针 1 次。10 次 1 个疗程，2 个疗程后进行疗效评价。60 例患者经治疗，临床治愈 26 例，占 43.33%；显效 25 例，占 41.67%；好转 4 例，占 6.67%；无效 5 例，占 8.33%。总有效率为 91.67%。(刘力铭，韩红艳 . 针刺八脉交会穴配伍夹脊穴治疗带状疱疹后遗神经痛 60 例)

2. 支沟 - 阳陵泉

【穴解】支沟，为手少阳三焦经之输穴，三焦经经气输注此穴犹如水注入沟中，故名支沟。本穴可以通调脏腑、行气止痛、通利三焦、降逆泻火，善于治疗热病汗出不解、胁肋疼痛、霍乱吐泻、大便秘结等属于三焦不利所致疾病，尤其是偏于热证、实证者。阳陵泉属于足少阳胆经，又是本经合穴，为筋之府，善于治疗筋病，此外其可清泻湿热、疏利肝胆，可用于治疗肝胆湿热证。二穴合用，同气相求，相互促进，可增强清热利湿，行气止痛之功，可用于治疗一切属于肝郁湿热内蕴证疾病。

【适应证】带状疱疹、肋间神经痛等偏于肝胆湿热型者，一切少阳病、肝胆疾病、痹证。

【操作方法】支沟，向间使方向直刺 0.5～1.2 寸；阳陵泉直刺 0.8～1.2 寸，或向阴陵泉方向透刺。针行泻法，留针 30 分钟。

【临床应用】张某，女，23 岁，2014 年 7 月主因"左侧腹股沟及左侧腰疼痛 3 天"就诊于河南省中医院治未病科，患者自诉 3 天前无明显诱因出现左侧腹股沟处疼痛，针刺样，见少量成簇疱疹出现，后见左腰后部疼痛难忍，同为针刺样串痛，未见皮疹出现，衣服与皮肤接触摩擦时症状明显，夜间加重，痛不能寐。现可见左侧腹股沟及后腰部出现 2～4 厘米长的成簇样疱疹，未抓破，周围皮色潮红，触之较痛。患者平时脾气急，易怒，口干苦，嗜食酸辣，带下色黄，大便黏腻，小便黄，舌质红，苔黄腻，脉弦滑数。诊断为带状疱疹，肝胆湿热证。治疗给予双侧支沟、阳陵泉直刺，配合太冲、三阴交、血海，每天 1 次，连续治疗 7 天后，患者患处结痂，疼痛明显好转。后为巩固治疗每周针刺 2 次，配合局部拔罐放血，放血量为 2 毫升左右，治疗 3 周后痊愈。随访 1 年，未见复发及遗留神经痛。(2014 年 7 月河南省中医院治未病科病例)

3. 合谷 - 太冲

【穴解】合谷为手阳明大肠经腧穴，五输穴之原穴，乃五脏精气输注之位，具有行气止痛，活血化瘀的作用，善于治疗疼痛类疾病。太冲为足厥阴肝经之原穴，五输穴之输穴，具有疏肝行气，活血止痛的作用，临床多用于治疗肝郁气滞、血瘀导致的疾病。二穴合用，即"开四关"，善于理气止痛，活血化瘀，临床多用于治疗气滞血瘀类疾病，效果较佳。

【适应证】证属气滞血瘀类皮肤疾病，或其他辨为此证者。

【操作方法】直刺，针行泻法。

【临床应用】冯某，女，73 岁。2017 年 10 月主因"肋间刺痛 1 个月余"就诊于东直门医院针灸科。患者自诉 1 个月前起肋间疱疹后开始刺痛难忍，现疱疹消失，肋间遗留暗红色色素沉着，面积约 8 厘米 ×3 厘米，夜间疼痛加重，寝食难安，脾气暴躁，头胀痛，大便偏干，2～3 日一行，小便黄，舌质暗红，苔黄腻，脉弦滑。诊断：带状疱疹后遗症，证属气滞血瘀痰湿。治疗给予合谷、太冲直刺，针行泻法，配合阴陵泉、三阴交直刺，局部围刺。治疗 1 次后，自觉疼痛明显减轻，坚持治疗 4 周，每周治疗 3 次，随访 1 个月，未见复发。（北京中医药大学东直门医院针灸科门诊）

4. 大陵 - 三阴交

【穴解】大陵，因其根部隆伏较大，状如丘陵，故名大陵，为手厥阴心包经之腧穴、原穴，五输穴之输木穴，能够调理气血，宁心安神，用于安神，临床用于治疗失眠等神志疾病，胃脘痛、头痛等疼痛类疾病，汗出异常、乳痈等；三阴交，为足太阴脾经腧穴，肝脾肾三经交会穴，能够调理气血、补益肝脾肾，为理气、活血、化湿、补益常用腧穴。二穴合用可以安神定志，理气活血止痛，适用于因气血不合导致的各类虚实证。

【适应证】因气血不和情绪异常者效佳，如带状疱疹后遗症导致的失眠，情志异常。

【操作方法】针刺实证行泻法，虚证行补法。

【临床应用】邱某，女，75 岁。2017 年 11 月主因"肋间起疱疹伴刺痛 3 天余"就诊于东直门医院针灸科。患者自诉自 3 天前肋间起疱疹伴有刺痛难忍，现沿右肋间疱疹成簇状分布，长约 7 厘米，未见结痂及破裂出血，搔抓痕迹明显。患者自觉入夜痛甚，刺痛，或串痛，纳差，眠差，焦躁烦闷，大便正常，2～3 日一行，小便黄，舌质瘀暗，苔黄腻，脉弦滑。诊断：带状疱疹，证属气滞血瘀。治疗给予大陵、三阴交为主，配伍太冲、内庭，针行泻法，局部围刺。坚持治疗 4 周，每周治疗 3 次，随访 1 个月，未见复发。（北京东直门医院针灸科门诊）

5. 行间 - 内庭

【穴解】行间为足厥阴肝经腧穴，五输穴之荥穴，能够疏肝泻火，清热凉血，镇肝息风，理气止痛，活血通络，临床多用于治疗气血不合为患的疾病，如头痛、目赤肿痛、失眠、痛经、胸满、胁痛等；内庭为足阳明胃经腧穴，五输穴之荥水穴，善于清热利湿，合胃化滞，降逆止呕，理气止痛，用于治疗口渴、面肿、呕吐等胃经实热证。二穴合用，可以清热利湿，理气活血，通络止痛，治疗湿热、血热、气滞为患的疾病。

【适应证】一切因于湿热、血热、气滞为患的疾病，如湿疹、带状疱疹、瘾疹等皮肤疾病。

【操作方法】行间、内庭行泻法。

【临床应用】刘某，男，55岁。2017年12月主因"左后腰部起疱疹伴刺痛5天余"就诊于东直门医院针灸科。患者自诉5天前后腰部起疱疹伴有刺痛难忍，现沿左后腰部疱疹成簇状分布，长约12厘米，未见结痂及破裂出血。患者自觉昼夜痛甚，刺痛、串痛，遇热加重，纳差，不欲饮食，心烦，大便不成形，1日2～3次，小便黄，舌质瘀暗，苔黄腻，脉弦滑。诊断：带状疱疹，证属湿热气滞血瘀。治疗给予行间、内庭为主，配伍太冲、合谷，针行泻法，局部围刺。坚持治疗3次后，效佳，疱疹消失，疼痛减轻，仍有疼痛，后坚持治疗3周，每周治疗2次，随访1个月，未见复发。（北京中医药大学东直门医院针灸科门诊）

6. 气海-天枢

【穴解】气海，又名脖胦、下肓、丹田、下气海，为任脉腧穴，乃本经脉气所发，又为大气所归，犹如百川汇集如海，故名气海，具有调补下焦气机，补肾气、益元气，温下焦、祛寒湿之功，临床多用于治疗气虚证。天枢为足阳明胃经腧穴，有补脾益气，降逆止呕，通腑化滞之功，多用于治疗气虚疾病，或大肠实热证。二穴合用，善于补气，效果极佳，治疗一切气虚为患的疾病。

【适应证】一切因气血亏虚为患的疾病。

【操作方法】针行补法，长时间留针，或加以艾灸温灸效佳。

【临床应用】邢某，女，71岁。主因"肋间起疱疹1周余"就诊于针灸科门诊。患者平素体弱，乏力、少动，少气懒言。刻下症见：左胸前四五肋间见大片疱疹，少量结痂，流滋黄水，肤色暗，纳差，食少，眠少，入睡难，易醒，大便3～4日一行，偏干，小便可，舌质淡，边有齿痕，苔白腻，脉沉滑。诊断为带状疱疹，证属气虚血瘀证。治疗给予气海、天枢为主，配以三阴交、大横、肾俞、中脘，针行补法，合谷、太冲行泻法，每周3次，治疗4周后，疼痛好转，疱疹结痂脱落，遗留色素沉着，坚持治疗8周后，疼痛消失，随访1个月，未见复发。（北京中医药大学东直门医院针灸科）

二、瘾疹

瘾疹又称"风疹块""游风"等，是指皮肤出现的红色或白色风团，时隐时现的过敏性、瘙痒性皮肤病。中医学认为多因先天禀赋不足、表虚不固，风邪乘虚侵袭，或恣食肥甘辛辣又复感风邪，积热内生郁于皮肤而发或血虚生风生燥阻于肌肤而致。如《诸病源候论·风瘙身体瘾疹候》中所言："邪气客于皮肤，复逢风寒相折，则起风瘙瘾疹。"其发病病机为风邪外侵或贼风内生而致病，特点是：皮肤上出现瘙痒性风团，发无定处，骤起骤退，退后不留痕迹。相当于西医的急慢性荨麻疹，是由于皮肤黏膜的小血管扩张及渗透性增加出现的一种局限性水肿反应。临床发病虽然一般以皮疹、瘙痒为主症，但严重者可见恶心、呕吐、腹痛等消化道症状，或喉头水肿、呼吸困难等呼吸道症状，更甚者可见晕厥，故需积极治疗。

《诸病源候论·风病诸候下·风痰瘾疹生疮候》云："人皮肤虚，为风邪所折，则起瘾疹，热多则色赤，风多则色白。甚者痒痛，搔之则成疮。""风为百病之长"，风邪既可直接导致营卫不和，又可影响脏腑功能而导致营卫的生成和运行障碍。故"治风先治血，血行风自灭"，临床治疗瘾疹注重祛风，在祛风的同时临床上多配以养血的方法。所以针灸治疗该病的各研究中多选手阳明经曲池、足少阳经风池以祛风，用足太阴脾之血海、血会膈俞以养血，足太阳膀胱经肺俞、足阳明经合穴足三里以扶正祛邪，诸穴合用，共奏祛风养血止痒之效。针灸治疗本病安全有效，无副作用，不易复发，是易被接受的治疗方法。

1. 风池－三阴交

【穴解】风池，位居脑后，在枕骨下方，胸锁乳突肌与斜方肌之间的凹陷处，为胆经、三焦经、阳维、阳跷之交会穴。风池为风邪入脑之通路，池喻水之汇储，本穴为风之所汇，故名风池。故本穴可疏风解表，治疗一切内外风为患所致的疾病。"治风先治血，血行风自灭"。三阴交为足太阴脾经经穴，为肝、脾、肾三经交会穴，通理三经。因肝主疏泄，可以调节气血运行，营养周身；脾主运化，则气血生不乏源，且脾统血，血在脉道正常运行而不溢出脉外；肾藏精，精血互化，气血充足。故针刺三阴交可以调理足之三阴经，凡三经有病而关于血分者统可用之。因此，风池、三阴交合用可以理血祛风治疗风邪为患的瘾疹。

【适应证】瘾疹、湿疮、银屑病等皮肤瘙痒性疾病属于血虚风燥者。

【操作方法】采用 0.25 毫米 ×40 毫米毫针，针行浅刺、泻法，留针 30 分钟，隔 10 分钟捻针一次。

【临床应用】吴某，女，10 岁，学生，1994 年 5 月 20 日初诊。患儿近几年来皮肤风团反复发作，以春季发病居多。既往服中药后风团即消，今春发病后虽然服药即消，但是停药即发。患儿因瘙痒抓搔夜寐不宁，白天神疲乏力，学习成绩下降。查：四肢、胸腹、背部均有散在性丘疹，疹块隆起如蚕豆大小不等，舌边红，苔薄黄，脉弦细数。诊断：荨麻疹。取穴：风池配三阴交。采用 0.40 毫米 × 40 毫米毫针，针行浅刺、泻法，留针 30 分钟，隔 10 分钟捻针一次。治疗 6 次，风团消退，疹痒消失。巩固治疗 5 次，隔日 1 次，平补平泻。随访一年未复发。(袁宜勤."风池"对穴的临床应用)

2. 曲池 - 血海

【穴解】曲池又名鬼臣、阳泽，为手阳明大肠经的合穴，五行属土，为本经脉气所入，善走血分，偏于泻热，具有祛风解表、调和气血、清热利湿之功；大肠经与肺经相表里，肺主皮毛，故可以治疗一切阳热、湿热为患的皮肤病。血海，又名血郄、百虫窠，为足太阴脾经腧穴，善治血分诸证，尤其血分热证，可以清热凉血，行气活血，祛风止痒，治疗风疹等瘙痒性疾病。因此，曲池、血海合用可以表里双清、调和气血、祛风止痒。

【适应证】操作方法（1）适用于瘾疹、湿疮、银屑病等瘙痒性皮肤病偏于风热、血热、虚热等属于热证者。操作方法（2）适用于瘾疹、银屑病、白疕等属于风邪偏胜者。

【操作方法】

（1）曲池穴、血海常规消毒后，用 1.5 寸毫针直刺本穴，得气后用捻转提插泻法，行针 1～2 分钟，留针 25 分钟，其间反复行针 2～3 次。

（2）针刺配合拔罐：以曲池、血海等穴为主，风疹块在腰部以上加用风池、合谷；疹块在腰部以下足三里、三阴交；疹块散在全身配风市、大椎、大肠俞。针刺得气后，用强刺激 2 分钟后，留针 30 分钟。中间每隔 10 分钟强刺激 1 次，每天针 1 次，配合神阙穴拔罐 1 次。

【临床应用】宋宁宇采用针刺曲池配血海等穴治疗荨麻疹全身泛发者，入组 30 例，男 14 例，女 16 例；年龄最小 8 岁，最大 46 岁；病程最短 1 周，最长 6 个月。临床上全身泛发者，以曲池为主穴，配合风池、合谷、血海诸穴；胃肠积热者加泻中脘、足三里；重证伴发热烦躁者加大椎、委中穴点刺放血；伴腹痛者配天枢穴。结果本组 30 例全部治愈。其中 1 次治愈 6 例，5 次治愈 10 例，10 次以上治愈 14 例。随访 6 个月无复发。(宋宁宇.针刺曲池穴治疗荨麻疹 30 例)

3. 肺俞 - 大椎

【穴解】肺俞为足太阳膀胱经腧穴，又是脏腑之气输注于背部的特定穴本穴，因肺主皮毛、肺为华盖，有调肺气、肥腠理、补劳损、和营血之功，故此穴治疗因肺气虚所致的皮肤疾病及因风邪为患的疾病。大椎为督脉与手之三阳经的交会穴，督脉为阳脉之海，位居于督脉之高位，为阳中之阳，具有宣阳和阴、解表退热、祛风散寒、祛邪截疟等作用，能调节一身之阳气，故临床多用此穴泻热，治疗热性疾病。肺俞、大椎二穴合用，可达到疏风祛邪、泻热止痒之功。

【适应证】适用于一切偏于实热证疾病，如瘙痒、感冒、发热、头晕等。

【操作方法】放血疗法：患者取俯卧位或坐位，充分暴露背部，先选取大椎、肺俞穴进行拔罐放血，一般留罐 5～10 分钟，待罐内吸出 2～5 毫升血，血液凝固后起罐，用干棉球擦拭干净。每 3～5 天拔罐放血 1 次。10 次为 1 个疗程。休息 3 天，再行第 2 疗程，第 2 疗程结束后观察疗效。

【临床应用】沈中秋等刺络放血为主治疗荨麻疹 296 例，其中男 116 例，女 180 例；年龄最小 11 岁，最大 75 岁；病程最短 6 个月，最长 5 年。其中 15 例有家族史。治疗方法：患者取俯卧位或坐位，充分暴露背部，选取大椎、肺俞穴为主。局部常规消毒，用三棱针在所选穴大椎、肺俞上点刺 3 下，后用真空罐抽血 3～5 毫升，间隔 3～5 天点刺 1 次。同时针曲池、血海、三阴交。体质虚弱者轻刺激，体质强壮者可重刺激。每次留针 20 分钟，间隔 5 分钟进行捻转提插，强刺激 1 分钟左右。每日针刺 1 次，10 次为 1 个疗程。疗程间隔休息 3 天，再行第 2 疗程。治疗 2 个疗程后统计疗效。治愈占 85.1%；显效占 12.2%；好转占 2.7%；无效为治疗 2 个疗程后症状无改善，计 0 例。有效率达 100.0%。（沈中秋，宋梦玉，张淑杰等 . 刺络放血为主治疗荨麻疹 296 例）

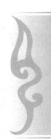

4. 神阙 - 膈俞

【穴解】神阙穴为任脉之穴，任脉为"阴脉之海"，统摄手、足三阴的脉气；与督脉相表里；任、督、冲三脉皆起于少腹；另有足阳明经夹脐，足太阴之筋结于脐，手太阴之筋下系于脐，足少阴经、冲脉夹脐上行，足厥阴肝经上行入脐中；故神阙穴连十二经脉、五脏六腑、四肢百骸，能通达百脉，通过神阙可通达诸脉、调脏腑、培元固本。临床应用神阙穴，多用灸法，取其善于补益的功效，用于治疗气血亏虚证效佳。膈俞为足太阳膀胱经腧穴，又为血会。滑伯仁云："膈俞是太阳脉气所发也，太阳多血，又血乃水之象。"陈修园曰："诸经之血，皆从膈膜上下，又心主血，肝藏血，心位于膈上。肝位于膈下，交通于膈膜，故血会于膈俞也。"《类经图翼》亦说："谷气由膈达于上焦，化精微为血之处，故曰血会。"因此，膈俞调血，依赖于与血液有密切关系的心肝两脏协同完成。其善于养血活血，皮肤病多因气血失和导致，多是因"血虚生风或血热生风"，故善于治疗因血为患的皮肤病。

【适应证】适用于一切气虚血瘀或气血亏虚证疾病，如慢性荨麻疹、带状疱疹后遗症、中风后遗症等。

【操作方法】取侧卧位，神阙穴用灸法，艾炷灸或艾条灸 30 分钟；膈俞常规针刺 0.5 寸，平补平泻，留针 30 分钟。

【临床应用】李某，女，41 岁。主因"全身反复起疹 10 年余"就诊于我院针灸科门诊。自诉平时容易疲乏，稍动即困，爱吃生冷。刻下症见：全身散在白色突出皮肤的疹，大小不一，瘙痒难忍，未见红肿、流滋、脱屑，口黏腻，纳眠可，大便黏腻不爽，2～3 天一次，小便频，舌质淡，舌体胖大，有齿痕，苔白腻，脉沉弦细。诊断为慢性荨麻疹，辨证属于气虚血瘀型，给予神阙艾灸加针刺膈俞为主，配以针刺足三里、三阴交、丰隆，每周治疗 3 次，治疗 1 周后明显好转，疹消，口黏腻改善，舌苔变薄；坚持治疗 4 周后，疹未起，大小便明显改善，未见异常。随访半年，未见复发。（北京中医药大学东直门医院针灸科门诊）

5. 大肠俞 - 大椎

【穴解】大肠俞，为足太阳膀胱经腧穴，为大肠之气输注的地方，善于治疗大肠病症，具有调理肠胃泻热通便、理气化滞、强健腰膝之功。临床用于治疗脾胃系统疾病，如腹痛、腹胀、泄泻、便秘、腰肌疼痛等疾病。大椎为督脉与手之三阳经的交会穴，督脉为阳脉之海，位居于督脉之高位，为阳中之阳，具有清热活血、解表退热、祛风散寒、祛邪截疟等作用，能调节一身之阳气，故临床多用此穴泻热，治疗热性疾病；除此尚能治疗血瘀证，治疗因气血失和所致的皮肤病。

【操作方法】大肠俞针刺 0.5～1 寸，行补法；大椎针刺 0.5 寸，针行泻法。

【适应证】适用于慢性荨麻疹伴有腹泻症状者，多属于气血失和所致。

【临床应用】谢某，男，45 岁。主因"全身反复瘙痒 7 余年，加重伴腹泻半个月"就诊于东直门医院针灸科门诊。患者体型偏瘦，自诉平素脾气急躁，偏食辛辣。刻下症见：全身散在出现红色凸出皮肤丘疹，瘙痒，干燥不适，可见患处皮肤粗糙，色稍暗，表面有抓痕，少量鳞屑，纳眠可，大便稀，不成形，一日 1 次，小便可，舌质暗，苔白，脉弦细。诊断：湿疹，肝胆火盛，气虚血瘀型。治疗取穴：以大椎、大肠俞为主，加减用太冲、内关；留针 30 分钟。每周治疗 3 次，每两天 1 次，共治疗 8 周。患者治疗 2 周后瘙痒症状即明显改善；治疗 4 周后，瘙痒症状消失，局部皮损厚度变薄；治疗 8 周后患者未见不适，皮损处皮肤较前明显变软，未见抓痕及硬痂。局部巩固治疗 4 次，每两日 1 次，平补平泻。随访半年未复发。（北京中医药大学东直门医院针灸科门诊）

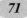

三、湿疹

湿疹，中医又称"浸淫疮"，《医宗金鉴》曰："浸淫疮，初生如疥，瘙痒无时，蔓延不止，抓津黄水，浸淫成片，由心火脾湿受风而成"，指出了本病的病因主要是风、湿、热邪，故历代中医医家认为湿疹发病病机主要是禀赋不耐、脾失健运、湿热内生又见复感风邪，内外两邪相搏，风湿热邪浸淫皮肤所致。其特点是：皮损对称分布、剧烈瘙痒、有渗出出现反复发作，病情反复迁延日久，则耗血伤阴，致脾虚血燥，可见明显的苔藓样变，根据病情可分为急性、亚急性、慢性。相当于西医的湿疹，严重影响患者的生活质量，我国一般人群发病率约为 7.5%，男女老幼皆可发病，无明显季节性，但冬季经常复发；其发病原因尚不明确，机体内因包括免疫机制异常（免疫失衡、免疫缺陷等）和系统性疾病（如内分泌疾病、营养障碍、慢性感染、肿瘤等）以及遗传性疾病或获得性皮肤屏障功能障碍，外因如外环境（温度、湿度、日光的变化等）、各种过敏原、微生物刺激等可加重或引起湿疹，或社会心理因素（如紧张、焦虑）也可诱发或加重本病。西医治疗本病的方法为抗组胺药物、抗生素、糖皮质激素、抗过敏药物以及免疫抑制药的应用，多产生药物依赖性及耐药性，针灸治疗该病一般从健脾、利湿、祛风、清热、止痒方面整体调节患者机体状态，临床效果较好。

1. 风市 - 血海

【穴解】风市为治疗诸风之要穴，犹如治疗诸风之市集也，故名风市。因而风市善祛风，能够清风热，搜风毒，散风寒，祛风湿，风市善走气分，以祛风止痒，尤其较多应用于治疗因风邪为患的瘙痒性疾病，血海又名百虫窝，善于治疗血证，祛风清热，调和气血，走血分以活血养血止痒，治疗瘙痒性疾病，故二者合用善于治疗血虚风燥型湿疹。

【操作方法】双侧风市、血海采用 0.25 毫米 ×40 毫米毫针，行平补平泻法，局部皮损用 0.25 毫米 ×25 毫米毫针围刺；留针 30 分钟，隔 10 分钟捻针一次。

【适应证】湿疹、风疹、白疕等属于血虚风燥型瘙痒性皮肤病。

【临床应用】刘某，女，36 岁。主因"全身反复瘙痒 10 余年，加重半个月"就诊于东直门医院针灸科门诊。患者体型偏瘦，自诉经常游泳，平素口味较重，偏食辛辣鱼虾，月经量偏少。刻下症见：自诉手足、肘窝、膝窝、颈后有明显皮损处，瘙痒难忍，干燥不适，可见患处皮肤肥厚粗糙，色紫暗，触之较硬，表面有抓痕，少量血痂和鳞屑，舌质暗，苔白腻，脉弦细。诊断：湿疹，血虚风燥型。治疗取穴：以双侧风市、血海为主，加减用阴陵泉、足三里，局部皮损处围刺；腧穴采用 0.25 毫米 ×40 毫米毫针，行平补平泻法，局部皮损用 0.25 毫米 ×25 毫米毫针围刺；留针 30 分钟，隔 10 分钟捻针一次。每周治疗 3 次，每两天 1 次，共治疗 8 周。患者治疗 2 周后瘙痒症状即明显改善；治疗 4 周后，瘙痒症状消失，局部皮肤硬痂开始减少，皮损厚度变薄；治疗 8 周后患者未见不适，皮损处皮肤较前明显变软，未见抓痕及硬痂。局部巩固治疗 4 次，每两日 1 次，平补平泻。随访半年未复发。（北京中医药大学东直门医院针灸科门诊病例）

2. 曲池 - 血海

【穴解】曲池、血海具体穴解见于瘾疹。《灵枢·顺气一日分为四时》提出："病在胃，而发，还是邪自外而入及以饮食不节得病者，取之于合"。不论是病自里或外，皆可选用合穴来调节脏腑，疏通气机，使"内溉脏腑，外濡肢理"，以维持正常的生理功能。选大肠之合穴曲池，以调理肠腑，固卫解表，因曲池善走血分，善于泻热，具有祛风解表、清热利湿之功；血海，治疗一切血分虚实证，古人云："治风先治血，血行风自灭"，选血海以行气活血，和营解表。尤其血分热证，临床多用于治疗瘙痒性皮肤病，达到清热凉血，行气活血，祛风止痒之功。因此，曲池、血海合用可以治疗湿热为患的湿疹。

【操作方法1】曲池穴、血海常规消毒后，用 0.25 毫米 ×40 毫米毫针直刺本穴，得气后用捻转提插泻法，行针 1～2 分钟，留针 30 分钟，其间反复行针 2～3 次。

【适应证】湿疮、瘾疹、银屑病等瘙痒性皮肤病属于湿热、血热、风热等热证者。

【临床应用】患者，女，45 岁，退役篮球运动员。主因"颈后及背部瘙痒 5 余年，加重 1 周"就诊于东直门医院门诊。患者平时运动量大，嗜食凉饮、辛辣。刻下症见：自觉颈后及背部皮肤起丘疹处瘙痒，可见颈后及背部第 1 和第 2 胸椎旁有少量丘疹，按压患处皮肤软，色潮红，表面有抓痕，少量糜烂渗出，少量血痂，部分未见丘疹处可见皮肤增厚变硬，少量鳞屑，心烦口渴，舌边尖红，舌质偏暗，苔黄厚腻，大便干，小便黄，脉弦滑。诊断：湿疹，湿热蕴肤型。治疗取穴：以双侧曲池、血海为主，加减用阴陵泉、内庭、丰隆，局部皮损处围刺；腧穴采用 0.25 毫米 ×40 毫米毫针，行泻法，局部皮损用 0.25 毫米 ×25 毫米毫针围刺；留针 30 分钟，隔 10 分钟捻针一次。每周治疗 3 次，每两天 1 次，共治疗 4 周。患者治疗 2 次后丘疹结痂，瘙痒明显减轻，增厚皮损处变化不大；治疗 2 周后，丘疹及瘙痒症状消失，留有少量色素沉着，皮肤增厚处鳞屑消失，皮肤变软；治疗 4 周后患者未见瘙痒不适，色素沉着消失，皮肤增厚处皮肤未见鳞屑出现，且较前明显变软，未见抓痕及硬痂。随访 1 年未复发。（北京中医药大学东

直门医院针灸科门诊病例）

【临床应用】马新等观察针刺及刺络放血拔罐治疗 10 例湿热蕴肤型急性湿疹疗效。对 10 例湿热蕴肤型急性湿疹门诊患者，针刺选取以血海、曲池等主穴，常规进针，强刺激泻法，留针 30 分钟。此外配合耳尖点刺放血及刺络拔罐法治疗急性湿疹，治疗方法为每天 1 次，10 天 1 个疗程，连续治疗 1 个疗程，随访半年，判定疗效。结果：痊愈 6 例，显效 3 例，有效 1 例，无效 0 例。（马新，周鸿飞 . 针刺及刺络放血拔罐治疗湿热蕴肤型急性湿疹 10 例）

【操作方法 2】灸法：用艾条或艾柱灸双侧曲池、血海，时间为 20 分钟左右，至局部皮肤潮红为度，谨防烫伤。

【适应证】适用于辨证为气血虚弱型患者，灸法宜补，灸曲池、血海可以养血润燥、祛风止痒。

【临床应用】患者，男，52 岁，爱尔兰人，公交车司机，2008 年 3 月 29 日就诊。两手虎口区、双膝关节下的胫骨内侧区域慢性湿疹 3 年，患处皮损色暗，浸润肥厚，瘙痒抓痕结痂，脱屑、皲裂，伴头昏，腰酸肢软，舌淡，苔薄，脉细。中医辨证为血虚风燥。取穴：双侧血海、三阴交、足三里、合谷、曲池。针刺后直接在曲池和血海加艾条灸疗，约 5 分钟时，患者明显感觉灸处和患处发痒，继续施灸，20 分钟左右，瘙痒明显减轻，治疗结束后，瘙痒消失。每周治疗 2 次，5 月 19 日行最后 1 次治疗时，患者的皮损基本康复，肢软乏力、头昏等都有改善。8 月 30 日因腰痛前来治疗时，皮损已经完全消失。（刘红，杨贤海，张国胜 . 艾灸温通血海、曲池治疗皮肤病 4 则）

3. 阴陵泉 - 三阴交

【穴解】阴陵泉，又名阴之陵泉，泉者水源也，内为阴，膝突如陵，泉出于其下，故名阴陵泉。为足太阴脾经腧穴，乃本经精气所入，为合水穴，健脾化湿，善于治疗一切因脾虚运化不利导致水湿为患的疾病，临床多用于治疗食欲不振、腹胀、水肿等疾病；三阴交，为足太阴脾经腧穴，肝脾肾三经交会穴，能够调理气血、补益肝脾肾，为理气、活血、化湿、补益常用腧穴。二穴合用可以健脾益气，化湿止痒，治疗因湿热或水湿内盛导致的瘙痒性皮肤病，疗效较佳。

【操作方法】阴陵泉、三阴交常规消毒后，用 0.25 毫米 ×40 毫米毫针直刺本穴，得气后平补平泻，行针 1～2 分钟，留针 30 分钟，其间反复行针 2～3 次。

【适应证】适用于一切因水湿或湿热内盛所致的疾病，如脾虚湿盛所致的湿疹、瘾疹、痤疮等皮肤疾病。

【临床应用】林某，女，35 岁，湿疹反复发作 2 年余，间断服用中药治疗，时轻时重，反复发作，2014 年 10 月 7 日初诊。症见：双侧面部可见红色丘疹，灼热，颧弓处有黄色结痂，并伴有黄色渗出液，口角两侧苔藓样增厚，瘙痒异常夜间尤甚。饮食可，烦躁，寐差，大便不爽，小便可，舌质暗红，舌苔白微腻，脉弦细。诊断：慢性湿疹（急性发作期）。治法：取穴中脘、曲池、合谷、足三里、阴陵泉、血海、地机、三阴交、丰隆、太冲。考虑患者急性发作，采用针刺结合刺血拔罐治疗，大椎、肺俞刺血拔罐，隔日刺血拔罐，余穴采用上述针刺方法。针刺3天后，面部瘙痒感明显减轻，针刺7天后瘙痒感消失，面部渗出减轻，2个疗程后，患者明显好转，3个疗程后治愈。（朱小娜，薛莉.调理脾胃针法治疗湿疹初探）

四、扁平疣

疣之病名首载于《灵枢·经脉》"手少阳之别，名曰支正……虚则生疣"，扁平疣属于疣的一种，又名"扁瘊"，因发生部位在头面、前臂、手背部而命名，为生于皮肤浅表良性赘生物。扁平疣又称青年扁平疣，主要侵犯青少年，大多骤然出现，为米粒大到绿豆大扁平隆起的丘疹，表面光滑，质硬，浅褐色或正常皮色，圆形、椭圆形或多角形，数目较多，多数密集，偶可沿抓痕分布排列成条状，长期存在的扁平疣可融合成片。一般无自觉症状，偶有微痒，好发于颜面、手背及前臂等处。中医认为其发病是由于风热毒邪搏于肌肤所致，或者肝风内动，筋气不荣所致，如《外科正宗》所言："枯筋箭乃忧郁伤肝，肝无所荣，以至筋气外发"；《薛氏医案》指出："疣属肝胆少阳经，风热血燥，或怒动肝火，或肝客淫气所致"。可见，古代医家认为此病多在肝胆，由风热毒邪搏于肌肤，或怒动肝火，肝旺血燥，筋气不荣所致。西医认为本病是由于HPV感染所致，通过直接或间接接触传染，同时与机体免疫有重要关系。目前西医的治疗方法有液氮冷冻，电灼法，对皮肤刺激比较大，局部皮肤可能出现红肿、脱屑、色素沉着等不良反应，内服药物副作用大，且疗效不佳。目前相关研究证明，针灸治疗治疗以疏风清热、疏肝解郁、疏通经络、运行气血，增强机体抗病能力；或直接针刺疣体，可破坏疣体血管的作用、刺激皮肤血管收缩，从而阻断疣体的血液供应，使之发生干涸萎缩、消退，不留瘢痕。

1. 中渚－丘墟

【穴解】扁平疣多发生于头面部，头部为诸阳之会，且其发病病机多为风热或肝火所致，故临床治疗善于调理诸阳经腧穴，多用泻法。少阳经善于疏利气机；阳明经为多气多血之经，善于疏泄头面部热邪；太阳经偏于疏散风热、风寒之邪。中渚为手少阳三焦经之穴，能够疏少阳气机，解三焦热邪，活血通络；又手少阳经络分布于头面，故中渚可疏散头部气血、解头面风热之邪。丘墟为足少阳胆经腧穴，又为本经原穴，为脏腑元气所注，既可调理胆经诸症，又可善于调理脏腑病症，故可疏利胆经湿热，与中渚相互配伍为用，可散三焦郁热，疏通少阳气机以达到疏散头面风热、调和头面气血、散结消疣的作用。

【适应证】风热、湿热蕴结型扁平疣。

【操作方法】针刺结合水针：选取中渚、丘墟为主穴，加减合谷、曲池、太阳、颊车等，主穴、配穴常规消毒后，1.5 寸毫针直刺，得气后采用泻法，留针30 分钟，留针期间每隔 5 分钟运用泻法 1 次以刺激穴位。起针后，任选 3 个穴位，用 2 毫升的一次性注射器抽取 2% 板蓝根注射液 1.5 毫升，在选好的 3 个穴位上分别注入 0.5 毫升板蓝根注射液。隔日 1 次，7 天为 1 个疗程，视病情轻重加减疗程及选穴。

【临床应用】姜水玉观察针刺结合穴位注射治疗扁平疣 22 例的临床效果。入组病例，男 8 例，女 14 例；年龄 20—41 岁；病程最短 2 个月，最长 2 年；颜面部 15 例，手背部 7 例，所有病例均曾经外用和内服过中药。主穴：取中渚、丘墟为主。配穴：好发于手背者加合谷、阳池，好发于颜面者加颊车、太阳；好发于手背者采用坐位，好发于颜面者采用仰卧位。穴位针刺后留针，取针进行穴位注射板蓝根，在药物注射前患者要有针感，同时要回抽无血时才能将药物注入穴位。拔出注射器后在穴位上适当按揉。隔日 1 次，7 天为 1 个疗程，休息 3 天再进行第 2 个疗程，连续治疗 2 个疗程后统计疗效。结果：经 2 个疗程的治疗，痊愈 12 例，有效 8 例，无效 2 例，总有效率 91%。（姜水玉 . 针刺结合穴位注射治疗扁平疣 22 例）

2. 曲池-合谷

【穴解】曲池，又名鬼臣、阳泽，为手阳明大肠经合穴，合治内腑，通调腑气，又能疏风解表、清水除湿、理气活血，善于泻热，能够治疗各种热证。合谷，又名虎口，同为手阳明经腧穴，具有疏风解表、清热退热、清泄肺气等功用；为本经原穴，善于治疗大肠腑病；又为四总要穴之一，偏于治疗头面部疾病。二穴同用，通调腑气，理气活血，疏泄风热，偏于清理上焦，善治头面诸疾。

【适应证】热瘀互结型扁平疣，伤风感冒，时行感冒，头痛、目痛、牙痛等属于热邪为患者，偏于热证的荨麻疹。

【操作方法】取穴：曲池、合谷左右侧交替注射药物，药物为 2 毫升板蓝根注射液与 2 毫升丹参注射液的混合液，同时装入 5 毫升注射器中，用 5 号注射针头。曲池、合谷消毒后，快速透皮刺入行提插手法产生明显酸胀感时，回抽无血，将药液缓慢注入，每穴 1～2 毫升。

【临床应用】陈小勇观察穴位注射治疗扁平疣的临床疗效，共入组 31 例，其中男 14 例，女 17 例，最大 32 岁，最小 8 岁。临床症状：疣体在颜面、前臂、手背等好发部位呈群集或片状分布，粟粒大至绿豆大，其中 24 例均经多种治疗效果不佳。治疗采用：双侧曲池、合谷交替注射板蓝根和丹参的注射液，隔日 1 次，5 天为 1 个疗程。结果：1～5 次治愈者 11 例，5～10 次治愈者 17 例，好转 3 例。治愈者随访 2 个月无复发。（陈小勇. 穴位注射治疗扁平疣 31 例疗效观察）

3. 肺俞 - 膈俞

【穴解】肺俞，为膀胱经腧穴，在第 3 胸椎棘突之下，旁开 1.5 寸，为肺脏精气输注的位置，能够调理肺气、和营血、实腠理、补劳损。膈俞，同为膀胱经腧穴，在第 7 胸椎棘突之下旁开 1.5 寸，又为八脉交会穴之血会，本穴具有清热理血、补虚损、止呃逆之功，可用于治疗各种气血不和所致的皮肤疾病，各种血症，各种气逆所致的呃逆、噫膈、嗽喘、潮热、汗出等虚损疾病。二穴同用，可以清热理血、疏散风热、清泄肺热、补益虚损，治疗血热为患的皮肤病及肺气上逆、肺气虚损所致的脏腑疾病。

【适应证】热瘀互结或者风热偏胜的疾病，扁平疣、风疹、神经性皮炎等瘙痒性皮肤病，感冒、哮喘、肺痨等属于肺气不利、肺气虚损所致的疾病。

【操作方法】刺络放血结合火针：肺俞、膈俞采用刺络放血法，常规消毒之后，用皮肤针叩刺后拔罐放血，留罐时间约 5 分钟，出血量为 2～3 毫升。疣处用火针烧至发白后垂直皮肤快速点刺，偏小者，刺一下，偏大者，可在疣体周围围刺。不可过深，以不超过疣体基底部为宜；施术后 3 天不沾水，一般治疗后第 2 天开始结痂，结痂期勿用手抓，让痂壳 1 周左右自行脱落；痂壳掉后疣体未消失则再次治疗。

【临床应用】陈纯涛等观察火针配合刺络拔罐治疗扁平疣的临床疗效，共入组 120 例患者，其中治疗组 63 例，男 26 例，女 37 例；病程 2～11 年，平均 5.4 年；年龄 8—50 岁，平均 33.6 岁；治疗组给予火针及刺络拔罐治疗。①火针：用盘龙细火针（直径 0.5 毫米）在酒精灯上烧至发白后，垂直快速点刺疣体顶部，疣体小点刺一下即可；疣体大则需在周围围刺，不可过深，以不超过皮损基底部为宜。对病程较长、疣体较大，即用火针头轻触皮肤后进行烙熨，将突出于皮肤表面的疣体刮除，施术后 3 天不沾水，一般治疗后第 2 天开始结痂，结痂期勿用手抓，让痂壳 1 周左右自行脱落。痂壳掉后疣体未消失则再次治疗。②刺络拔罐：皮肤常规消毒后，选肺俞、膈俞为主，叩刺上述穴位，实证重叩，虚证轻叩。热重加大椎，便秘加大肠俞，月经不调加次髎，叩刺完毕，即在被叩刺部位拔罐，约 5 分钟后起罐。结果：治疗组 63 例，痊愈 37 例，显效 13 例，好转 7 例，无效 6 例，总有效率 90.48%。痊愈者随访 1 年，治疗组中复发 2 例，究其原因皆与熬夜有关，继续采取原法治疗，愈后嘱其保证睡眠，至今未发。（陈纯涛，黄蜀，张颜，邓懿 . 火针配合刺络拔罐治疗扁平疣临床观察）

五、黄褐斑

黄褐斑，是指一种常见的获得性色素增多性皮肤病，中医古代文献中称之为"鼾黑斑""面尘""黑钎"，呈淡褐色至深褐色的斑片，一般对称性地分布于额部、颊部、眼周、口周等部位，大小不一、形态不定，无自觉症状，阳光照射会致其加深。中医认为其发病与肝、脾、肾三脏关系密切，气血不能上荣于面是主要病机，或因肝郁化热灼伤阴血，或因冲任失调，肝肾不足，水火不济，虚火上炎所致，或因慢性疾病导致气血运行不畅，气滞血瘀，面失所养而成，或饮食不佳，损伤脾胃湿热内生，熏蒸于头面所致。在亚洲女性和深肤色人种中更常见。西医认为遗传易感性、紫外线照射、激素、甲状腺疾病、妊娠和药物影响被认为是发病的主要危险因素，发病机制为各种血管生长因子、遗传因素和 H19、诱导型一氧化氮合酶（iNOS）的作用，以及 Wnt 信号通路调控基因，相关研究已证实，黑素细胞数量的增加及黑素生成的增多是黄褐斑患者色素沉着的原因。西医的治疗主要为口服还原型谷胱甘肽、维生素 C、氨甲磺酸，或外用防晒制剂，或采用化学剥脱、激光、强光脉冲术等，治疗费用高，易反复，且外用制剂多含有激素，副作用较大，不能长期应用，而中医药治疗黄褐斑，费用低廉，从根本改善机体气血不荣的状态，尤其是针灸，通过疏通经脉、调理气血、调整肝脾肾功能，能够使气血上荣于面，从而消除黄褐斑。

1. 三阴交 - 足三里

【穴解】三阴交为足太阴脾经腧穴，又为本经合穴，肝、脾、肾三经交会穴，能够补脾胃，助运化，利水湿，疏下焦，理肝肾，通气滞，调血室，通络祛湿。足三里为胃经之腧穴、合穴，能够健脾和胃、理气调血，消食导滞，利水化湿，补益虚损。二穴合用能够疏肝活血，补益脾胃，可达到益气生血、濡养头面效果，从而消除头面瘀斑。

【适应证】肝郁脾虚型或者气虚血瘀型黄褐斑，或其他属于此证的皮肤疾病，或者脾胃系统疾病如呕吐、腹胀、便秘等，或者黄疸、臌胀等肝脏系统疾病等，或者痿证、痹证等病在下肢的疾病。

【操作方法】

（1）选取双侧足三里、三阴交为主穴，应用局部颧髎、阳白、四白等穴，脾肾两虚型加用脾俞、肾俞，气滞血瘀型加用太冲。针具选用 0.30 毫米 ×40 毫米毫针，足三里、三阴交均直刺，手法宜选用补法。面部穴宜选用 0.30 毫米 ×25 毫米的毫针，直刺以局部有酸胀感为度，行针 30 分钟，气滞血瘀型以局部放血为宜，每次 3～5 滴，15 次为 1 个疗程。

（2）穴位埋线：选用双侧三阴交、足三里为主穴，常规消毒皮肤后将一次性埋线针具的针芯向后拉 2 厘米，钳取一段医用可吸收羊肠线放置在埋线针管的前端，右手操针刺入所选穴位。四肢及背部穴位埋线深度与常规针刺深度相同，腹部穴位深度因患者脂肪薄厚而有所不同，一般要求腹部埋线应到达肌层，当出现针感后边推针芯边退针，将线体埋在穴位中，出针后，针孔处敷医用敷贴，每 10～15 天治疗 1 次。

【临床应用】强宝泉观察针刺治疗 34 例黄褐斑临床疗效，共入组 34 例，均为已婚女性，年龄最小的 26 岁，最大 46 岁；病程最长为 21 年，最短 2 个月；伴面瘫者 20 例，伴有腹泻者 10 例，伴月经不调者 12 例，以上患者同时兼有多种症状；中医辨证分型可分为脾肾两虚、气滞血瘀型。采用针刺三阴交、足三里为主的方法，局部加减颧髎、阳白、四白等穴，脾肾两虚型加用脾俞、肾俞，气滞血瘀型加用太冲。针具选用 0.30 毫米 ×40 毫米毫针，足三里、三阴交均直刺，手法宜选用补法。面部穴宜选用 0.30 毫米 ×25 毫米的毫针，直刺以局部有酸胀感为度，行针 30 分钟，气滞血瘀型以局部放血为宜，每次 3～5 滴，15 次为 1 个疗程。结果：痊愈 10 例，占 29.4%；显效 8 例，占 23.5%；有效 14 例，占 41.2%；无效 2 例，占 5.9%，显愈率达 52.9%。（强宝泉 . 针刺治疗黄褐斑 34 例疗效观察）

田某，女，38 岁。主诉：面部出现黄褐斑 3 年，加重 1 年。3 年前因月经不调口服雌激素治疗一段时间后口鼻及双颊部出现淡褐色斑点，1 年前因工作关系在室外日光曝晒 2 个月左右而明显加重，月经先后无定期，色暗有块，大便秘结，3～4 日 1 行。曾进行面部美容、内服药物等治疗而效果不明显。检查：患者面色晦暗，额部、双侧面颊部黄褐斑呈不规则片状分布，色深，舌红，苔薄，脉细弦涩。诊断：黄褐斑，证属肝气郁结，气滞血瘀型。治宜疏肝理气，活血化瘀。选穴：双侧足三里、三阴交、膈俞、肝俞、大肠俞、天枢、太冲。行埋线疗法，15 天 / 次，治疗 3 次为 1 个疗程。1 个疗程后色斑颜色明显变浅，面色亦较前红润而有光泽，2 个疗程后，色斑大部分消退，唯额部较明显。又坚持治疗 2 个疗程后，患者面部皮肤红润，色斑完全消退，其他临床症状亦明显改善。嘱患者平时多食新鲜蔬菜水果，生活规律，避免日晒。随访半年未见复发。（辛卓萍 . 穴位埋线治疗黄褐斑 24 例）

2. 脾俞 - 足三里

【穴解】脾俞为脾之背俞穴，为脾脏经气输注于背腰部之处，同时也是足太阳膀胱经穴，能够补脾阳，益营血，助运化，利水湿，敛脾精，止漏浊，善于治疗脾虚痰湿之证，能够补益气血上荣于头面。足三里为胃经之合穴、胃之下合穴，善于健脾和胃，化痰祛湿，补益虚损，临床多用于治疗脾胃系统疾病，为补虚要穴。脾俞与足三里配对使用，二穴合用，可达到健脾化湿，补益气血之功。

【适应证】所有脾虚湿蕴型及气血不足型疾病，如黄褐斑、湿疹、风疹等属于此证者，或咳嗽、气喘等属于此证者，或纳呆、腹胀、呕吐泄泻等各种脾胃系统疾病。

【操作方法】

脾俞 侧卧或伏卧，于第 11 胸椎棘突下旁开 1.5 寸处，向下、向脊柱方向斜刺入 0.5 寸。

足三里 侧卧或伏卧，于外膝眼下 3 寸，胫骨前嵴旁开一横指处直刺 0.8～1.2 寸。

【临床应用】李某，女，32 岁，因"面颊部长斑 3 年余"就诊于我院针灸门诊。患者自诉怀孕时，开始面部长斑，胎产后，明显加重，现面色暗，油腻，双颊处集中分布黑褐色斑，点状，未突出皮肤，未见痒痛不适，患者体胖，嗜食辛辣油腻肥厚，平时易乏力，头沉如裹，大便偏稀不成形，舌体胖，苔白腻，脉弦滑。诊断为黄褐斑，证属脾虚湿蕴、气血不足型；治疗给予脾俞、足三里为主穴针刺，平补平泻，每 15 分钟行针 1 次，留针 30 分钟。每周治疗 3 次，坚持治疗 1 个月后，患者面部斑变浅，治疗半年后，面部斑明显好转。随访半年，未见加重。（北京中医药大学东直门医院针灸科门诊病例）

3. 肾俞-太溪

【穴解】肾俞又名高盖，为足太阳膀胱经之腧穴，肾背俞穴，是肾之精气输注之所，为治肾要穴，能够补益肾水，滋补脑髓，明目聪耳，强健腰膝等功用。太溪，又名吕细，太者大也，溪者川也，为足太阴肾经之输穴、原穴，为肾之元气所经过和留止的部位，本穴有滋肾阴，退虚热，补肝肾，理胞宫。加之肾为元阴元阳之根，为人体各脏腑阴阳之本，故针刺太溪可补肾滋阴，两穴合用，相辅相成，补益肝肾阴之效佳，肾水足则气血得生，能够濡养颜面。

【适应证】肝肾阴虚型黄褐斑，或者头晕、消渴、虚劳等属于肝肾阴虚型者。

【操作方法】俯卧位，取肾俞、太溪，常规消毒后均给予针刺 0.8～1.2 寸，针行补法。

【临床应用】赵某，女，36 岁，主因"面部起斑 5 年余"就诊于我院。患者自诉无明显诱因双眼外眦及双颊起斑，自服中西药及外用药物效不佳，现仍见面色晦暗，双眼外眦及双颊有黄褐色斑，散在小片状分布，未见突出皮肤，无脱屑及瘙痒不适。患者平时易腰酸腰痛，乏力没劲，失眠健忘，心烦，盗汗，纳少，二便可，舌质暗红，舌体瘦小，苔薄白，脉沉细。诊断为黄褐斑，证属肝肾阴虚型，治疗给予肾俞及太溪穴为主针刺，加减照海、三阴交、脾俞、肝俞针刺，针行补法，每次留针 35 分钟，每周治疗 3 次，嘱咐按时休息，饮食起居规律。坚持治疗 4 周后，面色改善，斑色变浅，治疗 3 个月后面色红润有光泽，斑减少，明显改善。随访半年，未见加重。（北京中医药大学东直门医院针灸科门诊病例）

4. 关元－肾俞

【穴解】关元，又名丹田、大中极等，为任脉经腧穴，为小肠之募穴，足三阴经与任脉交会穴，又是三焦之气所生之处。为男子藏精，女子藏血之处，是人真气之所存，元阳元阴交关之所，穴属元气之关隘，故名关元。本穴具有培肾固本、补益元气、回阳固脱、温经散寒、暖宫止带、强身防病等作用。临床多用于治疗元阳亏损所致的疾病，如崩漏、遗精、遗尿、脱肛、产后出血、失眠、中风等。肾俞又名高盖，为膀胱经腧穴，乃肾气转输、输注的地方，又为治肾之要穴，故名肾俞，本穴可益水壮火、滋补脑髓、强健腰膝、温阳化气、利水渗湿等，用于治疗肝肾亏虚证。二穴合用，善于培补肝肾、补虚固本，临床凡是属于肝肾不足，元阳亏损证的疾病，均可针刺此二穴，效佳。

【操作方法】

关元　针刺 0.8～1 寸，针行补法。

肾俞　针刺 0.5～1 寸，针行补法。

【适应证】适用于一切因于元阳亏损所致的疾病，如肾精亏虚所致的黄褐斑亦可。

【临床应用】赵某，女，40 岁，2006 年 11 个月 25 日初诊，主因"面部起斑 6 年余"就诊于我院。患者自诉自生完孩子后，开始双颊部起斑，伴疲乏无力，腰背酸痛，怕冷、怕风明显，月经量少，经期 2 天，周期紊乱。多次服中西药及外用药物效不佳，刻下症见：仍见面色晦暗，双眼外眦及双颊有黄褐色斑，片状分布，未见突出皮肤，未见脱屑及瘙痒不适，腰酸腰痛，怕冷、怕风，乏力，纳少，食后胃脘部胀满不适，大便溏，日 2～3 次，小便可，舌质暗红，舌体胖大，苔薄白，脉细弱。诊断为黄褐斑，证属肝肾亏虚型，治疗给予肾俞及关元穴为主针刺，加减照海、三阴交、太溪针刺，针行补法，加以灸神阙 30 分钟，每次留针 40 分钟，每周治疗 3 次，嘱咐按时休息，饮食起居规律。坚持治疗 4 周后，面色见改善，斑色变浅，饮食未见不适，怕冷、怕风好转，大便改善；经治疗 3 个月后面色红润有光泽，斑减少，大便基本正常，怕冷几乎不明显。随访半年，未见加重。（北京中医药大学东直门医院针灸科门诊）

六、神经性皮炎

神经性皮炎，中医又称"顽癣""摄领疮"，中医古代文献又称"银屑病"，因其皮肤增厚发生苔藓样变化，如牛项之皮，厚而且坚而得名。如《外科正宗》所言："银屑病如牛项之皮，顽硬且坚，抓住如朽木。"其临床特点是长期的皮肤苔藓样变及剧烈瘙痒，局限型以颈部多见，泛发型以肘窝、腘窝、四肢及面部等可见，甚至泛发全身各处，其病机是营血失和、气血凝滞，发病病因多为风湿热邪阻滞皮肤而发，或病久耗伤阴血，血虚生风化燥，皮肤失养而成，或肝郁生火以至于气血运化失职，凝滞于肌肤而发病。然而西医认为本病病因尚未十分清楚，但与神经精神因素有明显的关系，西医治疗一般以抗组胺药物缓解瘙痒为主，一旦停药易反复发作。临床中医药治疗则以辨证论治为主，综合众多医家报道，目前中医针灸辨证论治治疗神经性皮炎，方法多样、经济简便、易于操作、疗效确切，以下为文献中的常用对穴。

1. 曲池－足三里

【穴解】曲池，为手阳明大肠经的合穴，五行属土，为本经脉气所入，善走血分，偏于泻热，具有祛风解表、调和气血、清热利湿之功；大肠经与肺经相表里，肺主皮毛，故可以治疗一切阳热、湿热为患的皮肤病。足三里为胃经之合穴，又为胃之下合穴，能够健脾化湿、补益气血。二穴皆为合穴，"合治内腑""合主逆气而泄"。《灵枢·寿夭刚柔第六》说："病在阳之阳者，刺阳之合"，故针刺二穴合用能够疏风泄热，利湿健脾，调和气血，使之荣于肌肤。

【适应证】风热侵袭、气血失和或湿热内蕴、气血失调型皮肤疾病，或其他偏于湿热、郁热等疾病。

【操作方法】①穴位注射：双侧曲池、足三里，用5号注射针头，每次抽取康体多注射液4毫升，穴位常规消毒，用5毫升注射器分别注射曲池（双）、足三里（双），针刺得气，回吸无回血，每穴缓慢推注康体多药液1毫升，出针后用无菌干棉球按压针孔，隔日1次，10次为1个疗程。②局部梅花针叩刺：充分暴露患部，常规消毒患部皮肤和针具，术者右手持梅花针均匀、力量适中地由皮损中心划圈由内向外叩刺，先叩刺至局部潮红，以后渐渐用力叩至皮损处微微渗血为度。

【临床应用】王某，女，38岁，教师，2006年11个月25日初诊。患者于2004年冬左颈后起皮疹，逐渐扩大，奇痒，影响睡眠，后又发现肘后及左腿弯亦起同样皮疹，且皮肤变厚、粗糙，经皮肤科诊断为"神经性皮炎"，曾口服药物及放射治疗2个月，无效。因白细胞减少，故请求针刺治疗。检查：左颈部5厘米×8厘米，颌下4厘米×7厘米，右肘部7厘米×8厘米，左膝外侧5厘米×5厘米，边界清楚，皮纹加深，皮肤隆起粗糙的浅褐色圆形病灶。辨证为风客经络，气血失和。治以疏风活络，调和气血。经梅花针叩刺结合穴位注射治疗2个疗程后，左膝外侧色素沉着区明显缩小，其他患处全部治愈。（王岩红，靖海波.梅花针叩刺结合穴位注射治疗神经性皮炎98例）

2. 委中 - 阳陵泉

【穴解】委中，又名血郄，为四总要穴之一，足太阳膀胱经腧穴、合穴，太阳主一身之表，因此委中既能舒筋活络，又能凉血活血，清热解毒，清血分之热又散表邪；阳陵泉为足少阳胆经之腧穴、合穴，胆腑之下合穴，善于清热祛湿，疏利肝胆，能够祛风湿，通利三焦；故二穴同用可增祛风利湿、凉血滋阴、养血润燥之功。

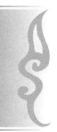

【适应证】湿热蕴肤或血热内蕴型皮肤病，如神经性皮炎、瘾疹、湿疹等风疹瘙痒性皮肤病。

【操作方法】穴位注射结合局部梅花针叩刺：①穴位注射：双侧委中、阳陵泉或双侧曲池、足三里。操作：用5号注射针头，每次抽取康体多注射液4毫升，穴位常规消毒，用5毫升注射器分别注射曲池（双）、足三里（双），或委中（双）、阳陵泉（双），针刺得气，回吸无回血，每穴缓慢推注康体多药液1毫升。出针后用无菌干棉球按压针孔。两组穴位交替使用，隔日1次，10次为1个疗程。②局部梅花针叩刺：充分暴露患部，常规消毒患部皮肤和针具，术者右手持梅花针均匀、力量适中地由皮损中心划圈由内向外叩刺，先叩刺至局部潮红，以后渐渐用力叩至皮损处微微渗血为度。

【临床应用】王岩红等观察梅花针叩刺结合穴位注射治疗神经性皮炎98例，其中男57例，女41例；年龄12—72岁，平均（38.04±13.44）岁；病程2年～16年，平均4.03±3.42年，本法治疗前2周内未接受过皮质类固醇及抗组胺治疗，经给予局部梅花针叩刺及穴位注射治疗（隔日1次，10次为1个疗程）后，结果：98例中，痊愈59例，显效36例，无效3例，总有效率96.94%。（王岩红，靖海波.梅花针叩刺结合穴位注射治疗神经性皮炎98例）

3. 屋翳 - 至阴

【穴解】《百症赋》言"至阴、屋翳，疗痒疾之疼多"，屋翳，为足阳明胃经之腧穴，穴在胸部，瘙痒症患者多在此有压痛点，因此取穴时，在局部轻压寻找敏感点，然后在敏感点上向外斜刺0.5～0.8寸（此穴不宜深刺，以免伤及肺脏）。该穴有清泄阳明之热、祛风止痒之功，并有下气平喘之功，至阴为足太阳膀胱经井穴，能够泻热安神，调整阴阳，通经活络，疏风止痛，二穴合用其调理气血功能益彰，清热泻火，祛风止痒之力更佳。

【适应证】血热型皮肤疾病，如神经性皮炎、瘾疹、银屑病等。

【操作方法】

屋翳 仰卧，于乳头直上，当第 2 肋间隙中点取穴，平刺 0.3～0.5 寸，不提插，稍捻转，行泻法。

至阴 仰卧，足小趾外侧趾甲跟角旁开 0.1 寸，浅刺 0.1 寸。

【临床应用】苏某，女，45 岁，1993 年 11 月 13 日初诊。主诉：全身瘙痒反复发作 5 年，加重 1 个月。缘患者于 5 年前起，出现全身瘙痒，以秋后发作严重，至夏天则稍有缓解。发作严重时，痒疼难忍，以致每日睡前均要搔抓至皮肤出血后自觉稍舒方能入睡。曾经中西医治疗无效，遂到我科诊治。症见：全身痒疼，伴口干，便秘等不适。体查：四肢及躯干均见散在有小丘疹、抓痕，舌红，苔薄黄，脉略数。诊断：中医为痒疹（血热型）；西医为慢性痒疹。治疗：初诊取曲池配血海治疗未效。二诊改用至阴配屋翳，针以泻法，针毕即觉疼痒明显减轻，当晚不用搔抓已能安然入睡。守上法共治疗 10 次，诸症皆除，遂告临床治愈。（李丽霞.《百症赋》针灸对穴临床运用）

七、痤疮

痤疮，俗称青春痘，青春期男女多见，多发于面部和背部等皮脂分泌旺盛的部位，是一种自限性慢性炎症性皮肤病。皮损特征性主要为粉刺、丘疹、脓疱疮、囊肿、结节，部分会留有色素沉着、萎缩或增生性瘢痕。西医认为其发生与皮脂腺的功能、毛囊的堵塞、微生物、激素的分泌、精神因素、遗传因素等有关。国外文献统计，在青少年当中，痤疮的发病率高达 85%，国内在青少年中的发病率为 86.9%，男性多于女性。

痤疮在中医文献中又称为"粉刺""面刺""风刺"等，以颜面、胸、背等处出现丘疹如刺，可挤出白色碎米样淀粉汁为主要表现的皮肤病。关于本病的发病病因病机，《内经》言"汗出见湿，乃生痤痱"；《医宗金鉴 . 外科心法要诀》对肺风粉刺记载曰："此证由肺经风热而成，每发于面鼻，起碎疙瘩，形如黍屑，色赤肿痛，破出白粉汁"；现代医家认为本病因素体阳热偏胜，肺经蕴热，复感风邪，熏蒸于面部而发，或因过食辛辣肥厚，助湿化热，湿热互结，上蒸于颜面，或因脾虚失于运化，湿浊内生，日久化热，湿热痰瘀滞肌肤而发。痤疮易反复发作，长期反复易留有色素沉着和瘢痕，并且长期存在，严重影响颜面的美容，对青少年的心理健康和生活质量造成较大的影响。目前西医治疗痤疮多采用雌激素或抗雄性激素、抗生素、维 A 酸等，疗效尚可，但会带来不同程度

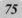

的副作用。而祖国传统医学治疗痤疮疗效显著，通过疏风散热除湿、活血化瘀散结，使气血上荣于头面；针灸治疗痤疮的方法包括毫针、皮肤针、三棱针、耳针等疗法，它们在治疗痤疮方面各有特色；能够调节体内分泌和改善血液循环，对于炎症性痤疮，针灸还具有抗炎作用，临床常用对穴治疗痤疮见于如下所列。

1. 大椎 - 肺俞

【穴解】大椎、肺俞，具体穴解见于瘾疹。肺俞可调肺气、肥腠理、补劳损、和营血之功，治疗因肺气虚所致的皮肤疾病及因风邪为患的疾病。大椎为诸阳之汇，能够调节一身之阳气，具有宣阳和阴、解表退热、祛风散寒、驱邪截疟等作用，故临床多用此穴泻热，治疗热性疾病。肺俞、大椎二穴合用，可达到疏风泄热、调节气血、化瘀散结之功。

【适应证】肺经风热型痤疮；或其他风热、肺热壅盛、血热或湿热内盛的实证疾病，如风热感冒，瘙痒、湿疹等热性皮肤病，或高血压、眩晕等属于气血偏胜者。

【操作方法】刺络放血结合针刺：针刺选穴：合谷、曲池、足三里、三阴交、太冲；针刺采用泻法，留针 20 分钟。刺络放血：选大椎、肺俞等为主穴，患者取俯卧位，局部常规消毒，用三棱针在各穴位快速点刺放血，放血量约 3 毫升，放血完毕加拔火罐，留罐 10 分钟左右。隔天 1 次，10 天为 1 个疗程。

【临床应用】秦烨通过观察针刺结合刺络放血疗法治疗 100 例寻常型痤疮，纳入共 100 例，治疗组与对照组各 50 例，治疗组给予针刺体针：合谷、曲池、足三里、三阴交、太冲；针刺采用泻法，得气后在针柄端固定一条 2 厘米艾条施灸，留针 20 分钟；根据体质不同加减应用其他腧穴，1 次 / 天，10 天为 1 个疗程。刺络放血：选大椎、肺俞等为主穴，患者取俯卧位，局部常规消毒，用三棱针在各穴位快速点刺放血，每个穴位刺入不宜太深，保持力度一致，放血量约 3 毫升，放血完毕加拔火罐，留罐 10 分钟左右。隔天一次，10 天为 1 个疗程。治疗结果显示：治疗组总有效率为 94.0%，对照组为 74.0%。（秦烨 . 针灸结合刺络放血治疗寻常型痤疮的疗效观察）

2. 曲池 - 合谷

【穴解】曲池，为手阳明大肠经的合穴，五行属土，为本经脉气所入，善走血分，偏于泻热，具有祛风解表、调和气血、清热利湿之功；大肠经与肺经相表里，肺主皮毛，故可以治疗一切阳热、湿热为患的皮肤病。合谷，又名虎口、含口、合骨，为手阳明大肠经腧穴、原穴，原穴与三焦经关系密切，源于脐间动气，关系着整个人体的气化功能，为增强整体功能的要穴，具有通经活络、疏风解表、清热退热、清泄肺气、通降肠腑之功，治疗感冒、头痛、风疹块、痛经、闭经、手指拘挛等，又为四总要穴之一，"面口合谷收"，此穴多用于治疗头面部疾病如目赤肿痛、牙痛、口眼歪斜等。

【适应证】湿热、风热型痤疮，或用于治疗其他实热型疾病。

【操作方法】曲池、合谷直刺，针刺 0.5～1.2 寸，针行泻法。每 10 分钟行针 1 次，留针 25 分钟左右。

【临床应用】延某，男，25 岁，因"面部反复起痤疮 3 年，加重 2 周"就诊于我院针灸门诊。患者自诉既往体健，平时嗜食辛辣油腻，近日饮酒较多。现症见体型稍胖，面部油腻，额头下巴处长较多皮疹，突出皮肤，红肿热痛，少量脓疱，口臭。纳眠可，大便黏腻不爽，小便可。舌质红，苔黄腻，脉沉滑。诊断为痤疮，证属湿热内蕴型，治疗给予双侧合谷、曲池为主针刺，加减应用足三里、阳陵泉、丰隆、内庭等腧穴，针行泻法，每周治疗 3 次。同时，嘱其忌烟酒，饮食清淡，规律休息。治疗 2 周后，面部红疹明显减少，脓疱结痂，治疗 4 周后面部疹块全消失，留有少许色素沉着。后每周治疗 2 次，继续坚持治疗 3 月后，面部皮肤红润，色素沉着明显变浅，未见疹块。随访半年未见复发。（北京中医药大学东直门医院门诊病例）

3. 劳宫 - 涌泉

【穴解】劳宫穴为手厥阴心包经腧穴、荥穴，所谓"所出为井，所溜为荥，所注为输，所行为经，所入为合""井主心下满，荥主身热，输主体重节痛，经主喘咳寒热，合主逆气而泄"。故劳宫穴作为五输穴中的荥穴，具有清泻心火、胃火、凉血止血、开窍醒神的功能，主治热病和神志病，如热病汗不出、消渴、衄血、胸痛、口中臭、中风、心烦、癫狂痫、癔症、中暑、呕吐、小儿口疮、黄疸、手疥、手热。涌泉穴为足少阴肾经之腧穴、井穴。其定位为足底部，卷足时位于足前部凹陷处。相对百会穴（人体当中最高的穴位）通天来讲，涌泉作为人体位置最低的穴位，通于地，体内肾经的经水从涌泉穴源源不断涌出营养灌溉四肢周身各处，故涌泉穴具有通经活络、苏厥醒神、降逆纳气、潜阳镇静、散寒除湿等作用，温针灸涌泉正是取其潜阳镇静、协调阴阳之功效。

【适应证】阴虚型疾病，如阴虚内热型痤疮、湿疹、瘾疹等皮肤病。

【操作方法】温针灸：选取双侧劳宫、涌泉穴位，取长度在 1.5 寸（0.30 毫米 × 40 毫米）的毫针，刺入双侧劳宫穴和涌泉穴得气。取长约 2 厘米艾条，套在针柄上，距离皮肤 2～3 厘米，从其下端点燃施灸。整个艾灸过程嘱患者切勿任意移动肢体，以免弯针滞针及烫伤。在整个治疗过程中嘱患者忌高糖、高脂、辛辣刺激食物。以上治疗每周 1 次，4 次为 1 个疗程，至少治疗 3 个疗程。

【临床应用】患者，女，21 岁，2015 年 9 月 13 日，因"面部丘疹脓包反复 1 年余"前来就诊。来诊时症见：神清，语明，体型瘦长，面部散在丘疹脓包，两颊部明显，伴轻微痒痛，色红，曾服西药多西环素（具体用量不详）治疗，稍有缓解，但症状反复。面色潮红时有烘热感，情绪易激动，纳可，眠浅，小便偏黄，大便干，舌红苔黄，脉弦细。患者填写《中医体质分类与判定表》，阴虚体质转化分数为 67 分，其余分数均小于 40 分。中医诊断：面疱、粉刺(阴虚体质)。西医诊断：痤疮。初诊治疗：面部局部痤疮常规处理；肺俞（双侧）、肾俞（双侧）、太冲（双侧）、太溪（双侧）、三阴交（双侧）。留针 30 分钟，配合 TDP；温针灸劳宫、涌泉穴。经治三个月后，患者面部痤疮明显好转。眠改善，二便调。仍有少量痘印留存。舌红苔薄白，脉弦细。嘱其清淡饮食，忌食辛辣肥甘厚腻之物，规律起居，调畅情志。1 个月后随诊，未见复发。（李敏，陈浩雄，朱根福，傅杰英 . 傅杰英教授温针灸劳宫、涌泉治疗阴虚质痤疮经验）

八、斑秃

斑秃，中医文献又称"面油风""鬼剃头""鬼舐头"，其临床特点为突发性头发斑片状脱落，数目、大小不一，多呈圆形、椭圆形，可连接成片，严重者可见眉毛、胡须、腋毛等毛发脱落。《外科正宗》中载有"油风乃血虚不能随气荣养肌肤，故毛发根空，脱落成片，皮肤光亮，痒如虫行，此皆风热乘虚攻注而然"。发为血之余，脾胃为后天之本，气血生化之源，头发的生长、润泽，既依赖肾精的充养，又离不开气血的濡养，中医医家现普遍认为其由于血热生风，风热上攻，巅顶失于濡养而致，或气血瘀滞，清窍失养，发脱不生，或肝肾不足，精不化血，血不养发而致。西医认为斑秃病因庞杂，或是由于高级神经中枢功能障碍引发的皮质下中枢及自主神经功能紊乱，导致毛发乳头血管痉挛、毛发营养产生障碍，同时与精神因素、心理创伤、内分泌障碍、自身免疫紊乱及遗传因素等有关。可发生于任何年龄段，尤好发于儿童和青少年，男女发病率无差。西医治疗本病多选用激素、环孢素、白介素、生物反应调节剂、微循环改善剂等，治疗效果尚不理想，虽有一定的生发效果，但副作用较大、疗效低、复发率高。而中医针灸治疗采用的补肾、养血、活血及凉血法，在长期的临床实践中累积了大量经验，可以有效缓解症状，常用对穴见于如下。

1. 曲池 - 血海

【穴解】曲池、血海具体穴解见于瘾疹。因曲池善走血分，善于泻热，具有祛风解表、清热利湿之功；血海，治疗一切血分虚实证，尤其血分热证，临床多用于治疗热性皮肤病，达到清热凉血、行气活血、祛风止痒之功。因此，曲池、血海合用可以治疗血热风燥型斑秃。发为血之余，气血不足，则发无以生长，血海为血之海，可以调补气血，为补血之要穴。艾条温通，则作用更加明显。

【适应证】血热风燥型斑秃，或其他湿疮、瘾疹、银屑病等瘙痒性皮肤病属于湿热、血热、风热等热证者。

【操作方法】灸法：用艾条或艾柱灸双侧曲池、血海，时间为 20 分钟左右，至局部皮肤潮红为度，谨防烫伤。

【临床应用】患者，男，39 岁，爱尔兰人，陆军教官，2008 年 5 月 23 日就诊。因头发逐渐稀少半年，伴紧张、焦虑，睡眠欠佳，大便时干时稀，精神萎靡不振。曾予足三里、太冲、三阴交、曲池、合谷、外关及局部阿是穴针刺治疗，每周 1 次，但疗效不佳。查体：头发稀少，前发迹明显上移，宽度大约 3 厘米，不见头发生长，发质较干燥，舌质红，苔薄白，脉弦细。笔者在前方中加血海，并给予血海、曲池施灸，以出现热传导后灸至传导消失为度，每周改为 2 次治疗。4 周后，患者前额发迹处开始有新发生长，其生长速度也明显加快，坚持治疗到 9 月 15 日结束。现患者头发生长正常，紧张焦虑感消失，睡眠佳，精神好。（刘红，杨贤海，张国胜 . 艾灸温通血海、曲池治疗皮肤病 4 则）

2. 风池 - 百会

【穴解】头为诸阳之会，督脉为阳脉之海，故百会穴能够起到升阳举陷、升提气血、补益脑髓的作用，脑髓充，肾精足，则发黑，齿坚。风为阳邪，其性轻扬开泄，易袭阳位，较多风温风热，风池穴起到疏风散邪通络作用，又因其可以疏通经络，调和气血，气为血之帅，血为气之母，气能生血、行血、摄血，血能生气、载气，气血充足则生化源泉不竭，可促进气血上荣于头，补益脑髓，髓海充足，气血调和则发得濡养。二穴合用可以补益脑髓，调和气血，疏风散邪，使气血充足，肾精充沛，气血得以濡养而使发生。

【适应证】肝肾亏虚或血虚生风型斑秃，善于治疗头面诸疾，如眩晕、头痛、鼻炎、耳鸣等因内外风邪为患的疾病。

【操作方法】

1. 针刺结合局部梅花针叩刺：针刺选百会风池为主要腧穴，临证加减三阴交、肾俞、命门、膈俞等，将患者脱发区常规消毒后，再用梅花针（为了避免交叉感染，最好每个患者使用自己的专用梅花针）反复叩刺脱发部。叩刺时用力要均匀，可用左手捏起脱发区后再叩刺以减轻疼痛，每处叩刺 2～3 分钟，直至局部头皮出现潮红、充血，甚至轻微渗血为度，用鲜姜切片涂抹叩刺区，2 天 1 次，10 次为 1 个疗程，隔 3 天开始下 1 个疗程。

2. 围刺飞针加电针治疗：①飞针速刺、围刺：斑秃区皮肤常规消毒后，选用28号1寸毫针，先行飞针速刺操作，选斑秃区边周百会、风池为主。具体为：用右手拇、示、中三指指腹握持针柄，进针时拇指内收，示中指同时相应外展，此时针体便迅速转动，当针处于快速旋转并抵达穴位时，通过腕、指力将旋转的针弹刺入穴位。入针后再行飞针催气，先将针做小幅度的捻转，然后松手，拇、示指张开，一捻一放，反复6次。②围刺加电针：在相距病变处0.5～1厘米四周进行围针，后接上电针仪，采用疏密波，电流输出以病者可耐受为度，留针30分钟。每日治疗1次，15次为1个疗程，疗程间休息2～3天。

【临床应用】李树香观察梅花针叩刺结合针灸治疗斑秃的疗效，共入组36例患者，36例患者均来自天津海河医院针灸科和皮肤科，其中男27例，女9例；年龄9—55岁，平均30.8岁；病程最长3年，最短15天，平均0.8年。斑秃部分患者伴有情志不畅、头晕目眩、夜寐梦多、失眠、腰背痛、遗精滑泄，阳痿、口干等症状。治疗给予梅花针局部叩刺及以百会、风池为主要腧穴的针刺，临证加减其他腧穴，2天1次，10次为1个疗程，隔3天开始下1个疗程，共观察2个疗程。结果示：36例患者痊愈21例，占58.33%；显效14例，占38.89%；无效1例，占2.78%，总有效率为97.2%。（李树香．梅花针叩刺配合针灸治疗斑秃36例）

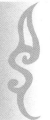

第8章 外科疾病的对穴治疗

一、乳痈

乳痈是以乳房红肿疼痛、排乳不畅，以致结脓成痈为主症的病证。以初产妇为多见，好发于产后3～4周，故有"产后乳痈"之称。

乳痈相当于西医学的急性乳腺炎，认为多因乳头发育不良，妨碍哺乳，或乳汁过多不能及时完全排空，或乳管欠通畅，影响排乳，致使乳汁淤积，利于入侵细菌的繁殖而致病。

中医病因病机：足阳明胃经过乳房，足厥阴肝经至乳下。本病多因过食厚味，胃经积热；或忧思恼怒，肝经郁火，或乳头皮肤破裂，外邪火毒侵入乳房等，导致乳房脉络不通，排乳不畅，郁热火毒与积乳互凝，从而结肿成痈。本病主要在胃、肝两经。胃热肝郁、火毒凝结是其基本病机。

1. 丰隆－膻中

【穴解】丰隆为足阳明胃经腧穴、络穴，有和胃气，降浊逆，化痰湿之功效，丰隆为循经远道配穴，以清降为要；膻中为八会穴之一，又是心包络的募穴。穴居胸之中央，两乳之间，为宗气之海，其功善调胸中大气，而理气散瘀。二穴伍用，协力为用，开胸散结，清降化痰，理气消肿之力益彰。

【适应证】乳痈排乳不畅、胸前憋闷不舒，舌苔腻微黄，局部红肿不甚之气滞痰凝证。

【操作方法】

膻中 斜刺0.3～0.5寸，亦可施以鸡爪刺（合谷刺），即向前、后、左、右斜刺，并施以泻法，其目的在于行气、散气，消肿止痛。

丰隆 直刺1～1.5寸，施捻转提插泻法，留针30分钟。

【临床应用】王晓昆、尚秀葵选丰隆、膻中为主穴针刺结合局部围刺温针灸治疗乳痈。62例确诊患者选取结块局部围刺，针刺膻中、丰隆，相应配穴选取天池、膺窗、膻中、中脘、天宗、肩井、膈俞穴针刺治疗，局部红肿疼痛者施温针灸，隔日1次，记录自就诊日至治愈的治疗次数。治疗次数低于6次者为18例，占29.0%；7～12次39例，占62.9%；≥13次者5例，占8.1%。以12次为限，治愈有53例，好转者7例，无效为2例，治愈率85.5%，总有效率96.8%。结论：针刺合温针灸对哺乳期乳痈之郁乳期效果显著，对于病程比较短（＜7天）、硬结片状或颗粒聚集状、硬度低、红肿直径较小（＜3厘米）的所需治疗次数少（≤6次），效果更佳；对病程较长（＞15天）、硬结为球形、较硬、直径较大

（＞6厘米）者治疗次数相对较多（≥13次），但治疗效果亦值得肯定。（王晓昆，尚秀葵．针刺合温针灸治疗哺乳期乳痈郁乳期62例）

2. 阳陵泉 - 足三里

【穴解】阳陵泉为足少阳胆经腧穴，有疏泄肝胆、和解少阳、清热除湿、祛风散邪、舒筋活络、缓急止痛之功；足三里为足阳明经气所入，既是本经合穴，又是本腑下合穴，它有健脾和胃、理气消胀、行气止痛、疏通经络、调和气血之力。阳陵泉泻肝胆；足三里泻胃火和胃。二穴伍用，相互为用，疏肝和胃之力增强。

【适应证】乳痈之乳房胀痛，口腔异味较重，口苦易怒，偶伴有胸胁痛，辨证为肝胃郁热证者。

【操作方法】

阳陵泉 直刺 0.8～1.5 寸；亦可向阴陵泉方向透刺。局部酸胀感明显，或向下肢远端放散，施以提插补泻手法中泻法，每分钟 60 次左右。

足三里 直刺 0.5～1 寸，施以捻转提插泻法，每 10 分钟行针 1 次，留针 30 分钟。病重者，加乳根，以足三里、乳根为主穴接通电针，用断续波，以患者耐受为度，治疗期间，嘱患者用人工方法坚持排乳。

【临床应用】刘晋钊以阳陵泉、足三里针刺为主穴治疗外吹乳痈15例。所治15例均愈，临床治愈率100%，其中针刺7次治愈者12例，针刺10次治愈者3例；在哺乳期无反复者11例，反复者4例。（刘晋钊．针刺治疗外吹乳痈15例）

3. 至阳 - 足临泣

【穴解】至阳为督脉经穴，有疏调胸中阳气、理气宽中、宣闭止痛之功；足临泣为足少阳胆经腧穴，乃本经脉气所注，为输木穴，又是八脉交会穴之一，通于带脉，有平肝息风、清热明目聪耳、疏泄肝胆、调和气血、宣通经络、散瘀定痛之效。二穴合用，疏泄肝气，宣闭宽中，散瘀定痛增强。

【适应证】乳痈之乳房胀痛，口苦胁痛，烦躁易怒，辨证为肝经郁火证者。

【操作方法】

至阳 点刺或针尖向上斜刺 0.5～1 寸，若针感向心窝放散，其效更佳。

足临泣 直刺 0.3～0.8 寸，施以捻转泻法，每 10 分钟行针 1 次，留针 30 分钟。

针刺后嘱患者清淡饮食，舒畅情志。

【临床应用】文妍针刺至阳、足临泣，配合肩颈及乳房围刺治疗乳痈。文章回顾了 2011 年 6 月来天津中医药大学第一附属医院针灸科治疗的一名乳痈郁乳期患者的诊疗经过及疗效分析，该患者为哺乳期又值乳痈发病的初期，采用单纯的针刺治疗，选取至阳、足临泣，配合肩井、乳房围刺等常规穴位，经数次治疗后疗效明显，症状逐一改善，最终取得临床痊愈。针刺治疗该病无副作用，对哺乳期的女性患者尤为值得推广。（文妍．点刺至阳穴结合局部围刺治疗乳痈郁乳期）

二、乳腺增生

乳腺增生病是乳腺间的良性增生，增生可发生于腺管周围或腺管内，另一类型乳腺小叶实质增生，本病为妇女多发病之一，常见于 20—50 岁之间。属中医"乳癖"病范畴。

诊断要点：乳房肿块单发或多发，部位不固定，扪之结节状，质韧，与周围组织不粘连，腋窝淋巴结不肿大；乳房胀痛具有周期性，发生或加重于月经之前。本病中医辨证分型为：肝郁气滞型、痰湿凝结型、肝肾阴虚型。本病治疗原则以通络散结为要：肝郁疏肝理气，痰结行气化痰，阴虚补益肝肾。

1. 支沟－阳陵泉

【穴解】支沟为手少阳三焦经腧穴，有调理脏腑、通关开窍、活络散瘀、行气止痛、清利三焦、泄热通便之功；阳陵泉为足少阳胆经腧穴，有疏泄肝胆、和解少阳、清热除湿、祛风散邪、舒筋活络、缓急止痛之功。支沟以清利三焦之气为主；阳陵泉以疏调肝胆为要。二穴伍用，一上一下，同经相应，同气相求，相互促进，相得益彰，疏散郁结，和解少阳之力增强。

【适应证】妇人经前乳房胀痛、行经不畅者。

【操作方法】

支沟 直刺 0.5～1.2 寸，施以捻转泻法，每 10 分钟行针 1 次，每次 1 分钟，每分钟 60 转左右，留针 30 分钟。

阳陵泉 直刺 0.8～1.5 寸；亦可向阴陵泉方向透刺。局部酸胀感明显，或向下肢远端放散，施以提插补泻手法中泻法，3～5 分钟，每分钟 60 次左右，留针 30 分钟。

【临床应用】王居易用支沟、阳陵泉治疗乳腺小叶增生。张某，女，29 岁，1992 年 11 月 4 日初诊。1 个月前始觉乳房胀痛，西医诊断"乳腺小叶增生"，经治疗未见好转，且肿块有增多，而转我科针灸治疗。现症：乳房胀痛，以左乳为重，并可触及乳腺增生块多处，以左乳房肿块为大，有 1.5 厘米 ×1.5 厘米 ×1.5 厘米腺瘤，按之疼痛，伴脱发，咽痛，耳后瘙痒，纳可，眠佳，二便调，舌瘦，质淡红，苔薄白，脉沉细。察经：手足少阳、足阳明经为反应经脉。辨证：肝气郁结，病在少阳、阳明经。立法：疏泄少阳、阳明。取穴：主穴为支沟、阳陵泉；辅穴取丰隆。手法：泻法。治疗经过：针第 1 次，当时乳痛即止，按此组穴针治 10 次，乳痛止，右乳房增生块全部消失，仅左乳房有 0.5 厘米 × 0.5 厘米 × 0.5 厘米增生块，停针予中药巩固治疗，数十日后追访，疼痛未发，肿块全消，病痊愈。（王居易，张地芬."对穴"临床治验）

2. 光明 - 足临泣

【穴解】光明为足少阳胆经腧穴、络穴，别走足厥阴肝经，有疏调肝胆、祛风明目、清热利湿、通络止痛之功；足临泣为足少阳胆经腧穴，乃本经脉气所注，为输木穴，又是八脉交会穴之一，通于带脉，有平肝息风、清热明目聪耳、疏泄肝胆、调和气血、宣通经络、散瘀定痛之效。二穴同为胆经腧穴，合而用之，清泻肝胆，舒木理气，消胀止痛之力增强。

【适应证】症见经前乳房胀痛，按之包块，周围边界清晰，与周围组织无粘连，证属肝郁气滞者。

【操作方法】

光明穴 直刺 0.5～1 寸，同时施捻转提插泻法，每 10 分钟行针 1 次，留针 30 分钟。

足临泣 直刺 0.3～0.8 寸，施以捻转泻法，留针 30 分钟。

同时可配按摩手法适当轻加按揉，辅助包块或结节消散。

【临床应用】吕景山用光明、足临泣伍用治疗乳腺增生。光明、足临泣伍用，却有清泻肝胆、疏肝理气、消胀止痛之功。诸凡肝郁气滞，乳房肿痛，乳腺增生者，均宜选用。亦可与膻中、乳根穴参合，其效更佳。（吕玉娥.吕景山对穴）

3. 间使 - 三阴交

【穴解】间使，为手厥阴心包经之经穴，又称鬼营，为十三鬼穴之一。疏解厥阴、少阳之邪，以宽胸利膈、下气化痰、宁心安神。临床上，凡与气机阻滞之症，均可泻本穴行气散滞治疗。三阴交为足太阴脾经腧穴，有助运化、利水湿、理肝肾、通气滞、调血室之效。两穴相用，共奏气血双调，行气活血化痰之效。

【适应证】症见经前乳房胀痛，证属肝郁气滞、痰湿凝结型乳癖。

【操作方法】嘱患者正坐或仰卧，间使直刺 0.5～1 寸，施捻转泻法；三阴交直刺 0.5～1 寸，施捻转提插泻法，每 10 分钟行针 1 次，留针 30 分钟，起针后适当摇大针孔。

【临床应用】陆小连、莫晓枫等，探究针灸治疗妇科病常用对穴及相关原理。间使，为手厥阴心包经之经穴，又称鬼营，为十三鬼穴之一。具有行气解郁散滞、理气通经、宽胸利气之效，临床上，凡与气机阻滞之症，均可泻本穴行气散滞治疗。三阴交，为三条阴经之交会穴，善治血症。两穴相用，共奏气血双调，行气活血之效，临床常用于治疗气滞血瘀之痛经、闭经、乳癖等症。李传岐根据其多年家学经验，更将此二穴总结为"行气活血方"，用以治疗气滞血瘀诸症。（陆小连，莫晓枫．针灸治疗妇科病常用对穴拾粹）

4. 外关 - 足临泣

【穴解】外关为手少阳三焦经腧穴、络穴，别走手厥阴心包经，能祛六淫之表邪，疏三焦之壅热，通经络之气滞，调气血而止疼痛；足临泣为足少阳胆经腧穴，乃本经脉气所注，为输木穴，又是八脉交会穴之一，通于带脉，有平肝息风、清热明目聪耳、疏泄肝胆、调和气血、宣通经络、散瘀定痛之效。二者伍用，同经相应，同气相求，相互促进，清泻肝胆、疏肝解郁之力倍增。

【适应证】症见经前乳房胀痛，按之结节状，证属肝郁气滞伴有少阳郁热者。

【操作方法】

外关　直刺 0.5～1 寸，施捻转泻法。

足临泣　直刺 0.3～0.8 寸，施以捻转泻法，每 10 分钟行针 1 次，留针 30 分钟。行针后可配合相应按摩手法辅助，达到经气畅通、包块消失的目的。

【临床应用】张地芬用外关、足临泣治疗乳腺增生。临床对穴外关、足临泣还可用于多种病证。如王居易老师与笔者曾用此"对穴"治疗癫痫、乳腺增生、甲亢、瘾症、低热等都取得了较好的效果。表面看来，外关、足临泣的治疗范围很广。但事实上，它的作用又非常狭窄，只能用于少阳风热、火逆、郁热的病机，非此病机则绝不会发生效果。因此，作者深感运用"对穴"必须掌握准"对穴"的病机，切不可当作经验穴使用。为此，临床应用中一定要认真分析症候，进行细微地察经，辨证，选经，再选择最适宜的"对穴"，才能达到预想的治疗效果。（张地芬．外关、足临泣"对穴"的临床应用）

三、阑尾炎

阑尾炎是由于阑尾急性炎症所致的一种极常见的急腹症，属中医"肠痈病"范畴。本病多因暴饮暴食，或食用生冷不洁之物，致胃肠痞塞；或过食油腻辛辣，湿热内蕴肠间；或暴食后急迫奔走或腹部用力过度，肠络受损，瘀阻不通。以上原因皆可引起肠腑局部气血凝滞，郁而化热，积热不散，腐肉成痈。本病病位在大肠，病机不外气滞、血瘀、湿阻、热腐，基本病机为肠腑气蕴，热盛肉腐。

诊断要点：发病较急，开始有上腹或脐周疼痛，经一定时间后转移到右下腹，疼痛部位一经固定，呈持续性疼痛，伴恶心、发热等；体征表现为固定性右下腹压痛，或有反跳痛及肌紧张，腰大肌试验及孔肌试验阳性；白细胞总数升高，常在（10～20）× 10^9/升之间，中性白细胞占 90% 以上。

中医辨证分型为：初期，酿脓期，溃脓期。

治疗原则：清热导滞，活血散结、疏通腑气。

1. 天枢－上巨虚

【穴解】天枢为胃经腧穴、大肠募穴，有疏调大肠气机、调中和胃、整肠通便、扶土化湿之功；上巨虚为胃经腧穴，大肠下合穴，有调理肠胃、整肠止泻、理肠通便、通经活络之效。二穴伍用，同走大肠，调整大肠功能，活络消痈，止泻、通便之力益彰。

【适应证】肠痈（急慢性阑尾炎），腹痛拒按，证属肠道湿热、大便不畅者。

【操作方法】

天枢　直刺 1～1.5 寸，施以提插泻法，令整个腹部有针感为妙。

上巨虚　直刺 1～1.5 寸施以捻转或提插泻法，每 10 分钟行针 1 次，留针 30 分钟。

针刺后嘱患者清淡饮食，多饮白水，避免剧烈运动，可顺时针轻揉腹部，辅助湿热之毒排除。

【临床应用】朱守应针刺天枢、上巨虚、阑尾穴治疗急性阑尾炎。患者，男，22 岁。2007 年 3 月 6 日早晨去火车站接人而受风寒，早餐暴饮暴食（吃双份油腻食品等）。上午开始出现头昏乏力，上腹部不适。下午出现上腹部疼痛，逐渐加重，呈持续性。吃完晚饭后约 18 时许转为右少腹疼痛难忍，伴有恶寒、恶心、欲呕、腹胀、腹泻，18：30 就诊。检查见体温 38℃，痛苦面容，双目稍有怒光，口唇干裂，右少腹壁稍挛急，麦氏点压痛明显，反跳痛不明显，天枢、阑尾穴、上巨虚有明显压痛。诊断：急性阑尾炎。针刺天枢、上巨虚、阑尾穴，施以泻法，10 分钟行针 1 次，留针 30 分钟，针刺后症状明显缓解，连续 5 次针刺治疗，上述症状基本消失，嘱其注意休息，清淡饮食。（朱守应．针刺为主治疗急性阑尾炎 1 例）

2. 曲池－上巨虚

【穴解】曲池为手阳明大肠经腧穴，乃本经脉气所入，为和土穴，有调和气血、通经活络、利水除湿之功；上巨虚为胃经腧穴，大肠下合穴，有调理肠胃、整肠止泻、理肠通便、通经活络之效。二穴伍用，清热除湿，通经活络，调整大肠功能之效显著。"合治腑病"，所以本穴善治大肠诸疾，针后能消炎止痛、清热利湿、改善肠道的蠕动功能。

【适应证】阑尾炎证属初期及酿脓期，上腹、脐周疼痛或已转移至右下腹固定疼痛拒按，证属胃肠湿热、湿瘀互结者。

【操作方法】

曲池　直刺 0.5～1.2 寸，施以提插泻法；上巨虚直刺 1～1.5 寸施以捻转或提插泻法，每 10 分钟行针 1 次，留针 30 分钟。阑尾炎急性期配针刺经外奇穴阑尾穴效果更佳。针刺后嘱患者清淡饮食，忌食辛辣油腻之品，多饮白水，避免剧烈运动，阑尾炎溃脓期者建议外科手术治疗。

【临床应用】齐琳婧、苏同生、刘志顺等电针刺曲池、上巨虚治疗阑尾炎，观察曲池、上巨虚电针治疗阑尾炎所致功能性肠病（便秘、腹泻）的临床疗效。方法：针刺组选用双侧曲池、上巨虚，得气后平补平泻；药物组中便秘患者口服枸橼酸莫沙比利，腹泻患者口服洛哌丁胺。结果：治疗后，针刺组与药物组在 1 周自主排便次数和粪便性状方面差异明显（$P < 0.05$），且针刺组均优于药物组。结论：针刺曲池、上巨虚对阑尾炎所致功能性便秘和腹泻都有治疗作用，且都优于药物治疗。曲池、上巨虚对功能性肠病可能具有双向调节作用。（齐琳婧，苏同生，刘志顺，等 . 针刺曲池、上巨虚治疗阑尾炎所致功能性肠病的临床观察）

3. 足三里 – 天枢

【穴解】天枢为大肠募穴，又是足阳明胃经经气所发，有疏调大便、调中和胃、理气健脾、整肠通便、扶土化湿之功；足三里为足阳明经气所入，既是本经合穴，又是本腑下合穴，按"合治内腑"之理，它有健脾和胃、化积导滞理气消胀、行气止痛、疏通经络、调和气血之力。天枢以疏泻为主，足三里以调和为要，二穴伍用，调和气机，和胃整肠，传导功能即可恢复正常，运用本对穴治疗阑尾炎重在先止痛，后再辨证施治。

【适应证】阑尾炎初期上腹、脐周疼痛或转移至右下腹固定疼痛未化脓者。

【操作方法】

天枢穴　直刺 1～1.5 寸，施以提插泻法，令整个腹部有针感为妙。

足三里　直刺 0.5～1 寸，针刺后接通电针，电针频率以患者可耐受程度为要，留针 30 分钟，待急性腹痛缓解后再加以辨证施治。

针刺后嘱患者清淡饮食，忌食辛辣油腻之品，多饮白水，避免剧烈运动。

【临床应用】李晓棠，李晓丽观察电针足三里、天枢为主治疗急腹痛的疗效。方法：取足三里、天枢为主，泻法强刺加挂针 20～40 分钟，待腹痛缓解后，再辨证辨病配穴从本论治。结果：本组 186 例患者，治愈率 81.7%，有效率 94.1%。结论：电针治疗急腹痛疗效确切，止痛迅速，简便易行，为临床治疗急腹痛的有效方法。（李晓棠，李晓丽 . 足三里、天枢穴为主电针治疗急腹痛临床观察）

四、急性腹痛

急性腹痛泛指发生在腹部的剧烈疼痛，是临床的常见症状。临床上急性腹痛常见于较多疾病，本篇章我们主要介绍对穴在一些特例疾病中的应用。

中医归纳导致急性腹痛的病因主要有以下几方面。

（1）外感病因：风寒之邪导致寒凝气滞，经脉受阻；暑热、湿热导致传导失职，腹气不通；二者皆因不通则痛。

（2）内伤病因：饮食不节，如暴饮暴食、肥甘厚味、饮食不节、过食生冷等导致损伤脾胃，气机失调，腑气不降而发腹痛；情志失调之抑郁恼怒、忧思伤脾、气滞日久所致肝气郁滞、肝脾不和、气滞血瘀而诱发腹痛。

1. 水泉－三阴交

【穴解】肾为水脏，穴似深处之水源，如水之所出，故名水泉。水泉为足少阴肾经腧穴，有疏调气机、利水消肿、调和经血之效。三阴交为足太阴脾经腧穴，有补脾胃、助运化、利水湿，疏下焦、理肝肾，通气滞、调血室之效。二穴同用，疏调气机，运化水湿之力增强。

【适应证】气机不畅、水湿不利之泌尿系结石及其术后腹痛诸症。

【操作方法】水泉穴，直刺 0.3～0.4 寸，施捻转泻法；三阴交穴，直刺 0.5～1 寸，施捻转提插泻法，每 10 分钟行针 1 次，留针 30 分钟，若不使用手法行针，可接通电针持续强刺激。针刺后嘱患者多饮水、憋尿后再排尿，有利于结石排净。

【临床应用】黄惠芳针刺水泉、三阴交穴治疗泌尿系结石。笔者临床中用此对穴治疗泌尿系结石绞痛，病例 45 例，疗效显著，故以踝二针名之。病历为本院门诊或泌尿外科住院患者，其中肾结石 17 例，输尿管结石 25 例，膀胱结石 3 例，均为 X 线片或 CT 检查证实有结石的患者，针刺后痊愈 40 人，有效率 88.9%。（黄惠芳 . 踝二针对穴治疗泌尿系疾病 45 例）

2. 公孙－内关

【穴解】公孙为八脉交会穴，通于冲脉，通过阴维脉与心包经的内关相联系。公孙调气机、理升降，扶脾土、调血海，和冲任、理下焦。内关清泄包络，疏利三焦，宽胸理气，和胃降逆，镇静止痛，宁心安神。内关以清泄心胸郁热，使水逆之气下行为主；公孙以调理脾胃，升举清阳为要。内关专走上焦；公孙专行下焦。二穴相合，直通上下，理气健脾。

【适应证】脾胃不调、气机不畅之胆石症诱发的腹痛

【操作方法】

内关 直刺 0.5～1 寸，施平补平泻法。

公孙 直刺 0.5～1 寸，施捻转泻法。

10 分钟行针 1 次，留针 30 分钟。

【临床应用】陈苏华针刺内关、公孙治疗胆石症诱发急性腹痛。针刺内关、公

孙治疗急性腹痛 59 例，腹痛消失者 51 例（86.44%），其中急性胃炎 8 例，胃肠痉挛 9 例，过敏性腹痛 5 例，痛经 20 例，急性胆囊炎、胆结石 9 例；腹痛明显减轻 8 例（11.86%），其中急性胆囊炎、胆结石 5 例，急性胃炎 2 例，无效 1 例，系急性胆囊炎，总有效率 98.31%。（陈苏华．针刺内关、公孙穴治疗急性腹痛 59 例）

3. 支沟－阳陵泉

【穴解】支沟为手少阳三焦经腧穴，有调理脏腑、通关开窍、活络散瘀、行气止痛、清利三焦、泄热通便之功；阳陵泉为足少阳胆经腧穴，有疏泄肝胆、和解少阳、清热除湿、祛风散邪、舒筋活络、缓急止痛之功。支沟以清利三焦之气为主；阳陵泉以疏调肝胆为要。二穴伍用，一上一下，同经相应，同气相求，相互促进，相得益彰，疏泄肝胆，和解少阳之力增强。

【适应证】肝胆郁滞，少阳经气阻滞型胆道蛔虫症、胆结石症引发的腹部疼痛。

【操作方法】

支沟　直刺 0.5～1.2 寸，施以捻转泻法，每次 1 分钟，每分钟 60 转左右。

阳陵泉　直刺 0.8～1.5 寸；亦可向阴陵泉方向透刺。

局部酸胀感明显，或向下肢远端放散，施以提插补泻手法中泻法，每 10 分钟行针 1 次，每分钟 60 次左右，留针 30 分钟。

【临床应用】徐春阳针刺支沟、阳陵泉治疗肝胆郁滞，少阳经气阻滞引发的腹部疼痛。盛某，女，40 岁。主诉右上腹部疼痛复发 5 小时。患者痛苦面容，屈曲侧卧位，呻吟不已。舌苔黄腻，脉弦滑数。证属肝胆湿热，少阳经气阻滞。法以疏肝利胆，通泄少阳，缓急止痛。取穴支沟、阳陵泉。以毫针刺之，留针 30 分钟痛除。（徐春阳．针刺对穴在急性腹痛治疗中的应用）

五、急性腰扭伤

腰扭伤俗称"闪腰"，是在外力作用下腰部肌肉和背部筋膜的损伤。一般多因活动时如勉强举重姿势不良，用力不当，或跌倒时背肌扭伤所致腰部椎间小关节肌肉、韧带、筋膜损伤。西医称为急性腰骶关节劳损，属中医"腰痛病"范畴。

腰扭伤主要症状是腰部疼痛、压痛，腰部活动或用力时，如咳嗽或打喷嚏，疼痛加重。腰部僵硬，活动受限，不能俯仰或转侧，且有腰痛步态。少数患者腰痛累及臀部和腹股沟部。

1. 后溪－昆仑

【穴解】腰扭伤是因负重不当，引起经络受损，瘀血凝滞所致。治宜行气血，通经络。后溪以通调督脉为主，督脉者，总督一身之阳经，昆仑以调太阳经气为要。后溪为手太阳小肠经腧穴，乃本经脉气所注，为输木穴，又是八脉交会穴之一，通于督脉，与阳跷脉申脉穴相沟通，有宣通阳气、宁心安神、清利湿热、通络止痛之功；昆仑为足太阳膀胱经腧穴，有通经络、散瘀滞、行气血、止疼痛、调下焦、理胞宫、壮筋骨、强腰膝之效。后溪以通督脉为主；昆仑以宣通太阳经气为要。二穴伍用，同经相应，相互促进，宣通腰背经气，以增强散瘀定痛之功。

【适应证】急性腰扭伤，以腰脊正中及两侧疼痛，或严重不能转侧者。

【操作方法】

后溪 直刺 0.5～1 寸，以酸胀为度，每隔 5 分钟行针 1 次，施以捻转泻法。

昆仑 直刺 0.5 寸，施捻转补泻手法中泻法，每分钟 60 转左右，留针 30 分钟。

针刺后嘱患者缓慢运动患处，逐渐增加运动范围、强度、速度、次数及时间；如患者不能或不敢运动患处，则由主治医生辅助被动运动患处，运动应轻而柔，不宜重而猛，按循序渐进的原则。

【临床应用】季扬应用后溪、昆仑治疗急性腰扭伤。王某，男，36 岁，工人，1998 年 5 月 12 日初诊。患者诉：2 小时前搬重物不慎扭伤腰部，疼痛剧烈，不能行走，由两人扶持前来就诊。查：右侧腰肌痉挛僵直，局部压痛明显，拍 X 线片示"腰椎未见异常"。诊断：急性腰扭伤。取左侧后溪穴，右侧昆仑穴，针用泻法。每隔 5 分钟行针 1 次，同时让患者活动腰部，留针 30 分钟后，疼痛减轻，能行走，弯腰、下蹲，经治 2 次，疼痛消失，腰部活动自如。(季扬. 对穴临床应用举隅)

2. 人中（水沟）- 委中

【穴解】人中为督脉腧穴，位于口鼻之间，有祛风邪，消内热，通窍络，清神志，安心神，苏厥逆，调阴阳，止疼痛之功；委中为足太阳膀胱经腧穴，乃本经脉气所入，为合土穴、下合穴，有舒筋活络，行气活血，清热解毒，调和阴阳之效。水沟行上，以升为主；委中走下，以降为要。二穴相合，一上一下，一升一降，调和阴阳，舒筋活络，理气止痛之功益彰。督脉与足太阳经均"挟脊抵腰中"，上人中下委中泻刺，通过二脉作用于腰部，使筋舒络活，气行血畅，则腰痛止。正如《玉龙歌》所言"人中委中，除腰脊痛闪之难制"。

【适应证】腰背疼痛，痛在正中或两侧，不可转侧，证属闪挫伤络，经筋受损者。

【操作方法】

人中穴 向上斜刺 0.3～0.5 寸，施以捻转泻法，留针 20 分钟，期间行针

3 次。

委中　直刺 1～1.5 寸，施以提插补泻手法中泻法，每分钟行针 60 次左右，留针 20 分钟。

或三棱针点刺委中放血，放血多少，应以紫黑色变为红色时为度。治疗后嘱患者缓慢运动患处，逐渐增加运动范围、强度、速度、次数及时间；如患者不能或不敢运动患处，则由主治医生辅助被动运动患处，运动应轻而柔，不宜重而猛，按循序渐进的原则。

【临床应用】李光周用人中、委中治急性腰扭伤。吴某，男，39 岁，干部。1985 年 9 月 22 日初诊。三天前抬重物扭伤腰部发生疼痛，转侧俯仰困难，夜间加重。查：第 2、第 3 腰椎及旁侧压痛，活动受限。诊为急性腰扭伤。治取人中斜刺 0.3 寸，委中（双）直刺 1 寸，采用泻法，留针 20 分钟，其间行针 3 次。出针后疼痛明显减轻，翌日针后仅活动微痛，3 次治愈。（李光周 . 针灸对穴疗疾举隅）

3. 命门 - 委中

【穴解】命门为督脉腧穴，位于第 2 腰椎棘突以下，为呼吸之根元气之本，又为足太阳之结穴，男子藏精，女子藏血之处，乃生命之始，玄命之门，有补阳益肾之功；委中为足太阳膀胱经腧穴、合穴、下合穴，因本经多血，三棱针点刺放血，有祛瘀生新、通络止痛之效。二穴伍用，泻之有清热祛邪、疏风散寒、通经活络止痛之功；补之有补肾壮阳、祛风通络止痛之效。

【适应证】腰扭伤后痛在腰脊正中或两侧，证属瘀血阻络者。

【操作方法】患者俯卧，命门直刺 0.5～1.2 寸，进针时嘱患者吸气常规刺入，进针后先泻后补，施捻转补泻手法，若年老肾气不足者可加艾条灸 5～10 分钟。委中直刺 1～1.2 寸，针刺施捻转或提插泻法，令针感向足跟、足趾放散，或用三棱针点刺放血。起针后嘱患者配合患处运动。

【临床应用】李维香用命门、委中治腰痛。命门、委中二穴相配可补精益肾，舒经活络。治疗范围：腰痛，肾虚或扭伤引起者均可，唯针灸方法不同而已。（李维香 . 对穴治痛）

4. 后溪 - 委中

【穴解】后溪穴为手太阳小肠经脉气所注，为本经输木穴，有通调督脉、宣导阳气、宁心安神、清热利湿、通络止痛之力。委中为循经远道配穴，且二者为八脉交会穴。二者伍用，疏调膀胱经气，宣通气血，通络止痛之功益彰。

【适应证】急性腰扭伤，不能转侧，痛在腰脊正中或两侧者。

【操作方法】患者站立，两足分开稍比肩宽，健侧上肢叉腰护腰。后溪直刺

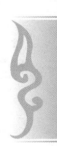

1～1.5 寸。进针后加强刺激，同时嘱患者前后左右转动腰部，幅度由小到大，待腰活动自如后出针。若稍有疼痛，再刺委中，行捻转手法，然后针尖方向朝腰部斜刺，要求针感尽量上达腰部，行针 3～5 分钟后快速出针，有血溢出最好。

【临床应用】陈敬用后溪、委中治疗腰部软组织损伤 50 例。主穴取后溪，配穴取委中。患者站立，两足分开稍比肩宽，健侧上肢叉腰护腰。穴位常规消毒后，用 30 号 1.5 寸毫针对准后溪斜刺 1～1.5 寸。进针后加强刺激，同时嘱患者前后左右转动腰部，幅度由小到大，待腰活动自如后出针。若稍有疼痛，再刺委中，行捻转手法，然后针尖方向朝腰部斜刺，要求针感尽量上达腰部，行针 3～5 分钟后快速出针，有血溢出最好。观察取得满意疗效。（陈敬 . 针刺八脉交会穴治疗软组织损伤 100 例）

六、踝扭伤

踝扭伤是指踝关节周围的软组织（如肌肉、肌腱、韧带、血管等）损伤，而无骨折、脱臼、皮肉破损等情况。临床主要表现为损伤部位肿胀疼痛和踝关节活动受限。本病主要由于剧烈运动或负重时姿势不当，或不慎跌仆、牵拉和过度扭转等原因，引起踝部皮肉筋脉受损，以致经络不通，经气运行受阻，瘀血壅滞局部而成。

主要症状表现为踝部疼痛，关节活动不利或不能，继则出现肿胀，伤处肌肤发红或青紫。兼见皮色发红，多为皮肉受伤，青色多为筋伤，紫色多为瘀血留滞；新伤疼痛肿胀，活动不利者为气血阻滞；若陈伤每遇天气变化而反复发作者，为寒湿侵袭，瘀血阻络。治法一般为：祛瘀消肿，舒筋通络。

1. 后溪－申脉

【穴解】后溪穴为手太阳小肠经腧穴，为本经脉气所注，属输木穴，又是八脉交会穴，通于督脉，与阳跷脉申脉穴相沟通，有宣通阳气、清热利湿、宁心安神、通络止痛之功；申脉为足太阳膀胱经腧穴，驱阳邪、散风寒、舒筋脉、止疼痛之效。二者伍用，同经相应，同气相求，通调督脉及本经经气，舒筋脉、通络止痛之功益彰。

【适应证】踝扭伤，新伤疼痛肿胀，气血阻滞证者。

【操作方法】

后溪　刺入 0.5～1 寸，施捻转泻法，以胀痛为度。

申脉　直刺 0.2～0.3 寸，施捻转泻法，留针 30 分钟，嘱其针刺后不可过度行走运动，多静养，如局部充血较严重者可三棱针点刺放血。

【临床应用】吴初竹、汤晓龙，取八脉交会穴后溪及申脉针刺配合阿是穴扬刺法治疗 49 例急性踝关节运动扭伤患者，疗程 5～7 天。结果：治疗组痊愈率为 89.8%，总有效率为 100%（$P < 0.05$）。提示此疗法快速且疗效显著，为患者早日参加运动训练提供了可靠的医疗保证。（吴初竹、汤晓龙 . 八脉交会穴针刺配合阿是穴扬刺治疗急性运动性踝关节扭伤 49 例）

2. 申脉 - 照海

【穴解】申脉为足太阳膀胱经腧穴、八脉交会穴之一，通于阳跷脉，位于外踝下缘凹陷中，舒筋活络，缓急止痛；照海滋肾益阴，清热泻火，通经活络，止疼痛。申脉为阳之位，照海为阴之宅。申脉鼓舞阳气、以升为主；照海功擅护阴、以降为要。二穴伍用，一脏一腑，一表一里，一阴一阳，一升一降，相互制约，相互促进，调阴阳，和气血，舒筋止痛功效益强。

【适应证】踝扭伤，内外踝皆肿，瘀血留滞者。

【操作方法】

申脉，照海　直刺 0.3～0.5 寸，施捻转平补平泻法，留针 30 分钟，嘱其针刺后不可过度行走运动，多静养，如局部充血较严重者可三棱针点刺放血或石膏固定。

【临床应用】陈敬针刺申脉、照海、丘墟穴治疗踝扭伤 20 例，外踝损伤主穴取申脉、丘墟，内踝损伤主穴取照海。配穴取商丘、太溪、阿是穴。若局部瘀血肿胀明显者可用皮肤针叩刺及拔罐。用 30 号 1.5 寸毫针直刺 1～1.5 寸，强刺激，留针 15 分钟。踝部损伤 20 例，痊愈 8 例，显效 7 例，有效 3 例，无效 2 例。（陈敬 . 针刺八脉交会穴治疗软组织损伤 100 例）

3. 内关 - 外关

【穴解】内关为手厥阴心包络经腧穴、络穴，又是八脉交会穴之一，通于阴维脉，有清泄包络、疏利三焦、镇静止痛之效。外关为手少阳三焦经腧穴，功专泄三焦之邪热，以通经活络。内、外关分别为八脉交会穴通于阴、阳维脉，与阴、阳维脉分别通于内、外踝，在治疗踝关节损伤中有着较好的运用，二穴同用，共奏通经活络、止痛消肿之功。

【适应证】踝扭伤，内、外踝损伤相互影响者。

【操作方法】

内关　直刺 0.5～1 寸，施捻转泻法；外踝损伤，取外关穴，直刺 0.5～1 寸，施捻转泻法；若内踝损伤引及外踝痛取内关透刺外关，反之则取外关透刺内关，留针 30 分钟。嘱其针刺后不可过度行走运动，多静养，若充血较严重者可局部三棱针点刺放血。

【临床应用】朱建斌等运用内外关配合交经刺治疗踝关节扭伤 132 例，外踝痛或损伤取外关穴，内踝痛或损伤取内关穴，内踝损伤引及外踝痛取内关透刺外关，反之则取外关透刺内关。配合交经刺，即先查明患足最痛点所属经脉及相应穴位，然后取对侧手上相对应位置的同名经上相对应的腧穴。结果首次针刺疼痛基本消失，能行走自如，治疗2～3次治愈83例(占63%)，治疗5次后疼痛消失、局部遗留有轻度酸胀不适感49例（37%），无效0例。（朱建斌，薛亮．内外关配合交经刺治疗踝关节扭伤132例）

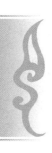

第9章 五官科疾病的对穴治疗

一、睑腺炎（麦粒肿）

睑腺炎，即麦粒肿，是细菌侵入眼睑腺体而致的急性化脓性炎症。因胞睑边缘生小硬结，红肿疼痛，形似麦粒，故又称麦粒肿。若是眼睑睫毛毛囊或其附属的皮脂腺或变态汗腺感染，称为外睑腺炎或外麦粒肿；若是睑板腺感染，则称为内睑腺炎或内麦粒肿。本病上、下眼睑均可发生，但以上睑为多见。本病属于中医"针眼"范畴，又名"土疳"，多发于一只眼睛，且有惯发性，以青少年为多发人群。

1. 耳尖 - 大椎

【穴解】中医认为睑腺炎多因风热之邪客于胞睑，火烁津液，变生疖肿；或过食辛辣炙烤之物，脾胃积热；或心肝之火循经上炎，热毒结聚于胞睑，发为疖肿；或脾虚湿热，上攻于目，热毒壅阻于胞睑而生肿痛。足太阳为目上冈，足阳明为目下冈，且睑腺炎常发于上眼睑，治宜祛风清热，解毒散结。耳尖穴为临床耳穴疗法中常用穴之一，《灵枢·经脉》载有足太阳经支脉至耳上角，"耳为宗脉之所聚"。《内经》："血实者宜决之"。邱茂良主编的《针灸学》中云："将耳轮向耳屏对折时，耳郭上尖端即为该穴。主治发热，高血压，目赤肿痛，麦粒肿"。《耳穴辨治纲要》云："耳尖……偏于凉"。《耳穴治面病》云："本穴性质属阴，长于清凉消急，故有清热泻火……护正之功"。《针灸大成》："耳尖二穴，在耳尖上，卷耳取尖上是穴，治眼生翳膜"。故采用耳尖放血，具有开导疏泻足太阳经之功，太阳经气疏通，气血得行，血出络通，肿胀自消。大椎为督脉穴，亦为手、足三阳经与督脉的交会穴，督脉为"阳脉之海"，督脉穴主一身之阳，故大椎穴可清热解毒、宣通气血。《针灸甲乙经》用"三阳、督脉之会"来描述大椎穴，根据"实则泻之""宛陈则除之，出恶血也"的治疗原则，大椎放血可泻诸阳之邪热，使邪随血出，血出邪尽，气血畅达，经络通畅，通则不痛，从而达到泻火解毒、散结消肿的作用。

【适应证】适用于辨证为热毒上攻型之睑腺炎，证见胞眼红肿，硬结拒按，灼热疼痛，伴有耳前或颌下肿块，口渴、大便秘结、小便短赤，脓性分泌物增多的患者。

【操作方法】患者取坐位，医者先用手拇、示指轻轻揉按耳尖穴处，使其局部血循环充盈后，用75%酒精棉球，于耳尖穴行常规消毒。左手示、中指将患侧耳向前压按捏于耳郭出现折后的高峰处（耳郭尖端）。右手拇、示二指持针，中指指端紧靠针尖上约一分左右处，迅速点刺该穴，见血流出，然后轻轻挤压局部，使继续出血，直到血不出为止，用 75% 酒精棉球擦净。再给患者大椎穴局部皮肤常规消毒，再用已消过毒的三棱针，对准穴位快速点刺 3～5 下，立即出针，用 2 号玻璃罐闪火法吸附在点刺处，留罐 3～5 分钟，可以看见罐内流出暗红色的血液，出血以 3 毫升左右为度。由于患者的个体差异：虚实、寒热、病程、求治时机等不同，出血量也不相等，但是一般均以血色由黑紫色逐渐变为鲜红色为度。隔日治疗 1 次，3 次为 1 个疗程。

【临床应用】患者，男，36 岁。初诊日期：2017 年 9 月 17 日。病史：右眼上睑红肿疼痛 1 日，有异物感，目不能睁，伴食欲不振，大便干。舌尖微红，苔黄腻，脉数。同时可见球结膜充血，睫毛毛囊皮脂腺脓性炎症明显，诊为睑腺炎。立即按上述方法为其进行针刺耳尖放血、大椎放血针挑治疗，之后患者回家休息。次日复诊，上眼睑红肿热痛症状显著减轻，第三天脓成溃出，痊愈，至今未复发。（北京中医药大学东直门医院针灸科门诊）

2. 太阳 - 曲池

【穴解】太阳穴为经外奇穴，位于头部眼区，头者，精明之府也，十二经气血皆上注于头，因此太阳穴可以治疗各类头面部疾病，尤其长于清眼部郁热、明目止痛、泻火散结。《太平圣惠方》言太阳穴主治："理风，赤眼头痛，目眩涩。"医家徐灵胎认为，刺血能使"邪气因血以泄，病乃无也"。放血疗法具有良好的疏通经络、调和气血、活血祛瘀等作用，能够促进气血正常运行，达到"通"的目的。因此在患侧太阳穴处运用针刺放血治疗睑腺炎具有很好的清热解毒、消肿止痛的作用。曲池穴系手阳明大肠经之合穴，有疏风清热、行气和血的作用，《针灸甲乙经》云："目不明，腕急，身热、惊狂、躄痿痹重，瘈疭，曲池主之。""伤寒余热不尽，胸中满，耳前痛，齿痛，目赤痛，颈肿，寒热……"故针刺曲池，行泻法，以疏风清热，驱除风邪，风邪得散，郁热得泄，且远端配穴，可引头面部风热下行，从而达到治疗睑腺炎的作用。

【适应证】适用于风热外袭型之睑腺炎，症见初起眼睑发红，微肿，稍痒，有异物感，兼有发热、头痛和全身不适，舌淡红，苔薄白，脉浮。

【操作方法】患者取仰卧位或坐位，取患侧太阳穴，双目同发者，取双侧太阳穴。局部常规消毒太阳穴、曲池穴，用 1 寸或 1.5 寸毫针，斜下刺入太阳穴，进针 0.5～1 寸左右，得气后，行强刺激泻法，捻转数下后，不留针，缓缓出针，渐退渐摇。出针后勿按针孔，用手挤压穴位周围，使针孔流出小滴血液即可。一般视病程长短，出血 2～6 滴左右。挤出血后，用干棉球轻按针孔片刻。再于曲池穴处进针，行捻转泻法，得气后每 5 分钟行针 1 次，留针 20 分钟。隔日针刺治疗 1 次，3 次为 1 个疗程。

【临床应用】患者李某，女，36 岁，患者于 2016 年 10 月 5 日初诊。自诉 2 天前右眼自觉不适，随即开始红肿疼痛，曾用红霉素眼膏及热敷等方法治疗，红肿不退并逐渐增大，后求治于东直门医院，检查见右眼上眼睑红肿如黄豆大，质稍硬，轻摸疼痛但未成脓，诊为右上眼睑睑腺炎。于右侧太阳穴处斜向下进针 1 寸左右，稍退针后用泻法持续运针至患者感到针刺酸胀感已扩散至眼及颞部，不留针，随即慢慢出针，边退针边摇大针孔，出针后勿按针孔，从眶周向针孔处挤按，使之出血 3～6 滴。后再针刺曲池穴，用捻转泻法，得气后每 5 分钟行针 1 次，留针 20 分钟，隔日红肿疼痛减轻，共针 3 次而痊愈。（北京中医药大学东直门医院针灸科门诊）

3. 内庭 - 耳尖

【穴解】睑腺炎属中医"土疡"范畴，又名"针眼"，多因风热相搏，客于胞睑，或脾胃积热，热毒上攻所致。《灵枢·大惑论》曰："肌肉之精为约束"。"五轮"学说认为：眼胞属脾，称为肉轮。脾与胃相表里，且病位表浅，故取足阳明胃经荥穴内庭穴施治，阳经荥穴属水，《难经·六十八难》曰："荥主身热。"故取内庭穴能清脾胃之热，宣通阳明经气，消肿止痛。《内经》有云"耳者，宗脉之所聚也。"耳通过经脉与眼及其周围密切相连。《针灸大成》中有"灸耳尖，治……眼生翳膜"的记载。针刺耳尖穴有清热解毒、凉血消肿之功，对头面五官的炎症有较好的疗效，加之放血疗法能泄热祛邪、消肿止痛，故针刺内庭穴配合耳尖放血相得益彰，更能提高临床疗效。

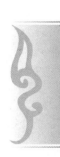

【适应证】适用于脾胃蕴热型之睑腺炎，症见眼睑局部红肿，灼热疼痛，伴有口干、口臭、便秘溲赤，苔薄黄，脉数。

【操作方法】取内庭穴，一侧患病取患侧，两侧患病取双侧。操作：穴处常规消毒后，二间穴用 1 寸毫针刺入 0.3～0.5 寸，内庭穴用 1.5 寸毫针刺入 0.5～0.8 寸，施捻转泻法，以得气为度，留针 20 分钟。同时取穴耳尖，一侧患病取患侧，两侧患病取双侧。操作：针刺结束后，术者用双手拇指、示指捏揉患侧耳郭片刻，其后向上挤压使耳尖处皮肤充血，再用 75% 乙醇对耳尖及术者左手拇指、示指常规消毒后，另一手持一次性采血针对准穴位，迅速刺入约 2 毫米，不留针，出针后用手指挤压局部使之出血，一般 5～10 滴为度，眼睛红肿化脓者酌情增加出血量，放血完毕后，用消毒棉球按压针孔，24 小时内不可沾水，以防感染。隔日针刺治疗 1 次，3 次为 1 个疗程。

【临床应用】患者，男，22 岁。主诉：右眼红肿疼痛 2 天。2 天前右眼开始发痒伴有摩擦感，而后眼睑红肿伴有疼痛，曾热敷及点氯霉素眼药水，未效，故来针灸科就诊。经过上述针刺配合耳尖放血治疗 2 次，红肿消除，疼痛及摩擦感消失，睑腺炎痊愈。随访未见复发。（杨晴 . 针刺配合耳尖放血治疗麦粒肿）

4. 行间 - 肩井

【穴解】中医认为"肝开窍于目"，故目疾每与肝脏有关，而《难经·六十八难》又指出"荥主身热"，就是指荥穴治疗热性病。故取足厥阴肝经的荥穴——行间穴治疗。睑腺炎乃热性病，所以针刺时多用泻法。肩井属少阳经穴，少阳起、止、循行于目外眦，所以选肩井穴属于循经取穴法。取对侧肩井则属于巨刺法。《素问·缪刺论》说"邪客于经，左盛则右病，右盛则左病，亦有移易者。左痛未已而右脉先病，如此者，必巨刺之……"用挑治法治疗取"菀陈则除之"之意。气滞血瘀，邪热入于血分而引起眼睑疔肿。用三棱针挑治肩井穴，使经脉出血，以去瘀泻热，起到通经调气的作用，从而治疗睑腺炎。

【适应证】适用于肝胆火盛，循经上炎之睑腺炎，症见胞睑红肿灼痛，急躁易怒，心烦不眠或多梦，口苦口干，便秘，尿短黄，或胁肋胀痛，舌红苔黄，脉弦数。

【操作方法】双侧行间穴，采用卧位或坐位，针刺得气后行泻法，留针 20 分钟，轻者一天一次，重者一天两次。针刺治疗结束后取患侧眼睑的对侧肩井穴，两侧同时发病，取发病较重的对侧眼睑的肩井穴。常规消毒穴位和医者双手，用已消毒过的三棱针按挑治法挑断肩井穴 5～7 根肌纤维，用无菌干棉球盖压针眼，胶布贴压。1～2 天胶布自动脱落。

【临床应用】陈某，男，40 岁，公务员，2017 年 4 月 9 日来诊。主诉：3 天来右眼眼睑红肿胀痛，上眼睑中部可扪及一小硬结，隆起，目不能睁，诊为睑腺炎。患者此病半年来一直未愈，两侧交替发病。遂予针刺双侧行间穴，行捻转泻法，留针 20 分钟，针毕，以右侧肩井穴按挑治法进行挑治。挑治进行中，患者感疼痛明显减轻，3 天后硬块红肿一起消失，眼睑未留任何痕迹。自治疗后半年来，眼睑未再发生此类病症。（北京中医药大学东直门医院国际部针灸科门诊）

二、近视

近视是指眼在不使用调节时，平行光线通过眼的屈光系统折射后，焦点落在视网膜之前的一种屈光状态，在视网膜上则形成不清楚的像。其主要是以看近物清晰、视远物模糊为主要特征的一种眼病，为眼科屈光不正疾病之一，多发于青少年时期。本病在中医亦称"近视"（《目经大成》），又名"目不能远视"（《证治准绳》）或"能近怯远症"（《审视瑶函》）。

近视常与先天禀赋不足、后天用眼不当或劳心伤神等因素有关，使心、肝、肾气血亏虚，使目络瘀阻，目失所养所致。

1. 风池 - 睛明

【穴解】《灵枢·邪气脏腑病形》曰："十二经脉，三百六十五络，其血气皆上于面而走空窍，其精阳之气上走于目而为睛……"说明了眼与脏腑之间，靠经络的连接贯通，保持着有机的联系。是经络不断地输送气血，才维持了眼的视觉功能。《灵枢》谓："胆足少阳之脉，起于目锐眦"，其经别"系目系"；足厥阴肝经"连目系"，肝胆经脉与目直接相连。肝藏血，在窍为目，目受血而能视。肝胆与目密切相关，风池为胆经腧穴，肝与胆相为表里，有调理肝胆经气、理血明目的作用。足太阳膀胱经"起于目内眦"，睛明是膀胱经的起始穴，又是手足太阳、足阳明经脉气承接之处，足太阳之筋为"目上冈"，足阳明之筋"上合于太阳，为目下冈"，位居目眶内，穴位所在，主治所在，故为目疾要穴。二穴配伍，有调肝养血明目之功。

【适应证】适用于用眼过度、肝血不足的近视患者，尤其适用于疲劳用眼的青少年近视患者，症见视近清楚，视远模糊，眼易疲劳，两目干涩，舌红，脉细弱或弦细。

【操作方法】风池穴用 0.25 毫米 ×40 毫米毫针朝对侧眼眶内下缘方向刺入 1.2寸左右，得气后针行泻法，使针感逐渐传至眼区或颈颥部，留针 25 分钟，中途捻针 2～3 次。睛明穴采用 0.25 毫米 ×40 毫米毫针，沿目眶缘刺入 0.8～1 寸左右，得气后稍作小幅度捻转提插补法，直至针感达到眼眶周围，留针 25 分钟。隔日治疗一次，10 次为 1 个疗程。

【临床应用】方某，男，20 岁，大学生在读，2014 年 3 月 11 日初诊。自诉因 3 年前备战高考时用眼过度，双眼视力下降，视物模糊，眼球胀痛，干涩不适。某医院眼科检查后诊断为"屈光不正（近视）"，查：双裸眼视力均为 0.5，舌淡红，苔薄白，脉细。诊断：屈光不正（近视）。选穴：风池、睛明。风池穴用 0.25 毫米 ×40 毫米毫针朝对侧眼眶内下缘方向刺入 1.2 寸左右，得气后针行泻法，使针感逐渐传至眼区或颈颥部，留针 25 分钟，中途捻针 2～3 次。睛明穴采用 0.25 毫米 ×40 毫米毫针，沿目眶缘刺入 0.8～1 寸左右，得气后稍作小幅度提插，留针 25 分钟。出针后患者自觉眼睛明亮，视其面色红晕，结膜轻微充血，当即检查视力，双侧裸眼视力均为 0.8。连续治疗 10 次，双侧裸眼视力达 1.0，眼胀，眼干等症状好转。巩固治疗 10 次，隔日 1 次，并嘱其注意用眼卫生，坚持眼区穴位按摩，一年后随访，视力保持在 1.0 左右。（北京中医药大学国医堂中医门诊部）

2. 合谷 - 光明

【穴解】合谷，为手阳明大肠经脉气所过，乃本经原穴，既能促进人体的气化功能，又有通经活络，疏风解表，清泄肠胃，镇静止痛之功。《四总穴》有"面口合谷收"，故合谷穴可用于治疗头面部疾病。光明穴，名昭其义，有"光明，光彻明亮"之意也。胆经气血至此后变为纯阳之气，为天之天部，足少阳胆经吸热蒸升的阳气皆汇合于此，近视乃因阳气不足而光华不能外越，所以取此穴治疗甚合。还有本穴是足少阳之络穴，有联络肝胆两经气血的作用，可同治肝胆两经之病，按其络穴之特性，具有清泄肝胆之火、祛风明目、通络止痛之效。合谷穴宣清导浊，光明穴升清泻火。二穴伍用，一升一降，升降和化，清热泻火，祛风明目之力益彰。

【适应证】用于治疗近视，证属肝胆火旺或阳明燥热者，症见两眼干涩，易疲劳，口干口苦，大便秘结，舌红，苔黄或腻，脉弦数或滑数等。

【操作方法】嘱患者仰卧位，穴位常规消毒，施以平补平泻法。术者左手示指或拇指紧按针穴，右手将针刺入穴内，候其气至，施以前后均匀捻转，不单向捻转，指力均匀，频率60～90转/分，反复操作1分钟，留针25分钟。每周治疗3次，10次为1个疗程。

【临床应用】刘某，女，18岁，于1981年3月10日初诊。自诉：近半年来上课时，发现视板书模糊，渐加重至看不见，伴有头昏、头痛，经医院检查，诊为近视。视力：左眼0.5，右眼0.3。近视度数：左眼210，右眼275。取穴：合谷、光明，进针10分钟后，自觉视物清晰。依前法治疗5次后，视力提高至左眼1.0，右眼0.8。（吕玉娥，吕运权.吕景山穴对应用经验辑要）

3. 鱼腰-太阳

【穴解】鱼腰、太阳穴均为眼周奇穴，鱼腰在额部，瞳孔直上，眉毛中；太阳在颞部，位于眉梢与目外眦之间向后约一横指的凹陷处。两穴合用可直接作用于眼周局部，通调眼部及经络气血，缓解睫状肌痉挛。鱼腰穴下有眶上动脉的外侧支；太阳穴下有颞浅动脉的分支、属支分布。针刺此二穴，可使眼周血管平滑肌紧张度降低，血管痉挛解除，管腔通畅，血流速度加快，改善局部神经、肌肉的血液供应，消除缺血和缺氧状态，有利于视觉神经功能的恢复、眼的屈光系统的调节和视疲劳症状的缓解。这与中医学"目得血而能视"的观点是相吻合的。

【适应证】适用于久视耗伤气血，气血不能上荣于目的肝血亏虚型的假性近视患者，多因后天用眼不当，睫状肌长期处于紧张或痉挛状态，使晶状体曲率改变所致。症见两眼酸涩，酸痛，看近清晰，视远模糊，口干，或见头晕等，舌淡，脉弦细或细弱。

【操作方法】采用75%乙醇常规消毒穴位局部皮肤，选用0.25毫米×25毫米一次性针灸针斜刺 0.3～0.5 寸，得气后行捻转泻法，每 10 分钟行针 1 次，留针 30 分钟。每周治疗 3 次，10 次为 1 个疗程。

【临床应用】夏某，男，12 岁，初中生，于 2011 年 9 月 23 日初诊。主诉：近视 1 年。初诊：左眼视力 0.7，右眼视力 0.1。取双侧鱼腰、太阳进行治疗，用 0.25 毫米 ×25 毫米一次性针灸针斜刺 0.3～0.5 寸，得气后行捻转泻法，每 10 分钟行针 1 次，留针 30 分钟。起针后半小时查左眼 0.8，右眼 0.4。针 1 个疗程后，左眼 1.0，右眼 1.2，又巩固治疗 1 个疗程，嘱患者平日注意用眼卫生和调整偏嗜甜食的不良饮食习惯。半年后随访，视力仍保持正常。（北京中医药大学东直门医院针灸科门诊）

4. 完骨－三阴交

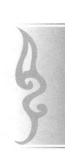

【穴解】《灵枢·邪气脏腑病形》曰："十二经脉，三百六十五络，其血气皆上于面而走空窍。"足少阳胆经，起于目外眦，下抵耳后完骨处，上抵前额阳白。肝胆互为表里，针刺胆经完骨穴，能宣畅少阳经气，疏通眼部经脉，所谓"经络所过，主治所及"。《灵枢·经脉》曰："胆足少阳之脉，起于目锐眦。"《灵枢·九针十二原》曰："欲以微针通其经脉，调其血气，营其逆顺出入之会。"通经活络，气血得调，目有所养，其病自然治愈。三阴交为足厥阴、足少阴、足太阴三阴经之会穴，且为治疗血证之要穴，取本穴健脾补肝益肾之效，气血生化有源，上濡于目，目受血则能视。故针刺完骨配合三阴交，可滋补肝肾，益精养血，治疗近视疗效较好。

【适应证】适用于近视，辨证属肝肾亏虚，精血不足者。症见两目干涩，视物易疲劳，头晕耳鸣，腰膝酸软，夜眠梦多，舌淡红少苔，或见舌尖略红，脉细或沉细等。

【操作方法】患者仰卧，选用 0.25 毫米 ×40 毫米毫针，取穴完骨、三阴交，穴位常规消毒，进针 0.8 寸左右，采用平补平泻手法，针刺得气后留针 25 分钟。隔日治疗一次，10 次为 1 个疗程。

【临床应用】林某，女，26 岁，出纳，2017 年 10 月 23 日来诊。主诉：双眼近视 10 年余。病史：患者 10 年前，因过度疲劳用眼，加之长期熬夜后，后渐觉双目视力明显下降，被眼科医院诊断为"近视"，后配以眼镜，平日远视时戴镜，看近物时一般不戴，近来自觉视力又下降，经检查左眼视力 0.4，右眼视力 0.5，恐实视力进一步降低，故就诊。刻下见双目少神，面色不华，舌淡红少苔，脉细。治疗予针刺完骨、三阴交穴，平补平泻，待气至后留针 25 分钟。患者隔日治疗一次，两个疗程下来，视力提高至左眼 0.8，右眼 0.7。（北京中医药大学东直门医院国际部针灸科门诊）

5. 攒竹 - 四白

【穴解】攒竹属足太阳膀胱经经穴,《针灸大成》言攒竹"主目眈眈,视物不明,泪出目眩,瞳子痒,目瞀,眼中赤痛及睑瞤动不得卧",攒竹穴可清热散风,活络明目。四白属足阳明胃经,位于眼周,瞳孔直下,通调眼部气血。"阳明为目下纲",足阳明经别"上颊颅,还系目系",足阳明胃经多气多血,针刺四白穴既可增强脾胃之功,使气血化生有源,上达目系,濡养目系,又可通经活络,使得眼周气血通畅,起到通络,养血,明目之效。《针灸大成》论及四白主治范围时说其"四白主头痛,目眩,目赤痛,僻泪不明,目痒,目肤翳,口眼㖞僻不能言"。近视乃屈光不正之眼疾,多发于青少年,多因用眼过度或姿势不正等引起。而青少年的假性近视、混合性近视则与睫状肌的调节失常有关。攒竹、四白均位于眼部周围,故针刺攒竹、四白穴,能疏经通络,调畅气血,且能通过穴位的刺激、神经的调节,使过于收缩的睫状肌松弛,达到提高视力的目的。

【适应证】可用于治疗近视,证属气血瘀滞或气血不足者。症见目不能远视,视近清晰,视远模糊,眼周酸胀不适,面色黯淡或面色㿠白,舌淡或淡黯,苔薄白,脉弦细涩或细弱。

【操作方法】患者仰卧位,取攒竹、四白穴以 0.25 毫米 ×25 毫米毫针刺之,均为刺入孔内,针入 0.3～0.5 寸,得气后留针 20 分钟,中途行针 1 次。每周治疗 3 次,10 次为 1 个疗程。

【临床应用】杨某,女,19 岁,学生,就诊于 1997 年 6 月 10 日。诉两眼近视 3 年,因欲参加升学体检,故要求治疗。视力检查左眼 4.4,右眼 4.5,平素无其他不适。取攒竹、四白穴刺之,均为刺入孔内,得气后留针 20 分钟,中途行针 1 次。起针后自觉视物清晰许多,视力检查左眼 4.6,右眼 4.7。后巩固治疗 5 次,视力检查左眼 4.6,右眼 4.8。(董丽.攒竹穴临床治验)

6. 臂臑 - 风池

【穴解】臂臑是名老中医贺普仁治疗眼疾的经验穴。臂臑为手阳明大肠经穴,手阳明大肠经多气多血,且手足阳明经气相通,足阳明经脉上达于目下。臂臑乃手阳明、手太阳、足太阳及阳维四脉之会穴,可通过经脉走行与阳白、睛明穴相通,用之可通调阳明经气,行气活血,促使气血流畅,眼目得养而清亮,故应用本穴可治疗多种眼疾。风池为足少阳胆经腧穴,其经脉循行于目外眦,肝开窍于目,肝胆两经互为表里,其穴位善治目疾,有祛风解表、疏风清热、通络行血、平肝息风之功。《针灸资生经》云:"风池主身痛不能视""风池、五处治目不明",针刺风池穴可枢转少阳经气,此穴位居头枕,刺之针感较强,若针感通达于目,则效更佳。故采用远端取臂臑、风池二穴，也能收到通经活络，调节眼部经气的作用。

【适应证】适用于轻度近视，证属风热上攻或肝阳上扰者。症见双眼视力下降，两目干涩，时感眼部酸胀疼痛，偶有头晕，口干口苦，舌红，苔薄白或薄黄，脉弦滑或滑数。

【操作方法】取穴患侧臂臑穴、双侧风池穴，穴位常规消毒，患侧臂臑穴，用0.30毫米×50毫米毫针直刺或向上斜刺0.8～1.5寸，施以徐疾提插泻法，留针30分钟；风池穴用0.25毫米×40毫米毫针朝对侧眼眶内下缘方向刺入1.2寸左右，得气后针行泻法，使针感逐渐传至眼区或颈颞部，留针30分钟，中途捻针2～3次。每日或隔日治疗1次，10次为1个疗程。

【临床应用】王某，女，14岁。主诉：双眼视力下降约4个月。病史：4个月前，学校查视力时发现，双眼视力0.9，因恐视力进一步下降，故就诊。望诊：舌苔薄白，面色红润。切诊：脉滑。辨证：眼部经气失达。治则：调节眼部经气。取穴：臂臑、风池。刺法：以毫针刺之，留针30分钟。患者隔日治疗一次，经治疗1个月，视力提高至1.2。（贺普仁．王京喜．徐春阳．针灸三通法临床应用）

三、耳聋

耳聋是听觉传导通路发生器质性或功能性病变导致不同程度听力损害的总称，程度较轻的有时也称重听，显著影响正常社交能力的听力减退称为聋。根据耳聋的发生部位与性质，可将耳聋分为不同类型。因声波传导径路外耳、中耳病变导致的听力障碍称传导性聋；因声波感受与分析径路即内耳、听神经及听中枢病变引起者为感音神经性聋；两者兼有则为混合性聋。耳聋是耳病中最常见的病种之一，可以作为许多疾病的并发症，也有单独发作者。耳聋按病因病理不同，中医文献又有劳聋、风聋、虚聋、毒聋、火聋、厥聋、暴聋、卒聋、久聋、气聋、湿聋、阴聋、阳聋等多种名称，归纳起来，都可分为虚实两类。

1．听会–翳风

【穴解】《百症赋》有云"耳聋气闭，全凭听会、翳风"。翳风，为手少阳三焦经腧穴，穴在耳后凹陷中，有调三焦气机、清热泻火、开窍益聪之功，《针灸大成》有载翳风"主耳聋耳鸣"。且现代解剖学研究，翳风穴下有颞下窝静脉丛、浅层有耳大神经分支和颈外静脉，深层有枕动脉、上颌动静脉分支、翼静脉丛、颈动脉鞘和面神经、下颌神经等，临证以治头面五官疾病为主，故针刺翳风穴治疗耳聋亦符合"邻近选穴"原则。听会，为足少阳经的腧穴，穴在耳前凹陷中，《针灸甲乙经》载"聋，耳中颠飓风，听会主治。"《医宗金鉴》谓其"主治耳聋耳鸣。"针刺听会能疏调肝胆气机、清泻肝胆湿热。两穴均有疏风通络，开窍益聪之功，为手、足少阳经经脉"从耳后入耳中，出走耳前"的"入""出"之所。两穴配伍，同经相应，同气相求，前后夹击，直达病所，祛风清热、启闭开窍，使闭阻的少阳经经气得以通畅，耳窍开启。

【适应证】用于治疗耳聋，辨证属肝火上扰型或肝胆火盛者。症见耳聋时轻时重，每于郁怒之后，耳聋突发加重，兼耳胀耳痛感，或有头痛，眩晕，面红目赤，口苦咽干，或夜寐不安，烦躁不宁，或有胁痛，大便秘结，小便黄，舌红苔黄，脉弦数有力。

【操作方法】取穴听会、翳风，单侧耳聋取患侧穴，双侧耳聋取双侧穴。穴位局部常规消毒，两穴均张口取穴，用 30 号针刺入 1.5~2 寸，得气后行泻法，并加电针，留针 20 分钟后出针。每日或隔日治疗一次，3 次为 1 个疗程。

【临床应用】许某，女，32 岁，1992 年 6 月 18 日初诊。主诉：右侧耳聋 1 周。患者于 1 周前从兰州乘飞机回广州途中，突发右耳耳聋，曾服中药治疗未效，遂到我科就诊，症见：右侧耳聋、耳鸣，耳鸣呈轰轰样，以夜间为甚，伴失眠。查体，音叉试验：任内试验，右 BC ＞右 AC；韦伯试验，偏右。舌偏红，苔薄黄，脉弦。诊断：中医为耳聋，证属少阳经闭阻；西医为突发性耳聋。治疗：取穴，听会（右），翳风（右）。两穴均张口取穴，常规消毒后，用 30 号针刺入 0.5~1 寸，得气后行泻法，患者自觉耳中有"雷鸣响声"的感觉。两穴加电针 20 分钟后出针，患者自觉听力已明显好转。当晚患者自觉患耳内疼痛难忍，持续约 2 小时，次日起床时，右耳听力如常。为巩固疗效，守上法再治疗 2 次。随访 1 年，未见复发。（李丽霞.《百症赋》针灸对穴临床运用）

2. 风池－听宫

【穴解】风池穴最早见于《灵枢·热病》篇，在《谈谈穴位的命名》中这样描述"风为阳邪，其性轻扬，头顶之上，惟风可到，风池穴在颞颥后发际陷者中，手少阳、阳维之会，主中风偏枯，少阳头痛，乃风邪蓄积之所，故名风池。"风池穴为足少阳、阳维之会，具有壮阳益气的作用。从解剖学角度看，其深面有延髓及椎动脉等重要结构，因内听动脉为椎动脉的分支，故针刺风池穴，可通过改善椎动脉供血，而增加内听动脉的血流量，达到治疗耳鸣耳聋的目的。听宫位于耳屏正中与下颌骨髁状突之间的凹陷中，其为手太阳小肠经腧穴，且为手足少阳、手太阳之会，气通耳内，具疏散风热、聪耳启闭之功。手太阳经脉"却入耳中"，手足少阳经均"从耳后入耳中，出走耳前"，根据"经脉所过，主治所及"和"穴位所在，主治所在"的理论，针刺听宫穴，可疏通耳部经络气血，为耳部疾病的常用穴位。二穴相伍，共奏祛风解表，通窍聪耳之效。

【适应证】用于治疗由于风邪外袭，耳部经络闭阻，气血失和，致耳窍失养所致耳聋者。此型患者开始多有感冒症状，继之卒然耳鸣，耳聋，耳闷胀。伴头痛、恶风、发热、口干，舌质红、苔薄白或薄黄，脉浮数。

【操作方法】患者正坐位，取双侧风池穴，患侧听宫穴（双侧耳聋取双侧），局部穴位常规消毒。针刺听宫穴时，嘱患者微张口，选用 0.25 毫米 ×40 毫米一次性针灸针，直刺 0.8～1.2 寸施提插泻法，以局部酸胀为度；风池向对侧内眼角斜刺 1.0～1.5 寸，施平补平泻法 1 分钟，使针感向同侧顶骨结节放射。得气后留针 25 分钟，每日 1 次，3 次为 1 个疗程。

【临床应用】患者张某，女性，41 岁，教师。自诉 2 周前感冒后出现右耳阵发性噪声样耳鸣，转移注意力时消失，未予重视。次日自觉症状频繁发作并出现右耳听力下降，就诊当地医院，考虑急性耳鸣、耳聋，予腺苷钴胺注射治疗营养神经，症状未见减轻，右耳听力继续下降，伴耳堵耳闭塞感。遂于 2016 年 7 月 22 日求诊于本院针灸科门诊。时查面色正常，情绪低落，痛苦面容，于耳鼻喉科行音叉检查，Rinne（+），Weber 试验偏向左侧；纯音测听检查，右耳听力损失 42 分贝，左耳听力正常，神经系统查体（-）。舌质红，苔薄黄，脉浮数。既往体健，无遗传性疾病家族史。西医诊断：突发性耳聋。中医诊断：耳聋（风邪外袭）。治以疏风通络，清热开窍。按上述方法针刺双侧风池穴，右侧听宫穴，针刺治疗首日患者当晚即觉耳鸣声变小，3 次后自觉耳聋症状明显减轻；三个疗程结束后耳聋耳鸣症状消失，随访患者一般情况良好，未再复发。（北京中医药大学东直门医院针灸科门诊）

3. 足临泣 - 外关

【穴解】足临泣为足少阳胆经的输穴，也是八脉交会穴之一，通于带脉。《灵枢·经脉》记载："胆足少阳之脉，起于目锐眦，上抵头角，下耳后……其支者，从耳后入耳中，出走耳前……"，根据"经脉所过，主治所及"和"病在头者取之足"的理论，针刺足临泣可以引肝胆之火下行，以清泻肝胆之火，通络开窍。《针灸大成》亦云："齿痛耳聋咽肿，浮风瘙痒筋牵，腿疼胁肋胀肢偏，临泣针时有验。"外关为手少阳三焦经腧穴，且为本经络穴，又是八脉交会穴之一，通于阳维脉。手少阳经循行于耳周、阳维又会手足少阳于风池，《针灸大成》谓此穴"主耳聋、浑浑淳淳无闻"，宋代王惟一也在《铜人腧穴针灸图经》中提到外关穴治"耳聋无所闻"，临床上外关是治耳鸣耳聋的要穴。二穴相伍，共奏疏散少阳郁火，宣通清窍之功。

【适应证】适用于辨证属肝火上扰型或肝胆火盛者。尤其适用于现代人因工作节奏快，压力大，情绪波动大，加之生活无规律，饮酒、熬夜等原因，致肝失舒泄，肝胆经气郁滞，日久化火，火热上扰清窍，清窍失聪而致听力受损者，症见耳聋时轻时重，每于郁怒之后，耳聋突发加重，可兼头胀、面赤、咽干、舌红苔黄、脉弦数。

【操作方法】选用患侧足临泣、外关，若双侧耳聋取双侧穴，穴位局部常规消毒，针具选用 0.25 毫米×40 毫米的一次性针灸针，直刺 0.8～1 寸，均用泻法，得气后留针 25 分钟。每日或隔日治疗一次，3 次为 1 个疗程。

【临床应用】杨某，男，46 岁，1989 年 8 月 12 日诊。5 日前因生意亏本，借酒浇愁，酩酊大醉，醒后双耳暴聋，服中成药磁朱丸无效。现症：耳聋，高声呼之，亦听不见，目赤，口干苦，舌红苔黄，脉弦数。此证系由情志抑郁，肝失疏泄，加之酒性甚烈，引动少阳之火上犯清空，蒙蔽清窍，以致耳聋。用八脉交会穴外关、足临泣，郄穴会宗为主，加刺听会、迎香，用泻法施治，以疏散少阳郁火，宣通清窍，故仅治三次即愈。（潘但铨.“八脉交会穴”配伍“郄穴”临证举隅）

4. 大椎－百会

【穴解】大椎，督脉腧穴，别名百劳，是手、足三阳经与督脉之会。大椎内可通行督脉，外可流走于三阳，除能调节本经经气外，还可以调节六阳经经气。且大椎位于头颈部，针之可疏调局部气血，强壮体质，振奋阳气，加强椎动脉供血，改善内微循环。百会穴，位于巅顶，归属督脉，又为手、足、三阳经和督脉、足厥阴经的交会穴，督脉为阳脉之海，上颠入络脑，统领一身之阳，故百会穴有益气升阳，醒脑开窍之效。《针灸集成》"耳聋，先刺百会，次刺合谷、腕骨、中渚、后溪、足三里、绝骨、昆仑、并久留针肾俞"。二穴相伍，可通调手足三阳经气，气行则血行，气血通畅，上濡耳窍，耳窍得养，则耳聪能闻。

【适应证】适用于脾气不足、气血亏虚致清阳不升，耳窍失养之耳聋患者。患者素体虚弱，症见面色萎黄或面色无华，神疲纳少，头晕眼花、语声无力、四肢倦怠大便易溏，苔薄质淡边有齿痕，脉细弱。舌淡，苔薄白，脉细弱。

【操作方法】穴位局部常规消毒后，选用 28 号 1.5 寸毫针，百会穴平刺 0.5～0.8 寸，待针下出现麻胀样针感时，以 200 转／分幅度快速捻转，使针感缓缓扩散，行针半分钟；大椎穴斜刺 0.5～1 寸，行捻转轻提插，使针感向后枕部传导，留针 25 分钟。留针同时将艾条一端点燃，于百会穴上方行温和灸或回旋灸，以患者自觉头顶微热，能耐受为度。隔日治疗 1 次，5 次为 1 个疗程。

【临床应用】冯某，女，49 岁。因近半年来工作劳累，不能按时吃饭，致双耳听力大减，耳内鸣响。经当地社区医院检查诊断为"感音神经性耳聋"。曾先后口服腺苷钴胺片营养神经及针刺耳局部穴位治疗无效。查：双鼓膜完整，稍内陷。电测听：左 60 分贝，右 45 分贝。面色萎黄，形体消瘦。耳内胀闷感，头昏沉，眼花，语声低微，四肢乏力，大便稀溏。舌淡，苔薄白，细弱。取穴：百会、大椎、双侧耳门。百会穴平刺 0.5～0.8 寸，待针下出现麻胀样针感时，行小幅度快频捻转，使针感缓缓扩散，行针半分钟；大椎穴斜刺 0.5～1 寸，行捻转轻提插，使针感向后枕部传导；耳门微张口，直刺 0.5～1 寸，平补平泻。诸穴得气后留针 25 分钟。留针同时将艾条一端点燃，于百会穴上方行温和灸或回旋灸，以患者自觉头顶微热，能耐受为度。经治 10 次，听力基本恢复正常。电测听：左耳提高 25 分贝，右耳提高 20 分贝。（北京中医药大学东直门医院国际部针灸科门诊）

5. 听宫 - 肾俞

【穴解】听宫穴，属手太阳小肠经。"经脉所过，主治所及"，手太阳经脉"却入耳中"，刺之调节耳中经气之盈亏，通经活络，开窍聪耳。"耳者，宗脉之所聚也"，听宫穴作为手足少阳经与手太阳经之交会穴，刺之调理诸阳而治耳疾。另根据"根结"理论，听宫穴作为手太阳经之"结"，此处经气归结，可虚可实，亦为治疗耳聋之关键。肾俞为背俞穴之一，为脏腑经气输注于背腰部的腧穴。《灵枢·脉度》曰："肾气通于耳，肾和则耳能闻五音矣。"可见肾开窍于耳，肾气充足则耳聪能闻；肾经又是诸经之根本，肾经亏虚则宗脉虚，故耳聋。《灵枢》中又言"肾气不足则耳鸣苦聋"。肾俞属足太阳膀胱经，膀胱与肾相表里，而足太阳膀胱经"其支者，从巅至耳上角"，《针灸大成》提到肾俞"主虚劳羸瘦，耳聋肾虚，水脏就冷"，根据其经脉循行及背俞穴的特性，肾俞可养肾纳气，固护肾精，使源泉不失。两穴合用，远近共治，补泻分明，既开通耳窍，又补肾益精，使邪气得去，精气上疏于耳，同奏止鸣复聪之效。

【适应证】用于治疗耳聋，辨证属肾精亏虚或肾虚血瘀者。临床表现为耳聋渐至、兼失眠、头晕昏沉、目眩、腰膝酸软，舌质红或暗红，舌尖边可见瘀斑或瘀点，苔少或无，脉细弱或沉涩。

【操作方法】穴位常规消毒。针刺听宫穴时，嘱患者微张口，选用 0.25 毫米 × 40 毫米一次性针灸针，直刺 0.8～1.2 寸，施平补平泻法，以局部酸胀为度；针刺肾俞选用 0.25 毫米 × 40 毫米针灸针，使针尖向脊柱方向刺入穴位，施捻转补法，得气后留 30 分钟，每隔 10 分钟行针 1 次。每日或隔日治疗一次，5 天为 1 个疗程。

【临床应用】患者，男，40 岁，于 2015 年 1 月 14 日诊。主诉：左耳听力下降一年，加重 1 个月。患者素体虚弱，一年前因工作原因，频繁出国出差，作息日夜颠倒，后发现左耳听力逐渐下降，伴有头晕、目眩，夜间失眠。就诊于社区医院，诊为"感音神经性耳聋"，予输液治疗后（具体不详），未见明显好转。遂就诊于我院针灸科门诊，予针刺治疗，选取患侧听宫穴、双侧肾俞穴，患者张口取穴，耳前常规消毒后，以 1.5 寸毫针直刺入听宫穴，进针深约 1 寸，施平补平泻法，局部出现酸胀感为度；双侧肾俞穴，用 1.5 寸毫针向脊柱方向刺入，深约 1.0 寸，施捻转补法，二穴得气后留针 30 分钟。每日治疗 1 次，5 次为 1 个疗程。针刺 3 个疗程后，患者听力较前明显提升，基本恢复至正常水平。（北京中医药大学东直门医院针灸科门诊）

四、耳鸣

耳鸣，即耳中鸣响，原意为耳部响铃样声音，现指主观上感觉耳内或头部有声音，但外界并无相应声源存在。《外科证治全书》卷二说："耳鸣者，耳中有声，或若蝉鸣，或若钟鸣，或若火燃，或若流水声，或若簸米声，或睡着如打战鼓，如风入耳。"《医学入门》卷五中说："耳鸣乃是聋之渐也。"《杂病源流犀烛》卷二十三更明确指出：耳鸣者，聋之渐也，唯气闭而聋者，则不鸣，其余诸般耳聋，未有不先鸣者。耳鸣与耳聋一样是临床最常见的症状之一，它可以是多种耳科疾病的症候群之一，也可以单独成为一个疾病。耳鸣发病率随着年龄增长而增加，一般人群中 17% 有不同程度耳鸣，老年人耳鸣发生率可达 33%。

1. 听会－翳风

【穴解】中医学认为实证耳鸣的发病多责于肝，然肝胆互为表里，肝胆火盛，循经上扰所致耳鸣发生，如《医贯·卷之五》说："若怒使聋而或鸣者，属肝胆经气实"。听会，为足少阳胆经腧穴，穴在耳前凹陷中，《医宗金鉴》谓其"主治耳聋耳鸣。"针刺听会能疏调肝胆气机、清泻肝胆湿热。翳风，为手少阳三焦经腧穴，穴在耳后凹陷中，有调三焦气机、清热泻火、开窍益聪之功，《针灸大成》亦有载翳风"主耳聋耳鸣"。且现代解剖学研究，翳风穴下有颞下窝静脉丛、浅层有耳大神经分支和颈外静脉，深层有枕动脉、上颌动静脉分支、翼静脉丛、颈动脉鞘和面神经、下颌神经等，临证以治头面五官疾病为主，故针刺翳风穴治疗耳鸣亦符合"邻近选穴"原则。两穴均有疏风通络，开窍益聪之功，为手、足少阳经经脉"从耳后入耳中，出走耳前"的"入""出"之所。针刺听会、翳风二穴，同经相应，同气相求，前后夹击，直达病所，亦通其经脉，调其气血，使耳部郁滞的经气能够疏通，气血能够调和，同时泻热疏通耳部少阳经气，从而疏通耳周局部气血，通利开窍，而使"壅塞"之耳窍顿开，耳聪复初，以此治疗耳鸣。

【适应证】用于治疗耳鸣，辨证属肝火上扰或肝胆火盛者。其主要临床表现为耳鸣每于郁怒之后突发或加重，或有耳胀痛，伴头痛，面赤，口苦咽干，心烦易怒，大便秘结。舌红，苔黄，脉弦数有力。

【操作方法】取穴听会、翳风，单侧耳鸣取患侧穴，双侧耳鸣取双侧穴。穴位局部常规消毒，两穴均张口取穴，用30号针刺入1.5～2寸，得气后行泻法，并加电针，留针20分钟后出针。每日或隔日治疗一次，3次为1个疗程。

【临床应用】薛某，女，45岁。初诊日期：2017年5月23日，自诉近一月来常常由于家中事务生气，发怒，半月前发现左耳耳鸣如浪涛声，听觉未见明显减退，口服中西药治疗均无效（具体不详），现为求针灸治疗就诊于我院针灸科门诊。刻下见面赤，口苦咽干，苔黄腻，脉弦，系肝胆之火上扰所致，治宜清泻肝胆之火，通络开窍。取穴：听会（左）、翳风（左）、太冲（双）、光明（双）、丘墟（双）。针一次后耳鸣显著减轻，针四次后耳鸣消失。（北京中医药大学东直门医院针灸科门诊）

2. 足临泣－外关

【穴解】足临泣为足少阳胆经输穴，通于带脉，《灵枢·经脉》记载："胆足少阳之脉，起于目锐眦，上抵头角，下耳后……其支者，从耳后入耳中，出走耳前……"，根据"经脉所过，主治所及"和"病在头者取之足"的理论，针刺足临泣可以引肝胆之火下行，以清泻肝胆之火，通络开窍。外关为手少阳三焦经络穴，通于阳维脉，《灵枢·经脉》云手少阳经"系耳后，出耳上角"，支者"入耳中，出走耳前"。《针经指南》载：足临泣主"耳聋"，《针灸大全》云：外关治"耳内或鸣或痒或痛"，二穴属八脉交会穴，亦属同名经相配，其经气相互贯通，疏解少阳经气，通经活络，平息浮越之阳，宣通耳窍，以治疗耳鸣。且外关深刺到内关，可清泄心包经之热，此乃"实则泻其子"。一般认为肾开窍于耳，但《内经》中亦有心开窍于耳的记载，一般来说，耳暴聋鸣治心，久聋治肾，故用外关这一联络三焦与心包表里两经的络穴来治暴鸣。

【适应证】用于治疗耳鸣，辨证属肝胆郁热或肝胆火盛者。其主要临床表现为耳鸣每于郁怒之后突发或加重，或有耳胀痛，兼头涨头痛，面赤，口苦咽干，心烦易怒，大便秘结。舌红，苔黄，脉弦数有力。

【操作方法】取穴患侧外关、足临泣，穴位局部常规消毒，针刺外关时，用1.5寸毫针直刺进针，外关深刺到内关，针用泻法；足临泣用1寸毫针直刺0.2寸，采用泻法，中等强度刺激，留针30分钟，以得气为度。每日或隔日治疗一次，3次为1个疗程。

【临床应用】颜某，男，28岁。主因左侧耳鸣2天，于1992年11个月3日就诊。两天前患者无明显原因出现左侧耳鸣，呈隆隆样声音，时有耳痛，伴头晕、急躁易怒、口苦、眠差、二便调，舌边尖红，苔薄黄，脉弦。电测听示左耳听力稍有下降。西医诊断：神经性耳鸣。中医诊断：耳鸣，辨证为肝胆郁热、上扰清窍。治法：清泄肝胆郁热。取穴：外关（左）、足临泣（左）。刺法：外关深刺到内关，泻法，足临泣直刺 0.2 寸，泻法，中等强度刺激，留针 30 分钟。依上法，治疗 1 次后，耳鸣减轻，继续治疗 1 周，1 次 / 天，耳鸣消失，听力恢复正常。（马秀玲 . 八脉交会穴配穴法的临床应用）

3. 中渚 - 耳门

【穴解】中渚为手少阳三焦经的腧穴，且为五腧穴中的输穴，《灵枢·经脉》中记载手少阳三焦经"其支者，从膻中，上出缺盆，上项，系耳后，直上出耳上角""其支者，从耳后入耳中，出走耳前，过客主人"，《针灸甲乙经》亦有："狂，互引头痛……耳鸣……中渚主之"。《外台秘要》谓"中渚主热病……头痛耳鸣。"故中渚穴具有清宣耳窍，益气化湿，疏通三焦经气的作用，为治疗耳鸣的常用效穴。耳门穴位居耳区，属手少阳三焦经穴，《甲乙经》有云："耳聋鸣……耳门主之。"《针灸大成》谓其"主耳鸣如蝉声……聤耳脓汁出……重听无所闻。"且耳门穴局部有颞浅动、静脉前支，布有耳颞神经和面部神经分支，故针刺此穴可改善局部神经血供，加速血液循环起到濡养神经的作用，以达舒筋通络，开窍益聪之效。针刺耳周的耳门穴及远端的中渚穴，近治作用和远治作用的相配合，局部和整体的相结合，可以疏通经络之阻塞，使得少阳之气通畅无阻，使耳窍经气通畅，得到气血的濡养，因而缓解耳鸣症状。

【适应证】适用于耳鸣，因肝郁气滞或肝胆火盛、肝火上扰而致少阳经气不利者。其主要临床表现为耳鸣每于郁怒之后突发或加重，或有耳胀痛，兼头涨头痛，面赤，口苦咽干，胸胁胀痛、心烦易怒，大便秘结。舌淡黯或舌质红，苔薄白或黄，脉弦涩或弦滑数。

【操作方法】

中渚 直刺 0.5～0.8 寸，施捻转泻法。

耳门 张口取穴，直刺 0.8～1 寸，施捻转泻法。

二穴得气后留针 25 分钟，每日或隔日治疗一次，5 次为 1 个疗程。

【临床应用】张某，男，53 岁，初诊日期：2014 年 9 月 8 日。主诉：耳鸣一月余。病史：患者 1 个月前突感双侧耳内鸣响，按之鸣声稍减，入夜尤甚，曾于社区医院服用中药汤剂，未见明显好转，遂就诊于我院针灸科门诊。刻下见：耳内鸣响，心中烦闷，郁郁寡欢，胁肋胀痛，夜寐不宁。查体及实验室检查：颅脑神经系统检查未见明显异常；舌淡黯，苔薄白，脉弦涩。诊断为：耳鸣（肝郁气滞证），治宜疏肝理气，宁心安神。针灸取穴：中渚、耳门、合谷、太冲。中渚直刺 0.5～0.8 寸，施捻转泻法；耳门张口取穴，直刺 0.8～1 寸，施捻转泻法。合谷、太冲直刺 0.8 寸，施捻转泻法。连续治疗 7 天后，患者耳鸣、失眠均较前

好转，6 周后痊愈。随访 1 年未再复发。（北京中医药大学东直门医院国际部针灸科门诊）

4. 风府 - 颈夹脊

【穴解】风府为督脉腧穴，"穴在项上入发际一寸"，其位居督脉之络入脑之关口，又为足太阳、阳维、督脉之会，故便于调动诸经之气直达病灶；另外风府穴性善于"散风息风，通关开窍"，故可"治脑中百病"（《备急千金要方》），《灵枢·海论》云"髓海不足，则脑转耳鸣"，耳鸣病位在脑，证属清窍不利，故取风府乃穴证相符；再者风府穴位置靠近椎 - 基底动脉，后者有一分支——内听动脉与面神经、前庭神经、耳蜗神经伴行，入内耳道，分布于内耳。故针刺风府，可有效地调节和改善患耳的血液循环和神经功能。颈夹脊穴（C_2～C_7）位居第 2 至第 7 颈椎的各颈椎棘突下旁开 0.5 寸，位于督脉与足太阳膀胱经之间，紧邻二脉，且与督脉之别相交融，故其具有振奋一身之阳气，活血行气的作用，可以疏通颈部经络，调理气血。以颈夹脊穴治疗颈源性耳鸣，符合中医针灸选穴的"穴位所在，主治所在"理论。根据解剖知识，穴区下的椎动脉及相应的颈脊神经后支，在此段发生较大纤曲后经椎动脉沟向上进入枕骨大孔，所以其在 C_2～C_7 段最易受到压迫、刺激，发生循环障碍最终影响内耳的血供，引起耳鸣。而针刺颈夹脊穴（C_2～C_7）则可以缓解颈部肌群的紧张，解除肌肉痉挛，从而减轻肌肉痉挛、牵拉对椎动脉的不良刺激，还可以消除其因无菌性炎症造成的水肿，减轻对椎动脉的压迫情况，从而通过改善椎动脉的供血情况来改善内耳血循环，达到缓解耳鸣症状的治疗效果。

【适应证】尤其适用于颈源性耳鸣的患者，颈性耳鸣患者中医辨证大多属耳鸣中气血亏虚，气滞血瘀型，具体症状如下。

气血亏虚型：患者表现为耳鸣耳聋，每遇劳累后加重，面色㿠白，疲乏无力，少气懒言，头晕，食欲不振，脘腹胀满，大便溏薄，心悸失眠，肢体麻木，舌质淡红，苔白，脉细弱。

气滞血瘀型：患者耳鸣的病程可长可短，声响或声细，伴头痛、头晕，或见胸胁胀痛或刺痛，舌质暗红，或有瘀斑、瘀点，苔薄白，脉沉细或细涩。

【操作方法】嘱患者取伏案正坐位或俯卧位，充分暴露穴位皮肤，常规消毒后，采用 0.25 毫米 ×40 毫米毫针于风府穴处向下颌方向缓慢刺入 0.5～1 寸，并行小幅度捻转，得气后不留针，随即缓慢出针，疾压针孔片刻。针刺时须注意针尖忌向上深刺，以防刺入枕骨大孔，损伤延髓及椎动脉。针刺颈夹脊穴时选用 0.25 毫米 ×40 毫米的毫针垂直皮肤表面刺入穴位，进针深度在 0.8～1.2 寸，用捻转法平补平泻，局部出现酸胀感为宜，留针 25 分钟。每日或隔日治疗 1 次，

10 次为 1 个疗程。

【临床应用】朱某，女，48 岁，教师。2011 年 12 月 28 日初诊。主诉：两耳耳鸣 2 月余。闻声如棉蒙，耳鸣时作，劳累后或休息不好时加重，面色㿠白，平素神疲乏力，气短懒言，易感疲劳，心悸失眠，经耳鼻喉科检查无明显异常。纳可，大便稀溏，舌淡红，苔薄白，脉细弱。证属气血亏虚，清阳不升，脑失所养。取风府、颈夹脊穴，按上述操作方法经治疗五次后头晕、耳鸣较前明显减轻，治疗 2 个疗程后诸症皆除而告痊愈。3 个月后随访复如常人。（北京中医药大学东直门医院针灸科门诊）

5. 四神聪-太溪

【穴解】《灵枢》谓："髓海不足则脑转耳鸣……肾气通于耳，耳为肾之外窍，肾和则耳能闻五音矣。"耳为十二经脉所灌注，内通于脑，脑为髓之海，肾藏精而主髓，开窍于耳，肾精充沛，髓海得濡，则听力正常；肾精耗损，髓海空虚，则发为耳鸣。四神聪穴居于巅顶百会穴四周，为诸阳气聚集之处，针刺四神聪穴可调节一身之阳气，使阴阳平衡。且左右神聪与肝经之支脉相邻，可调肝经之气血，平肝泻热，又旁邻足太阳经，可助太阳经之气血上注于脑，调神益髓。前后神聪位于督脉之上，而督脉"入络于脑"，又为"阳脉之海"，故针刺前后神聪可升提督脉之气穴以营养脑髓，又能平衡一身之阴阳，使虚者实之，亢者平之，从而宣通耳窍，以治耳鸣。太溪为足少阴肾经输穴、原穴，《九针十二原》有言："肾也，其原出于太溪穴，太溪二"。肾开窍于耳，肾藏精，生髓，髓充则耳聪。针刺太溪穴可以补益肝肾之气、滋阴填精，使精气上输耳窍。二穴合用，远近共治，补泻分明，既开通耳窍，又补肾益精，使邪气得去，精气上疏于耳，同奏止鸣复聪之效。

【适应证】用于治疗耳鸣，辨证属肾精亏虚者。临床表现为耳鸣渐至，夜间尤甚，兼失眠、头晕昏沉、目眩、腰膝酸软，舌质红，苔少或无，脉细弱或细弦。

【操作方法】穴位常规消毒，采用 0.25 毫米 ×25 毫米毫针进行针刺，针刺四神聪穴时，使针尖向后平刺 0.5～0.8 寸，待针下出现麻胀样针感时，行小幅度快频捻转，使针感缓缓扩散，行针半分钟左右；针刺太溪穴时，直刺 0.8～1 寸，行捻转补法，二穴得气后留针 25 分钟，每日或隔日治疗 1 次，10 次为 1 个疗程。

【临床应用】患者，男，65 岁，已退休。2016 年 9 月初诊，患者 3 个月前出现耳鸣，伴有头晕，记忆力减退，腰膝酸软，失眠，舌红，苔少，脉细弱。两个月来耳鸣逐渐加重，曾在当地医院脑 CT 检查示脑萎缩，耳鼻喉专科检查诊断为神经性耳鸣，予腺苷钴胺注射营养神经治疗，未见明显好转，遂到我院行针灸治疗。患者否认近年有长期使用庆大霉素、卡那霉素、链霉素等耳毒性药物注射史，无酗酒史。中医辨证属肾精亏损型，取穴：四神聪、太溪，四神聪平刺进针 0.8 寸左右，行小幅度快频捻转，太溪穴直刺 0.8 寸左右，施捻转补法，二穴得气后留针 25 分钟。第一次治疗后，次日耳鸣较前略有减轻，头晕也有所缓解，连续治疗 2 个疗程后，诸症好转。后患者因有事停止治疗约一个月，耳内复现蝉鸣，故又前来治疗，4 个疗程后诸症好转，随访 2 年未复发。（北京中医药大学国医堂中医门诊部）

五、鼻炎

鼻炎是指鼻腔黏膜的炎性病变，是病毒、细菌、变应原、各种理化因子以及某些全身性疾病引起的鼻腔黏膜的炎症。主要病理改变是鼻腔黏膜充血、肿胀、渗出、增生、萎缩或坏死等。

临床上分为急性、慢性和过敏性几种。急性鼻炎是鼻腔黏膜的急性感染性炎症，属中医学的"伤风""感冒"范畴。慢性鼻炎包括单纯性鼻炎、肥厚性鼻炎和萎缩性鼻炎，为鼻黏膜和黏膜下的慢性炎性疾病，可由急性鼻炎日久不愈迁延而来，或由灰尘或化学物质长期刺激而致，属中医学"鼻窒""鼻槁"范畴。过敏性鼻炎又名"变态反应性鼻炎"，是由多种特异性致敏原引起的鼻黏膜变态反应性疾病，属中医学"鼻鼽"范畴。

1. 上星－素髎

【穴解】上星，为督脉经穴，穴居头部，当前发际正中直上 1 寸，穴在颅上直鼻中央，为五脏经气所聚，督脉经气所发。《玉龙歌》曰："鼻流清涕名鼻渊，先泻后补疾可痊，若是头风并眼痛，上星穴内刺无偏。"本穴有激发督脉经气，通经活络，清热止血，散邪通窍之功，可主治鼻塞不闻香臭等症。素髎，亦为督脉经穴，在面部，当鼻尖的正中央，因为肺开窍于鼻，其色白素，故名素髎，鼻为肺之外府与肺气相通，故针之可升提阳气，使肺气宣发，经气畅通，肺不受邪。且督脉为"阳脉之海"，具有调节全身阳经之气的作用，故取素髎，以振奋阳气，增强机体祛邪能力。《针灸甲乙经》言其"鼽衄涕出，中有悬痈，宿肉，窒洞不通，不知香臭，素髎主之。"本穴位于鼻尖，入走上焦，具有调和肺气，泻热开窍之功，根据"穴位所在，主治所在"的理论，可以治疗鼻部疾病，诸如鼻塞，鼻流清涕，鼻渊，鼻痔等病。两穴配伍，一上一下，直达病所，清热凉血活络通转之力增强，可以治疗急、慢性鼻炎。

【适应证】适用于鼻炎，辨证属外感风热或肺经郁热型，症见鼻塞而干，时重时轻，或鼻痒气热；涕少黄稠，发热恶风，头痛咽痛，口渴喜饮，舌质红、苔白或微黄，脉浮数或滑数。

【操作方法】患者仰卧位，穴位常规消毒，使用 28 号 1 寸毫针。上星，针尖方向朝向鼻尖，从上向下斜刺 0.5～0.8 寸，得气后行小幅度捻转泻法；素髎，捏紧鼻头快速进针，向鼻柱方向刺入 0.5 寸，得气后行平补平泻针法，使鼻腔内产生强烈的酸困重胀感觉。留针 25 分钟，隔日治疗 1 次，3 次为 1 个疗程。

【临床应用】陈某，女，38 岁，2018 年 1 月 22 日初诊。患者鼻塞流涕 2 年，每于夏秋季节发作，曾间断口服抗组胺药治疗。今年入夏以来鼻塞流涕加重，今来诊。刻下见：鼻塞间断发作，鼻痒难以忍受，每次喷嚏超过 9 个，流黏液涕，每日擤鼻涕十余次，口干欲饮，小便黄，大便秘，舌质红，苔薄黄，脉滑数。检查：鼻黏膜苍白，鼻甲轻度水肿，鼻中隔、中鼻甲可见。鼻腔分泌物涂片检查：见嗜酸性粒细胞增多。变应原皮肤试验：大仔蒿：(+++)，夏秋花粉Ⅰ：(++)。西医诊断：过敏性鼻炎。中医诊断：鼻鼽（肺经郁热型）。治以清肺热，通鼻窍，予针刺治疗。针刺选穴：以上星、素髎为主，配合合谷、曲池。按上述操作方法治疗，隔日治疗 1 次。治疗 1 次后患者鼻痒、喷嚏，流涕明显减轻，仍间断鼻塞，稍口干，二便调。1 个疗程后，鼻痒、喷嚏，流涕缓解，鼻塞明显好转。检查：鼻黏膜稍苍白，鼻甲未见肿胀。继以上述方法再治疗第 2 个疗程，患者有意识吸气时稍感鼻塞，查鼻黏膜、鼻甲恢复正常，鼻分泌物涂片：未见嗜酸粒细胞。随访 1 年未复发。（北京中医药大学东直门医院针灸科门诊）

2. 合谷 - 迎香

【穴解】合谷为手阳明大肠经腧穴、原穴，为大肠经原气所输注之处，是调理人体气机的大穴，《四总穴歌》中记载"面口合谷收"，《甲乙经》亦载"鼻鼽衄，热病汗不生，鬅目，目痛瞑，头痛，龋齿，合谷主之"，说明合谷穴尤善于通调头面部的气血，是治疗头面五官疾病的要穴。肺与大肠相表里，肺主皮毛，鼻为肺之窍，手阳明大肠经循行最后止于鼻旁，其支者"左之右、右之左，上挟鼻孔"，依据"经脉所过，主治所及"的理论，故针灸该穴可达到清热解表，宣肺理气，疏散风邪，通利鼻窍的功效。迎香在鼻翼外缘中点旁，当鼻唇沟中，属手阳明大肠经经穴，《针灸甲乙经》云："鼻鼽不利，窒洞气塞，喝僻多洟，鼽衄有痈，迎香主之。"《太平圣惠方》载："鼻息不闻香臭，偏风面痒及面浮肿。"可见迎香穴历来是治疗鼻部疾病的首选穴位。手阳明大肠经与手太阴肺经是表里经，故刺激迎香穴可通调肺经之气，散风祛邪，宣通鼻窍。迎香穴为手、足阳明之会，阳明经乃多气多血之经，故针刺该穴不仅可以直接宣通肺气，以利鼻通窍，亦能调理脾胃之气，脾胃为后天之本，脾胃充盛，则人体一身气血生化有源，从而促进气血循环，协调脏腑功能，扶助正气，增强人体的抗病能力，加强祛邪外出之力。二穴相伍，远近相配，以清泻阳明经热邪，通利鼻窍。

【适应证】用于治疗鼻炎，辨证属外感风热或肺热壅滞型。症见鼻塞流涕，黄白黏涕量多，嗅觉减退，发热恶风，头痛咽痛，口渴喜饮，舌质红、苔白或黄，脉浮数或弦数。

【操作方法】患者取仰卧位，迎香向鼻根方向斜刺0.5～1.0寸，施小幅度捻转泻法使鼻部出现明显酸胀感；合谷略向腕部斜刺0.5～1.0寸，得气后施小幅度捻转泻法，尽量促使针感向头面部传导。留针30分钟，期间行针2～3次，每日或隔日治疗1次，3次为1个疗程。

【临床应用】外国记者，女，29岁。主诉：鼻塞流涕5～6日。病史：患病初起时，发热、恶寒、鼻塞流涕、喷嚏阵作，经服药后发热恶寒消失，但仍鼻塞流涕、前额疼痛，纳食差，二便调。望诊：舌苔略黄。切诊：脉弦细。辨证：风邪袭肺，稽留未去，鼻窍不利。治则：疏风宣肺，通经调气，利窍。取穴：印堂、迎香、合谷。刺法：以毫针刺之，用泻法，留针30分钟。患者诊治1次后，即觉鼻窍较前通利；二诊后，诸症消失。（贺普仁，王京喜，徐春阳.针灸三通法临床应用）

3. 大椎－肺俞

【穴解】大椎是督脉上通阳解表之要穴，亦是手足三阳经与督脉的交会穴。督脉乃阳脉之海，其主干起于小腹，上达头面部清窍，循行经过鼻部，具有统摄人体周身阳气的作用。大椎为诸阳之会，手足三阳的阳热之气在此交汇，并与督脉的阳气上行头颈部，故此穴是诸阳经气上传下达的必经之道和关键枢纽，温灸该穴可通调督阳，振奋机体的阳气，调整人体的阴阳平衡；也可固卫安营，提高机体免疫力，调动人体正气抗御邪毒。中医理论认为，腠理的坚实有赖阳气的充盈，若人体阳气不足或虚弱就容易感受风寒之邪。田从豁认为："艾灸大椎穴治病广泛，可通阳解表散寒，宣肃肺气。温针灸大椎穴针对虚寒型鼻鼽不仅能益气固表、祛邪解表，还兼有散寒通窍、补益脏腑虚损的作用"。肺俞是肺脏之气输布于背部的腧穴，具有调节肺脏经气的作用，为治疗肺功能失调所导致疾病的重要腧穴。中医学认为肺开窍于鼻，肺主皮毛，肺气充沛宣畅，其精气上注于鼻窍，鼻窍受养而自利。《杂病源流犀烛·卷二十三》云："肺和则鼻病自已"。肺俞为足太阳膀胱经经穴，且毗邻督脉，背为阳，督脉为"阳脉之海"，五脏属阴，《素问·阴阳应象大论》云："善用针者，从阴引阳，从阳引阴"，故常用背俞穴治疗五脏的虚证。温针灸肺俞穴可振奋阳气，补益肺脏之气，肺阳得补，机体免疫功能增强，则可顾护机表，祛邪外出。故温针灸此二穴可使不足和不通之鼻部阳气得以温养和通达，改善鼻塞、鼻痒、流清涕等症状。

【适应证】适用于鼻炎，辨证属外感风寒或肺气虚寒型患者，具体如下。

外感风寒型：症见鼻塞较重，喷嚏频作，涕多而清稀，鼻音重浊。伴头痛身痛，无汗恶寒，舌淡，苔薄白，脉浮紧。

肺气虚寒型：症见鼻塞流涕，鼻涕清稀量多，自觉鼻痒，喷嚏时作，畏风怕冷，自汗，气短懒言，语声低怯，面色苍白，舌淡红，苔薄白，脉弱或缓。

【操作方法】患者俯卧位，针刺部位常规消毒后，使用 0.25 毫米 × 40 毫米毫针，直刺 20～30 毫米，行捻转补法，得气后，将针微微上提并留针在适当的深浅度，随后将一段长 12～15 毫米大小的艾柱施灸穿置在针柄上，对穴位施灸持续约 15 分钟，待灰烬除去后，再燃一炷，共留针 30 分钟，每日或隔日治疗 1 次，10 次 1 个疗程。

【临床应用】患者，女，48 岁，2010 年 2 月初诊。鼻塞、流清涕不定时发作 23 余年。患者 23 年前因连续多次淋雨后出现鼻塞、流清涕之症，自认是感冒症状，故自行服用感冒药（具体不详）治疗，效果不显；后经他院诊断为过敏性鼻炎，多方治疗而疗效欠佳，今日经他人介绍来此就诊。现症见：鼻塞、流清涕，每日阵发性喷嚏 3 次以上，嗅觉下降，伴前额疼痛，时有头昏；天气突然降温时，上述诸症加重。舌淡，苔白，脉细。中医诊断：鼻鼽；西医诊断：过敏性鼻炎。取大椎、肺俞、命门给予温针灸，取上星、印堂给予艾灸；治疗 1 个疗程后，病情明显减轻，2 个疗程后症状基本消失，嗅觉恢复较好，继续巩固治疗 5 次后，病情痊愈，随访半年未见复发。（李鹞.以督脉为主治疗过敏性鼻炎 74 例）

4. 印堂－足三里

【穴解】印堂穴居头部，当两眉毛内侧端中间的凹陷中，《内经》中印堂穴处当为"阙中"，《灵枢·五色》中记载："阙中者，肺也"，即该穴与肺部有着紧密的联系，而上焦肺开窍于鼻，鼻为肺之外腑，与肺气相通，印堂又紧连鼻根，故针之可疏通局部气血，治疗鼻部病症；灸之可益卫固表，使肌肤腠理致密，风寒等外邪不能侵袭，则鼻鼽自愈。印堂位于督脉循行线上，取之符合循经取穴的原则，且因督脉所过，亦有统摄全身阳气和维系人身元气的功能，取之能使局部经气畅通，升提阳气。根据局部解剖，该穴下有来自三叉神经的滑车上神经，鼻黏膜释放的组胺等化学介质部分正是通过三叉神经感觉纤维向中枢传导，因此选用此穴可以改善过敏性鼻炎的症状和体征。足三里为足阳明胃经合穴，为人体强壮要穴之一，该穴具有扶正祛邪，健脾升阳的作用，可用于治疗胃肠道疾病及一切虚证。《灵枢·经脉》载"足阳明之脉，起于鼻，交頞中，旁纳太阳之脉，下循鼻外，入上齿中"，《灵枢·五邪》有言："阴阳俱有余，若俱不足，则有寒热，皆调于三里。"脾气虚弱，中土运化失常，津液停聚，浊阴上泛清窍，导致寒湿久凝鼻部，涕泗涟涟；且脾气一绝，肺气先绝，土不生金，肺气更虚弱，症状加重或反复发作。依据"经脉所过，主治所及"的理论，针刺足三里可以调理脾胃功能，提高人体免疫力，从而有效地治疗该病。二穴配伍，远近结合，标本兼治，共奏温经散寒通窍，培元固本之功。

【适应证】适用于鼻炎，尤其是过敏性鼻炎，辨证属肺脾两虚型者，症见鼻塞时轻时重或昼轻夜重，涕黏而稀，遇寒加重，头重或晕，鼻腔发痒闷胀，喷嚏频作，自汗，气短声低，倦怠懒言，纳差，腹胀，腹泻，便溏，舌淡胖，齿印，苔薄白，脉濡缓或虚弱。

【操作方法】穴位常规消毒，针刺印堂时采用 0.25 毫米 ×25 毫米毫针，施平补平泻法，足三里采用 0.25 毫米 ×40 毫米毫针，施捻转补法。针刺印堂穴时，使针尖朝向鼻尖方向平刺，并使针感向鼻尖部传导，得气后留针 30 分钟。针刺留针时悬灸印堂穴，施灸时将艾条的一端点燃，对准印堂穴约距皮肤 2~3 厘米，进行熏烤，使患者局部有温热感而无灼痛为宜，印堂穴有热感朝鼻尖方向传导，至皮肤出现红晕为度。足三里穴在常规针刺得气后，将针微上提，并停留在适当的深浅度，留针 30 分钟，留针期间将一段长 12~15 毫米大小的艾柱施灸穿置在针柄上，对穴位持续施灸，待灰烬后除去。每日或隔日治疗 1 次，10 次 1 个疗程。

【临床应用】黄某，女，35 岁，2015 年 3 月 11 日初诊。患者自幼常患感冒，咳嗽，鼻塞。每次愈后仍鼻窍不利，逐年加重。伴有阵发性鼻痒，遇风寒则喷嚏频作，畏寒，纳呆，便溏。舌淡胖，边有齿印，苔薄白，脉濡弱。诊断为鼻鼽，属肺脾两虚型。初诊：针印堂、迎香、足三里、太渊。患者取仰卧位，迎香向鼻根方向斜刺 0.5~1.0 寸，持续捻转使鼻部出现明显酸胀感；印堂用提捏进针法向鼻尖方向平刺 0.5~1.0 寸，得气后施平补平泻法，使针感下达鼻腔，留针时悬灸印堂穴；足三里直刺 1.0~1.5 寸，施捻转补法，得气后在针柄上穿置艾柱行温针灸；太渊直刺 0.3 寸，行捻转补法。诸穴留针 30 分钟。治疗 6 次后，患者自觉鼻塞症状明显减轻，喷嚏数量减少，精力较前充沛，畏寒明显好转。1 个疗程后，鼻窍已通，遇寒偶有喷嚏，胃纳转香，大便正常。继续上法巩固治疗，2 个疗程结束后诸症已除，临床治愈，随访 1 年未复发。（北京中医药大学东直门医院针灸科门诊）

六、牙痛

牙痛是以牙齿疼痛为主要临床表现的常见口腔疾病，中医称"牙宣""牙槽风"等。牙痛常与外感风热、胃肠积热或肾气亏虚等因素有关，并因遇冷、热、酸、甜等刺激时发作或加重。本病病位在齿，肾主骨，齿为骨之余，手、足阳明经分别入下齿、上齿，故本病与胃、肾关系密切。外邪与内热等因素均可伤及龈肉，灼烁脉络，发为牙痛。西医学的龋齿、牙髓炎、牙周炎、牙槽或牙周脓肿、冠周炎、根尖周围炎及牙本质过敏等均可引起牙痛。本症疼痛颇剧，常影响患者饮食和睡眠，耽误工作。

1. 耳门 - 丝竹空

【穴解】中医学认为，齿为骨之余，肾主骨，齿与肾关系密切。《会元针灸学》谓："耳门者，肾气朝耳之所入，三焦之元气和于胆之所出……通知觉"。耳门为手少阳三焦经穴位，是肾气入耳，元气所出的必经门户，为人体化生动力的关键所在，主人体的感觉。针刺该穴可激发三焦元气，调整人体机能，有通调气机、清热消肿之功。《针灸大成》言耳门"主耳鸣如蝉声，聍耳脓汁出，耳生疮，重听无所闻，齿龋，唇吻强"，《针灸甲乙经》亦有"上齿龋，兑端及耳门主之"，龋齿牙痛取耳门，说明针刺耳门穴确有止痛之效，可疏通经络，达到"通则不痛"的目的。《难经·六十六难》谓："三焦者，元气之别使也，主通行三气，经历于五脏六腑"。元气通过三焦散布于四肢，三焦又为气血运行的通道，病邪循经络至病所，因此牙痛与三焦经不无关系。丝竹空亦为手少阳三焦经穴位，为足少阳经气所发之处，又是手少阳经脉的终止穴，针刺该穴具有疏通经络、清热泻火、息风止痛的作用。《百症赋》云"耳门、丝竹空，住牙痛于顷刻"，言止牙痛速效，两穴同用，具有止痛疏经通络、清热消肿止痛之用，故能快速止痛。

【适应证】适用于辨证属风火牙痛型的患者，症见发作急骤，牙痛剧烈，牙龈红肿，喜凉恶热，可兼有发热、口渴、腮颊肿胀，舌红、苔薄白或薄黄，脉浮数。

【操作方法】患者取坐位或仰卧位，选取患侧耳门、丝竹空，穴位局部常规消毒，针刺耳门时，患者微张口取穴，针尖朝向牙痛方向，进针0.8~1寸，针下得气后行捻转泻法；针刺丝竹空时，平刺0.5~1寸，针用泻法。二穴均留针30分钟，每5分钟行针1次，每日治疗1次，3次为1个疗程。

【临床应用】王某，女，25岁，汉族，个体户，1999年10月就诊。自诉左侧上牙痛2天，痛不可忍，不能进食，服止痛片及三黄片等均无效。刻下：齿龈红肿，上颌牙未见龋齿，但有持续性钝痛，遇冷、热食物则痛剧，兼形寒身热，舌苔薄白，脉浮数。诊为风火牙痛。治疗以疏风清热、通络止痛为法，穴取耳门（左）、丝竹空（左）、外关（双）。丝竹空平刺0.5~1寸，余穴直刺0.8~1寸，用泻法，留针30分钟，每5分钟行针1次，治疗1次后疼痛减轻，2次后痊愈。（刘俊昌，刘俊瑞.《百症赋》中对穴应用举隅）

2. 合谷 - 内庭

【穴解】合谷属手阳明大肠经，《灵枢·经脉》指出："大肠手阳明之脉……其支者，从缺盆上颈，贯颊，入下齿中"，下齿为手阳明经所主，加之本经"是动则病，齿痛、颈肿"，而合谷是本经原穴，原主本经诸疾。《灵枢·杂病篇》曰："齿痛……恶清饮，取手阳明"。《针灸甲乙经》也说："齿龋痛，合谷主之"。四总穴歌曰："面口合谷收"，合谷为镇痛要穴，轻清走表，主治头面部疾病，现代研究亦证明：针刺合谷穴治疗牙痛有即刻镇痛作用，也有累积镇痛作用。故取合谷，循经远刺以泻阳明热邪，达到清热退热、通经活络、行气止痛之效。内庭属足阳明胃经所溜荥水穴，"荥主身热"，本穴具有清降胃火，宣泄阳明之效。《灵枢·经脉》曰："胃足阳明之脉，起于鼻，交頞中，旁约太阳之脉，下循鼻外，入上齿中……"，上齿为足阳明经所主，故取内庭穴，乃是上病下治，也符合"经络所在，主治所在"的循经取穴原则。故凡牙痛属胃火上炽，阳明积热者，针泻内庭，上病下取，可清热开郁、导火下行，以奏止痛之功。合谷以清泻手阳明大肠经之热为主；内庭以清足阳明胃经之热为要，二穴相合，同经相应，同气相求，相互促进，清泻胃肠之热增强，则牙痛自愈。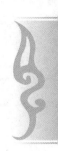

【适应证】尤宜于辨证属胃火牙痛的患者，症见牙痛剧烈，牙龈红肿甚至出血，遇热更甚，伴口臭、尿赤、便秘，舌红，苔黄或黄腻，脉洪数。

【操作方法】

患者取仰卧位，局部常规消毒后，选用 0.25 毫米 ×40 毫米规格的毫针进行针刺，合谷直刺 0.5～1.0 寸，施提插或捻转泻法；内庭直刺 0.5 寸，施捻转泻法。留针 25 分钟。每日治疗 1 次，3 次为 1 个疗程。

【临床应用】王某，女，29 岁，2017 年 6 月 15 日就诊。主诉：右上牙痛 3 天。病史：患者 3 日前因进食辛辣食物后牙齿剧烈疼痛，难以忍受，自服止痛片及消炎药未见明显缓解，故前来针灸科就诊。刻下见：患者痛苦貌，右侧面部微肿，右上齿龈红肿、疼痛，牙痛难忍，不能进食，伴口渴、口臭，纳差，小便黄赤，大便质干，排便费力，舌红，苔薄黄，脉洪数。西医诊断：根尖周围炎。中医诊断：牙痛（胃火炽盛型）。治疗：取患侧颊车、下关、合谷、内庭。颊车穴深刺 1.0 寸达齿龈，患者自觉酸胀明显；下关向下斜刺 1.0～1.5 寸；合谷直刺 0.5～1.0 寸，施提插或捻转泻法；内庭直刺 0.5 寸，施捻转泻法。留针 25 分钟。患者当日经针刺治疗后，牙痛症状明显减轻；次日复诊，疼痛症状消失，右上齿龈红肿及右侧面部肿痛消退；第 3 日牙龈肿痛、面部肿胀诸症皆除。（北京中医药大学东直门医院针灸科门诊）

3. 二间 - 太溪

【穴解】二间为手阳明大肠经脉气所溜，为本经荥水穴，又是本经子穴，大肠属金，金能生水，按"荥主身热""实则泻其子"的道理，本穴具有较好的清热泻火，消肿止痛之功。《玉龙歌》曰："牙痛阵阵苦相煎，穴在二间要得传"，《针灸甲乙经》言："齿痛，颔髎及二间主之"，《灵枢·经脉》载："大肠手阳明之脉……其支者，从缺盆上颈，贯颊，入下齿中"，根据"经脉所过，主治所及"的理论，针刺二间穴可泻热消肿，通络止痛，对治疗牙痛效佳。太溪为足少阴肾经脉气所注，为本经输土穴，又称水之土穴，本穴具有良好的滋肾阴、清虚热、补肝肾、强腰膝的作用。《温热论》曰："龈为胃之络，齿为骨之余，热邪不燥胃津，必耗肾液。"《景岳全书·齿牙》篇云："肾虚而牙病者，其病不在经而在脏，盖齿为骨之所终，而骨则主于肾也……是当以专补肾为主。"中医学认为，齿为骨之余，而肾主骨，故取太溪以补肾阴、降虚火。如《通玄指要赋》所说："牙齿痛，吕细（太溪）堪治。"《卧岩凌先生得效应穴针法赋》云："牙齿痛吕细堪治穴在二间"，故二穴伍用，一清一滋，一补一泻，相互制约，相互促进，共奏滋阴清热，泻火解毒，消肿止痛之功。

【适应证】用于治疗牙痛，证属肝肾阴亏，虚火上炎，症见牙齿隐隐作痛，时作时止，午后或夜晚加重，日久不愈可见齿龈萎缩，甚至牙根松动，伴腰膝酸软、头晕眼花，舌红质嫩、少苔或无苔，脉细数。

【操作方法】穴位局部常规消毒，针具选用 0.25 毫米 ×25 毫米规格的毫针，针刺二间时：侧掌，微握拳，在示指掌指关节前方桡侧，正当示指第 1 节指骨小头的前方，齿白肉际处，直刺 0.2～0.3 寸，并施捻转泻法；针刺太溪时：于内踝后缘与跟腱前缘的中间，与内踝尖平齐处取穴，直刺 0.3～0.5 寸，或斜向外踝前方刺 0.3～0.5 寸，针用捻转补法。每日或隔日治疗一次，5 次为 1 个疗程。

【临床应用】倪某，男，75 岁。一日自觉牙痛，隐隐作痛，夜重昼轻，未予重视，然 3 天后痛仍不止，经服用牛黄解毒丸、黄连上清片等药，疗效不佳，遂来我科就诊。患者年事已高，牙痛不显，查其牙龈不红不肿，舌红少苔，脉细数，当属于肾之元阴亏损，虚火上炎所致，遂针刺二间、太溪，二间直刺 0.2～0.3 寸，施捻转泻法，太溪直刺 0.3～0.5 寸，针用捻转补法。第 2 日来诊时患者自诉痛已去十之五六。继续上法治疗 1 个疗程后，患者诉疼痛消失。（北京中医药大学国医堂中医门诊部）

4. 太阳 - 下关

【穴解】太阳穴，为经外奇穴，在头部，眉梢与目外眦之间，向后约一横指的凹陷中，其局部有颞神经的分支颞面神经，面神经的颞支和颧支，下颌神经的颞神经，为治疗牙痛、面痛等的经验效穴，属于局部取穴。下关穴，为足阳明胃经腧穴，又为足阳明、少阳之会，穴在面部，当颧弓下缘中央与下颌切迹之凹陷中，从解剖学角度看，其浅层布有耳颞神经的分支、面神经的颧支，深层分布有下牙槽神经等，针刺刺激能在一定程度上阻滞神经传导而起到止痛作用。且"胃足阳明之脉，起于鼻，交頞中，旁纳太阳之脉，下循鼻外，入上齿中"，取之符合"经脉所过，主治所及"的循经取穴原则。《针灸甲乙经》言："失欠，下齿龋，下牙痛，颊肿，下关主之。"故针刺下关穴能疏泻阳明、少阳气机，而疏风开窍、通调气血以止牙痛。太阳透刺下关穴，一针调双穴，过三经，既可加强疏风、清热、止痛之效，又可调整手少阳经，手太阳经，足阳明经三经之经气，加强疏通牙部之壅滞之经气的作用，从而使经气通则痛止，达到"通则不痛"之目的。

【适应证】适用于辨证属实火牙痛的患者，具体如下。

（1）风火牙痛：发作急骤，牙痛剧烈，牙龈红肿，喜凉恶热，可兼有发热、口渴、腮颊肿胀，舌红、苔薄白或薄黄，脉浮数。

（2）胃火牙痛：牙痛剧烈，牙龈红肿甚至出血，遇热更甚，伴口臭、尿赤、便秘，舌红，苔黄或黄腻，脉洪数。

【操作方法】患者取坐位，穴位局部常规消毒，选用2～3寸长，直径0.3～0.35毫米的毫针，于太阳穴处进针，然后针尖朝向下关穴斜刺20°～30°，缓慢捻转进针，以局部出现酸麻、胀痛为度，得气后留针25分钟～1小时（具体视病情疼痛程度为准）。每日或隔日治疗1次，3次为1个疗程。

【临床应用】李某，女，20岁，2007年3月3日初诊。1天前因与其夫发生争吵后左侧上牙第1磨牙位置出现疼痛。曾到口腔科检查，左侧面颊及齿龈无红肿，无龋齿，无牙髓炎，未曾用药，遂到我门诊就诊。考虑患者为风火牙痛，嘱患者坐位，消毒局部和针具，取患侧太阳穴，局部消毒，先垂直刺入2分，然后针尖向下关穴斜刺约20°，手法要缓慢捻转透刺，进针时出现酸、胀感，疼痛立即减轻，再行针5分钟，即感疼痛消失后，再留针5分钟，即可出针，出针时用消毒棉球按压针眼片刻。（牟惠云，王迪．太阳穴透刺治疗牙痛20例）

患者，女，22岁，2014年9月10日初诊。主诉：右侧上牙根疼痛2天。现症：患者牙痛剧烈，并向四周放射，局部红肿，影响进食，并伴有口腔异味，口干，腹胀满，大便干，2日1行，舌红，苔黄，脉弦滑数。西医诊断：三叉神经（上颌支）痛。中医诊断：胃火牙痛。治宜清胃泻火。取穴：太阳透刺下关穴，配内庭穴。穴位定位：太阳穴在头部，当眉梢与目外眦之间，向后约1横指的凹陷中，为经外奇穴；下关穴位于面部，在颧弓下缘中央与下颌切迹之间的凹陷

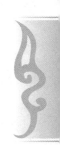

中，为足阳明胃经的经穴。操作方法：嘱患者取坐位，于患侧太阳穴处消毒，取0.35毫米×75毫米的毫针，先在太阳穴处直刺约3分深，然后使针尖向下，斜刺约30°，透过颧骨内孔至下关穴；得气后，患者会有较强的酸麻沉胀感；再施以泻法，留针1小时。针刺1次，牙痛明显减轻。针刺2次，病愈。（张林落，朱姗，马将．王民集教授针刺治疗牙痛二法之验案浅析）

七、咽喉肿痛

咽喉肿痛是以咽喉红肿疼痛、吞咽不适为主症的一种病症，属于中医学喉痹、急喉风、慢喉风、乳蛾、喉娥的范畴。本病病位在咽喉，咽通于胃，喉为肺系，肾经上循喉咙，结于廉泉，故本病与肺、胃、肾等脏腑关系密切。风热火毒侵袭咽喉，或肺胃积热循经上扰，风火热毒蕴结于咽喉；或体虚、劳累、久病而致肾阴亏耗，虚火上炎，均可导致咽喉肿痛的发生。基本病机是火热或虚火上灼咽喉。常见于西医学的急性咽炎、扁桃体炎、扁桃体周围脓肿、咽喉脓肿、咽旁脓肿、急性喉炎等病。

1. 列缺－照海

【穴解】列缺为肺经脉气所集，属手太阴肺经之络穴，别走手阳明大肠经，依据络穴的特性，本穴具有清泻肺、大肠的功效，而祛风散邪，清热解表，宣肺止咳平喘。《四总穴歌》曰："头项寻列缺"，《针灸甲乙经》谓列缺主"寒热，胸背急，喉痹，咳上气喘……"，可见列缺穴擅于疗头面、口鼻、咽喉诸疾。且列缺为八脉交会穴之一，通于任脉，《素问·骨空论》曰"任脉者，起于中极之下，以上毛际，循腹里，上关元，至咽喉，上颐，循面入目。"根据"经脉所过，主治所及"的分经主治规律，针刺该穴可宣肺解表，清头利咽和通调任脉。照海，为足少阴肾经的腧穴，为八脉交会穴之一，通阴跷脉。《灵枢·经脉》谓足少阴肾经："入肺中，循喉咙，挟舌本""是主肾所生病者，口热，舌干，咽肿，上气，嗌干及痛"。《难经·二十八难》有："阴跷脉者，亦起于跟中，循内踝上行，至咽喉，交贯冲脉。"根据"经脉所过，主治所及"的理论及足少阴肾经病候，针刺该穴可治疗肺系、咽喉、胸膈等部位的疾病。《标幽赋》亦言："取照海治喉中之闭塞"，针刺照海可滋阴降火，养阴利咽。列缺、照海伍用，为八脉交会穴配穴法，二穴伍用，相辅相成，疏泻肺热，滋肾养阴，利咽喉之功益彰。

【适应证】适用于肾阴不足，外感风热，或外感日久，耗伤肾阴而致咽喉肿痛，辨证属阴虚火旺者，症见咽部微肿、疼痛，疼痛以午后或入夜尤甚，喉间有异物感，咽干喉燥，声音嘶哑，不欲饮水，手足心热，午夜尤甚，舌红、少苔，脉细数。

【操作方法】穴位局部常规消毒，针具选用 0.25 毫米 ×40 毫米的一次性针灸针，针刺列缺时，针尖向肘部方向斜刺 0.3～0.5 寸，施捻转泻法；针刺照海时，直刺 0.3～0.5 寸，施捻转或提插补法，得气后留针 25 分钟。每日或隔日治疗一次，3 次为 1 个疗程。

【临床应用】陈某，女，56 岁，1990 年 10 月 12 日初诊。主诉：咽喉痛半月。现病史：半月来，咽喉干痛，吞咽疼痛，口渴不欲饮，鼻干少涕，食少乏力，颌下淋巴及扁桃腺肿大，舌红少苔，脉细数。诊断：咽喉炎。辨证：肺阴虚。治则：清肺滋阴。用泻法取列缺、人迎，照海用补法，三次而愈。（王文 . 八脉交会穴临床应用浅谈）

2. 鱼际 - 太溪

【穴解】鱼际，为手太阴肺经荥穴，乃本经脉气所溜，为荥火穴，具有宣肺止咳、清热泻火、清利咽喉、消肿止痛之功；太溪，又名吕细，为足少阴肾经腧穴，乃本经脉气所注，为输土穴、原穴，《针灸甲乙经》云："嗌中肿痛……太溪主之"，该穴具有滋肾阴、清虚热、壮元阳、利三焦、补命火、理脑宫、补肝肾、强腰膝之效。"喉为肺之门户"，外邪犯肺，热邪稽留，可灼伤阴津，致肾水不足。从经脉循行看。手太阴肺经"从肺系，横出腋下"，肺系即肺与喉咙相联系的部位，足少阴肾经"入肺中，循喉咙，挟舌本"，可见本病与肺、肾两经关系尤为密切。鱼际穴功用突出一个"清"字，太溪穴功用侧重一个"补"字，鱼际以清肺泻火为主，太溪以补肾育阴为要。二穴伍用，一肺一肾，一补一泻，子母相生，滋阴润燥，清热消肿，利咽止痛之功益彰。尤宜于治疗咽喉肿痛证属阴虚火旺者。

【适应证】适用于肾阴不足，外感风热，或外感日久，耗伤肾阴而致咽喉肿痛，辨证属阴虚火旺者，症见咽部微肿、疼痛，疼痛以午后或入夜尤甚，喉间有异物感，咽干喉燥，声音嘶哑，不欲饮水，手足心热，午夜尤甚，舌红、少苔，脉细数。

【操作方法】取穴鱼际、太溪，穴位局部常规消毒，针具选用 0.25 毫米 ×40 毫米规格的一次性针灸针，鱼际直刺 0.8～1.0 寸，针用捻转泻法；太溪向上斜刺 0.5～0.8 寸，使酸胀感向上放射，针用捻转补法。二穴得气后，均留针 30 分钟，期间行针 1 次。每日或隔日治疗 1 次，3 次为 1 个疗程。

【临床应用】吕某，女，43 岁，教师。主诉：咽喉肿痛 1 周。患者自 6 年前患化脓性扁桃腺炎后，每逢感冒或劳累即感咽喉疼痛，扁桃腺肿大，虽经抗感染治疗，症状尚能控制，但近几年来反复发作，且迁延时间较久，影响工作，甚为痛苦。此次，因劳累又感咽喉部疼痛，吞咽尤甚，伴咽干舌燥，五心烦热，夜间诸症加重。查体：体温 37.2℃，咽部稍充血，扁桃腺Ⅱ度肿大，颌下淋巴结肿大，舌红苔薄，脉细数。治以滋阴降火，利咽止痛。取太溪、照海、鱼际。操作：太溪穴向上斜刺 0.5～0.8 寸，使酸胀感向上放射，照海穴直刺 0.3～0.5 寸，鱼际直刺 0.8～1.0 寸。诸穴留针 30 分钟，中间捻转运针 1 次，每日治疗 1 次，3 次后咽痛、咽干明显好转，即改为隔日 1 次，共针治 10 次，诸症痊愈，1 年后随访，未再复发。（张红 . 太溪穴的临床应用）

3. 少商 - 商阳

【穴解】少商穴，为孙思邈十三鬼穴之一，位于拇指末节桡侧，距指甲角 0.1 寸处。少商为手太阴肺经井木穴，乃本经脉气所出，是治疗咽喉肿痛的要穴。《玉龙歌》有言："乳蛾之症少人医，必用金针疾始除。如若少商出血后，即时辛安稳免灾危。"《医学心悟》曰："咽喉肿痛，肿塞……取之少商泻血。"手太阴肺经"手太阴之正，别入渊腋少阴之前，入走肺，散之大肠，上出缺盆，循喉咙，复合阳明"，经别循行于喉咙所在部位，根据"经脉所过，主治所及"的理论及《灵枢·顺气一日分为四时》中记载"病在脏者取之井"，本穴点刺放血可通经气，活气血，清肺逆，泄肺热，利咽喉，消肿痛。商阳在示指末节桡侧，距指甲角 0.1 寸（指寸），为手阳明大肠经井金穴，手阳明大肠经"是主津所生病者，目黄、口干、鼽衄、喉痹、肩前臑痛，大指次指痛不用"，主治"咽喉肿痛"，依据"病在脏者取之井"的原理，本穴点刺出血具有通经活络，行气活血，醒神开窍，解表退热，开郁散结之功，可清阳明之郁热。中医学认为咽喉为经脉循行交会之处，又为肺之门户，与肺及大肠经关系尤为密切，取二经的井穴点刺放血，可疏通经脉中之气血凝滞，清泄脏腑之郁热。手太阴肺经，属肺络大肠；手阳明大肠经经脉属大肠络肺。肺为脏，属里；大肠为腑、属表。少商突出一个"解"字，商阳侧重一个"清"字，二穴相合，一清一解，疏散肺经风热、清泄胃腑蕴热，肺胃之邪热消，则咽喉自利，为治疗喉痹要穴。

【适应证】适用于咽喉肿痛辨证属风热壅肺或肺胃热盛者，具体症状如下。

（1）风热壅肺：咽部红肿疼痛，干燥灼热，可伴有发热、汗出、头痛、咳嗽有痰、小便黄，舌质红，苔薄白或薄黄，脉象浮数。

（2）肺胃热盛：咽部红肿，灼热疼痛，咽喉有堵塞感，高热，口渴喜饮，头痛，痰黄黏稠，大便秘结，小便短赤，舌红、苔黄，脉数有力。

【操作方法】取患者的少商、商阳穴，医者以左手握住患者被刺拇指或示指，右手自桡侧近端向穴位处推压、揉捏，使穴位局部充血，对穴位附近皮肤严格消毒后，医者手持消毒好的三棱针对准穴位迅速刺入 0.2～0.3 厘米，立即出针，挤压穴周使其出血 5～10 滴，再以消毒干棉球压迫止血。每日或隔日治疗 1 次，3次为 1 个疗程。

【临床应用】王某，男，4 岁。1994 年 8 月 7 日就诊，母代诉，患儿 3 天前不思饮食，咽喉肿痛，体温 39℃，扁桃体Ⅱ度肿大，双侧下颌淋巴肿大，左侧明显压痛，连续 3 日静脉滴注青霉素 400 万 U，地塞米松 3 毫克未见好转，仍高热不退。即点刺放血少商、商阳穴治疗，1 小时后患儿咽喉疼痛减轻，体温降至37.2℃，第 2 天体温 36.5℃恢复正常，观察 3 天无反复。（张连良，李胜，刘辉.少商商阳穴点刺放血治疗急性扁桃体炎 100 例）

刘某，男，14 岁，学生，1996 年 11 个月 23 日初诊。主诉：咽喉肿痛 1 天。于 1 天前无明显诱因出现咽喉肿痛、吞咽不利，并伴发热、头痛、鼻塞、神疲懒言，食欲不振，小便赤黄，大便正常，舌质红、苔薄黄，脉浮数。检查：体温39.3℃，咽部充血红肿，扁桃体Ⅰ度肿大，未见有黄白色分泌物，悬雍垂充血水肿，双侧颌下淋巴结可触及。白细胞 14.0×10^9/L，中性粒细胞 0.80，淋巴细胞0.20。西医诊断急性咽炎，中医诊断急喉痹（风热壅肺）。按上法针刺治疗 1 次，次日咽喉肿痛即消失，体温 36.2℃，白细胞 8.0×10^9/L，中性粒细胞 0.60，淋巴细胞 0.40，以上符合治愈标准。（杜伟.针刺合局部放血治急喉痹 74 例）

4. 合谷 - 后溪

【穴解】合谷为手阳明大肠经原穴，乃本经原气留止的部位，与三焦有着密切关系，它导源于脐下肾间动气，关系着整个人体的气化功能，是调整机体功能的要穴，具有通经活络，行气开窍，清热解表、通降肠胃、镇痛镇静之功。"肺与大肠相表里"，而手阳明大肠经又与足阳明胃经相连，泻合谷则有清肺胃之热，通经活络作用。"手阳明之正……上循喉咙"，手阳明经别循行经过咽喉，根据"经脉所过，主治所及"和手阳明大肠经病候"是主津所生病者，目黄，口干，衄鼽，喉痹，肩前臑痛，大指次指痛不用"，及四总穴歌中所言"面口合谷收"，合谷善治头面诸疾，可治疗咽喉肿痛。后溪为手太阳小肠经腧穴，《灵枢·经脉》有云："小肠手太阳之脉……循咽，下膈，抵胃，属小肠。"经络所通，主治所及。小肠经支脉沿颈部上达面颊，可治疗其相关部位的疾病，而咽喉肿痛亦在此主治所及之内。《难经·六十八难》云："输主体重节痛"，后溪为小肠经之输穴，故选取该穴可在利咽止痛方面亦有所帮助。后溪为八脉交会穴之一，通于督脉，督脉督领六阳经，调节全身阳经经气，为"阳脉之海"，针取后溪穴可泻一身阳热之邪从而治疗热邪熏灼、郁热上壅所致之咽喉肿痛。二穴相合，通调腑气，宣泄阳明、太阳经之热邪，共奏清利咽喉，消肿止痛之功。

【适应证】适用于咽喉肿痛辨证属风热壅肺或肺胃热盛者，具体症状如下。

1. 风热壅肺：咽部红肿疼痛，干燥灼热，可伴有发热、汗出、头痛、咳嗽有痰、小便黄，舌质红，苔薄白或薄黄，脉象浮数。

2. 肺胃热盛：咽部红肿，灼热疼痛，咽喉有堵塞感，高热，口渴喜饮，头痛，痰黄黏稠，大便秘结，小便短赤，舌红、苔黄，脉数有力。

【操作方法】嘱患者正坐，肘直位，半握拳，取穴合谷，局部皮肤常规消毒，用0.25毫米×40毫米一次性毫针，直刺进针，并向后溪穴方向透刺35毫米左右，行提插泻法，以出现酸麻胀痛或触电样向示中指放射感为度，留针25分钟。每日或隔日治疗1次，3次为1个疗程。

【临床应用】张某，男，27岁。2009年7月7日初诊。2天前因在空调房间居留过久而出现咽喉痛、吞咽不利，无畏寒发热、无头晕头痛。舌红，苔薄黄，脉浮数。检查示：咽部黏膜充血肿胀咽后壁淋巴滤泡红肿，悬雍垂水肿，双侧扁桃体Ⅱ度肿大。诊断：急性咽喉炎。治疗：合谷透后溪，针刺治疗1次，疼痛明显减轻。3次治疗后症状体征消失而愈。（北京中医药大学国医堂中医门诊部）

5. 大椎 - 耳尖

【穴解】大椎穴位于后背正中线第7颈椎棘突下凹陷中，归督脉所属。《素问·骨空论》谓督脉："其少腹直上者，贯脐中央，上贯心，入喉"，督脉的分支与咽喉部联系，"经脉所过，主治所及"，故大椎穴可治疗咽部疾病。督脉为"阳脉之海"，总督一身之阳，而大椎为手足三阳经与督脉经气交会之处，为"诸阳之会"，可清阳明之里，启太阳之开，和解少阳以驱邪外出，故泻之可清泻诸阳经之邪热盛实，为全身退热之要穴。通过在大椎穴刺络拔罐，增强了该穴的清热凉血、活血化瘀作用，可使腠理开，使久郁于咽喉部的火瘀热毒之邪随放出的血而外泄，火热清、瘀毒散、经络畅，则咽喉自利。《灵枢·口问》曰："耳者，宗脉之所聚"，耳部穴位与各经脉的关系息息相关。《厘正按摩要术》载："耳皮肉属肺。"而足阳明胃经的支脉、经别上耳脉，至耳上角，故耳尖放血最善泻肺胃之热，疏解上焦风热之邪，已达清热解毒、凉血散瘀、消肿止痛之功。《素问·血气形志》有言："凡治病必先去其血"，"血实宜决之"。《灵枢·九针十二原》："宛陈则除之"。二穴伍用，刺络放血，清泄血中郁热，共奏清热利咽，消肿止痛之功。

【适应证】用于治疗实热型咽喉肿痛者，具体分型如下。

（1）风热壅肺：咽部红肿疼痛，干燥灼热，可伴有发热、汗出、头痛、咳嗽有痰、小便黄，舌质红，苔薄白或薄黄，脉象浮数。

（2）肺胃热盛：咽部红肿，灼热疼痛，咽喉有堵塞感，高热，口渴喜饮，头痛，痰黄黏稠，大便秘结，小便短赤，舌红、苔黄，脉数有力。

【操作方法】

患者先取正坐位，医者先用手按揉耳郭，使之充血，耳尖部位皮肤用 75% 酒精严格消毒，医者左手固定耳郭，右手持一次性无菌三棱针，对准耳穴施术处迅速点刺 1～2 下，挤出 5～10 滴血液，双耳交替进行。然后患者俯卧，暴露大椎穴，局部皮肤严格消毒，用一次性三棱针点刺 3～5 下，然后在刺血部位拔罐，留罐 10 分钟左右，每日或隔日治疗 1 次，5 次为 1 个疗程。

【临床应用】 俞某，女，25 岁，硕士生在读，2018 年 1 月 4 日因咽喉肿痛来我院就诊。病史：一月前患者因感冒引起咽喉肿痛，经汤药治疗后症状缓解。此次患者因遇外感致咽喉肿痛复发，患者自行口服中成药，期间患者病情未见明显缓解。现症：咽喉红肿，疼痛较甚，汤水难下，双侧扁桃体 Ⅱ 度肿大，上有白色脓状物黏着，发热，体温 37.8℃。舌红，苔黄干，脉滑数。中医诊断：喉痹（风热壅肺）。西医诊断：扁桃体炎。治疗：先在双侧耳尖按上述操作方法放血，然后再在大椎穴如法行刺络拔罐，留罐 10 分钟左右。隔日来诊时，患者不再发热，扁桃体红肿明显减轻，咽喉肿痛较前好转，再继续治疗 5 次后，症状基本消失，病愈。（北京中医药大学东直门医院针灸科门诊）

第10章 其他疾病的对穴治疗

一、慢性疲劳综合征

慢性疲劳综合征（chronic fatigue syndrome，CFS）属于病因不明、现代检查无明显器质性病变的一组症候群。临床表现以持续性、反复性疲劳无法缓解为主，同时伴随着肌肉疼痛、头痛、低热、咽痛、睡眠障碍、注意力不集中、抑郁、记忆力减退，多种躯体及精神方面等症状。通过查阅古代文献、结合现代临床经验，我们认为本病的症状属于中医学的"郁病""虚劳""五劳"等范畴，与心、肝、脾、肾关系较密切。

1. 百会－印堂

【穴解】慢性疲劳综合征常见的表现为情绪低落、抑郁、头痛、睡眠障碍，应先清利头目、健脑益神。百会又名巅上、五会、天满、维会，位于督脉上，为"手足三阳、督脉之会"（《针灸大成》），其五会为手足三阳与督脉、足厥阴肝经之会。肝又为刚脏，主疏泄，若疏泄失常，肝失调达，肝阳上亢则会情志失调、头晕痛，故针刺百会能平肝潜阳、疏肝理气、清利头目。百会位于督脉属阳其相接于任脉，故针刺百会能沟通阴阳，连贯周身经穴，对阴阳平衡起到重要功效。印堂虽为经外奇穴之一，但此穴位于督脉循行线上，有疏风活络、镇静安神的作用。两穴合用，具有清利头目、益脑安神之功，又可疏肝理气、通络止痛。两穴同属督脉循行线上，两穴搭配加强了安神定志之功。

【适应证】适用于辨证属心神失养型的患者，症见失眠多梦，头晕头痛，可兼有发热、健忘、舌红或暗、苔薄白、脉细。

【操作方法】百会选用1寸毫针平刺，印堂选用1寸毫针提捏进针平刺。得气为度。留针20分钟。每日或隔日1次治疗。

【临床运用】张某，女，48岁。主诉周身乏力半年余，稍活动即极度疲劳，自觉症状为低热，健忘，精神不集中，焦虑烦躁，多梦易醒，腰膝酸软，纳差，舌质淡苔薄白，边有齿痕，脉细。查体：心肺、神经系统查体无异常；血尿常规无异常。诊断为慢性疲劳综合征。中医证属心神失养，气虚为主。治法为安神益脑，补气健脾取穴：百会（平补平泻）、印堂（平补平泻）、气海（补）、关元（补）、足三里（补）、三阴交（补）等，上中下三部各取一穴交替使用。重灸关元、足三里。治疗5次后，患者自觉乏力减轻，睡眠较佳。治疗10次后，自觉精神状态逐渐恢复，并且能做正常家务劳动。后续治疗10次后，上述不适症状基本消

失，恢复如常。(高洁.针灸治疗慢性疲劳综合征21例)

2. 气海－关元

【穴解】气海属任脉，又称脖胦、下肓。为先天元气聚会之处，有大补元气和总调下焦气机的作用。《素问·举痛论》"百病皆生于气也"，气是构成我们人体及维持生命活动最基本的物质，气机通畅则五脏六腑气化功能正常运行，气机受阻则五脏六腑功能失调，疾病丛生。元气源于肾，为先天精气所化生，依赖后天生化之源不断地充实及滋养，借三焦的通道输布全身，推动组织器官的功能活动，元气不足则脏气疲惫，能反映的临床症状可以有失眠、疲劳、记忆力减退、肢体力弱等，故取气海穴能起到补元气、利下焦、行气散滞等功效。关元属任脉，又称结交、次门、丹田、大中极，为足三阴、任脉的交会穴。有补肾培元、温阳固脱的作用。《类经图翼》中论述了此穴的重要性："此穴当人身上下四旁中，故又名大中极，乃男子藏精，女子蓄血之处"。又主治"诸虚百损"。两穴合用，具有培补元气、回阳固脱的功效。两穴同属任脉循行线上，两穴搭配加强了补气温阳之功。

【适应证】适用于辨证属气血两虚型的患者，症见气短少言，神疲乏力，注意力不集中，少气懒言，自汗，面白无华，失眠，舌淡，脉细无力。

【操作方法】

气海、关元　选用1寸毫针直刺或斜刺，得气为度留针20～30分钟，每日或隔日1次治疗。亦可用艾条灸温和灸20～30分钟，以患者局部有温热感且无烧灼感为度，每日或隔日1次治疗。

【临床运用】陈秀玲等，运用艾灸关元、气海穴治疗慢性疲劳综合征患者60例，其中男性33例，女性27例，随机分治疗组及对照组。治疗组30例采用艾条温和灸，取穴：关元、气海。让患者平卧，将艾条点燃距离皮肤2～3厘米进行熏灸，以局部有温热感而无烧灼感为度。每个穴位灸5～10分钟，每天1次，4周为1个疗程。对照组30例采用口服维生素C片、维生素E胶囊、三维B片，均每次1片，每天3次，4周为1个疗程。上述两组均治疗1个疗程后观察疗效，治疗期间嘱患者避免过度运动、养成良好生活习惯、保持心态健康、避吃辛辣肥甘厚味上火之品。结果：治疗组：痊愈18例；显效6例；好转4例；无效2例，总有效率达93.33%。对照组：痊愈10例；显效4例；好转6例；无效10例；总有效率为66.67%。治疗组临床治愈率及总有效率均优于对照组($P < 0.01$)。(陈秀玲，徐凯.艾灸关元、气海穴治疗慢性疲劳综合征临床观察)

3. 足三里－三阴交

【穴解】足三里属足阳明胃经，又称下陵、鬼邪，为胃的下合穴。《灵枢》中提到"邪在脾胃，则病肌肉痛，阳气有余，阴气不足，则热中善饥……阴阳俱有余，若俱不足，则有寒有热，皆调于足三里"。慢性疲劳综合征常见的表现为肌肉疼痛，故取足三里穴。此穴又具有补益气血、通络止痛、清胃泻热健脾胃等功效。三阴交属足太阴脾经，又称太阴、下三里、承命，本穴为太阴脾、少阴肾、厥阴肝三经的交会穴，针对脾肾肝三脏的气化功能失常所产生的病候，具有一定的功效。《灵枢·四时气》中提到"飧泄，补三阴之上"，本穴能起到健脾和胃、利湿祛痰、通经活络、滋补肝肾等作用。本病容易受情志影响，若情志失调则肝失疏泄，肝木克脾土，脾胃运化失常而五脏六腑、四肢百骸得不到后天之精的濡养，故取三阴交疏肝、健脾、和胃。两穴合用，具有培补气血、健脾和胃、祛湿通络的功效。两穴又同为表里两经，根据《素问·阴阳应象大论》中"从阴引阳、从阳引阴"，两穴搭配更能调节阴阳，加强了培补脾胃的功效。

【操作方法】

足三里、三阴交 选用 1～2 寸毫针直刺或斜刺，平补平泻，得气为度留针 20～30 分钟，每日或隔日 1 次治疗。亦可用艾条温和灸 20～30 分钟，以患者局部有温热感且无烧灼感为度，每日或隔日 1 次治疗。

【临床运用】马天伟等，运用针灸结合中药内服治疗慢性疲劳综合征 53 例，其中男性 17 例，女性 36 例，病程均在 6 个月～4 年。治疗方法针灸治疗取穴为：足三里、三阴交、大椎、关元、百会并随症配穴。具体操作方法选用 1～2 寸毫针，常规消毒后，足三里、三阴交两穴平补平泻，配穴用泻法，留针 30 分钟。大椎、关元、百会三穴使用艾条温和灸，每穴 15 分钟，每日 1 次，10 次为 1 个疗程，共 3 个疗程；中药内服以当归补血合柴胡疏肝散为主，疗程同上。结果：痊愈 8 例，显效 23 例，有效 15 例，无效 7 例，总有效率为 86.79%。（马天伟，朱夕坤．针灸结合中药内服治疗慢性疲劳综合征 53 例）

4. 合谷-太冲

【穴解】合谷属手阳明大肠经，又称虎口，为手阳明经之原穴。《杂病穴法歌》中提到："头面耳目口鼻病，曲池合谷为之主"；《玉龙歌》中又提到："头面纵有诸般证，一针合谷效通神"。本穴善于清泻阳明经之郁热，疏解头面部之风邪及通调其经络，是治疗热病发热及头面五官各种疾病要穴，具有镇静止痛，通经活络，清热解表的功效。太冲穴属足厥阴肝经，为肝经原穴。《素问·咳论》提到"治脏者，治其俞"对于肝之脏病、经病、气病等脏腑器官功能失调，取太冲穴具有一定的功效。又厥阴经为少气多血之经，偏于补血调血，取太冲穴则有补益气血、疏肝理气、清热利湿的功效。两穴在《标幽赋》中提到"四关者，出于四关，太冲、合谷是也"此对穴也为经典配穴，两穴一阴一阳，一气一血，一脏一腑，一升一降，上下配穴，气血阴阳脏腑同调，故对 CFS 有较佳的疗效。

【操作方法】

合谷、太冲　选用 1 寸或 1.5 寸毫针直刺，用泻法，得气为度留针 20～30 分钟，每日或隔日 1 次治疗。

【临床运用】贾红玲医师运用四关穴治疗慢性疲劳综合征 71 例，其中男性 17 例，女性 54 例，以中医辨证为心脾两虚证为 15 例，肝郁气滞证为 14 例，肝郁脾虚证为 10 例，心肾不交证为 10 例，肝肾阴虚证为 13 例，心肺气虚证为 9 例。治疗方法为取四关穴（合谷、太冲）双侧，选用 0.3 毫米 ×40 毫米毫针直刺，得气后根据不同证型运用提插补泻法，留针 30 分钟，每 10 分钟行针 1 次，12 次为 1 个疗程，3 个疗程后观察疗效。观察方法为根据治疗前、后 CFS 兼症评分情况判定。结果：痊愈（半年内无反复发作）为 20 例；显效（症状评分减少 2/3）为 32 例；有效（症状评分减少 1/3）为 16 例；无效（症状评分减少不足 1/3）为 3 例。（贾红玲 . 针刺四关穴治疗慢性疲劳综合征 71 例）

二、肥胖症

肥胖症属于能量摄入超过消耗的一种营养性失调疾病。随着现在社会经济快速发展、饮食结构改变、交通便捷等因素，导致越来越多人加入肥胖的行列。肥胖症容易并发多种疾病，如高血压、糖尿病、动脉粥样硬化、冠心病、高脂血症等。现代医学将肥胖症分为单纯性和继发性两类。前者不伴有器质性疾病及神经系统、内分泌系统功能变化，临床上较多见；后者常继发于内分泌、神经、遗传疾病，还可能与药物应用有关。通过查阅古代文献我们认为本病发生多与劳逸过度、饮食失节、情志内伤有关。病因多以湿、痰、气虚为主。病位在脾、肾，并与心、肝关系较为密切。

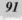

1. 天枢 - 大横

【穴解】天枢属足阳明胃经，又称长溪、谷门、补元，为大肠之募穴。《素问·灵兰秘典论》中提到："大肠者，传导之官，变化出焉"。《标幽赋》提到："虚损天枢可取"。肠属脾胃系统，肠腑的功能正常与脾胃息息相关，如因肠病引起的虚损皆可取天枢，肠腑功能正常则腑气通畅，水谷精微的化生不受影响，治疗肥胖症应先从脾胃入手。本穴为大肠之募穴，阳明脉气所发，为大肠经气血主要来源之处，具有通调肠腑、消食理气、涩固肠道等功效。大横属足太阴脾经，又称肾气、人横，为足太阴、阴维之会。本穴具有调理肠胃、温中散寒、健脾利湿等功效。两穴合用，具有调理肠腑、顺气消食的功效。两穴同属表里两经，两穴搭配加强利湿健脾之功。

【适应证】适用于辨证属腑气不通型的患者，症见腹痛腹胀，不思饮食，可兼有便干或便溏、反酸、嗳气，舌红、苔白腻或黄腻，脉滑。

【操作方法】

天枢、大横　选用1.5寸或2寸毫针直刺，平补平泻，得气为度留针20～30分钟，可接电针，每日或隔日1次治疗。

【临床运用】张艳丽等，运用电针疗法治疗单纯性肥胖56例，56例均为女性，年龄分布为20至45岁之间，病史约1至8年，均为单纯性肥胖患者。主穴：天枢、大横、中脘、下脘、足三里、水分、髀关，配穴随症加减。提插捻转得气后于天枢、大横、髀关加电针，波形为连续波，强度以患者耐受为度，留针30分钟，每日一次，15天为1个疗程，观察3个疗程后统计疗效，期间嘱咐患者应有良好的生活习惯并合理锻炼。结果：痊愈9例，显效28例，有效16例，无效3例，总有效率为89.9%。（张艳丽，夏鸿清，黄安.电针治疗单纯性肥胖56例临床疗效观察）

2. 足三里-丰隆

【穴解】足三里属足阳明胃经，又称下陵、鬼邪，为胃的下合穴。《古法新解会元针灸学》中提到"此穴治病万端，有白术之强，有桂附之热，有参茸之功，有硝黄之力"，此穴具有补中益气、祛风化湿、调理脾胃、扶正祛邪之功效；《灵枢·四时气》也提到"腹中不便，取三里，盛泻之，虚补之"。肥胖症大多数都与脾胃功能失调密切相关，除肥胖外还可出现腹泻、便秘、腹胀等胃肠道症状，三里穴具有双向调节的功能，能达到利湿止泻、通腹润肠之功。丰隆属足阳明胃经，为足阳明之络穴。肥胖之人乃脾胃运化功能失职，易湿聚生痰，《针灸穴名解》中提到："观本穴所治，为胸膈痰滞，沉昏头痛。一切头脑不清，有如云雾蒙蔽之状，均属天阳失律，阴气弥漫之证，借此下阳上达，而在高在上之阴翳也。故本穴寓有云雷之意，名以丰隆。"反映了丰隆穴治疗痰浊之功。丰隆又为祛痰之要穴，具有健脾化痰、通经活络之功效。两穴合用，具有健脾和胃，化湿利痰的功效。两穴同属足阳明胃经，两穴搭配加强健脾祛痰之功。

【适应证】适用于辨证属脾虚湿阻型的患者，症见腹痛腹胀，食欲不振，头重脚轻，可兼有便溏便黏、口甜、恶心、呕吐，舌淡、苔白腻或黄腻，脉滑或濡。

【操作方法】选用1.5寸毫针直刺，得气为度留针20～30分钟，每日或隔日治疗1次。亦可用艾条温和灸20～30分钟，以患者局部有温热感且无烧灼感为度，每日或隔日治疗1次。

【临床运用】王茉蕾等，运用针刺配合推拿治疗单纯性肥胖150例，男性30

例，女性 120 例，年龄分布为 16 至 60 岁，病史平均为 8 年。治疗方法：针刺取穴：足三里、丰隆、天枢、中脘、水道，足三里用泻法，其余穴位均平补平泻，得气后留针 30 分钟，起针后运用推拿手法按摩腹部、腿部及点按公孙、梁丘等穴，以患者能承受为度，10 次为 1 个疗程，每月治疗 1 次，3 个疗程后统计疗效。结果：显效 78 例，有效 71 例，无效 1 例。（王茉蕾，王乐 . 针刺配合推拿治疗单纯性肥胖症 150 例经验总结）

3. 曲池－内庭

【穴解】曲池属手阳明大肠经，又称阳泽、鬼洼，为阳明经之合穴。《灵枢·邪气脏腑病形篇》提到"合治内腑"，《灵枢·四时气篇》指出"邪在腑取之合"，曲池穴为大肠之合穴，可治疗大肠腑病，如因脾胃功能失调导致的胀满、逆气、泄泻等病皆可取之，本穴具有清泻阳明，清利湿热，解表泻火之功效。内庭穴属足阳明胃经之荥穴，首次记载于《灵枢·本输》："胃出于历兑……溜于内庭。内庭，次指外间也，为荥"。《难经·六十八难》也提到"井主心下满，荥主身热，输主体重节痛，经主喘咳寒热，合主逆气而泄"。可知内庭穴主要功效为清胃泻火，通降腑气，理气止痛。两穴合用，具有清泻阳明，清热泻火的功效。两穴同属阳明经，两穴搭配加强清热泻火之功。

【适应证】适用于辨证属脾胃湿热型的患者，且平时嗜食肥甘厚味油腻之品，症见脘腹痞闷，纳呆呕恶，可兼有大便黏或溏、口臭、肢体困重，舌红苔黄腻，脉滑数。

【操作方法】

曲池、内庭 分别选用 1.5 寸和 1 寸毫针直刺，两穴均用泻法，得气为度留针 20～30 分钟，每日或隔日 1 次治疗。

【临床运用】陈某，女，28 岁，2017 年 6 月 23 日就诊。主诉：发现体重增加半年余。病史：患者半年前因工作压力大、熬夜、喝酒、生活不规律导致体重增加，自卑感重。因运动节食无法停止体重增长，遂至针灸科就诊。刻下症：患者腰部、臀部肥胖，面部圆润，伴口甜、口臭、纳差，便溏，小便可，舌红，苔薄黄腻，脉滑数。西医诊断：肥胖症。中医：肥胖症（脾胃湿热）。治疗：天枢、大横、带脉、阴陵泉、丰隆、足三里、内庭、曲池。除内庭穴用 1 寸毫针针刺，其余穴位均用 1.5 寸毫针。内庭、曲池为泻法，其余穴位平补平泻法。留针 25 分钟，一周 3 次，12 次为 1 个疗程。并嘱咐治疗期间清淡饮食，忌食辛辣上火之品。1 个疗程后回诊，患者体重下降 3.5 千克，腰臀围减少 5 厘米，患者自述疗效较满意。（北京中医药大学东直门医院针灸科门诊）

4. 水分－水道

【穴解】水分属任脉，又称中守，中管，分水穴，为任脉、冲脉、足少阴肾经的交会处。任脉为"阴脉之海"，起于胞宫，下出会阴，延腹部正中线上行……终止于眼眶下。其任脉主治病症临床多见阴脉虚衰、寒湿凝滞、不孕不育等诸证，与脾、肾有密切关系。《针灸大成》指出水分穴"主膨胀脐，坚满不食，分利水，止泄"。主要功能为分泄水湿、利水通淋、通调水道、行气止痛之功效。肥胖症多见脾胃功能失职，脾喜燥恶湿，脾运化水谷能力差，导致湿邪困于脾，常见临床表现为水肿、头晕头沉、四肢疲倦等症状，取本穴具有利水祛湿之功效。水道属足阳明胃经，《针灸甲乙经》提到"三焦约，大小便不通，水道主之"此穴能疏导气机，促进人体水液运行，加强膀胱气化功能，具有利水消肿、清利湿热之功效。《千金翼方》指出"凡诸孔穴，名不徒设，皆有深意"水分、水道两穴名具"水"字，由此可知两穴功效必与水相关。两穴合用，具有利水通淋，通调水道之功效。两穴搭配更加强利水健脾之功效。

【适应证】适用于辨证属湿邪困脾型的患者，症见脘腹痞闷胀痛，食少便溏，头身困重，可兼有肢体浮肿、口淡不渴、面色萎黄，舌淡胖苔白腻，脉濡缓。

【操作方法】

水分、水道　选用1～1.5寸毫针直刺，得气为度留针20～30分钟，每日或隔日1次治疗。亦可用艾条温和灸20～30分钟，以患者局部有温热感且无烧灼感为度，每日或隔日1次治疗。

【临床运用】姚会艳等，运用针刺结合耳穴按压治疗肥胖症72例，男性2例，女性70例，年龄分布为17—64岁。针刺基本取穴：天枢、水道、关元、三阴交、水分、中脘，其余依照中医辨证配穴并随症加减。操作方法为补泻并用，每次留针25分钟，20次为1个疗程，前10日每日1次，10日后隔日1次。耳穴选用王不留行子贴压单耳并5日更换1次，两耳交替，嘱每日自行按压4～5次，每次1～2分钟，6次为1个疗程。结果：痊愈25例，显效37例，有效8例，无效2例，总有效率为97.2%。（姚会艳，宋红蕊.针刺配合耳穴按压治疗肥胖症72例）

5. 中脘－天枢

【穴解】中脘属任脉，又称胃脘穴，大仓穴，属胃之募穴，手少阳、太阳、任脉、足阳明之会。《针灸甲乙经》提到："腹胀不通，寒中伤饱，食饮不化，中脘主之；溢饮胁下坚痛，中脘主之。"肥胖症常见腹胀、积食不化、呃逆、胃气不降等症状，刺激中脘穴则能消食导滞、和胃健脾、利水降逆。《循经考穴编》提到："一切脾胃之疾无所不疗"取中脘穴则能治脾胃之疾。现代研究指出针刺中脘对胃肠功能具有调整作用，并且能抑制食欲避免过度的进食。天枢穴属足阳明胃经，为大肠募穴。《针灸甲乙经》提到："腹胀肠鸣，气上冲胸，不能久立……肠胃间游气切痛，食不化，不嗜食，身肿，夹脐急，天枢主之"。见上述症状皆可取天枢。深刺天枢穴具有通腑行气，通便导滞之功效。两穴合用，具有行气导滞，健脾和胃的功效。两穴同属募穴，两穴搭配加强通腹和胃之功。

【适应证】适用于辨证属食滞胃脘型的患者，症见胃脘胀闷，嗳腐吞酸，可兼有便溏泻下物酸腐臭秽，苔黄腻，脉滑。亦可治疗食量过大，上腹部肥胖的患者。

【操作方法】

中脘、天枢　选用1.5寸或2寸毫针直刺，平补平泻，得气为度留针20～30分钟；中脘深刺，可接电针，每日或隔日1次治疗。

【临床运用】孟丽娟等运用电针治疗胃热滞脾型肥胖女性患者，年龄分布为14—57岁，病程0.5～20年。取穴：中脘、天枢、关元、足三里、曲池、内庭、上巨虚，操作方法为嘱咐患者仰卧，并观察腹部脂肪层深浅选用1.5～3寸毫针，行提插捻转泻法，得气后于天枢穴接上电针，留针40分钟，每针刺5次休息2天，20次为1个疗程，治疗同时嘱咐患者节制饮食、日常锻炼。结果：显效41例，有效59例，无效2例，总有效率为98.0%。（孟丽娟，孟宪鹏，高秀丽.电针辨证治疗女性单纯性肥胖180例）

6. 带脉－水道

【穴解】带脉属足少阳胆经，为足少阳、带脉之会。《黄帝内经》提到肥胖分三种类型，分别是："脂人""膏人""肉人"，其特点为"纵腹垂腴""肉不坚""皮缓"，似现代医学中的腹型肥胖，其主要特征为脂肪堆积于下腹部，正与带脉穴循行部位一致。带脉主要作用于约束诸经，调节脏腑气机升降，具有健脾利湿，调经止带之功效。同时针刺本穴更能减少下腹部脂肪含量。水道穴属足阳明胃经，《备急千金要方》提到："三焦、膀胱、肾中热气，灸水道延年壮"此穴具有通利下焦，疏导气机之功效。两穴合用，具有通利下焦，健脾利湿的功效。两穴同属下腹穴位，两穴搭配加强利湿健脾之功。

【适应证】适用于辨证属带脉失约型的患者，症见下腹胀满，恶心呕吐，或出现下腹肥胖，苔白腻，脉濡滑。

【操作方法】水道选用1.5寸毫针直刺；带脉选用2.0～3.0寸毫针沿经络方向斜刺，平补平泻，得气为度留针20～30分钟，每日或隔日治疗1次。

【临床运用】梁翠梅等运用针刺治疗腹型肥胖90例，其中男性28例，女性62例，按组随机法分两组，针刺组60例，对照组30例。对照组：给予患者饮食、运动、良好生活方式进行宣导，并严格忌口如饮酒、油腻、高盐饮食等。针刺组：除上述健康宣导外，进行针刺治疗取穴：中脘、天枢、大横、带脉、水道、外关、足临泣。双侧带脉选用 0.3 毫米 ×100 毫米毫针沿带脉走行针刺，其余穴位选用 0.3 毫米 ×40 毫米毫针直刺，手法以有针感为度，并于天枢穴接上电针。隔日治疗一次，每周 3 次，总治疗 8 周，比较两组治疗前后皮下脂肪厚度、血清内脂素、内脏脂肪等。结果：治疗后两组皮下脂肪厚度、血清内脂素均较治疗前减少（$P < 0.05$，$P < 0.001$）；治疗后对照组内脏脂肪指数高于针刺组（$P < 0.05$）；针刺组体质量指数、腰臀围小于对照组（$P < 0.05$）。（梁翠梅，胡慧，王朝歆，等 . 针刺治疗腹型肥胖随机对照临床试验）

三、戒烟综合征

戒烟综合征是指长期、反复、大量吸烟者，一旦中断吸烟后，所出现的全身一系列症状，如烦躁不安、咽干、昏昏欲睡、全身乏力、哈欠连作、反应迟钝等。此外烟草内含尼古丁的成分，长期吸烟容易成瘾。根据《中国精神障碍分类与诊断标准》指出精神成瘾物质尼古丁戒断后，容易表现躯体及精神方面的症状。戒烟综合征主要与肺、脑、心脏有关。本病多见虚实夹杂之证。

1. 列缺 - 照海

【穴解】列缺属手太阴肺经，又称童玄、腕劳，为手太阴之络穴、八脉交会穴。肺主气，司呼吸，主肃降，为宗气出入之所，气机出入升降之枢。长期吸烟者易造成肺阴耗伤，肺阴耗伤日久，可累及肾，故治疗应养阴清肺、培补肾气。《针灸甲乙经》提到："寒热，胸背急，喉痹，咳上气喘，掌中热，数欠伸，汗出，善忘，四肢厥逆，善笑，溺白。"上述的症候与戒烟综合征大多相符，故取列缺穴起到疏卫解表、宣肺利气、补益肺肾之功。照海属足少阴肾经，为八脉交会穴，通阴跷脉。《标幽赋》提到："取照海治喉中之闭塞"。《针灸甲乙经》也提及："咽干，照海主之"。由此可知照海穴对于咽喉方面之病症有奇效；此外本穴同属肾经，通阴跷脉，具有滋阴补肾、平调阴阳之功效。两穴合用，具有滋补肺肾、调和阴阳的功效。两穴在五行中属金和水，两穴搭配具有金水相生之意，更加强两穴在八脉交会穴之联系。

【适应证】适用于辨证属肺肾阴虚型的患者，症见咽喉干燥、咳嗽无痰、五心烦热、失眠多梦可兼有潮热盗汗、形体消瘦、眩晕耳鸣，舌红少津，脉细数。

【操作方法】列缺穴选用 1 寸毫针向肘部斜刺 0.2～0.3 寸；照海穴选用 1 寸毫针，直刺 0.5～0.8 寸。两穴均用平补平泻法，得气为度留针 20～30 分钟，每日或隔日治疗 1 次。

【临床运用】张某，女性，39岁，吸烟史10年。近6个月每日吸烟30支，因空气污染加上咽炎多年不愈，2017年3月20日于东直门针灸科就诊。自诉咽喉不适1个月余，每日吸烟减少至5支时，出现全身乏力、失眠、胸闷、口干咽痒、烦躁、腰酸等症状。舌红少津，脉细数。中医辨证为肺肾阴虚。治疗以针刺为主，配合耳穴贴压。针刺取穴为：百会、四神聪、列缺、照海、神门、足三里，平补平泻，留针20分钟。耳穴取穴为：肺、肾、内分泌、神门、皮质下。嘱其烟瘾发作后随时按压。以上治疗每周2次，3周后症状全部消失，无吸烟欲望，全身状态良好。（北京中医药大学东直门医院针灸科门诊）

2. 神门 - 戒烟穴

【穴解】神门属手少阴心经，为手少阴之原穴。《灵枢·寿夭刚柔》提到："病在阴之阴者，刺阴之荥输。"《素问·咳论》提到："治脏者，治其俞。"神门穴可主治心之脏病、经病、气化病，且原穴能补能泻，心之虚证与实证皆可取此穴。《素问·灵兰秘典论》提到："心者，君主之官，神明出焉。"心为主管精神意识及思维活动之中枢，本穴为手少阴之原穴，取之则能镇静安神、补益心气，改善戒烟后失眠、烦躁不安、昏昏欲睡等症状。戒烟穴又称甜美穴（由美国针灸师James S.Olms所发现）此穴位于手太阴肺经列缺穴与手阳明大肠经阳溪穴之间的敏感点，为临床经验效穴。两穴合用具有宁心安神，除烦止呕之功效。两穴搭配更加强抑制戒断后症状的反应。

【适应证】适用于戒烟综合征所有患者，症兼有咽喉干燥，失眠多梦，烦躁易怒，头晕目眩，反应迟钝等，舌红苔黄或白，脉滑。

【操作方法】神门穴选用1寸毫针，直刺0.3～0.5寸，平补平泻法；戒烟穴选用1寸毫针，沿皮下向肘关节方向刺0.2～0.5寸，只捻转，不提插，平补平泻法，使局部产生胀感为度留针20～30分钟，每日或隔日1次治疗。

【临床运用】宋立中运用针刺配合耳穴贴压治疗戒烟53例，其中男性30例，女性23例，年龄分布为19—63岁；吸烟史最长40年，最短3年；吸烟量最多每日40支，最少5支。针刺取穴：戒烟穴、神门、中脘、足三里、三阴交。具体操作为取1寸及1.5寸的毫针针刺，均行平补平泻法，以得气为度。每次留针30分钟，行针2次，每日治疗1次，6次为1个疗程，每疗程间隔1天再行下1个疗程治疗，治疗4个疗程后统计疗效；耳穴取穴：口、肺、神门、肾上腺、胃、心、内分泌、气管、肝。具体操作为采用王不留行子贴压，并嘱患者每日自行按压3～5次，每个穴位每次按压2～3分钟，以能承受为度，双侧耳穴交替使用，每2～3天更换1次。结果：治愈36例，好转12例，无效5例。总有效率为90.6%。（宋立中.在俄罗斯运用针刺配合耳压戒烟53例）

四、头痛

头痛是临床常见的自觉症状，可单独出现，亦见于多种疾病的过程中。是指因外感六淫、内伤杂病而引起的，以头痛为主要表现的一类病证。若头痛属某一疾病过程中所出现的兼症，不属本节讨论范围。

头痛一证首载于《内经》，在《素问·风论》中称之为"首风""脑风"，描述了"首风"与"脑风"的临床特点，并指出外感与内伤是导致头痛发生的主要病因。如《素问·风论》谓："新沐中风，则为首风"，"风气循风府而上，则为脑风"，《素问·五脏生成》言："头痛巅疾，下实上虚，过在足少阴、巨阳，甚则入肾"。《内经》认为，六经病变皆可导致头痛。汉代张仲景在《伤寒论》中论及太阳、阳明、少阳、厥阴病头痛的见症，并列举了头痛的不同治疗方药，如厥阴头痛，"干呕，吐涎沫，头痛者，吴茱萸汤主之。"李东垣《东垣十书》将头痛分为外感头痛和内伤头痛，根据症状和病机的不同而有伤寒头痛、湿热头痛、偏头痛、真头痛、气虚头痛、血虚头痛、气血俱虚头痛、厥逆头痛等，并补充了太阴头痛和少阴头痛。《丹溪心法·头痛》还有痰厥头痛和气滞头痛的记载，并提出头痛"如不愈各加引经药，太阳川芎，阳明白芷，少阳柴胡，太阴细辛，厥阴吴茱萸"，至今对临床仍有指导意义。部分医著中还记载有"头风"一名，王肯堂《证治准绳·头痛》曰："医书多分头痛头风为二门，然一病也，但有新久去留之分耳。浅而近者名头痛，其痛猝然而至，易于解散速安也。深而远者为头风，其痛作止无常，愈后遇触复发也。"但瘀血一说少有提及，清代医家王清任大倡瘀血之说，《医林改错·头痛》论述血府逐瘀汤证时曰："查患头痛者无表证，无里证，无气虚，痰饮等证，忽犯忽好，百方不效，用此方一剂而愈。"至此，对头痛的认识也日趋丰富头痛可见于西医学内、外、神经、精神、五官等各科疾病中。

1. 合谷－曲池

【穴解】合谷，又名虎口、含口、合骨。为手阳明大肠经腧穴。因其穴居大指、次指歧骨之间的凹陷处如同山谷，而得名合谷。又因穴在拇指虎口两骨之间，故又名虎口，本穴为手阳明大肠经脉所过，为本经原穴，又是四总穴之一。原穴与三焦有着密切关系，它导源于脐下肾间动气，关系着整个人体的气化功能，是增强整体功能的要穴。具有通经活络、行气开窍、疏风解表、清热退热、清泄肺气、通降肠胃、镇静安神之功。曲池，又名鬼臣、阳泽。为手阳明大肠经脉气所入，犹如水注池中，又取穴时，屈曲其肘而得，故名曲池。配属五行，属合土穴，又为十三鬼穴之一。本穴具有疏风解表、清热退热、调和气血、通经活络、利水除湿之功，用于治疗伤寒余热未尽、热病（时行感冒）、目赤肿痛、咽喉肿痛、咳嗽、哮喘、上肢不遂、屈臂无力、头痛、眩晕、吐泻、便秘、痢疾、肠痈、消渴、水肿、月经不调、瘰疬、瘾疹、丹毒、湿疹、疔疮。合谷为手阳明大肠经腧穴、原穴，有调气活血，清热退热，疏风解表，振奋整体功能之功，曲池为手阳明大肠经腧穴、合穴，按"合治内腑"之理，它有通腑气、疏风解表、调和气血、消肿止痒之效。曲池走而不守；合谷升而能散，二穴相合，清热散风，为清理上焦之妙法。头者，诸阳之会，耳、目、口、鼻、咽喉者，清窍也，故禀清阳之气者，皆能上走头面诸窍也，以合谷之轻，载曲池之走，上行于头面诸窍，而行其清散作用，故能扫荡一切邪秽，消除一切障碍，而使全身功能旺盛矣。

【适应证】风热头痛，症见：头痛头胀、恶风、发热、面红耳赤、口渴喜饮、小便黄、舌尖红、苔薄黄、脉浮数。

【操作方法】

合谷 直刺 0.5～1.2 寸。

曲池 直刺 1～1.2 寸。

【临床应用】合谷 - 曲池伍用，出自《杂病穴法歌》："头面耳目口鼻病，曲池、合谷为之主。"《席弘赋》："曲池两手不如意，合谷下针宜仔细。"为提高疗效，也宜随症加减，如头昏头痛，加风池、头维。

吕景山先生于 1965 年孟春，遇一中年妇女，因起居不慎，以致感受风寒，袭于肺卫，正邪相争，恶寒发热（体温 39℃），头痛、身痛并见，舌苔薄黄，脉浮稍数。脉症合参，此系素有蕴热，复感风寒。治宜疏风解表，清热退热。处方大椎、曲池、合谷。针刺用泻法，留针 30 分钟，每 10 分钟行针 1 次。治疗经过当起针之后，患者自觉周身轻快，再测体温，已降至 38℃。翌日主诊，热已退清，并无不适之感，此时，仅取双侧足三里穴，调理肠胃，以善其后。

吕景山先生体会：头项强痛者，加后溪，针刺用同步行针法。（吕玉娥．吕景山对穴）

2. 合谷 - 太冲

【穴解】合谷为手阳明大肠经腧穴、原穴，按阳明为多气多血之经，五脏有疾取之十二原的理论，具有调和气血，通经活络，行气开窍，疏风解表，清热退热，通降肠胃，镇静安神之功；太冲为足厥阴肝经腧穴、原穴，为多血少气之经，按肝为脏、属阴，肝藏血、主疏泄的道理，具有调和气血，通经活络，疏肝理气，平肝息风，清热利湿之效。合谷主气，清轻升散；太冲主血，重浊下行。二穴相合，一气一血，一升一降，相互制约，相互为用，行气活血，调整整体功能益彰。合谷为阳经代表性"原"穴；太冲属阴经代表性"原"穴。二穴伍用，一阴一阳，相互依赖，相互促进，阴平阳秘，斯疾乃除矣。合谷、太冲伍用，名曰"四关穴"。其伍用之理：合谷为之原穴，太冲亦是原穴，从解剖结构而言，合谷位于两歧骨之间；而太冲亦位于两歧骨之间，是两者相类之处也。再以性质言，合谷属阳主气；太冲属阴主血，又是两者同中之异也。然，两者之同，正所以成其虎口冲要之名；二穴之异，亦正所以竟其斩关破巢之力。观其开关节以搜风理痹，行气血以通经行瘀是也。

【适应证】肝阳头痛：肝阳上亢，上扰清窍。症见：头昏胀痛，或抽掣而痛，头晕目眩，心烦易怒，夜寐不宁，口苦胁痛，面红耳赤，舌红，苔黄，脉弦数。

【操作方法】

合谷　直刺 0.5～1.2 寸。

太冲　直刺 0.5～1 寸。

【临床应用】马某，女，29 岁，职员。2017 年 11 月初诊。主诉：头痛半日天。病史：患者诉晨起无明显诱因出现头痛，胀痛，以右侧疼痛为重，末次月经时间：2017 年 10 月 20 日。询问病史，患者既往经期前 1～2 日均会出现头痛症状，不伴有其他不适症状。查体：神清，精神稍差，痛苦面容，舌暗红，苔薄白，脉弦数。诊断：头痛。配穴：合谷、太冲。操作：合谷、太冲用平补平泻法，留针 30 分钟，每 15 分钟行针 1 次。嘱患者闭目休息，起针后患者诉头痛减轻。隔日患者来门诊相告，针刺后症状逐渐缓解，就诊当天下午月经来潮，头痛症状消失。（北京中医药大学东直门医院针灸科门诊）

3. 委中 - 膈俞

【穴解】委中为足太阳膀胱的下合穴，"下"指下肢而言，"合"有汇合的含义，下合穴乃六腑相合于下肢阳经的腧穴，按照《内经》："合治内腑"的原则，本穴具有调整膀胱经的经气，奏舒筋活络、强健腰膝、凉血活血、清热解毒之功。膈俞为血之会穴，有清热凉血、益气止血、和胃降逆、宽胸快膈之力。委中以泻血热为主；膈俞以清血热为要，委中突出一个"降"字；膈俞侧重一个"升"字。二穴相合，一清一泻，一升一降，相互制约，相互为用，清热解毒，消肿止痛之力增强。

【适应证】瘀血头痛：头痛经久不愈，痛处固定不移，痛如锥刺，日轻夜重，或头部有外伤史，舌紫暗，或有瘀点、瘀斑，苔薄白，脉细或细涩。

【操作方法】

委中　直刺 0.5～1 寸，或三棱针点刺放血。

膈俞　向下斜刺 0.3～0.5 寸，或向脊柱方向斜刺 0.5～1.2 寸。

【临床应用】京城名医于书庄先生 1987 年 7 月 17 日治疗一患有瘀血性头痛之男性患者，病起于 20 岁时右头部被重物击伤，即见局部青紫肿痛，几天后瘀血被吸收，但出现右侧头隐痛，持续 10 余年，未予治疗。近 2 年来转为闪电样刺痛，多在午后、晨起时发作，阴雨天加重，每次发作持续 30 秒钟左右，疼痛重时用手指按压可减轻。舌质红，脉弦细。血压 114/86mmHg，头颅 CT 未见异常。证属瘀血阻络。治宜活血化瘀、通络止痛。配穴：膈俞、委中、阳陵泉。操作：上穴用平补平泻手法，每日 1 次，留针 20 分钟。针刺膈俞有柔和酸胀之针感，针委中有触电样感觉，针阳陵泉有较强的酸胀感，有上述感觉者为得气，气至病所。治疗 2 次后头痛缓解，又针 3 次，以资巩固。随访 3 个月，未见再发。（吕玉娥．吕景山对穴）

4. 头维－厉兑

【穴解】头维位于头侧部，以舒调局部经气、祛风泻火、清头目而止疼痛之功；厉兑为足阳明经腧穴，为之井穴，有清泻胃火、活络开窍、回阳救逆之效。二穴伍用，一上一下，疏调胃经经气，清热泻火，活络止痛之功益彰。

【适应证】风热头痛：头痛而胀，甚至头胀如裂，发热或恶风，面红耳赤，口渴欲饮，小便黄，舌尖红，苔薄黄，脉浮数。

【操作方法】

头维　向下或向后平刺 0.5～0.8 寸。

厉兑　从前向斜后刺 0.1～0.2 寸

【临床应用】头维－厉兑伍用，原为治疗风热头痛而设。常用三棱针点刺放血，颇有良效。于书庄先生用于治疗风寒袭络之头痛，采用火针点刺屡建奇功，据云：治疗 5 例风寒型头痛，皆在 2～3 次病愈。

吕景山先生 2005 年秋曾治一青年男性，两头维穴周跳痛 5 年，时轻时重，痛时头脑发热，舌尖红，苔薄白，脉弦数，采用本组对穴，每日针治 1 次，连针 5 次，痛止病愈。吕景山先生 1964 年治一校友高某，18 岁，右侧头痛年余，发无定时，痛时右眼流泪，依法治疗 3 次，痛除病愈，未再复发。（吕玉娥．吕景山对穴）

五、腰痛

腰痛，是一种临床常见病、多发病，以腰部、骶部等局部一侧或两侧或正中发生疼痛、麻木，并伴有下肢一系列症状为主要特征。关于腰痛的记载早在《足臂十一脉灸经》和《阴阳十一脉灸经》中就已经有了描述，腰痛的理论发展是一脉相承的。中医学所说的腰痛一般是指内科腰痛，多由于外感、内伤或跌仆挫闪导致腰部气血运行不畅所致。按解剖学分为脊柱疾病、脊柱旁软组织疾病、脊神经根及皮神经病所致的腰背痛和其他疾病所致的腰背痛四大类。临床中以由于脊椎疾病及内脏疾病诱发的放射性腰背痛最为多见。有研究调查显示，约有 80% 的成年人曾经有过腰痛的病史。有研究显示，腰痛的患病率因人群差异而变化在 7.6%～37% 之间。临床中，西医学常用抗炎镇痛疗法、外科手术或者微创疗法来控制腰痛所致的神经根性痛和神经损伤，它有一定的副作用和风险性；中医则常采用针灸、推拿、中药、导引等传统方法。与临床其他治疗方法相比，针灸则具有疗效显著、安全性高、生理干扰小、易于被接受等优点，它主要通过疏通经络、调和气血，从而达到通络止痛的功效。针灸治疗腰痛疗效显著、不易复发、副作用小、适用范围广。关于针灸治疗腰痛的古今文献详尽而丰富。现代研究证实，针灸具有镇痛效应，它通过调节神经、内分泌和免疫等多个系统中的神经递质、激素或细胞因子、激发机体自身免疫修复功能，发挥多层次、多水平调节效应。

1. 太溪－飞扬

【穴解】腰为肾之府，肾经病，取足少阴肾经的原穴太溪；腰痛本在肾，标在腰部，膀胱经惯行整个脊柱，故调节膀胱经气血对治疗腰腿痛至关重要，取足太阳膀胱经络穴飞扬。

【适应证】肾阳虚腰痛，症见：腰部隐隐作痛，以酸痛为主，缠绵不愈，局部发凉，喜温喜按，遇劳更甚，卧则减轻，常反复发作，少腹拘急，面色㿠白，肢冷畏寒，舌质淡，苔薄白，脉沉细无力。

【操作方法】常规进针，得气后，施行提插捻转补法，留针 30 分钟，每隔 5 分钟，行针 1 次。每天治疗 1 次，10 天为 1 个疗程。

【临床应用】邓柏颖等对运动性损伤患者，采用子午流注原穴与络穴配伍的针刺法治疗，发现对改善运动性损伤者的疼痛等临床症状有良好作用，优于常规取穴组和药物外用组（$P < 0.05$），子午流注原络配穴针刺法可使失衡的经络趋于或恢复平衡。（邓柏颖，张剑飞，罗敏然，等. 子午流注原络配穴法治疗运动性损伤及对经络状态的影响）

2. 肾俞－复溜

【穴解】肾俞穴属足太阳膀胱经，为肾气转输、输注的重要穴位，具有补肾壮骨、温阳化气、强健腰膝的功效，因此"肾俞主腰痛不可俯仰，转侧难……"（《太平圣惠方》）。复溜穴属足少阴肾经，肾经与膀胱经相表里，膀胱经循行经过腰脊，其经筋挟腰上脊，能调补肾气而为肾虚腰痛之要穴。故《素问·刺腰痛论》曰："足少阴令人腰痛，痛引脊内廉，刺少阴于内踝上二。""内踝上二，足少阴之复溜也。""足少阴令人腰痛"就是指肾虚腰痛。有歌赋云："内踝上方陷复溜，强腰滋肾下焦求。"在董氏奇穴中，治疗腰骶痛的特效穴也是复溜穴。复溜之所以对肾虚腰痛如此有效，全在于复溜滋阴补肾的功效。有人评价复溜穴滋补肾阴的效果，谓其"相当于六味地黄丸的功效"。肾俞穴取病所，复溜则循经取穴，两穴组合，补肾益气、滋补肾阴之力倍增而肾虚腰痛可以休矣。中医有云："虚则寒从内生"，故临床所见腰痛迁延日久者必有内寒作祟。临床必重灸肾俞穴，不论壮数，灸至腹内热气蒸腾，温暖舒适无比方可。灸毕全身康泰、腰痛若失，因此重灸肾俞为肾虚腰痛治疗之不二法门。

【适应证】肾虚腰痛，症见：腰部隐隐作痛，以酸痛为主，缠绵不愈，心烦少寐，口燥咽干，面色潮红，手足心热，舌红少苔，脉弦细数。

【操作方法】先直刺复溜穴 1.0～1.5 寸，得气后留针 30 分钟。再直刺肾俞穴 1.0～1.2 寸，得气后捻上艾绒或插上艾段行温针灸 30 分钟。

【临床应用】李某，女，48 岁，职员。2017 年 10 月初诊。主诉：间断腰痛半年。现病史：患者诉半年前无明显诱因出现腰部酸痛，热敷、推拿等理疗后症状稍缓解。此后腰痛间断发作，时有腰膝酸软无力。末次月经时间：2016 年 9 月 2 日。查体：神清，精神稍差，舌暗红，少苔，脉细数。诊断：腰痛。处方：肾俞、复溜。操作：直刺复溜穴 1.5 寸，平补平泻法得气后留针 30 分钟。再直刺肾俞穴 1寸，得气后行温针灸 30 分钟。治疗后腰膝酸软无力明显好转，再诊后精神佳，同法嘱隔日巩固治疗 3 次而愈。（北京中医药大学东直门医院针灸科门诊）

3. 大肠俞 - 阴陵泉

【穴解】大肠为传导之腑，能吸收水分，主传导排泄糟粕。大肠俞为大肠经气输注于背部的特定部位，有调理肠胃、泄热通便、理气化滞、强健腰膝之功；阴陵泉为足太阴脾经合水穴，脾主运化，能够制水，本穴有建中宫、促运化、调水液、行水湿、消水肿，降逆气，止泄泻之力。大肠俞以通泄为主；阴陵泉以渗利为要。二穴相合，协同为用，清热化滞，消胀除满，利水消肿，止泻止痢之功益彰。

【适应证】寒湿腰痛，症见：有腰部受寒史，天气变化或阴雨风冷时加重，腰部冷痛重着、酸麻，或拘挛不可仰卧，或疼痛连及下肢，舌质淡，苔白腻，脉沉而迟缓。

【操作方法】

大肠俞 直刺 0.5～1 寸。

阴陵泉 从内向外直刺 1～1.5 寸。

【临床应用】大肠俞、阴陵泉配伍，为吕景山先生的经验治疗。治疗寒湿腰痛，宜与命门、腰阳关合用，针后加灸，或者重灸，用以增强散寒除湿之功。（吕玉娥．吕景山对穴）

4. 横骨 - 大都

【穴解】横骨为足少阴肾经腧穴，有疏调下焦气机、缓急止痛、缩尿涩精、利水消肿之功；大都为足太阴脾经腧穴，有健脾和中、回阳救逆之效。肾为水脏，以气化为主；脾为中土，以运化为要。二穴伍用，温阳化气，行气消胀，利水消肿之功益彰。横骨 - 大都伍用，出自《席弘赋》："气滞腰疼不能立，横骨、大都宜救急。"所谓气滞腰痛，多因失志愤怒，郁闷忧思，或闪挫跌仆，筋脉气滞所致。

【适应证】气滞腰痛，症见：腰痛如刺，痛处固定，拒按，腰肌板硬，转摇不能，动则痛甚。舌暗红，脉弦紧。

【操作方法】

横骨 直刺 0.3～0.8 寸。

大都 直刺 0.2～0.3 寸。

【临床应用】林某，男，62 岁，退休。2017 年 6 月初诊。主诉：腰部疼痛 2 日。病史：患者 2 日前因情绪激动后出现腰痛胀满，连及腹胁，似有气走注。忽聚忽散，不能久立远行。腰部 X 线及 MRI 检查未见器质性改变。查体：神清，精神可，痛苦面容，舌暗红，苔薄黄，脉沉弦。诊断：腰痛。处方：横骨、大都。操作：上穴进针得气后，用泻法每 10 分钟行针 1 次，留针 30 分钟，并嘱患者放松，保持心情舒畅，起针后，患者自觉腰部症状减轻。(北京中医药大学东直门医院针灸科门诊)

5. 肾俞 - 委中

【穴解】肾俞为足太阳膀胱经腧穴，为肾脏经气输注的处所，有补肾阴、壮肾阳、促气化、利水湿、补脑髓、强腰脊、明目聪耳之功；委中为足太阳膀胱经腧穴，乃本经脉气所入，为合土穴，又是四总穴之一——腰背委中求，有舒筋活络、强健腰膝、凉血活血、清热解毒之效。肾俞以滋补为主；委中以疏泻为要。肾俞以调整肾脏经气为主，委中以调整膀胱腑气为要。肾俞为病所取穴；委中为循经远道配穴。二穴伍用，一脏一腑，一表一里，一补一泻，相互制约，相互为用，和表里、通经络、补肝肾、利腰脊、止疼痛之功益彰。肾俞 - 委中伍用，出自《卧岩凌先生得效应穴针法赋》："肾俞把腰痛而泻尽，应在委中。"又云："腰脚疼在委中而已矣，应在肾俞。"

【适应证】肾虚腰痛，症见：腰部隐隐作痛，以酸痛为主，乏力易倦，脉细。

【操作方法】

肾俞 直刺 1～1.2 寸。

委中 直刺 0.5～1 寸。亦可三棱针点刺放血。

【临床应用】吕景山先生临床体会，肾俞－委中伍用，善治一切腰腿痛。急性病证，只针不灸；慢性病症，针灸并用；络脉瘀阻，久痛不愈，委中穴亦可三棱针点刺放血。放血量多少，应以出血的颜色而定，即由黑紫变为鲜红色为度。（吕玉娥．吕景山对穴）

6. 水沟－委中

【穴解】水沟为督脉腧穴，位于口鼻之间，有祛风邪，消内热，通窍络，清神志，安心神，苏厥逆，调阴阳，止疼痛之功；委中为足太阳膀胱经腧穴，乃本经脉气所入，为合土穴、下合穴，有舒筋活络，行气活血，清热解毒，调和阴阳之效。水沟行上，以升为主，委中走下，以降为要。二穴相合，一上一下，一升一降，和调阴阳，舒筋活络，理气止痛之功益彰。水沟－委中配伍，出自《玉龙赋》："人中委中，除腰脊痛闪之制。"《卧岩凌先生得效应穴针法赋》："人中除脊膂之强痛，应在委中。"吕景山先生体验，水沟、委中参合，善治各种腰痛，证属急性者，针刺腰痛均用泻法；证属慢性者，水沟以毫针刺之，施以泻法，委中用三棱针点刺放血。因其病久入络，血脉不活，故以放血方法治疗，其目的在于祛瘀活血，通络止痛。

【适应证】瘀血腰痛：部分患者有腰部劳损或外伤史，症见：腰痛如刺，痛有定处，痛处拒按，晨起、劳累、久坐时加重，轻者仰卧不便，重者不能转侧。舌质黯紫，或有瘀斑、瘀点，脉涩。

【操作方法】

水沟　从下向上斜刺 0.3～0.5 寸。

委中　直刺 1～1.5 寸，或三棱针点刺放血，放血多少，应以紫黑色变为红色时为度。

【临床应用】患者男性，50 岁，因劳动不慎将腰扭伤，前后治疗 2 月余未能治愈，仍疼痛不已，活动受限，晨起尤甚。检查：命门穴、大肠俞穴处有明显压痛，舌质淡黯，苔薄白，脉弦滞。脉证合参，证属气血不畅，络脉瘀阻。治宜活血祛瘀，通络止痛。处方：水沟（针刺用泻法），委中（三棱针点刺放血）。依法针治 1 次，疼痛缓解，又针 2 次，病即告愈。（吕玉娥．吕景山对穴）

7. 水沟－哑门

【穴解】水沟为督脉腧穴，穴在口鼻之间，有祛风清热、调和阴阳、醒脑开窍、回阳救逆、镇静安神、活络止痛之功；哑门为督脉腧穴，穴在脑后，有通经络、利机关、清神志、畅窍络、疗失语之效。二穴伍用，一前一后，相互对应，通调督脉，宣导经气，散瘀定痛之功益彰。

【适应证】气滞血瘀型，症见：腰痛如刺，痛有定处，不能俯仰，动则痛甚，拒按，腰肌僵硬。舌红苔黄，脉弦紧或弦数。

【操作方法】

水沟 从下向上斜刺 0.3～0.5 寸。

哑门 直刺 0.3～0.5 寸，不留针。针刺手法，均以快速进针，并令患者活动腰部，活动范围由小到大，切勿用力过猛。

【临床应用】患者，男，51 岁，希腊驻喀麦隆共和国外交官。1976 年 7 月 15 日初诊。主诉：腰痛 3 天。病史：患者 3 天前，因打羽毛球，不慎将腰扭伤，疼痛难忍，不能弯腰屈背，呈直立挺腰行走，也不能自行穿、脱鞋袜，咳嗽时疼痛加剧，由其夫人扶持而来。查体：命门穴周围有明显压痛，不能前后仰俯、左右侧弯、下蹲，咳嗽痛甚。外科会诊，未见器质性改变。舌淡，苔薄白，脉弦。诊断：腰痛，气滞血瘀型。治则：通经活络，散瘀止痛。处方：水沟、哑门。操作：上穴均以速刺进针，刺 3～5 分深，施以同步捻转、雀啄术，并嘱患者活动腰部，活动范围由小到大，切勿用力过猛。行针 1 分钟后，疼痛减轻一半，休息片刻，又依法行针 2 次，留针 30 分钟，痛除病愈，腰部活动自如。（吕玉娥．吕景山对穴）

8. 后溪 - 手三里

【穴解】后溪穴属手太阳小肠经腧穴，"输主体重节痛"。又为八脉交会穴，通于督脉。督脉循行挟脊、抵腰中，"主一身之阳气"。手太阳小肠经与足太阳膀胱经同名经经气相通，因此针后溪可疏通手足太阳同名经及督脉之经气，起到极好的行气活血止痛的效果，故有"腿膝腰背痛遍，后溪穴先砭"（《针灸歌赋》）之歌诀。手三里穴属手阳明大肠经，阳明为多气多血之经，针之能通经活络、消肿止痛，故《针灸甲乙经》云："腰痛不得卧，手三里主之。"《席弘赋》中亦说手三里穴"治腰背痛，连脐不休。"从全息学观点来看，手三里穴恰恰位于前臂腕肘之间桡骨作为一个全息单元的腰穴位置，手三里穴部位还是急性腰扭伤的反射性压痛点，故治疗急性腰扭伤效果极佳。后溪穴与手三里穴组合，能相互为用，增强疗效。

【适应证】气滞血瘀型，症见：腰痛如刺，痛处固定，拒按，腰肌板硬，转摇不能，动则痛甚。舌暗红，脉弦紧。

【操作方法】刺入健侧后溪穴后，向合谷穴方向直刺 1.2～1.5 寸深，待"得气"后快速捻转，加强刺激 1 分钟，再令患者站立，尽最大可能地前俯后仰，从缓慢和小幅度开始，逐渐加大幅度和加快速度。疼痛明显减轻后留针。再直刺患侧手三里穴 1.5 寸左右，得气后嘱患者活动腰部。共留针 30 分钟即可。留针期间，每 5～10 分钟大幅捻转 1 遍。

【临床应用】张某，女，54岁，退休。2017年7月初诊。主诉：弯腰后出现右侧腰部疼痛半日。病史：患者晨起弯腰后出现右侧腰部疼痛，行热敷、推拿等理疗，症状不缓解。查体：神清，精神可，痛苦面容，第3腰椎横突处压痛明显，并可触及条索状硬结。舌暗红，苔薄黄，脉弦。辅助检查：X线示第3腰椎横突左右不对称。诊断：第3腰椎横突综合征。处方：后溪、手三里。操作：刺入左侧后溪穴后，向合谷穴方向直刺1寸，得气后快速捻转，后令患者站立活动腰部2分钟，活动幅度逐渐加大，后直刺患侧手三里穴1.5寸左右，得气后嘱患者继续活动腰部。留针30分钟。留针期间，每5分钟行针1次。起针后患者诉右侧腰部疼痛感消失。（北京中医药大学东直门医院针灸科门诊）

六、颈椎病

颈椎病又称"颈椎综合征"，是增生性颈椎炎、颈椎间盘脱出以及颈椎间关节、韧带等组织的退行性改变刺激和压迫颈神经根、脊髓、椎动脉和颈部交感神经等而出现的一系列综合证候群。其部分症状分别见于中医学的"项强""颈筋急""颈肩肩""头痛""眩晕"等病症中。

西医学认为本病是由于颈椎间盘慢性退变（髓核脱水、弹性降低、纤维环破裂等）、椎间隙变窄、椎间孔相应缩小、椎体后缘唇样骨质增生等压迫和刺激颈脊髓、神经根及椎动脉而致。

中医学认为本病因年老体衰、肝肾不足、筋骨失养；或久坐耗气、劳损筋肉；或感受外邪、客于经脉，或扭挫损伤、气血瘀滞，经脉痹阻不通所致。

颈椎病是一种常见病、多发病，好发于40—60岁之间的成人，人到中年以后，机体功能开始衰退，颈椎间盘可出现退变、破裂，因而常由于椎间隙变窄、骨质增生，引起颈椎椎间孔及椎动脉孔狭窄，从而压迫或刺激颈神经根及椎动脉，产生颈椎病。

一般早期症状有颈部不适，颈、肩部僵硬疼痛不能活动，背部沉重酸、胀，轻度头晕胀痛等。根据致病机制和临床表现，目前国内将其分为五型，即神经根型、脊髓型、交感型、椎动脉型和混合型。各类型之间既相互影响又相对独立。神经根型的发病率最高，多见于40岁以上的成人。先有颈痛及颈部发僵继而有肩背痛或上肢疼痛。上肢有沉重感，握力减退，有时持物坠落，手指有麻木感等；脊髓型的发病率占10%～15%，以中老年人为多，有手部发麻或活动不灵，或先有下肢症状，如发麻及步态不稳，躯干有紧束感等；椎动脉型的发病率与脊髓型相近，多见头昏、眩晕，甚至摔倒，有时出现恶心、呕吐、视物不清、耳鸣、耳聋。当头颈处于某一位置时，常可诱发上述表现；交感型的临床表现较为复杂，常见有偏头痛、枕后痛，或有视物不清，畏光、流泪、眼球发胀、眼睑下垂，或有耳鸣、听力障碍、面部发麻等；混合型则有上述两种或两种以上类型症状同时出现。

1. 大杼 - 间使

【穴解】大杼，又名背俞、百旁。在背部，当第 1 胸椎棘突下，旁开 1.5 寸，为足太阳膀胱经背部腧穴，又是督脉之别络，手、足太阳经之会穴，八会穴之一——骨之会穴。本穴位于项后，脊背之首，其深部又是肺脏所居。按"风从上受""肺合皮毛"治理，大杼也是风邪侵袭的门户，已有祛风散邪、解表退热、宣肺平喘、舒筋脉、调骨节、壮腰膝作用。用于治疗伤风感冒、伤风不解、头痛如裂、伤寒汗不出、身热恶寒、咳嗽气喘、虚劳、颈项强痛不可俯仰、肩背酸痛、疟疾、中风。间使，又名鬼路。在前臂掌侧，当曲泽与大陵的连线上，腕横纹上 3 寸，掌长肌腱与桡侧腕屈肌腱之间，为手厥阴心包经腧穴，乃本经脉气所行，为经金穴。间，夹隙中也，又间隔也；使，使令，又治事也。心包是心的外膜，附有络脉，是通行气血的道路，具有保护心脏，供给营养，代心行令，代心受邪的作用。故心包称为臣使之官。张隐庵："心主血，心包主脉，君相之相合……间使者，君相兼行之使道也。"故名间使。本穴具有宁心安神、通经活络、理气宽胸、利膈化痰、疏解厥阴及少阳邪气之功。用于治疗心痛、心悸、胃痛、呕吐、中风、热病、烦躁、疟疾、癫狂、痫证、小儿惊风、腋肿、肘挛、臂痛、风疹块。两穴配伍，大杼为足太阳膀胱经腧穴，有疏调手、足太阳和督脉经气，以宣阳和阴、祛风散邪、解表退热、宣肺平喘、舒筋健骨之功；间使为手厥阴心包经腧穴，有疏解厥阴、少阳邪气，祛胸之痰瘀，以和解少阳、祛除寒热、宽胸利膈、宁心安神之效。二穴伍用，相互为用，相互促进，宣阳和阴，和解少阳，平息寒热之功益彰。

【适应证】风寒痹阻证，症见：夜寐露肩或久卧湿地而致颈强脊痛，肩臂酸楚，颈部活动受限，甚则手臂麻木发冷，遇寒加重。或伴形寒怕冷、全身酸楚。舌苔薄白或白腻，脉弦紧。

【操作方法】

大杼　直刺 0.3～0.5 寸；斜刺，针尖斜向椎体方向刺 0.5～1.2 寸。因其深部为肺尖所居，直刺时不宜深刺，若需留针者，亦宜在得气的基础上，将针刺向椎体方向，使针柄与皮肤成 45° 左右，守气留针即可。

间使　直刺 0.5～1 寸，亦可向支沟方向透刺。

【临床应用】李某，男，52 岁，退休。2017 年 4 月初诊。主诉：颈部疼痛 10 日。病史：患者因受凉后出现颈肩部疼痛，右侧肩至手指麻木，以拇指及示指麻木明显。热敷及推拿治疗后症状无明显改善。颈部 X 线提示：①颈椎退行性改变；②颈部项韧带钙化。查体：神清，精神尚可，舌暗，苔薄白，脉弦。颈部查体：前屈、后伸、左右侧屈及旋转等活动功能轻度受限。诊断：颈椎病风寒痹阻。处方：大杼－间使。治疗后，患者自诉颈肩部疼痛较前缓解，手麻症状改善。嘱其注意颈部保暖，避免长时间伏案。（北京中医药大学东直门医院针灸科门诊）

2. 列缺－后溪

【穴解】列缺为手太阴肺经腧穴、络穴，别走阳明，为八脉交会穴之一，通于任脉，又是四总穴之一，有疏风解表、宣肺平喘、通经活络止痛之功。后溪为手太阳小肠经腧穴，是小肠经脉气所注，为输木穴，又是八脉交会穴之一，通于督脉，与阳跷脉申脉穴相沟通，有宣通阳脉，宣通太阳经气，活络止痛之力增强。

【适应证】太阳经型颈椎病，症见：项背强直。颈部疼痛、酸胀及沉重不适感，可向枕部及肩背部放射，颈部肌肉紧张、僵硬感，有压痛。

【操作方法】

列缺　向肘部斜刺 0.2～0.3 寸。

后溪　直刺 0.5～1 寸。

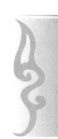

【临床应用】患者，男，63 岁。2013 年 4 月 1 日初诊。主诉：头晕 8 天。病史：8 天前患者因长时间伏案工作而突然出现头晕、恶心，无呕吐，伴头昏、头重，头痛、耳鸣及视物旋转症状。在当地医院诊为"多发性腔隙性脑梗死"，给予"血宁注射液"静脉滴注。7 天前，症状无改善而来诊。查体：患者一般情况好，神清语利，颈椎生理曲度变直，颈部肌肉紧张，颈椎活动受限，颈$_{3\sim5}$棘突下及椎旁压痛明显，椎动脉扭曲试验（＋），双侧臂丛神经牵拉试验（－），四肢肌力、肌张力及腱反射未见异常，双侧霍夫曼征（－），双侧巴宾斯基征（－）。颈部血管彩超提示：未见明显异常；颈椎 MRI 提示：颈$_{2\sim7}$椎间盘变性、膨出，颈椎退行性变。诊断：颈椎病（椎动脉型）。证属气血亏虚，经脉瘀滞，不能上荣清窍。治则：通经活络，壮筋补虚。处方：列缺、后溪，风池，天柱，颈$_{3、4}$夹脊。操作：风池，天柱，颈$_{3、4}$夹脊单手快速进针，在得气、守气的基础上，平补平泻；列缺、后溪单手快速进针，在得气、守气的基础上，分别施以同步行针捻转补法各 1 分钟。前后留针 30 分钟，行针 2 次，患者诸症消失。翌日二诊，患者诉诸症未曾发作。效不更方，守原方施治 4 次。治疗期间患者头晕未见发作，随访 3 月未见复发。（田佩洲．吕景山对穴列缺－后溪临证举隅）

3. 风池－悬钟

【穴解】风池为足少阳胆经腧穴，是手少阳三焦、足少阳胆、阳维、阳跷脉之交会穴，穴居脑后，为风邪侵袭之门户，有通经活络、调和气血、祛风解表、疏风清热、醒脑开窍、明目益聪之功。悬钟为足少阳胆经腧穴，又是八会穴之一髓之会穴，有通经络、祛风湿、利关节、止疼痛、泄胆火、清髓热、壮筋骨之效。风池为病所取穴；悬钟为循经远端配穴。二穴相合，一上一下，宣上导下，直通少阳经脉，故通经活络，疏风止痛之力益彰。

【适应证】椎动脉型颈椎病，症见：头痛、头晕、视觉障碍、耳鸣耳聋、头痛多为一侧疼痛，呈跳痛、刺痛。转颈加重。

【操作方法】

风池　针向同侧眼球刺1～1.2寸。针感向侧头部、项背部放散为宜。

悬钟　从外向内直刺0.3～0.8寸。

【临床应用】风池 – 悬钟伍用，出自《玉龙赋》："风池、绝骨，而疗乎伛偻。"按：伛偻即腰背弯曲是也。吕景山先生体会，诸凡颈项强痛，腰背疼痛，活动不利，不论外感、内伤所致，均有良效。高血压病之项背强急者，悬钟穴可用三棱针点刺放血，亦可大椎穴点刺拔火罐为治。（吕玉娥.吕景山对穴）

4. 承浆 – 风府

【穴解】承浆为任脉腧穴，有疏口齿面目风邪、调阴阳气机乖逆之功；风府为督脉腧穴，有祛风邪、利窍络、泄气火、清神志、醒脑开窍、安神定志之效。二穴伍用，一任一督，一前一后，两面夹击，调和任督，通经活络，舒筋止痛之功益彰。

【适应证】风寒痹阻证，有受风寒病史。症见：肩颈酸痛，遇寒加重，苔薄白，脉弦紧。

【操作方法】

承浆　斜刺0.3～0.5寸。

风府　直刺0.3～0.8寸。

【临床应用】吕景山先生体会，承浆 – 风府伍用，善治各种颈项强痛，活动受限病症。不论内伤、外感所致之证，均有良效，尤其对伤风所致者，其效更著。低头、仰头不能者，可与束骨参合；左右不可回顾者，亦可与后溪伍用。（吕玉娥.吕景山对穴）

七、落枕

落枕，是指急性单纯性颈项强痛活动受限的一种病证，系颈部伤筋。症见颈部酸痛不适，俯仰转动不灵；轻者4～5日自愈，重者疼痛延及患侧肩背及上肢，头向一侧歪斜，并有患侧颈部压痛，可延至数周不愈；如果频繁发作，常常是颈椎病的反应。本病又名失枕、失颈。出自《素问·骨空论》，多因睡卧姿势不当，或颈部当风受寒，或外伤引起。西医学认为本病是各种原因导致颈部肌肉痉挛所致。

1. 风池－风府

【穴解】风池，为足少阳胆经腧穴，又为手少阳三焦、足少阳胆、阳维、阳跷之交会穴。按"风从上受"之理，本穴又位居脑后，乃是风邪汇集，入脑的要冲，故名"风池"。本穴具有通经活络、调和气血、祛风解表、疏风清热、醒脑开窍、明目益聪之功。用于治疗伤风感冒、热病汗不出、偏正头风、头昏眩晕、目赤肿痛、迎风流泪、目视不明、鼻塞鼻衄、耳聋耳鸣、颈项疼痛、不得回顾、落枕、风疹块（荨麻疹）、中风不语、失眠、癫症。风府，又名舌本、鬼枕、鬼穴、鬼林、曹溪、惺惺。穴在项部，当后发际正中直上1寸，枕外隆凸直下，两侧斜方肌之间的凹陷中，为督脉腧穴，又是督脉与阳维脉之交会穴。本穴为风邪入侵之门户，又主治中风舌缓等风疾，故名风府。本穴具有祛风散邪、醒脑开窍、清热泻火、镇静安神之功。用于治疗中风不语、半身不遂、感冒风寒、头痛、项强、眩晕、鼻衄、咽喉肿痛、呕吐不止、癫狂。风池－风府伍用，出自《伤寒论》："太阳病初服桂枝汤，反烦不解者，先刺风池、风府，却与桂枝汤则愈。"《席弘赋》："风府风池寻得到，伤寒百病一时消。"李东垣："少阳头痛，风寒伤上，邪从外入，令人振寒，治在风池、风府。"古云："风从上受"，风池、风府为风寒之邪侵入的门户，以针刺之，可以祛风散邪，而治一切风疾。吕景山先生体验，若能经常点、按二穴，每次各点、按60次，调和气血，疏通经络，固表抗邪，以达预防伤风感冒之功，尤其营卫不和，表气不固，常易感冒之人，更宜选用。

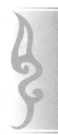

【适应证】风寒袭络证，症见：颈项疼痛重者，疼痛多一侧放射，有时伴有颈肩上肢麻木；或伴有恶寒发热、头痛，有时有汗，有时无汗；舌淡白、苔薄白或稍黄，脉浮紧或缓。

【操作方法】

风池　针尖向咽喉方向刺1～1.2寸。

风府　直刺，从后向前刺入0.5～1寸。

此穴紧靠延髓，故不宜深刺，更不可斜向上方深刺，若针到一定深度，患者出现触电样针感，并向四肢放散时，立刻停止进针，亦不可再行提插手法，以防发生针刺意外。

【临床应用】付某，男，42岁，主因"颈部疼痛半天"就诊。现病史：患者昨晚睡觉时因受凉出现颈肩部疼痛，活动受限，头向患侧倾斜，无上肢放射痛。

苔薄白，脉浮紧。诊断：落枕，风寒袭络证。治疗予风池、风府刺之，用平补平泻法，每 10 分钟行针 1 次，并嘱患者逐渐加强颈部肌肉功能锻炼，留针 20 分钟。治疗后症状较前好转，针刺 5 次后，患者症状消失。（北京中医药大学东直门医院针灸科门诊）

2. 大椎 - 束骨

【穴解】大椎，又名百劳。在后正中线上，第 7 颈椎棘突下凹陷中，为督脉之经穴，又为手、足三阳经与督脉之交会穴，亦称诸阳之会穴。因其椎骨棘突最大，故名大椎。它具有宣通一身阳气之功，故可宣阳解表，祛风散寒，理气降逆，肃肺调气，清心定志，镇静安神。用于治疗伤风感冒、时行感冒、咳嗽寒热、肺胀胁痛、项背强痛、拘急、疟疾、癫痫、五劳七伤、骨蒸劳热、高血压等。

束骨，又名刺骨。在足外侧，足小趾末节（第 5 跖趾关节）的后方，赤白肉交际处，为足太阳膀胱经腧穴；乃本经脉气所注，为输木穴。太阳主一身之表，风邪为患，首当其冲，以致表阳被困，阳气不得宣通，营卫不和，发热恶寒也。束骨为其腧穴，按"输主体重节痛"之理，故对疼痛之症有良好的止痛作用。正如《灵枢·杂病篇》云："项强不能俯仰者取之足太阳。"即为本穴，善治项强不能前后运动。五行属木，木能生火，以阳化阴，针之尚有祛风散寒、发汗解表作用。用于治疗头痛、目眩、恶寒发热、目赤肿痛、疔疮、痈肿、落枕。

【适应证】太阳经型落枕：主要是后项部疼痛或压痛明显的落枕，多见于仰卧睡眠而落枕的患者。

【操作方法】

大椎 向上针刺 1～1.2 寸。若针感沿督脉，或沿上肢放散时，即是恰到好处。

束骨 直刺 0.2～0.3 寸。

【临床应用】患者田某，男，54 岁，主因"颈部疼痛 1 天"就诊。现病史：患者因在沙发上睡觉受凉后出现颈肩部疼痛，右侧为甚，不能俯仰转侧，无上肢放射痛。颈椎 X 线提示：颈椎退行性改变；曲度变直。查体：右侧颈肩部肌肉痉挛，压痛明显，无红肿。诊断：落枕。治疗予大椎、束骨、后溪刺之，用泻法，每 5 分钟行针 1 次，并嘱患者逐渐加强颈部前屈、后伸、侧屈及旋转运动等活动范围，留针 20 分钟。治疗 4 次后患者症状消失。（北京中医药大学东直门医院针灸科门诊）

3. 天柱 - 束骨

【穴解】天柱为足太阳膀胱经腧穴，穴位于首，有宣表散邪、祛风散寒、舒筋活络之功。束骨为足太阳膀胱经腧穴，穴居于本经之末，有疏通经络、解表散邪、引血下行之效。二穴相合，一上一下，上下呼应，宣通足太阳膀胱之气，调和营卫，解表散邪，清热退热之功益彰。天柱－束骨伍用，出自《百症赋》："项强多恶风，束骨相连于天柱。"

【适应证】落枕部位位于太阳经。有受寒史，不能低头、仰头，疼痛加剧。症见：颈部畏寒、僵硬感，疼痛和活动障碍可轻可重。查体颈部活动度可，被动活动阻力较大，颈部肌肉紧张，压痛点明确。舌质暗，苔白或厚腻，脉弦紧。

【操作方法】

天柱 直刺 0.5～1 寸。

束骨 直刺 0.2～0.3 寸。

【临床应用】吕景山先生近年来，治落枕者，症见低头、仰头不能，疼痛加剧者，方为适应证；若左右不能回顾者，宜选天柱配后溪为治，临证不可不辨。（吕玉娥.吕景山对穴）

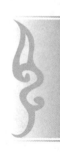

4. 列缺－后溪

【穴解】列缺为手太阴肺经腧穴、络穴，别走阳明，为八脉交会穴之一，通于任脉，又是四总穴之一，有疏风解表、宣肺平喘、通经活络止痛之功。后溪为手太阳小肠经腧穴，是小肠经脉气所注，为输木穴，又是八脉交会穴之一，通于督脉，与阳跷脉申脉穴相沟通，有宣通阳脉，宣通太阳经气，活络止痛之力增强。

【适应证】太阳经型落枕。有受寒病史，症见：恶风畏寒，患侧内侧斜方肌、肩胛提肌处疼痛，疼痛不可俯仰，脉浮紧。

【操作方法】

列缺 向肘部斜刺 0.2～0.3 寸。

后溪 直刺 0.5～1 寸。

【临床应用】患者，女，26 岁。2013 年 5 月 17 日初诊。主诉：颈项部疼痛，活动受限 2 天。病史：2 天前晨起后出现颈部疼痛，活动受限，在当地医院经针刺治疗后，症状无缓解反而加重来诊。查体：右侧颈肌紧张，颈部前屈、右旋功能受限，右侧颈$_{3、4}$椎旁压痛明显。颈椎 X 线片提示：颈椎曲度异常。诊断：落枕。证属气血阻滞，筋脉拘急。治则：疏通经络，缓急止痛。处方：列缺、后溪。操作：单手快速进针，在得气、守气的基础上，列缺穴施捻转泻法，令针感向肘部传导；后溪穴施以双手同步行针法 1 分钟，同时嘱患者缓缓活动颈部。前后留针 30 分钟，行针 2 次，患者症状消失大半。2 日后其朋友前来告知，患者回家后症状完全消失，未再发作。（田佩洲.吕景山对穴列缺－后溪临证举隅）

5. 手三里－太溪

【穴解】手三里为手阳明大肠经腧穴，阳明为多气多血之经，刺之有通经活络、祛风散邪、消肿止痛、和胃利肠之功；太溪为足少阴肾经脉气所注，为输土穴，有滋肾阴、退虚热、壮元阳、利三焦、强腰膝、理胞宫之力。手三里以清热祛邪为主；太溪以滋补扶正为要。二穴合用一补一泻，相辅相成，通经活络，消肿止痛之功益彰。

【适应证】阳明经型落枕，有颈部扭伤病史，胸锁乳突肌处疼痛。症见：以颈部活动障碍为主，疼痛与颈部位置和活动方向有关，常呈强迫体位。查体：活动障碍以某一特定位置为主，颈部肌肉紧张，压痛点明确。舌质暗红，苔薄白，脉弦。

【操作方法】

手三里 直刺 0.5～1 寸。

太溪 直刺 0.3～0.5 寸。

【临床应用】韩某，男，24 岁。头项强痛、转侧困难 2 天。患者 2 天前因夜晚睡姿不当所致项背处压痛明显，未见肿胀。苔薄白，脉弦滑。取手三里、太溪穴针之，并予患处红光照射理疗，项背强痛即刻减轻，颈项活动较前灵活。次日继续上述治疗方案，治疗 2 次后痊愈。（北京中医药大学东直门医院针灸科门诊）

6. 后溪－束骨

【穴解】后溪为手太阳小肠经腧穴，乃小肠脉气所注，为输木穴，又是八脉交会穴之一，通于督脉，与阳跷脉申脉穴相沟通，有宣通阳气、宁心安神、清利湿热、通络止痛之功；束骨为足太阳膀胱经腧穴，是膀胱脉气所注，为输木穴，有宣通本经阳气、祛风散寒、发汗解表、通络止痛之效。二穴伍用，一手一足，一上一下，同经相应，同气相求，相互促进，疏通太阳经气，祛风散邪，通络止痛之功益彰。

【适应证】太阳经型落枕。项痛不可仰，症见：自觉颈部灼热感。查体局部皮肤温度较高。舌质红，苔薄白或黄，脉细数。

【操作方法】

后溪 直刺 0.3～0.5 寸。

束骨 直刺 0.2～0.3 寸。

【临床应用】赵某，男，37 岁，工人。1965 年 12 月 8 日初诊。病史：昨日夜卧不慎，今日晨起始感左侧颈项酸楚强痛，并向同侧肩背、上肢扩散，不能仰头，亦不能向右侧回顾，而前来就医。查体：向右侧扭头时，左侧天柱穴周有明显的自发痛、压痛，外观未见异常，舌淡，苔薄白，脉弦细。诊断：落枕。治则：疏调经气，活络止痛。处方：后溪、束骨。操作：先针后溪，后刺束骨，施以同步行针法。刺后溪行针 3 分钟后，左右回顾疼痛减轻，唯仰头痛感如故；继刺束骨，顿时疼痛缓解，留针 30 分钟，每 10 分钟行针 1 次，起针后，自云：病去三分之二有余，翌日又针 1 次，痛止病除，活动自如矣。(吕玉娥.吕景山对穴)

7. 风池 - 悬钟

【穴解】风池为足少阳胆经腧穴，又是手少阳三焦、足少阳胆、阳维、阳跷脉之交会穴，穴居脑后，为风邪侵袭之门户，有通经活络、调和气血、祛风解表、疏风清热、醒脑开窍、明目益聪之功；悬钟为足少阳胆经腧穴，又是八会穴之一——髓之会穴，有通经络、祛风湿、利关节、止疼痛、泄胆火、清髓热、壮筋骨之效。风池为病所取穴；悬钟为循经远端配穴。二穴相合，一上一下，宣上导下，直通少阳经脉，故通经活络，疏风止痛。

【适应证】少阳经型落枕，症见：多为侧颈部疼痛或压痛明显的落枕，斜方肌外侧疼痛。

【操作方法】

风池　针向同侧眼球刺 1～1.2 寸。针感向侧头部、项背部放散为宜。

悬钟　直刺 0.3～0.8 寸。

【临床应用】郭某，男，27 岁。主因"右侧颈部肌肉酸痛，伴活动受限半日"就诊。患者因昨晚睡觉时没关电扇，而致今日晨起出现右颈部肌肉僵硬，酸胀疼痛，伴有活动受限。查体：右侧颈部肌肉僵硬，可触及条索状结节，压痛（＋），向背部放射样疼痛，颈部活动不利。诊断：落枕。治疗：主穴，风池、悬钟；配穴，患侧落枕穴。平补平泻法行针，针刺 30 分钟。起针后，予局部拔罐治疗，加强疏风散寒，活血通络之功。治疗后，患者右侧颈部疼痛、压痛症状消失，颈部活动正常。(北京中医药大学东直门医院针灸科门诊)

八、漏肩风

漏肩风是以肩部长期固定疼痛，活动受限为主症的疾病。由于风寒是本病的重要诱因，故常称为"漏肩风"；因本病多发于 50 岁左右的成人，故俗称"五十肩"；因患肩局部常畏寒怕冷，尤其后期常出现肩关节的粘连，肩部呈现固结状，活动明显受限，故又称"肩凝症""冻结肩"等。

本病相当于西医学的肩关节周围炎。西医学认为本病是软组织退行性、炎症性病变，与肩部受凉、慢性劳损、外伤等有关。早期单侧肩部酸痛，偶见两侧同时受累。其痛可向颈部和上臂放散，或呈弥散性疼痛。静止痛为本病的特征，表现为日轻夜重，晚间常可痛醒，晨起肩关节稍活动后疼痛可减轻。由于疼痛，肩关节活动明显受限。局部按压出现广泛性压痛。后期病变组织产生粘连，功能障碍加重，而疼痛程度减轻。因此，本病早期以疼痛为主，后期以功能障碍为主。

1. 肩髃‐合谷

【穴解】肩髃之髃，为肩端之骨，此穴在肩端部肩峰与肱骨大结节之间，故名。本穴有疏经通络，理气化痰的作用，主要用于治疗肩臂挛痛、上肢不遂、瘾疹等病症。合谷为手阳明大肠经原穴，而手阳明大肠经"其支者，从缺盆上颈，贯颊，入下齿中"。《四总穴歌》中记载"面口合谷收"，说明了合谷穴具有统治面口一切疾病的功能。《甲乙经》载："鼻鼽衄，目遗目，目痛瞑，头痛，龋齿，合谷主之。"现代研究表明电针合谷穴镇痛效果明显。

【适应证】手阳明经证。症见：肩前部压痛明显，遇风加重，得温则减，舌淡胖，苔白腻，脉弦滑。

【操作方法】

肩髃　直刺 1～1.5 寸。用泻法。

合谷　直刺 0.5～1 寸。用泻法。

【临床应用】患者胡某，女，40 岁。主诉：左肩痛伴活动受限两个月，加重半个月。患者自诉两个月前无明显诱因出现左肩部和周围筋肉疼痛剧烈，痛点固定不移，肩关节重浊、畏寒，遇寒则重，得温痛减。查体：左肩关节上举、旋后功能活动受限，肩前部压痛明显，舌淡胖，苔白腻，脉弦滑。主穴：肩髃、合谷。配穴：大椎、条口透承山。留针 30 分钟，并予红光照射，治疗后疼痛症状明显减轻。(北京中医药大学东直门医院针灸科)

2. 臑俞‐后溪

【穴解】臑俞穴是手太阳小肠经常用腧穴之一，为手、足太阳，阳维脉与阳跷脉交会穴，现代常用于治疗肩关节周围炎等病证；后溪为手太阳小肠经腧穴，是小肠经脉气所注，为输木穴又是八脉交会穴之一，通于督脉，与阳跷脉申脉穴相沟通，有宣通阳脉，宣通太阳经气，活络止痛之力增强。

【适应证】手太阳经证。症见：肩后部压痛明显，上肢活动受限，舌质暗红，苔白腻，脉弦。

【操作方法】

臑俞　直刺 0.5～1.5 寸，不宜向胸侧深刺，用泻法。

后溪　直刺 0.5～1 寸，用泻法。

【临床应用】患者女，53 岁，2004 年 3 月 1 日就诊。左肩部疼痛 10 余天，活动时疼痛加剧，夜间影响睡眠。检查：患者肩后廉压痛明显，遂针刺臑俞、后溪及肩后廉阿是穴 2 处，经 5 次治疗后，疼痛明显减轻，又针 5 次后，疼痛消失，活动自如，嘱其适当加强功能锻炼，随访半年未复发。(田丽莉 . 经络辨证远近配

穴法治疗肩周炎 30 例）

3. 支沟 - 肩髎

【穴解】肩髎为手少阳三焦经腧穴，现代常用以治疗肩周炎、中风偏瘫等；支沟是手少阳三焦经经穴，具有疏利上、中、下三焦气机，畅达经气的作用。

【适应证】手少阳经证。症见：肩外侧疼痛，三角肌压痛，外展疼痛加剧。

【操作方法】

肩髎　可向极泉方向斜刺 1.5～2 寸，用泻法。

支沟　直刺 0.5～1 寸，用泻法。

【临床应用】于某，男，54 岁。由于冬天受凉后，致右肩关节疼痛 5 个月。时而痛引肘、腕部，每遇阴雨天气疼痛加剧。查体：肩外侧压痛明显，肩臂抬举、伸屈、后展均不利。曾自行予膏药外敷，症状无明显改善，遂就诊。主穴：肩髎、支沟。配穴：外关、中渚、阳陵泉。留针 30 分钟，并嘱患者注意肩部保暖，可自行艾灸患处。共治 10 次，肩部疼痛消除，活动灵便。（北京中医药大学东直门医院针灸科）

4. 条口 - 承山

【穴解】条口为足阳明胃经穴，阳明为多气多血之经，针之能调补气血、舒筋活络；故刺条口穴能鼓舞脾胃中焦之气，令其透达四肢，濡筋骨，利关节，驱除留着的风寒湿邪，使郁滞的经脉畅通。条口位于上下巨虚之间，上巨虚为大肠合穴，下巨虚为小肠合穴，小肠经脉出肩解，绕肩胛，交肩上，因此针刺巨虚上下间条口，能散结疏经、活血止痛。足阳明胃经经别合乎手阳明大肠经，足阳明经筋从鼻旁合于足太阳经筋。而足太阳膀胱经脉循肩胛，足太阳经筋结于肩髃。故取条口透承山以达舒筋通络止痛之目的。正如《灵枢》"刺之要，气至而有效。"承山为足太阳膀胱经经穴，太阳主一身之表，刺之能祛风散寒、祛瘀止痛。取同侧条口透承山治疗，以疏通阳明、太阳两经之气。一针两穴，前后相配，效专力宏，故能获效。

【适应证】手阳明经证。症见：肩前部压痛明显。手臂上举不能梳头，后伸困难，内外旋受限，内收搭肩困难；头晕目眩，四肢乏力，舌淡，苔薄白，脉细弱。

【操作方法】

条口　直刺 1～1.5 寸。

承山　直刺 1～2 寸。

不宜过强的刺激，以免引起腓肠肌痉挛。亦可条口透刺承山。

【临床应用】患者，女，50 岁，退休。2016 年 10 月 13 日初诊。主诉：右肩部疼痛，伴活动受限 5 天。患者 5 天前因劳累后出现右肩关节酸痛，活动受限，

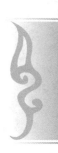

夜间疼痛剧烈，难以入睡，日常梳头穿衣困难，自行膏药外敷、推拿等治疗，症状无缓解。刻下症见：右肩关节酸痛，活动受限，四肢乏力，舌淡，苔薄白，脉细弱。检查：右肩无红肿，肩前部压痛明显，外展 60°，上举 120°，内收 20°，后伸 30°，前屈 45°，内旋 60°，外旋 40°。诊断为：肩周炎。治疗予条口透刺承山。每日治疗 1 次，连续治疗 10 次为 1 个疗程。2 个疗程后告愈。随访 1 年未见复发。(北京中医药大学东直门医院针灸科)

5. 阳陵泉–悬钟

【穴解】阳陵泉为足少阳胆经腧穴，下合穴，脉气所入为合，五行属土，八会穴之一，筋之会穴，具有疏肝泄胆，清利湿热，舒筋活络，缓急止痛之功。悬钟穴为足少阳胆经腧穴，又是八会穴之一，髓之会穴，具有通经络，利关节，祛风湿，止疼痛，泄胆火，壮筋骨之效。阳陵泉用以治筋病，悬钟用以疗髓疾。二穴同属足少阳经，合而用之，疏泄肝胆，清热利湿，益精补髓，通经活络，缓急止痛。常用于治疗肩周炎、落枕、肩部扭挫伤、下肢不遂、小儿麻痹后遗症等。

【适应证】风寒侵袭型：病程较短，多为急性起病，肩部疼痛部位不定，局部发凉，恶风，遇热则痛减，舌苔薄白，脉浮紧。

【操作方法】阳陵泉、悬钟均用泻法。

【临床应用】赵某，男，53 岁，职员。1999 年 4 月 12 日初诊。患者诉：右肩部因受凉疼痛 2 月余，加重 10 天，夜晚痛甚，肩部恶风寒，活动受限，影响日常生活，自用"伤湿止痛膏"不效。查：右肩关节上举、肩外展、后伸均受限，肩关节周围广泛压痛，拒按。诊断：右肩关节周围炎。患者采用坐位，取阳陵泉、悬钟，针用泻法。行针时让患者活动患肢，配合红外线灯照射，留针 45 分钟，针毕，患者即觉疼痛减轻，肩关节活动明显好转。每日 1 次，1 周后肩关节疼痛消失，活动正常。(季扬. 对穴临床应用举隅)

九、网球肘

网球肘医学上称为"肱骨外上髁炎"，是由于肘部的伸腕肌起点反复受到牵拉刺激，引起部分撕裂或局部滑膜增厚或滑囊炎等所致的疾病。网球选手由于长时间用力挥拍，很容易得这种病，因此将这种病称为"网球肘"。

主要表现为肘关节外侧疼痛，用力握拳及前臂做旋前伸肘动作（如绞毛巾、搓洗衣物、提壶倒水、扫地等）时疼痛加剧。患者握力下降，肱骨外上髁处压痛明显，用力伸腕时也感疼痛，密耳征阳性。外观无红肿等异常，劳累后疼痛加重，休息后疼痛减轻。

男性比女性体力劳动多，且多用右手，所以不但男性比女性得网球肘的多且以右侧多见。网球肘好发于 40 岁左右，故又有"四十肘"之称。

1. 曲池 - 手三里

【穴解】曲池主上肢麻痹，可起到疏通局部气血，舒筋通络的作用。手三里与曲池同属手阳明经穴。具有加强主穴疏通经络、调和气血的作用。可使肌肉得以温煦，邪去而病自除，使治疗取得明显效果。

【适应证】气滞血瘀证，既往有肘关节过度用力病史。症见：肘关节外侧逐渐出现疼痛，握物无力，用力握拳及做前臂旋转动作如拧毛巾时疼痛加剧，严重时疼痛可向前臂或肩臂部放射。肘关节活动正常，局部红肿不明显。

【操作方法】

曲池　直刺 1～1.5 寸。

手三里　直刺 0.8～1.2 寸。

【临床应用】患者于某，56 岁，家庭主妇，主诉"右侧肘关节疼痛 3 天"。患者 3 天前做家务时发现右肘关节疼痛，痛有定处，无放射状疼痛。自行予热敷、按摩治疗，效果不明显，遂就诊。诊断为肱骨外上髁炎。取穴：曲池、手三里、外关、阿是穴，嘱患者正坐，屈患肘呈 120°，桡侧在上平放于治疗床上。医者用左手拇指在肘关节周围触压，寻找一敏感压痛点，即阿是穴。行平补平泻手法以得气为度，针刺 30 分钟。每日 1 次，6 次为 1 个疗程。(北京中医药大学东直门医院针灸科)

2. 尺泽 - 合谷

【穴解】尺泽为手太阴肺经腧穴，乃本经脉气所入，为合水穴，又是肺经子穴，有泄肺火、降肺气、止咳平喘，舒筋活络，缓急止痛之功；合谷为手阳明大肠经腧穴、原穴，乃本经脉气所过，五行属火，有疏风解表、清肺泄热、通经活络、和降肠胃、镇痛安神之效。肺为脏、属里；大肠为腑、属表。二穴伍用，一表一里，一脏一腑，相互制约，相互为用，表里双解，脏腑双调，舒筋活络，缓急止痛，止咳平喘。

【适应证】风寒阻络证：肘部酸痛麻木，屈伸不利，遇寒加重，得温痛缓。舌苔薄白或白滑，脉弦紧或浮紧。

【操作方法】

尺泽　直刺 0.5～0.8 寸。

合谷　直刺 0.5～1 寸。

【临床应用】尺泽 - 合谷伍用，出自《卧岩凌先生得效应穴针法赋》："尺泽去肘痛筋急，应在合谷。"吕景山先生体会，肘关节挛急者，针刺宜向肱二头肌腱附着处刺为佳。(吕玉娥.吕景山对穴)